中医执业医师资格考试
医学综合考点速记突破胜经

（上册）

田 磊 编著

全国百佳图书出版单位
中国中医药出版社
·北 京·

图书在版编目（CIP）数据

中医执业医师资格考试医学综合考点速记突破胜经：
全二册 / 田磊编著 . -- 北京 : 中国中医药出版社，
2025.3. --（执业医师资格考试医学综合考点速记突破
胜经丛书）.
ISBN 978-7-5132-9214-6

Ⅰ . R2
中国国家版本馆 CIP 数据核字第 2025A60W63 号

中国中医药出版社出版

北京经济技术开发区科创十三街 31 号院二区 8 号楼
邮政编码　100176
传真　010-64405721
北京盛通印刷股份有限公司印刷
各地新华书店经销

开本 880×1230　1/32　印张 19.75　字数 549 千字
2025 年 3 月第 1 版　2025 年 3 月第 1 次印刷
书号　ISBN 978 – 7 – 5132 – 9214 – 6

定价　79.00 元
网址　www.cptcm.com

服 务 热 线　010-64405510
购 书 热 线　010-89535836
维 权 打 假　010-64405753

微信服务号　zgzyycbs
微商城网址　https://kdt.im/LIdUGr
官 方 微 博　http://e.weibo.com/cptcm
天猫旗舰店网址　https://zgzyycbs.tmall.com

如有印装质量问题请与本社出版部联系（010-64405510）

执业医师资格考试医学综合考点速记突破胜经丛书

编委会

主　编　田　磊

副主编　孔　丽　居传水

编　委　张　峦　倪偲维　曲　歌
　　　　杨　媛　胡丽鸽　张　超

前　言

　　执业医师资格考试是行业准入考试，是评价申请医师资格者是否具备从事医师工作所必需的专业知识与技能的考试。其考察知识面广，难度较高，每年总通过率多低于30%。因此，执业医师考试是所有医学生成为一名真正大夫之前都必须经过的一个严格的考验。

　　通过多年的执业医师考培经历，我发现很多考生之所以无法顺利通过执业医师资格考试，并不一定是努力不足，他们不能拿到执业医师证的一个最重要原因是对执业医师考试缺乏必要的了解，不知道哪些知识是考试重点。

　　另外，就是考试科目多。以中西医结合执业医师考试为例，考试涉及的科目就有15门，涵盖了中医学基础、中医经典、中西医临床、西医综合、医学人文等多个方面的内容，基本上医学生本科5年所学的主干课程都要考到，时间短，任务重，如果不了解考试的重点，眉毛胡子一把抓，想通过考试，比登天还难。

　　针对以上两个方面的原因，为了帮助广大考生顺利通过执业医师考试，我们特编写了这套"执业医师资格考试医学综合考点速记突破胜经丛书"，本套丛书突出应试教育模式，具有如下特色：

　　精　内容精。笔者认真研究历年执业医师资格考试考题发现这样一个规律，重要的知识点总是反复地被考到，只是可能会变化一下形式。大约90%的考题出自60%的知识点，而剩余40%的知识点很少考到甚至从未考到过。根据这种情况，结合笔者多年执业医师资格考试辅导经验，我们将执业医师资格考试的全部知识点进行分类，去粗取精，去掉很少出考题的 40% 的知识点。而对于常出考题的 60% 的知识点，我们也尽可能用精练的语言表达其知识内涵，省略与考试无关的语言。

准 考点选择准确。本书所载考点是笔者通过近十年执业医师资格考试辅导经验筛选出来的，均为执业医师资格考试常考考点。并且，笔者根据其考题出现的频率，将筛选出来的考点分为三类，用"★"号进行标记：★★★表明本考点最为重要；★★表明重要性次之；★最次。只要将本书所载考点弄懂、记准 80% 以上，就能通过执业医师资格考试。

简 简化复习过程。执业医师资格考试涉及科目内容极多，绝大多数的医考辅导书籍页数在 1000 页以上，字数达 200 万，需要考生自己在厚厚的书籍里去搜寻考点，费时费力，且复习效果欠佳。本书将复杂的医考内容以考点形式呈现，考试会考什么，考生要学什么，一目了然。并且，本书字数较少，篇幅较小，仅相当于其他辅导书籍篇幅的 1/10，而核心考点却能全部覆盖。用本书来备战执业医师资格考试，极大简化了执业医师资格考试的复习过程。

便 便有两层意思。一是方便记忆。本书将考试大纲中较杂乱的内容用表格的方式展现，对于考生头痛的记忆性内容，如中药、方剂、针灸等科目则配有记忆的口诀、歌诀，方便考生的学习和记忆。二是方便携带。本书内容精简，为大 32 开本，可随身携带，考生可以在等公交车、排队等零碎的时间用本书学习，也许等公交车时记下的一个考点就能决定你今年是否能拿到执业医师资格证书。

我相信，只要考生认真学习，在本书的帮助下一定能够顺利通过执业医师资格考试，成为一名名副其实的医生！

田 磊

2025 年 2 月

目 录

中医学基础

西 医 综 合

医 学 人 文

中医学基础

中医基础理论

第一单元　中医学理论体系

第一节　中医学理论体系的形成与发展

考点1★★　中医学理论体系的形成

1. 《黄帝内经》的问世，标志着中医学理论体系的形成。

2. 《黄帝内经》《难经》《伤寒杂病论》和《神农本草经》，确立了中医学独特的理论体系。

考点2★★　中医学理论体系的发展

1. 魏、晋、隋、唐时期

朝代	著作	作者	成就
晋	《脉经》	王叔和	我国最早的脉学专著
晋	《针灸甲乙经》	皇甫谧	为后世针灸学的发展奠定良好基础
隋	《诸病源候论》	巢元方	中医学第一部病因病机证候学专著
唐	《千金要方》和《千金翼方》	孙思邈	集唐代以前医药学发展之大成，代表盛唐医学的先进水平和成就
	《外台秘要》	王焘	

2. 宋、金、元时期

宋代钱乙《小儿药证直诀》开创脏腑证治之先河。

宋代陈言《三因极一病证方论》（三因学说）。

金元四大家	派别	主张
刘完素	寒凉派	六气皆从火化，五志过极皆能生火
张从正	攻邪派	病由邪生，邪去则正安
李杲	补土派	内伤脾胃，百病由生
朱震亨	滋阴派	阳常有余，阴常不足（相火论）

3. 明、清时期

明代李时珍《本草纲目》。

清代王清任《医林改错》，发展了瘀血致病的理论及血瘀病证的治疗方法。

温病名家	著作	理论
吴又可	《瘟疫论》	创"戾气"说
叶天士	《外感温热论》	首创卫气营血辨证
吴鞠通	《温病条辨》	创立三焦辨证
薛生白	《湿热病篇》	湿热之病，不独与伤寒不同，且与温病大异
王孟英	《温热经纬》	创立了以卫气营血和三焦为核心的温热病辨证论治法则

第二节　中医学理论体系的主要特点

考点1★★　整体观念

1. 人体是一个有机整体。主要体现于：①五脏一体观。②形神一体观。③精气神一体观。

2. 人与自然环境的统一性。这种人与自然环境息息相关的认识，即是"天人一体"的整体观。

3. 人与社会环境的统一性。

考点 2★★★　辨证论治

1. 病、证、症的概念和关系

（1）病，即疾病，是致病邪气作用于人体，人体正气与之抗争而引起的机体阴阳失调、脏腑组织损伤、生理机能失常或心理活动障碍的一个完整的异常生命过程。

（2）证，是疾病过程中某一阶段或某一类型的病理概括。一般由一组相对固定的、有内在联系的、能揭示疾病某一阶段或某一类型病变本质的症状和体征构成。

（3）症，即症状和体征的总称，是疾病过程中表现出的个别、孤立的现象，可以是患者异常的主观感觉或行为表现，也可以是医生检查患者时发现的异常征象。症是判断疾病、辨识证的主要依据。

2. 辨证论治的概念

（1）辨证，即将四诊（望、闻、问、切）所收集的有关疾病的所有资料，包括症状和体征，运用中医学理论进行分析、综合，辨清疾病的原因、性质、部位及发展趋向，然后概括、判断为某种性质的证的过程。

（2）论治，是在通过辨证思维得出证的诊断的基础上，确立相应的治疗原则和方法，选择适当的治疗手段和措施来处理疾病的思维和实践过程。论治过程一般分为因证立法、随法选方、据方施治三个步骤。

考点 3★★★　同病异治和异病同治

1. 同病异治　指同一种病，由于发病的时间、地域不同，或所处的疾病的阶段或类型不同，或患者的体质有异，故反映出的证不同，因而治疗也就有异。

2. 异病同治　指几种不同的疾病，在其发展变化过程中出现了大致相同的病机、大致相同的证，故可用大致相同的治法和方药来治疗。

第二单元　精气学说

考点1★　精气的概念

精气，又称为"精"，指一切细微精粹的物质，亦是生成宇宙万物的原始物质。

考点2★★　精气学说的基本内容

1. 精气是构成宇宙的本原
2. 精气的运动与变化
3. 精气是天地万物的中介
4. 天地精气化生为人

第三单元　阴阳学说

第一节　阴阳的概念

考点1★★★　阴阳的概念

阴阳，是中国古代哲学的一对范畴，是对自然界相互关联的某些事物或现象对立双方属性的概括。

一般来说，凡是运动的、外向的、上升的、温热的、明亮的，都属于阳；相对静止的、内守的、下降的、寒冷的、晦暗的，都属于阴。"水火者，阴阳之征兆也。"

考点2★★★　阴阳无限可分性常考实例

一日分阴阳：上午为阳中之阳，下午为阳中之阴，上半夜为阴中之阴，下半夜为阴中之阳。

四季分阴阳：夏天属太阳（阳中之阳），秋天属少阴（阳中之阴），冬天属太阴（阴中之阴），春天属少阳（阴中之阳）。

第二节　阴阳学说的基本内容

考点1★★　阴阳对立制约

对立：相互斗争、相互排斥。

制约：相互制约。

1. 正常者（生理）"阴平阳秘，精神乃治""动极者镇之以静，阴亢者胜之以阳"。

2. 反常者（病理）"阴盛则阳病，阳盛则阴病""阳虚则阴盛""阴虚则阳亢"。

考点2★★★　阴阳互根互用

1. 互根　相互依存，互为根本。

"阳根于阴，阴根于阳""阳生于阴，阴生于阳""孤阴不生，独阳不长"。

2. 互用　相互资生、促进和助长。

"阴者，藏精而起亟也，阳者，卫外而为固也""阴在内，阳之守也，阳在外，阴之使也""无阴则阳无以生，无阳则阴无以化""阳生阴长，阳杀阴藏"。

考点3★★★　阴阳交感互藏

阴阳交感，是指阴阳二气在运动中相互感应而交合，亦即相互发生作用。阴阳交感是宇宙万物赖以生成和变化的根源。

阴阳互藏，是指相互对立的阴阳双方中的任何一方都含着另一方，即阴中有阳，阳中有阴。

阴阳互藏是阴阳双方交感合和的动力根源：阴中有阳则能升，阳中有阴则能降。阴阳互藏是阴阳消长与转化的内在根据。

考点4★★★　阴阳消长平衡

导致阴阳出现消长变化的根本原因在于<u>阴阳之间存在着的对立制约与互根互用关系</u>。体现在自然界可表现为气候的正常变化，在人体则表现为生命过程的协调而有序。

考点5★★★　阴阳相互转化

阴阳转化是指事物的总体属性，在一定条件下可以向其相反的方向转化，即属阳的事物可以转化为属阴的事物，属阴的事物可转化为属阳的事物。阴阳的相互转化，一般都发生于事物发展的物极阶段，即"物极必反"。如果说<u>阴阳消长</u>是一个<u>量变</u>过程，<u>阴阳转化</u>则是在量变基础上的<u>质变</u>。

"<u>重阴必阳，重阳必阴</u>""寒极生热，热极生寒""寒甚则热，热甚则寒"。

第三节　阴阳学说在中医学中的应用

考点1★★★　在组织结构和生理功能方面的应用

根据人体的形态部位和功能特点分阴阳：背为阳，腹为阴；五脏为阴，六腑为阳；五脏再分阴阳：心为阳中之阳，肺为阳中之阴，肝为阴中之阳，肾为阴中之阴，脾为阴中之至阴。

考点2★★　在疾病预防和治疗方面的应用

1. 指导养生

2. 确定治疗原则　阴阳偏盛者用"损其有余""实则泻之"的原则。阴偏盛之实寒证采用寒者热之，阳偏盛之实热证采用热者寒之。阴阳偏衰者，采用"补其不足""虚则补之"的原则。阴偏衰导致的虚热证，采用阳病治阴"壮水之主，以制阳光"，阳偏衰导致的虚寒证，采用<u>阴病治阳</u>"<u>益火之源，以消阴翳</u>"。

3. 分析和归纳药物的性能

药物	阳		阴	
四气	温	热	寒	凉
作用趋势	升	浮	降	沉
五味	辛 甘	淡	酸 苦	咸

第四单元 五行学说

第一节 五行学说的概念

考点1★ 五行的概念

五行即木、火、土、金、水五类物质属性及其运动变化。

考点2★★ 五行的特性

1. 木曰曲直 引申为凡具有生长、升发、条达、舒畅等性质或作用的事物和现象。

2. 火曰炎上 引申为凡具有温热、上升、光明等性质或作用的事物和现象。

3. 土爱稼穑 引申为凡具有生化、承载、受纳等性质或作用的事物和现象。

4. 金曰从革 引申为凡具有肃杀、收敛、沉降等性质和作用的事物和现象。

5. 水曰润下 引申为凡具有滋润、下行、寒凉、闭藏等性质或作用的事物和现象。

考点3★★★　事物与现象的五行归类

事物属性的五行归类表

自然界							五行	人体						
五音	五味	五色	五化	五气	方位	季节		五脏	五腑	五官	五体	五志	五声	变动
角	酸	青	生	风	东	春	木	肝	胆	目	筋	怒	呼	握
徵	苦	赤	长	暑	南	夏	火	心	小肠	舌	脉	喜	笑	忧
宫	甘	黄	化	湿	中	长夏	土	脾	胃	口	肉	思	歌	哕
商	辛	白	收	燥	西	秋	金	肺	大肠	鼻	皮	悲	哭	咳
羽	咸	黑	藏	寒	北	冬	水	肾	膀胱	耳	骨	恐	呻	栗

第二节　五行学说的基本内容

考点1★★★　五行相生与相克

	相生	相克
含义	指五行中的一行对另一行具有促进、助长和资生作用	指五行中的一行对另一行具有抑制和制约作用
次序	木生火，火生土，土生金，金生水，水生木，依次相生，循环不已	木克土，土克水，水克火，火克金，金克木，依次相克，循环不已
关系	"生我"者为"母"，"我生"者为"子"。故五行相生关系又称"母子关系"	"克我"者为"所不胜"，"我克"者为"所胜"。故五行相克关系又称"所不胜"和"所胜"的关系

考点 2★★★　　五行相乘与相侮

	相乘	相侮
含义	五行中一行对其所胜的过度制约或克制	五行中一行对其所不胜的反向制约和克制
次序	木乘土，土乘水，水乘火，火乘金，金乘木	木侮金，金侮火，火侮水，水侮土，土侮木
分类	①克方太过：五行中任何一行本身过于亢盛，造成对被克制的一行制约太过，虽然被克的一方原来处在正常水平，但已打破了两者之间的正常制约关系，出现过度克制的现象。②被克方不及：五行中任何一行本身虚弱不足，使原来"克我"的一行克制太过，正常制约关系遭到破坏	①被克方太过：五行中任何一行本身过于亢盛，原来"克我"的一行已不能进行正常的制约，而对"克我"的一行进行反侮，使正常的相克关系遭到破坏。②克方不及：五行中任何一行本身虚弱不足，不能对所胜的一行进行制约，而受到所胜一行的反向克制，使原来相克的关系遭到破坏，出现反侮

第三节　　五行学说在中医学中的应用

考点 1★★　　根据五行相生规律确定的治则治法

根据相生规律确定治疗原则，"虚则补其母，实则泻其子"，又称补母与泻子。补母适用于母子关系失调的虚证。泻子适用于母子关系失调的实证。

依据五行相生规律确定的治法，常用的有滋水涵木法、益火补土法、培土生金法、金水相生法。

考点 2★★　　根据五行相克规律确定的治则治法

根据相克规律确定治疗原则，抑强扶弱。抑强适用于相克太过引起的相乘和相侮。扶弱适用于相克不及引起的相乘和相侮。

依据五行相克规律确定的治法，常用的有抑木扶土法、培土制水法、佐金平木法、泻南补北法。

第五单元 藏象学说

考点★★★ 五脏、六腑、奇恒之腑的分类

①五脏共同的生理特点是化生和贮藏精气。②六腑共同的生理特点是受盛和传化水谷。③奇恒之腑在形态上中空有腔与六腑相类，功能上贮藏精气与五脏相同，与五脏和六腑都有明显区别，故称之。如《素问·五脏别论》说："所谓五脏者，藏精气而不泻也，故满而不能实；六腑者，传化物而不藏，故实而不能满也。"

五脏六腑的生理特点，对临床辨证论治有重要指导意义。一般说来，病理上"脏病多虚""腑病多实"，治疗上"五脏宜补""六腑宜泻"。

第六单元 五脏

第一节 五脏的生理功能与特性

考点1★★★ 心的生理功能

1. 主血脉 指心气推动和调控血液在脉道中运行，流注全身，发挥营养和滋润作用。血液在脉中正常运行，必须以心气充沛，血液充盈，脉道通利为基本条件。其中心脏的正常搏动起着主导作用。

2. 藏神 心所藏之神，既是主宰生命活动的广义之神，又包括精神、意识、思维、情志等狭义之神。故说心为"五脏六腑之

大主""所以任物者谓之心",心为"君主之官"。心主血脉是心藏神的物质基础。

考点2★ 心的生理特性

1. 心为阳脏而主通明。
2. 心气下降。

考点3★★★ 肺的生理功能

1. 主气司呼吸 包括主呼吸之气和主一身之气两个方面。

（1）肺主呼吸之气 亦称"肺司呼吸"。肺是气体交换的场所，通过肺的呼吸，吸入自然界的清气，呼出体内的浊气，以实现体内外气体的交换。

（2）肺主一身之气 指肺有主司一身之气的生成和运行的作用。体现在两个方面：一是宗气的生成。二是对全身气机的调节作用。

2. 主行水（肺主通调水道） 肺主行水，是指肺气的宣发、肃降作用，能够推动和调节全身水液的输布和排泄。

（1）通过肺气的宣发作用，将脾气转输至肺的水液和水谷精气中的轻清部分，向上向外布散，上至头面诸窍，外达皮毛肌腠，以濡润之，并在卫气的作用下化为汗液排出体外。

（2）通过肺气的肃降作用，将水液及水谷精微中的较稠厚部分，向内向下输送至各脏腑以濡润之，并将脏腑代谢所产生的浊液，下输至膀胱，成为尿液生成之源。故说"肺为水之上源"。

3. 朝百脉，主治节 "朝"，即聚会之意。

（1）肺朝百脉 即全身的血液都经过经脉聚会于肺。生理意义：①气体交换。通过肺的呼吸，吸入清气，呼出浊气。清气随血液运行至全身，维持人体的生命活动。②助心行血。血液的运行依靠气的推动，肺朝百脉，将肺气散布于血液当中，辅助心脏推动血液的运行。

（2）主治节 即治理和调节。肺的治节作用，主要体现于四方面：①治理和调节呼吸运动。②调理全身气机。③治理和调节血液的运行。④治理和调节津液代谢。

考点4★★★　肺的生理特性

1. 肺为华盖、娇脏　肺为华盖，是说肺位于胸腔，位置最高，覆盖于五脏六腑之上，又能宣发卫气于体表，具有保护诸脏免受外邪侵袭的作用。肺为娇脏，是指肺为清虚之脏，轻清肃静，不容纤芥，不耐邪气之侵，故为娇嫩之脏。肺为邪侵，则应"治上焦如羽，非轻不举"，药以轻清、宣散为宜。

2. 主宣发与肃降　肺主宣发，是指肺气具有向上升宣和向外布散的作用；肺主肃降，是指肺气具有向内、向下清肃通降的作用。

考点5★★★　脾的生理功能

1. 主运化　"运"，即转输。"化"，即消化吸收。主运化，即消化吸收饮食物中的水谷精微并将其转输至全身的生理功能。

由于脾所吸收的成分中包括精微和水液两部分，所以亦常将脾主运化的功能分为两个方面：一为运化食物，二为运化水液。

2. 主统血　"统"，即统摄、控制之意。脾主统血，是指脾有统摄、控制血液在脉中正常运行而不逸出脉外的功能。故说"心主血，肝藏血，脾能统摄于血""五脏六腑之血，全赖脾气统摄"。脾统血的机理，主要是脾气的固摄作用。

考点6★★　脾的生理特性

1. 脾气上升　是指脾气的运动，以上升为主，具体表现为升清和升举内脏两方面。清，指水谷精微。所谓"升清"，指脾气的升动转输作用，将胃肠道吸收的水谷精微和水液上输于心、肺、头目，通过心肺的作用化生气血，以营养全身（脾气散精，上归于肺）。故说"脾以升为健"。

2. 喜燥恶湿　与胃的喜润恶燥相对而言，此特性与脾主运化水液功能有关，脾气升运的条件，即在于脾体干燥而不为痰饮水湿所困。故说"脾燥则升"。

3. 脾为孤脏

考点7★★★　肝的生理功能

1. 主疏泄　疏，即疏通。泄，即发泄、升发。肝主疏泄，是指肝气具有疏通、畅达全身气机的功能。气机，即气的运动。肝的疏泄功能<u>最根本的</u>体现就是<u>疏通气机</u>，其主要表现在以下四个方面：①促进血液与津液的运行输布。②促进脾胃运化和胆汁分泌排泄。③调畅情志。④促进男子排精与女子排卵行经。

2. 主藏血　肝藏血，是指肝具有贮藏血液、调节血流量和防止出血的生理功能。其<u>藏血的生理意义</u>有涵养肝气、调节血量、濡养肝及筋目、化生和濡养魂、为经血之源及防止出血等六个方面。

考点8★★　肝的生理特性

1. 肝为刚脏　指肝气主升主动，具有刚强躁急的生理特性而言。肝气具有木的冲和条达、伸展舒畅之性能，并主疏泄，性喜条达而恶抑郁，以及肝内寄相火，主升主动等，均反映了肝为刚脏的特性。

2. 肝气升发　指肝气的向上升动和向外发散以调畅气机的生理特性。

考点9★★★　肾的生理功能

1. 藏精，主生长发育、生殖与脏腑气化

（1）藏精　指肾具有贮存、封藏精的生理功能。"<u>肾者，主蛰，封藏之本，精之处也</u>。"

（2）主生长发育和生殖　指肾精、肾气促进机体生长发育与生殖机能成熟的作用。

（3）推动和调节脏腑气化

2. 主水　肾主水，是指肾气具有主司和调节全身水液代谢的功能。主要体现在两方面：

（1）肾气对参与水液代谢的脏腑的促进作用。

（2）肾气的生尿和排尿作用。

3. 主纳气 肾主纳气，是指肾具有摄纳肺所吸入的自然界清气，保持吸气的深度，防止呼吸表浅的作用。故有"呼出心与肺，吸入肾与肝"，"肺为气之主，肾为气之根"等说法。

考点10★★ 肾的生理特性

1. 肾主蛰藏 "肾者主蛰……通于冬气。"以越冬虫类伏藏喻指肾有潜藏、封藏、闭藏精气之生理特性，故又称"肾为封藏之本"。

2. 肾气上升 肾气上升以济心，维持人体上下协调。

第二节 五脏之间的关系

考点1★★ 心与肺的关系

主要表现在血液运行与呼吸吐纳之间的协调关系。积于胸中的宗气是连接心之搏动和肺之呼吸的中心环节。

考点2★★ 心与脾的关系

主要表现在血液的生成和运行方面。

考点3★★ 心与肝的关系

主要表现在血液运行及精神调节两个方面。

考点4★★★ 心与肾的关系

主要表现为"心肾相交"的生理关系，主要从水火既济、精神互用和君相安位来阐发。

1. 水火既济 心位居上，心火（阳）必须下降于肾而使肾水不寒；肾位居于下，肾水（阴）必须上济心阴，制约心阳，使心火不亢。心与肾之间的这种水火升降、互济互制，维持了两脏之间生理功能的协调平衡。

2. 精神互用 心藏神，肾藏精。精能化气生神，为气、神之源；神能控精驭气，为精、气之主。故积精可以全神，神清可以控精。

3. 君相安位 心为君火，肾为相火（命火）。命火秘藏，则心阳充足；心阳充盛，则相火亦旺。君相安位，则心肾上下交济。

考点5★★★　肺与脾的关系

主要表现在气的生成和水液代谢方面。

考点6★　肺与肝的关系

主要体现在人体气机升降的调节方面。肺降而肝升，是全身气机调畅的重要环节。

考点7★★★　肺与肾的关系

主要表现在水液代谢、呼吸运动及阴阳相互资生等方面。

考点8★★★　脾与肝的关系

主要表现在饮食物消化与血液运行两个方面。

考点9★★★　肝与肾的关系

肝藏血，肾藏精，精血互生，故肝肾之间关系极为密切，有"肝肾同源""乙癸同源"之称，主要表现在精血同源、藏泄互用、阴阳互滋互制等方面。

<u>精血同源</u>：肝藏血，肾藏精。精和血皆由水谷之精化生和充养。

<u>藏泄互用</u>：肝主疏泄，肾主封藏，二者相互为用，相互制约。

<u>阴阳互滋互制</u>：肝肾阴阳之间存在相互滋养和制约的关系。

考点 10★★ 脾与肾的关系

主要体现于先后天的互促互助和水液代谢方面。脾为后天之本，肾为先天之本。脾阳根于肾阳，脾肾两脏在生理上相互资助，相互促进。

第三节 五脏与五体、五官九窍、五志、五神、五液和季节的关系

考点★★★ 五脏与五体、五官九窍、五志、五神、五液和五时的关系

	肝	心	脾	肺	肾
五体	筋	脉	肉	皮	骨
五华	爪	面	唇	毛	发
五官九窍	目	舌	口	鼻	耳和二阴
五志	怒	喜	思	忧（悲）	恐
五液	泪	汗	涎	涕	唾
五时	春	夏	长夏	秋	冬
五神	魂	神	意	魄	志

第七单元 六腑

第一节 六腑的生理功能

考点 1★★★ 胆的生理功能

胆既是六腑，又是奇恒之腑。胆的功能，贮藏和排泄胆汁及

主决断。《灵枢·本输》称"胆者，中精之腑"；胆为"中正之官"。

考点 2★★★　胃的生理功能

胃的生理功能是受纳和腐熟水谷。"胃者，太仓也"。

考点 3★★　小肠的生理功能

一是受盛和化物，二是泌别清浊，三是"小肠主液"。小肠为"受盛之官"。

考点 4★★　大肠的生理功能

传化糟粕和主津等方面。大肠为"传导之官""大肠主津"。

考点 5★★　膀胱的生理功能

膀胱的生理功能是汇聚水液、贮存和排泄尿液。"膀胱者，州都之官，津液藏焉，气化则能出矣"。

考点 6★★★　三焦的概念和生理功能

三焦总体生理功能是通行诸气和运行津液。

三焦是诸气上下运行的通路，也是水液输布和排泄的通道。三焦为"决渎之官"。

三焦作为人体上、中、下部位的划分，已超出了实体六腑的概念，有的医家称其为"孤府"。

三焦的划分及其生理特点："上焦如雾"；"中焦如沤"；"下焦如渎"。

第二节　五脏与六腑之间的关系

考点★　五脏与六腑的表里关系

心与小肠相表里，肺与大肠相表里，脾与胃相表里，肝与胆相表里，肾与膀胱相表里。

脾胃：纳运相成，升降相因，燥湿相济。

肝胆：同司疏泄，共主勇怯。

第八单元　奇恒之腑

考点1★★★　脑的生理功能

脑，位于颅腔之内，为髓聚之处。《灵枢·海论》说："脑为髓之海。"《素问·五脏生成》亦说："诸髓者，皆属于脑。"

生理功能：①主宰生命活动。②主司感觉运动。③主司精神活动。

考点2★★　女子胞与脏腑经脉的关系

女子胞与冲脉和任脉联系最紧密，"冲为血海""任主胞胎"。

五脏之中，女子胞与心、肝、脾、肾的关系尤为密切。

第九单元　精、气、血、津液、神

第一节　精

考点1★★　人体之精的概念

人体之精，是指禀受于父母的生命物质与后天水谷精微相融合而形成的一种精华物质，是人体生命的本原，是构成人体和维持人体生命活动的最基本物质。

考点2★　人体之精的功能

①繁衍生命。②濡养作用。③化血作用。④化气作用。⑤化

神作用。⑥抗邪作用。

考点3★　人体之精的分类

人体之精从构成成分上，分为先天之精与后天之精。

根据功能的不同，人体之精滋润濡养脏腑的称为脏腑之精，与人类生殖繁衍有关的称生殖之精。

第二节　气

考点1★　人体之气的概念

气是人体内活力很强、运行不息的极精微物质。气是构成人体和维持人体生命活动的基本物质之一。

考点2★★★　人体之气的生成

人体的气来源于禀受父母的先天之精气、饮食物中的营养物质（即"谷气"）和存在于自然界的清气。通过肺、脾、肾等器官生理功能的综合作用，将三者结合起来而生成。故称"肾为生气之根""脾胃为生气之源""肺为生气之主"。

考点3★★★　人体之气的功能

①推动与调控作用。②温煦作用。③防御作用。④固摄作用。⑤中介作用。

考点4★★　人体之气的分类

人体之气由于其生成来源、分布部位和功能特点的不同，分为：元气、宗气、营气、卫气。

考点5★★　元气的概念及其生理功能

1. 元气的概念　又名"原气""真气"，是人体的原始之气。由于来源于先天，禀受于父母的肾中精气，所以又称其为先天之气。

2. 元气的生理功能

（1）推动和调节人体的生长发育和生殖机能。

（2）推动和调控各脏腑、经络、形体和官窍的生理活动。

考点6★★★　宗气的概念及其生理功能

1. 宗气的概念　宗气是人体后天的根本之气，积聚于胸中（心肺），故称胸中为"气海"，又名"膻中"。

宗气的生成，一是脾胃运化的水谷之精所化生的水谷之气；二是肺从自然界中吸入的清气。二者相结合生成宗气。

2. 宗气的生理功能　宗气的生理功能主要有走息道以行呼吸、贯心脉以行血气和下蓄丹田以资先天三个方面。

考点7★★　营气的概念及其生理功能

1. 营气的概念　循行于脉内具有营养作用的气。

2. 营气的生理功能　化生血液，并营养周身。

考点8★★★　卫气的概念及其生理功能

1. 卫气的概念　循行于脉外具有保卫作用的气。

2. 卫气的生理功能　防御外邪、温养全身和调控腠理。所说"卫气者，所以温分肉，充皮肤，肥腠理，司开合者也"，即是对卫气功能的概括。

考点9★　人体之气的运动变化

气化　气的运动而产生的各种变化称为气化。

第三节　血

考点1★　血的概念

血是循行于脉中而富有营养的红色液态物质，是构成人体和维持人体生命活动的基本物质之一，具有很高的营养和滋润作用。

考点2★★★　血的生成

1. 血液生化之源　①<u>水谷之精化血</u>。②<u>肾精化血</u>。
2. 与血生成相关的脏腑　①<u>脾胃</u>。②<u>心肺</u>。③<u>肾</u>。

考点3★★★　血的运行

血脉，又简称"脉"，脉为"<u>血府</u>"。

1. 影响血液运行的因素　①气的推动与宁静作用、温煦与凉润作用平衡可以使血液运行不息，并保持一定的速度。②气的固摄作用：控摄血液按一定轨道运行。③脉道通畅无阻。④血液的清浊及黏稠状态。⑤血液的寒热。⑥病邪的影响。

2. 影响血液运行的相关脏腑　心、肝、脾、肺等脏生理机能的相互协调与密切配合，共同保证了血液的正常运行。

考点4★　血的功能

1. 濡养作用。
2. 化神作用。

第四节　津液

考点1★★★　津液的概念

津液是机体一切正常水液的总称，包括各脏腑组织器官的内在液体及正常的分泌物。一般来说，<u>性质较清稀，流动性较大，</u><u>散布于体表皮肤、肌肉和孔窍，并能渗注于血脉起滋润作用的，</u><u>称为津</u>。<u>性质较浓稠，流动性较小，灌注于骨节、脏腑、脑、髓</u><u>等组织，起濡养作用的称为液</u>。

考点2★★★　津液的生成、输布与排泄

津液来源于饮食水谷，通过脾胃的运化及小肠、大肠的生理

功能而生成。

津液的输布主要依靠脾、肺、肾、肝、三焦等脏腑生理功能的协调配合来完成：①脾气转输布散津液。②肺气宣降以行水。③肾气蒸腾气化水液。④肝气疏泄促水行。⑤三焦决渎利水道。

津液的排泄主要与肾、肺、脾的生理机能有关，其中肾在津液排泄中的地位最为重要。

考点3★　津液的功能

1. 滋润濡养。
2. 充养血脉——"津血同源"之说。

第五节　神

考点1★　人体之神的概念

神是人体生命活动的主宰及其外在总体表现的统称。

考点2★　神和五脏的对应关系

中医学把神分为神、魂、魄、意、志，分别归属五脏，即"心藏神、肺藏魄、肝藏魂、脾藏意、肾藏志"，并称为"五神脏"。"所以任物者谓之心，心有所忆谓之意，意之所存谓之志，因志而存变谓之思，因思而远慕谓之虑，因虑而处物谓之智"。

第六节　精、气、血、津液之间的关系

考点1★★★　气与血的关系

气与血的关系，通常概括为"气为血之帅、血为气之母"。

气为血之帅：①气能生血。②气能行血。③气能摄血。

血为气之母：①血能养气。②血能载气。

考点2★★★ 气与津液的关系

①气能生津。②气能行津。③气能摄津。④津能生气（津液在其输布过程中，受到脏腑阳气的蒸腾温化，可以化生为气）。⑤津能载气。

考点3★★★ 精、血、津液之间的关系

1. 精血同源

2. 津血同源 《灵枢·营卫生会》有"夺血者无汗，夺汗者无血"之论。

第十单元 体质

考点1★★ 体质与脏腑、精气血津液的关系

1. 体质与脏腑经络的关系 脏腑经络的盛衰偏颇决定体质的差异。个体体质的差异必然以脏腑为中心，反映出构成身体诸要素的某些或全部的素质特征。

2. 体质与精气血津液的关系 精气血津液是决定体质特征的重要物质基础，其中精的多少优劣是体质差异的根本。

考点2★★ 体质的基本分类及特征

1. 阴阳平和质 是功能较为协调的体质类型。即使患病，多为表证、实证，且易于治愈，康复亦快，亦可不药而愈。如果后天调养得宜，无暴力外伤、慢性疾患及不良生活习惯，其体质不易改变，多长寿。

2. 偏阳质 是具有兴奋、好动、偏热特征的体质类型。受邪发病后多表现为热证、实证，并易化燥伤阴；皮肤易生疖疮；内伤杂病多见火旺、阳亢或兼阴虚之证；容易发生眩晕、头痛、心悸、失眠及出血等病证。

3. 偏阴质　偏阴质是具有抑制、喜静、偏寒特征的体质类型。受邪发病后多表现为寒证、虚证；表证易传里或直中内脏；冬天易生冻疮；内伤杂病多见阴盛、阳虚之证；容易发生湿滞、水肿、痰饮、血瘀等病证。

考点3★★　体质与用药宜忌

体质偏阳者，当慎用温热伤阴之剂，偏阴者，当慎用寒凉伤阳之药。

第十一单元　病因

第一节　六淫

考点1★　六淫的概念

六淫即风、寒、暑、湿、燥、火（热）六种外感病邪的统称，又称六邪。

考点2★★★　六淫的共同致病特点

①外感性。②季节性。③地域性。④相兼性。

考点3★★★　风邪的性质及致病特点

①风性轻扬开泄，易袭阳位。②风性善行而数变。③风性主动。④风为百病之长。

考点4★★★　寒邪的性质及致病特点

①寒为阴邪，易伤阳气。②寒性凝滞。③寒性收引。

考点5★★★　暑邪的性质及致病特点

①暑为阳邪，其性炎热。②暑性升散，易扰心神，易伤津耗气。③暑多夹湿。

考点6★★★　湿邪的性质及致病特点

①湿为阴邪，易伤阳气。②湿性重浊。③湿性黏滞，易阻气机。④湿性趋下，易袭阴位。

考点7★★★　燥邪的性质及致病特点

①燥性干涩，易伤津液。②燥易伤肺。

考点8★★★　火（热）邪的性质及致病特点

①火热为阳邪，其性燔灼趋上。②火热易扰心神。③火热易伤津耗气。④火热易生风动血。⑤火邪易致疮痈。

第二节　疠气

考点1★　疠气的概念

疠气是一类具有强烈致病性和传染性病邪的总称。

考点2★★　疠气的致病特点

①发病急骤，病情危笃。②传染性强，易于流行。③一气一病，症状相似。

第三节　七情内伤

考点1★　情志内伤的概念

七情内伤，指喜、怒、忧、思、悲、恐、惊等七种引发和诱发疾病的情志活动。

考点 2★★★　情志内伤的致病特点

1. 直接伤及内脏　情志内伤,最易损伤心肝脾三脏。

2. 影响脏腑气机　怒则气上;喜则气缓;悲则气消;恐则气下;惊则气乱;思则气结。

3. 多发为情志病

4. 影响病情变化

第四节　饮食失宜

考点★　饮食偏嗜

1. 寒热偏嗜　多食寒凉损伤脾胃阳气,导致寒湿内生;多食辛热,可使肠胃积热。

2. 五味偏嗜　酸入肝、苦入心、甘入脾、辛入肺、咸入肾,长期偏嗜可损伤内脏。

3. 食类偏嗜

第五节　劳逸失度

考点 1★★★　过度劳累

过度劳累包括三个方面:①劳力过度。②劳神过度。③房劳过度。“劳则气耗”“久立伤骨,久行伤筋”。

考点 2★★　过度安逸

过度安逸:“久卧伤气,久坐伤肉”。

第六节　痰饮

考点1★★　痰饮的概念

　　痰饮是人体水液代谢障碍所形成的病理产物，一般以较稠浊者称为痰，清稀者称为饮。痰分为有形之痰和无形之痰。饮则流动性较大，可留积于人体脏器组织的间隙或疏松部位。因其停留的部位不同而表现各异，分为"痰饮""悬饮""溢饮""支饮"等。

考点2★　痰饮的形成

　　多由外感六淫或饮食及七情内伤等，使肺、脾、肾、肝及三焦等脏腑气化功能失常，水液代谢障碍而成。

考点3★★★　痰饮的致病特点

　　①阻滞气血运行。②影响水液代谢。③易于蒙蔽心神。④致病广泛，变幻多端。

第七节　瘀血

考点1★　瘀血的概念

　　瘀血是指体内因血行滞缓或血液停积而形成的病理产物，瘀血既是病理产物又是具有致病作用的"死血"。

考点2★★　瘀血的形成

　　1. 血行不畅致瘀　虚（气虚、阳虚、阴虚、津亏），气滞，血寒，血热等原因使血行不畅而凝滞。

　　2. 血出致瘀　由于内外伤、气虚失摄或血热妄行等原因造成血离经脉，积存于体内而形成瘀血。

考点3★★　瘀血的致病特点

①易于阻滞气机，即"血瘀则气滞"。②影响血脉运行。③影响新血生成，故有"瘀血不去，新血不生"之说。④病位固定，病证繁多。

考点4★★★　瘀血致病的症状特点

1. **疼痛**　多表现刺痛，固定不移，夜间尤甚，拒按。
2. **肿块**　瘀血积于皮下或体内则可见肿块，肿块部位固定。
3. **出血**　瘀血的出血为紫暗色，夹有血块。
4. **色紫暗**　一是面色紫暗，口唇、爪甲青紫等；二是舌质紫暗。
5. **其他**　可出现肌肤甲错，脉涩或脉结代等。

第十二单元　发病

考点1★★　发病的基本原理

1. **正气不足是疾病发生的基础**　"正气存内，邪不可干""邪之所凑，其气必虚"。正气在发病中起主导作用。

2. **邪气是发病的重要条件**　邪气与发病关系至为密切，其重要作用主要体现在邪气是导致发病的重要原因，无邪则一般不病；病邪影响病情和病位；在某些情况下，邪气在发病中亦能起主导作用。故说"虚邪贼风，避之有时"。

3. **邪正相搏的胜负，决定发病与不发病**　一般来讲，正胜邪却则不发病，邪胜正负则发病，并能决定发病的证候类型。

考点2★★★　发病类型

1. **感邪即发**　感邪即发又称卒发、顿发，指感邪后立即发病。

2. 徐发 又称缓发，即感邪后缓慢发病。此与致病因素的种类、性质以及体质因素等密切相关。

3. 伏而后发 伏而后发多见于"伏气温病"，如"夏伤于暑，秋为痎疟""冬伤于寒，春必病温"等。

4. 继发 指在原发疾病的基础上，继而发生新的疾病。

5. 合病与并病 合病，指外感病初起时两经同时受邪而发病。并病，指一经病证未罢又出现另一经病证的发病特点，也可指具体疾病的病后增病，即可视为并发病证。

6. 复发 引起病证复发的机理是余邪未尽，正气未复，同时更有诱因的作用。

<u>复发的诱因：①外感致复。②食复。③劳复。④药复。⑤情志致复。⑥某些气候因素、地域因素也可成为复发的诱因。</u>

第十三单元　病机

第一节　邪正盛衰

考点1★★★　邪正盛衰与虚实变化

1. 虚实病机 《素问·通评虚实论》说："邪气盛则实，精气夺则虚。"

实，指以邪气亢盛为主，而正气未衰，正邪激烈相争，临床上出现一系列以太过、亢奋、有余为特征的一种病理状态。

虚，以正气虚损为主，而邪气已退或不明显，正邪难以激烈相争，出现一系列以虚弱、衰退和不足为特征的一种病理变化。

2. 虚实变化

（1）虚实错杂

<u>1）虚中夹实指以正虚为主，又兼有实邪为患的病理变化。</u>

<u>2）实中夹虚指以邪实为主，又兼有正气虚损的病理变化。</u>

（2）虚实真假

1）真实假虚：病机的本质为"实"，但表现出"虚"的临床假象，又称为"大实有羸状"。

2）真虚假实：病机的本质为"虚"，但表现出"实"的临床假象，又称为"至虚有盛候"。

考点2★★　邪正盛衰与疾病转归

①正胜邪退。②邪去正虚。③邪胜正衰。④邪正相持。⑤正虚邪恋。

第二节　阴阳失调

考点1★★　阴阳偏盛

阴阳偏盛，是指人体阴阳双方中的某一方的病理性亢盛状态，属"邪气盛则实"的实性病机。

病机的主要特点：阴阳中的一方偏盛，而另一方不虚。阴阳具有相互制约的变化规律。即阳长则阴消，阴长则阳消。

阳偏盛必然会耗阴，导致阴不足，即"阳盛则阴病"。

阴偏盛必然会损阳，导致阳气虚损，即"阴盛则阳病"。

考点2★★　阴阳偏衰

阴阳偏衰，是指人体阴阳双方中的一方虚衰不足的病理状态，属"精气夺则虚"的虚性病机。

考点3★　阴阳互损

阴阳互损是指在阴或阳任何一方虚损的前提下，病变发展损及另一方，形成阴阳两虚的病理变化。

1. 阴损及阳　是指由于阴气亏损日久，以致阳气生化不足，形成了以阴虚为主的阴阳两虚病理状态。

2. 阳损及阴 系指由于阳气虚损日久，以致阴气化生不足，形成以阳虚为主的阴阳两虚病理状态。

考点4★★★ 阴阳格拒

1. 阴盛格阳 又称格阳。指阴气偏盛至极，壅闭于里，寒盛于内，逼迫阳气浮越于外的一种病理状态。由于格阳于外，可表现出某些假热之象，即为<u>真寒假热证</u>。

2. 阳盛格阴 又称格阴。指阳气偏盛至极，深伏于里，热盛于内，格阴于外的一种病理状态。由于格阴于外，可表现出某些假寒之象，即为<u>真热假寒证</u>。

考点5★ 阴阳亡失

阴阳亡失，是指机体阴气或阳气突然大量亡失，导致生命垂危的一种病理状态。包括亡阴和亡阳两类：

1. 亡阳 多见大汗淋漓（稀而凉）、面色苍白、四肢逆冷、精神萎靡、脉微欲绝等危重证候。

2. 亡阴 多见手足虽温而大汗不止（热而黏）、烦躁不安、心悸气喘、体倦无力、脉数疾躁动等危重证候。

考点6★ 阴阳转化

阴阳转化，是指事物或现象的阴阳属性在一定条件下，当阴阳两方面的消长运动发展到一定阶段，其消长变化达到一定阈值，就可能导致阴阳属性的转化，即阴可以转化为阳，阳可以转化为阴。

第三节 精、气、血失常

考点1★ 精的失常

1. 精虚 指肾精和水谷之精不足及其功能低下所产生的病理

变化。

2. 精的施泄失常

（1）失精　指生殖之精和水谷之精大量丢失的病理变化。精脱为失精之重证。

（2）精瘀　指男子精滞精道，排精障碍而言。

考点2★★★　气的失常

气的失常包括气虚、气机失调（即气滞、气逆、气陷、气闭、气脱等）。

1. 气虚　指一身之气不足及其功能低下的病理变化。

2. 气滞　指气的运行不畅，郁滞不通的病理状态。由于肝升肺降、脾升胃降，在调整全身气机中起着极其重要的作用，故脏腑气滞以肺、肝、脾胃为多见。

3. 气逆　指气升之太过，或降之不及，以致气逆于上的病理状态。气逆多见于肺、肝、胃等脏腑。

4. 气陷　指气的上升不足或下降太过，以气虚升举无力而下陷为特征的病理状态。多因脾气虚损所致。

5. 气闭　指气机闭阻，失于外达，以致清窍闭塞，出现昏厥等的病理状态。

6. 气脱　指气虚至极，不能内守而大量脱失，以致生命机能突然衰竭的病理状态。

考点3★　血的失常

1. 血虚　指血液亏少，濡养功能减退的病理变化。以心、肝两脏多见。

2. 血运失常

（1）血瘀　血瘀病机的形成，多与气虚、气滞、痰浊、瘀血、血寒、血热、津亏等所致血行不畅有关。

（2）出血　出血病机的形成多与血热、气虚、外伤及瘀血内阻等有关。

考点4★★★　精、气、血关系失调

1. 精与气血失调　主要表现为精气两虚、精血不足、气滞精瘀和血瘀精阻等病理变化。

2. 气滞血瘀　指气机阻滞，导致血液运行障碍，出现血瘀的病理状态。

3. 气虚血瘀　指因气虚推动无力而致血行不畅，甚至瘀阻不通的病理状态。

4. 气不摄血　指因气虚统摄无力，以致血逸脉外而出血的病理状态。

5. 气随血脱　指在大量出血的同时，气随血液的流失而脱失，形成气血两脱的危重病理状态。

6. 气血两虚　指气虚和血虚同时存在的病理状态。

第四节　津液代谢失常

考点1★　津液不足

津液不足，是指津液亏损，脏腑组织失于滋养，表现一系列干燥枯涩特征的病理状态。

考点2★★　津液与气血关系失调

1. 水停气阻　指津液代谢障碍，水湿痰饮停留，导致气机阻滞的病理状态。

2. 气随津脱　指津液大量丢失，气失其依附而出现暴脱亡失的病理状态。

3. 津枯血燥　指津液亏损，导致血燥而虚热内生或血燥生风的病理状态。

4. 津亏血瘀　指津液耗损，导致血行瘀滞不畅的病理状态。

5. 血瘀水停　指因血脉瘀阻，血行不畅导致津液输布障碍，

而致水液停聚的病理状态。

第五节 内生"五邪"

考点1★★★ 风气内动

1. 风气内动 即内风，是体内阳气亢逆变动而形成一种以动摇、眩晕、抽搐、震颤为临床特征的病理状态。

2. 内风形成及表现 ①肝阳化风。②热极生风。③阴虚风动。④血虚生风。⑤血燥生风。

考点2★★★ 寒从中生

寒从中生又称"内寒"。指机体阳气虚衰，温煦作用减退，阳不制阴而虚寒内生的病理状态。内寒病机多见于心、脾、肾。

考点3★ 湿浊内生

湿浊内生又称"内湿"，指因体内水液输布排泄障碍而致湿浊停滞的病理状态。其联系最密切的脏腑是脾、肾。

考点4★ 津伤化燥

津伤化燥又称"内燥"。指机体津液耗伤，人体各组织器官和孔窍失其濡润而出现干燥枯涩的病理状态。内燥以肺、胃及大肠为多见。

考点5★★★ 火热内生

1. 实火 ①阳气过盛化火的壮火。②外感六淫病邪，郁而从阳化火。③病理性代谢产物和食积、虫积等邪郁化火。④五志过极化火。

2. 虚火 阴气亏虚，不能制阳，虚热内生。

第六节　疾病传变

考点★★　疾病传变的形式

1. 病位传变　包括表里之间与内脏之间的传变。

（1）表里传变　包括表邪入里和里病出表。

（2）外感病传变　包括六经传变、三焦传变、卫气营血传变。

（3）内伤病传变　脏与脏传变、脏与腑传变、腑与腑传变、形脏内外传变。

2. 病性转化

（1）寒热转化　由寒化热，由热转寒。

（2）虚实转化　由实转虚，因虚致实。

第十四单元　防治原则

考点1★★　正治

正治指采用与其疾病证候性质相反的方药进行治疗的原则，又称"逆治"。包括寒者热之、热者寒之、虚则补之、实则泻之等原则。

考点2★★★　反治

反治指顺从病证的外在假象而治的原则，又称"从治"。但究其实质仍是在治病求本原则指导下针对疾病本质而进行的治疗。主要包括如下四种：

1. 热因热用　即以热治热，是指用热性药物来治疗具有假热征象的病证。适用于阴盛格阳的真寒假热证。

2. 寒因寒用　即以寒治寒，是指用寒性药物来治疗具有假寒征象的病证。适用于阳盛格阴的真热假寒证。

3. 塞因塞用 即以补开塞，指用补益方药来治疗具有闭塞不通症状的病证。适用于"至虚有盛候"的真虚假实证。

4. 通因通用 即以通治通，指用通利之方药治疗具有实性通泄症状的病证。适用于"大实有羸状"的真实假虚证。

考点3★★ 治标与治本

1. "本"和"标"的概念 本和标是一个相对的概念，有多种含义，主要是用以说明病变过程中各种矛盾的主次关系。如从邪正双方来说，则正气是本，邪气是标；从病机与症状来说，则病机是本，症状是标；从疾病先后来说，则旧疾、原发病是本，新病、继发病是标。

2. 缓则治本 指在病情缓和、病势迁延、暂无急重病状情况下，即应着眼于疾病本质的治疗。

3. 急则治标 在某些紧急情况下，首先或主要针对其紧急病证或症状进行治疗的方法。如二便不通、喘脱、大出血等情况治其标。

4. 标本兼治 在治疗某些标本错杂并重的疾病时，采用治标与治本兼顾的方法，如增水行舟，益气解表。

考点4★ 扶正与祛邪的概念

1. 扶正 即扶助正气以提高机体的抗病能力。扶正多用补虚方法，适用于各种虚证。

2. 祛邪 即祛除邪气以安正气。祛邪多用泻实的方法，适用于各种实证。

考点5★★★ 扶正祛邪的运用

1. 单纯扶正 适用于以正气虚为主要矛盾，而邪气亦不盛的虚性病证或真虚假实证。

2. 单纯祛邪 适用于以邪实为主要矛盾，而正气未衰的实性病证或真实假虚证。

3. 扶正与祛邪兼用 适用于正虚邪实，虚实夹杂病证。但在具体应用时，亦应分清是以正虚为主，还是以邪实为主，以便确定其治法是扶正为主而兼顾祛邪，还是祛邪为主而兼顾扶正。

4. 先祛邪后扶正 适用于虽然邪盛而正虚不甚，尚耐攻伐的病证，或邪盛为主，两者同时兼顾，则扶正反会助邪的病证，均应先祛邪而后扶正。

5. 先扶正后祛邪 即先补后攻，适用于正虚邪实，以正虚为主的病证。因正气过于虚弱，若同时兼以攻邪，则更伤正气，故应先扶正而后祛邪。

考点6★★★ 调整阴阳

1. 损其有余 即"实则泻之"。适用于阴阳中任何一方偏盛有余的实证。"阳胜则热"的实热则"热者寒之"；"阴胜则寒"的实寒则"寒者热之"。

2. 补其不足 即"虚则补之"。适用于阴阳中任何一方虚损不足的虚证。

阴阳互制之调补阴阳：阴虚则热的虚热证，治宜滋阴以抑阳，即王冰所谓"壮水之主，以制阳光"，《内经》所谓"阳病治阴"。阳虚则寒的虚寒证，治宜扶阳以抑阴，即王冰所谓"益火之源，以消阴翳"，《内经》所谓"阴病治阳"。

阴阳互济之调补阴阳：对于虚热证与虚寒证，可用阴中求阳与阳中求阴的治法。此即阴阳互济的方法。阴中求阳：即补阳时适当佐以补阴药；阳中求阴：即补阴时适当佐以补阳药。

3. 阴阳两补（阴阳互损） 对阴阳两虚则可采用阴阳并补之法治疗。

考点7★★ 调理脏腑

1. 根据五行生克规律调和脏腑

（1）根据五行相生规律确立治则治法 基本治疗原则是"虚则补其母，实则泻其子"。包括滋水涵木法、益火补土法、培土生金法、金水相生法。

（2）根据五行相克规律确立治则治法　基本治疗原则是抑强和扶弱。包括抑木扶土法、培土制水法、佐金平木法、泻南补北法。

2. 根据脏腑相合关系调理

（1）脏病治腑　如心合小肠，心火上炎之证，可以通利小肠而直泻心火，导心经之热从下而出，则心火自降。其他如肝实泻胆、脾实泻胃等。

（2）腑病治脏　肾合膀胱，膀胱气化功能失常，水液代谢障碍，治肾即治膀胱。大便秘结，腑气不通，则肺气壅塞，而宜降肺气，亦可使腑气得顺，大便自通。

（3）脏腑同治　如脾与胃，纳运相得，燥湿相济，升降相因，故脾病必及胃，胃病必累及脾。所以，临床上常脾胃同治。

考点8★★★　三因制宜

1. 因时制宜　"用寒远寒，用凉远凉，用温远温，用热远热，食宜同法"。

2. 因地制宜　根据不同地域环境特点，考虑用药的治则。

3. 因人制宜　老年慎泻，少年慎补。

第十五单元　养生与寿天

考点★★　养生的原则与方法

养生的原则包括：①顺应自然。②形神兼养。③调养脾肾。④因人而异。

中医诊断学

第一单元　望诊

考点1★★★　得神、少神、失神、假神的临床表现和意义

1. 得神

（1）意义　虽病而正气未伤，预后良好。

（2）表现　神志清楚，语言清晰，面色荣润含蓄，表情丰富自然；目光明亮，精彩内含；反应灵敏，动作灵活，体态自如；呼吸平稳，肌肉不削。

2. 少神

（1）意义　正气不足，精气轻度损伤，脏腑功能减弱，常见于虚证患者，或病后恢复期患者。

（2）表现　精神不振，两目乏神，面色少华，肌肉松软，倦怠乏力，少气懒言，动作迟缓。

3. 失神

（1）精亏神衰而失神

1）意义：脏腑精气极亏，正气大伤，功能活动衰竭，多见于慢性久病重病之人，预后不良。

2）表现：精神萎靡，意识模糊，反应迟钝，面色无华，晦暗暴露，目无光彩，眼球呆滞，呼吸微弱，或喘促无力，肉削著骨，动作艰难等。

（2）邪盛神乱而失神

1）意义：邪气亢盛，热扰神明，邪陷心包；或肝风夹痰，蒙蔽清窍，阻闭经络，多见于急性患者，属病重。

2）表现：神昏谵语，躁扰不宁，循衣摸床，撮空理线；或猝然昏倒，双手握固，牙关紧闭等。

4. 假神

（1）意义　假神是垂危患者出现精神暂时好转的假象。说明阴阳即将离决，属病危，多为临终表现。

（2）表现　久病重病之人，本已失神，但突然精神转佳，目光转亮，言语不休，想见亲人；或病至语声低微断续，忽而声音响亮起来；或原来面色晦暗，突然颧赤如妆；或本来毫无食欲，忽然食欲增强。

考点2★★★　五色主病的临床表现及其意义

五色	常见病证	意义
青色	主寒证、气滞、血瘀、疼痛、惊风	①面色青黑或淡青为寒盛或痛剧。②突然面色青灰，口唇青紫，为心阳暴脱，血脉瘀阻。③面色青黄，见于肝脾不调。④小儿眉间、鼻柱、唇周色青，为惊风或惊风先兆
白色	主虚证（血虚、气虚、阳虚）、寒证、失血、夺气	①口唇面色白而无华，主失血证或血虚证。②面色㿠白者，属阳虚证；面色㿠白而虚浮，属阳虚水泛。③面色苍白属阳气暴脱之亡阳证；或阴寒凝滞，血行不畅之实寒证；或大失血之人
黄色	主脾虚、湿证	①面色萎黄主脾胃气虚，气血不足。②黄胖主脾虚湿困。③阳黄为湿热熏蒸，阴黄为寒湿郁阻
赤色	主热证，戴阳证	①满面通红，为外感发热或脏腑阳盛。②午后颧红，多为阴虚内热。③面色苍白时有泛红如妆，为虚阳浮越（戴阳）
黑色	主肾虚、水饮、瘀血、寒证、疼痛	①面黑暗淡属肾阳虚。②面黑干焦属肾阴虚。③眼眶周围发黑为肾虚水饮或寒湿带下。④面色黧黑、肌肤甲错属瘀血日久

考点3★★★　目部的脏腑分属

古人将目的不同部位分属于五脏，归纳为"五轮学说"。

1. 目内外眦的血络——血轮——心

2. 白睛——气轮——肺

3. 黑珠——风轮——肝

4. 瞳仁——水轮——肾

5. 眼睑——肉轮——脾

考点4★　望目态的主要内容及临床意义

1. 瞳孔缩小　可见于川乌、草乌、毒蕈、有机磷类农药及吗啡、氯丙嗪等药物中毒。

2. 瞳孔散大　可见于颅脑损伤、出血中风病等，提示病情危重；若两侧瞳孔完全散大，对光反射消失则是临床死亡的指征之一；也可见于青风内障或颠茄类药物中毒等。

3. 目睛凝视　指患者两眼固定，不能转动，多属肝风内动所致。固定上视者，称戴眼反折。

4. 睡眠露睛　指患者睡后胞睑未闭合而睛珠外露，多属脾气虚弱，气血不足，胞睑失养所致。常见于吐泻伤津和慢脾风的患儿。

5. 胞睑下垂　又称睑废，指胞睑无力张开而上睑下垂者。双睑下垂者，多为先天不足、脾肾亏虚；单睑下垂者，多见于外伤。

考点5★★　望口之形色和口之动态的主要内容及临床意义

1. 口之形色

（1）口角流涎　小儿见之多属脾虚湿盛；成人见之多为中风口歪不能收摄。

（2）口疮　唇内和口腔肌膜出现灰白色小溃疡，周围红晕，局部疼痛，多由心脾二经积热上熏所致。

（3）口糜　口腔肌膜糜烂成片，口气臭秽，多由湿热内郁，上蒸口腔而成。

（4）鹅口疮　小儿口腔、舌上出现片状白屑，状如鹅口者，多因感受邪毒，心脾积热，上熏口舌所致。

2. 口之动态

（1）口张　口开而不闭，属虚证。若状如鱼口，但出不入，则为肺气将绝。

（2）口噤　口闭而难开，牙关紧急，属实证，多因筋脉拘急所致，可见于中风、痫病、惊风、破伤风等。

（3）口撮　上下口唇紧聚，不能吸吮，可见于小儿脐风。

（4）口㖞　口角向一侧歪斜，见于风邪中络，或中风病的中经络。

考点6★★★　望齿的主要内容及临床意义

1. 牙齿色泽　①牙齿干燥：胃阴已伤。②光燥如石：胃热炽盛。③燥如枯骨：肾阴枯涸。

2. 牙齿动态　①牙关紧急：多属风痰阻络或热极动风。②咬牙龄齿：多为热盛动风。③睡中龄齿：多因胃热或虫积所致，亦可见于常人。

考点7★★　望牙龈的主要内容及临床意义

①牙龈淡白：血虚或失血。②牙龈红肿疼痛：胃火亢盛。

考点8★★　望咽喉的主要内容及临床意义

1. 咽部红肿　①咽部深红，肿痛明显：肺胃热毒壅盛。②咽部鲜红娇嫩，疼痛不甚：肾水亏少，阴虚火旺。③咽部淡红漫肿，疼痛轻微：痰湿凝聚。

2. 伪膜　咽部溃烂处上覆白腐，形如白膜。伪膜坚韧，不易剥离，重剥则出血，或剥去随即复生，此属重证，因肺胃热毒伤阴而成，属烈性传染病。

3. 乳蛾　一侧或两侧喉核红肿肥大，形如乳头或蚕蛾，表面或有脓点，咽痛不适。属肺胃热盛，邪客喉核，或虚火上炎，气血瘀滞所致。

4. 喉痈 咽喉部红肿高突，疼痛剧烈，吞咽困难，常因热毒客于咽喉所致。

考点9★ 望颈项的主要内容及临床意义

1. 外形

（1）瘿瘤 指颈部结喉处有肿块突起，或大或小，或单侧或双侧，可随吞咽而上下移动。多因肝郁气结痰凝，或水土失调，痰气搏结所致。

（2）瘰疬 指颈侧颔下有肿块如豆，累累如串珠。多由肺肾阴虚，虚火内灼，炼液为痰，结于颈部，或因外感风火时毒，夹痰结于颈部所致。

2. 动态 颈脉怒张指颈部脉管明显胀大，平卧时更甚，多见于心血瘀阻，肺气壅滞，以及心肾阳衰、水气凌心的患者。

考点10★★ 望四肢动态的主要内容及临床意义

1. 四肢抽搐 指四肢筋脉挛急与弛张间作，舒缩交替，动作有力。多因肝风内动，筋脉拘急所致。

2. 手足拘急 多因寒邪凝滞或气血亏虚，筋脉失养所致。

3. 手足颤动 指双手或下肢颤抖或振摇不定，不能自主，多由血虚筋脉失养或饮酒过度所致。

4. 手足蠕动 指手足时时瘛动，动作弛缓无力，类似虫之蠕行，多为阴虚动风所致。

5. 循衣摸床，撮空理线 指重病神志不清，患者不自主地伸手抚摸衣被、床沿，或伸手向空，手指时分时合，为病重失神之象。

考点11★ 望斑疹的内容

斑	凡色深红或青紫，成片平铺于皮肤，抚之不碍手，压之不退色者，为斑
疹	凡色红或紫红，点小如粟米，高出皮肤，抚之碍手，压之退色者，为疹

考点 12★★★ 望痰的临床意义

①寒痰：稀白。②热痰：黄稠。③燥痰：少、黏、难咳。④湿痰：白、滑、多，易咳。⑤肺痈：咳吐脓血腥臭痰。

考点 13★★ 望涕的临床意义

①流清涕：外感风寒。②流浊涕：外感风热。③阵发性清涕量多如注，伴喷嚏频作：鼻鼽，是风寒束于肺卫所致。④久流浊涕，气腥臭：鼻渊，属湿热蕴阻。

考点 14★★★ 望呕吐物的临床意义

①清稀无酸臭味：胃阳虚或寒邪犯胃。②秽浊有酸臭味：邪热犯胃。③呕吐清水痰涎，伴胃脘振水声：饮停胃脘。④吐酸腐食物：伤食。⑤呕吐黄绿苦水：肝胆郁热或湿热。⑥吐血，色暗红或紫暗有块，夹杂食物残渣：胃有积热，或肝火犯胃，或胃腑血瘀。

考点 15★★★ 小儿食指络脉病理变化的临床意义

正常食指络脉在食指掌侧前缘，隐隐显露于掌指横纹附近，纹色浅红略紫，呈单支且粗细适中。

1. 红紫辨寒热 色鲜红为外感表证；色紫红为里热证；色青为痛证、惊风；色紫黑为血络郁闭，病情危重；色淡白为脾虚、疳积。

2. 淡滞定虚实 浅淡纤细为虚，浓滞增粗为实。

3. 浮沉分表里 浮现明显为病邪在表，见于外感表证；沉隐不显为病邪在里，见于内伤里证。

4. 三关测轻重 风关以内，为邪在络；在气关，为邪在经；在命关，为邪入脏；透关射甲，即食指络脉一直延至指端爪甲，预后不良，病情凶险。

第二单元 望舌

考点1★★★ 舌色

1. 淡白舌 主气血两虚、阳虚。

①气血两虚：淡白光莹，舌体瘦薄。②阳虚水湿内停：淡白湿润，舌体胖嫩。③脱血夺气：枯白舌。

2. 红舌 主热证。

①实热：兼黄苔。②虚热：少苔或无苔。③心火：舌尖红。④肝胆火：舌边红。

3. 绛舌 主里热亢盛、阴虚火旺。

①温病热入营血或脏腑内热炽盛：舌绛有苔，或伴有红点、芒刺。②阴虚火旺：舌绛，少或无苔，或有裂纹。

4. 青紫舌 主气血瘀滞。

①热：绛紫而干枯少津。②寒：淡紫而湿润。③血瘀：舌暗紫，有瘀点、瘀斑。

考点2★★ 舌形

1. 老嫩

（1）老舌 舌质纹理粗糙或皱缩，坚敛而不柔软，舌色较暗。主实证。

（2）嫩舌 舌质纹理细腻，浮胖娇嫩，舌色浅淡。主虚证。

2. 胖瘦 ①胖大：主水湿内停、痰湿热毒上泛。②肿胀：主湿热、热毒上壅。③瘦薄：主气血两虚，阴虚火旺。④舌淡而瘦薄：气血两虚。⑤舌红绛干燥而瘦薄：阴虚火旺。⑥舌红绛肿胀：心脾热盛。

3. 点刺 皆主热盛，点刺越多，热邪越盛。

4. 裂纹舌 ①舌红绛而有裂纹，多属热盛伤津。②舌淡白而有裂纹，多为血虚不润。③舌淡白胖嫩有齿痕又兼见裂纹者，多属脾虚湿侵。

5. 齿痕舌 主脾虚、水湿内停。

考点3★★★ 舌态

1. 强硬 主热、痰、风。

①邪热炽盛：舌红绛少津而强硬。②风痰阻络：舌胖大，有厚腻苔而强硬。③中风：舌强语言謇涩。

2. 痿软 主阴液亏损或气血两虚。

3. 颤动 主肝风内动。

4. 歪斜 主中风、喑痱或中风先兆。

5. 吐弄 均主心脾有热。

吐舌和弄舌的区别：吐舌为疫毒攻心或正气已绝。弄舌为热甚动风先兆。吐弄舌可见于小儿智能发育不全。

6. 短缩 病情危重的征象。

①寒：淡白或青紫，湿润而短缩。②热：色红绛干燥而短缩。③痰：舌胖大，苔滑腻而短缩。④虚：舌淡白，胖嫩而短缩。

考点4★★★ 苔质

1. 厚薄 主要反映邪正的盛衰和邪气之深浅。

（1）薄苔 主健康人，或病在表，病情轻。

（2）厚苔 主食积、痰湿，或病在里，病情较重。

2. 润燥 主要反映体内津液的盈亏和输布情况。

（1）滑苔 为水湿之邪内聚的表现，主痰饮，主湿，主寒证。

（2）燥苔 提示体内津液已伤。

（3）糙苔 由燥苔进一步发展而成，为伤津之重证。

3. 腐腻

（1）腐苔 苔质疏松而厚，颗粒粗大，形如豆腐渣堆在舌面上，揩之可去。主食积、痰浊、内痈。

（2）腻苔 苔质致密，颗粒细腻，揩之不去，刮之不脱。主湿浊、痰饮、食积。

4. 剥（落）苔 了解胃气胃阴之存亡及气血的盛衰。

（1）**地图舌** 舌苔剥落呈地图状，边缘凸起。

（2）**镜面舌** 舌苔全部剥落，舌面光洁如镜。

（3）**类剥苔** 剥落处可见新生颗粒。

5. 真、假苔

（1）**真苔** 舌苔坚敛着实，紧贴于舌面，不易脱落。表示有胃气，也称有根苔。

（2）**假苔** 舌苔不着实，似浮涂于舌面上，刮之即去。表示胃气已衰，也称无根苔。

考点5★★★ 苔色

1. 白苔 主表证、寒证、湿证，特殊情况下主热证。
①表证：薄白苔。②寒证：舌苔薄白而滑。③热证：积粉苔。

2. 黄苔 主热证、里证。苔色越黄，热邪越重。淡黄为热轻，深黄为热重，焦黄为热结。

黄腻苔主湿热或痰热内蕴，或食积化腐。

3. 灰黑苔 主热极，寒盛。①热极津枯：苔灰黑而燥裂。②阳虚寒盛：苔灰黑而润滑。

考点6★★ 舌下络脉

1. 舌下络脉短而细，周围小络脉不明显，舌色偏淡者，多属气血不足。

2. 舌下络脉粗胀，或呈青紫、绛、绛紫、紫黑色，或舌下络脉曲张如紫色珠子状，有大小不等的结节等，皆为血瘀的征象。

第三单元　闻诊

考点1★★ 音哑与失音

1. 新病属实证（金实不鸣） 因外感风寒或风热，或痰湿壅肺。

2. 久病属虚证（金破不鸣） 多由于各种原因导致阴虚火旺，肺肾精气内伤所致。

考点2★★★ 谵语、郑声、独语、错语的概念及临床意义

1. 谵语 指神志不清，语无伦次，声高有力的症状，属实证。为热扰心神。

2. 郑声 指神志不清，语言重复，时断时续，语声低弱模糊的症状。为脏气衰竭，心神散乱。见于多种疾病的晚期、危重阶段。

3. 独语 指自言自语，喃喃不休，见人语止，首尾不续的症状。多因心气虚弱，神气不足，或气郁痰阻，蒙蔽心神所致，属阴证。常见于癫病、郁病。

4. 错语 指患者神志清楚而语言时有错乱，语后自知言错的症状。虚证多与心气虚弱，神气不足有关。实证多为痰湿、瘀血、气滞阻碍心窍所致。

考点3★★★ 咳嗽的表现及临床意义

1. 咳声重浊沉闷 寒痰湿浊停聚于肺，肺失肃降（寒咳）。

2. 干咳，少痰或无痰 燥邪犯肺或阴虚肺燥（燥咳）。

3. 咳声不扬，痰稠色黄 肺热（热咳）。

4. 咳有痰声，痰多易咳 痰湿阻肺（湿咳）。

5. 百日咳 咳声短促，呈阵发性、痉挛性，连续不断，咳后有鸡鸣样回声，并反复发作者，多因风邪与痰热搏结所致，常见于小儿。

6. 白喉 咳声如犬吠，伴有声音嘶哑，吸气困难，是时行疫毒攻喉所致。

考点4★ 短气、少气的表现及临床意义

1. 短气 指自觉呼吸短促而不相接续，气短不足以息的轻度呼吸困难。其表现似喘而不抬肩，气急而无痰声，即只自觉短促，

他觉征象不明显。

2. 少气 又称气微，指呼吸微弱而声低，气少不足以息，言语无力的症状。少气属诸虚劳损，多因久病体虚或肺肾气虚所致。

考点5★★　胃肠异常声音

1. 呕吐 ①吐势徐缓，声音微弱：虚寒呕吐。②吐势较急，声音壮厉：实热呕吐。③呕吐呈喷射状：热扰神明。④呕吐酸腐味的食糜：食滞胃脘。

2. 呃逆 ①呃声高亢、声响有力为实证。②呃声低沉、气弱无力为虚证。③新病呃逆，其声有力，多属寒邪或热邪客于胃，久病、重病呃逆不止，声低气怯无力者，属胃气衰败之危候。

3. 嗳气 ①食滞胃脘：嗳出酸腐气味。②肝气犯胃：嗳气随情志变化而增减。③胃虚气逆：嗳声低沉断续。

考点6★★　病室气味异常的临床意义

1. 病室臭气触人，多为瘟疫类疾病。
2. 病室有血腥味，病者多患失血。
3. 病室散有腐臭气，病者多患溃腐疮疡。
4. 病室尸臭，多为脏腑衰败，病情重笃。
5. 病室有尿臊气（氨气味），见于肾衰。
6. 病室有烂苹果样气味（酮体气味），多见于消渴危重病症。
7. 病室有蒜臭气味，多见于有机磷中毒。

第四单元　问诊

考点1★★　问寒热

1. 恶寒发热 ①恶寒重发热轻：主风寒表证。②发热重恶寒轻：主风热表证。③发热轻而恶风：主伤风表证。

2. 但寒不热 ①新病恶寒：主要见于里实寒证。②久病畏寒：

主要见于<u>里虚寒证</u>。

3. 但热不寒

（1）壮热 高热持续不退，属里实热证。

（2）潮热 ①日晡潮热：下午 3~5 时（即申时）热势较高，<u>见于阳明腑实证</u>。②阴虚潮热：午后和夜间有低热，有热自骨缝向外透发的感觉，<u>多属阴虚火旺</u>。③湿温潮热：午后发热明显，身热不扬，肌肤初扪之不觉很热，扪之稍久即觉灼手，<u>为湿郁热蒸之象</u>。

4. 寒热往来

（1）寒热往来无定时 <u>多见于少阳病，为半表半里证</u>。

（2）寒热往来有定时 每日或二三日发作一次，发有定时，<u>常见于疟疾</u>。

考点 2★★ 特殊汗出的表现和临床意义

1. 自汗 醒时经常汗出，活动后尤甚。见于气虚或阳虚证。

2. 盗汗 睡则汗出，醒则汗止。见于阴虚证。

3. 绝汗 病情危重时大汗不止。见于亡阴或亡阳证。

4. 战汗 患者先恶寒战栗而后汗出的症状，为正邪剧争所致。常见于温病或伤寒邪正剧烈斗争的阶段，<u>是病变发展的转折点</u>。

考点 3★★★ 问疼痛的性质及其临床意义

①胀痛：<u>气滞</u>。但头目胀痛，则多因肝火上炎或肝阳上亢所致。②刺痛：<u>血瘀</u>。③冷痛：寒证。④灼痛：热证。⑤重痛：湿邪困阻气机。⑥酸痛：风湿侵袭、气血不足所致。⑦绞痛：寒邪凝滞或有形实邪阻闭气机。⑧空痛：精髓不足或气血亏虚所致。⑨隐痛：虚证。⑩走窜痛：肝气郁滞或风邪所致。

考点 4★★ 问头痛的性质及其临床意义

①阳明经头痛：前额连眉棱骨痛。②少阳经头痛：头两侧痛。③太阳经头痛：后头部连项痛。④厥阴经头痛：颠顶痛。

考点5★★★　问头晕的性质及其临床意义

1. 头晕而胀，烦躁易怒，舌红苔黄，脉弦数者，多因肝火上炎。
2. 头晕胀痛，头重脚轻，舌红少津，脉弦细者，多因肝阳上亢。
3. 头晕面白，神疲乏力，舌淡脉细弱者，多因气血亏虚。
4. 头晕而重，如物裹缠，痰多苔腻者，多因痰湿内阻。
5. 头晕耳鸣，腰酸遗精者，多因肾虚精亏。
6. 外伤后头晕刺痛者，多因瘀血阻滞脑络。

考点6★★★　耳鸣、耳聋的病机

1. 实证　突发耳鸣，声大如雷，按之不减，或新病暴聋。可因肝胆火盛、肝阳上亢，或痰火壅结、气血瘀阻、风邪上袭，或药毒伤耳所致。

2. 虚证　渐起耳鸣，声细如蝉，按之可减或耳渐聋。可因肾精、脾气或肝阴血不足，耳窍失养所致。

考点7★★　目昏、雀盲的特点及临床意义

1. 目昏：视物昏暗，模糊不清。
2. 雀盲：每至黄昏以后视力减退，视物不清。
3. 目昏和雀盲皆为肝肾精血不足所致。

考点8★★★　问饮食与口味

1. 口渴与饮水

（1）口渴多饮　指口渴明显，饮水量多。①若大渴喜冷饮，为里实热证。②若口渴多饮，伴有食多、尿多、消瘦，为消渴病。

（2）渴不多饮　多见于六种情况：①痰饮水湿内停。②湿热内困。③热入营分。④瘀血（口干，但欲漱水不欲咽）。⑤风热表证。⑥阴虚证。

2. 食欲与食量

（1）消谷善饥　消谷善饥，兼大便溏泄者，属胃强脾弱。

（2）饥不欲食　多属胃阴虚证。

3. 口味

（1）口淡　多见于脾胃虚弱证。

（2）口甜　多见于脾胃湿热，或脾虚之证。

（3）口黏腻　常见于痰热内盛、湿热蕴脾及食积化热。

（4）口酸　多见于伤食、肝胃郁热等。

（5）口苦　多见于心火上炎或肝胆火热之证。

（6）口涩　为燥热伤津，或脏腑热盛所致。

（7）口咸　多认为是肾病及寒水上泛之故。

考点9★　大便异常的表现和临床意义

1. 便质异常

（1）完谷不化　多见于脾肾阳虚。新起者多为食滞胃肠。

（2）溏结不调　时干时稀：肝脾不调；先干后溏：脾虚。

（3）下利脓血　痢疾或肠癌。

（4）便血　胃、食管等离肛门较远的部位出血，为远血；直肠或肛门附近的出血，为近血。①远血：先便后血，便血暗红或紫黑，甚至色黑如柏油样，多由脾虚不能统摄血液或瘀阻胃络所致。②近血：大便带血，血色鲜红，血液附于粪便表面，或于排便前后点滴而出，多由大肠湿热，或大肠风燥，伤及血络所致。

2. 排便感异常

（1）肛门灼热　见于大肠湿热所致泄泻或痢疾。

（2）里急后重　即腹痛窘迫、时时欲泻、肛门重坠、便出不爽，见于湿热痢疾。

（3）排便不爽　见于大肠湿热；或肝气犯脾，肠道气滞或食滞胃肠。

考点10★　小便异常的表现和临床意义

1. 尿次异常

（1）尿频数　频数量少色赤而急迫：下焦湿热；频数量多色

清而长：肾阳虚或肾气不固。

（2）癃闭 点滴而出为癃；点滴不出为闭。实：湿热、瘀血、砂石；虚：肾阳虚。

2. 排尿感异常

（1）小便涩痛 湿热内蕴、热灼津伤、结石或瘀血阻塞所致。

（2）余溺不尽（即排尿后小便点滴不尽） 肾阳亏虚，肾气不固。

（3）小便失禁 多因肾气不固，膀胱失约。

（4）遗尿 肾气不固。

考点 11★ 带下异常的临床表现及意义

1. 白带 色白，量多，质稀，多属脾肾阳虚。

2. 黄带 色黄，质黏，臭秽，多属湿热下注。

第五单元 脉诊

考点★★★ 常见病脉归类

脉纲	共同特点	相类脉		
		脉名	脉象	主病
浮脉类	轻取即得	浮	举之有余，按之不足	表证，亦见于虚阳浮越证
		洪	脉体阔大，充实有力，来盛去衰	热盛
		濡	浮细无力而软	虚证，湿困
		散	浮取散漫，中候似无，沉取不应，伴节律不齐或脉力不匀	元气离散，脏气将绝
		芤	浮大中空，如按葱管	失血，伤阴
		革	浮而搏指，中空边坚	亡血，失精，半产，崩漏

续表

脉纲	共同特点	相类脉		
		脉名	脉象	主病
沉脉类	重按始得	沉	轻取不应，重按始得	里证
		伏	重按推至筋骨始得	邪闭，厥病，痛极
		弱	沉细无力而软	阳气虚衰，气血俱虚
		牢	沉按实大弦长	阴寒内积，疝气，癥积
迟脉类	一息不足四至	迟	一息不足四至	寒证，亦见于邪热结聚
		缓	一息四至，脉来怠缓	湿病，脾胃虚弱，亦见于平人
		涩	往来艰涩，迟滞不畅	精伤，血少，气滞，血瘀，痰食内停
		结	迟而时一止，止无定数	阴盛气结，寒痰瘀血，气血虚衰
数脉类	一息五至以上	数	一息五至以上，不足七至	热证，亦主里虚证
		疾	脉来急疾，一息七八至	阳极阴竭，元气将脱
		促	数而时一止，止无定数	阳热亢盛，瘀滞，痰食停积，脏气衰败
		动	脉短如豆，滑数有力	疼痛，惊恐
虚脉类	应指无力	虚	举按无力，应指松软	气血两虚
		细	脉细如线，应指明显	气血俱虚，湿证
		微	极细极软，似有似无	气血大虚，阳气暴脱
		代	迟而中止，止有定数	脏气衰微，疼痛，惊恐，跌仆损伤
		短	首尾俱短，不及本部	有力主气郁，无力主气损

续表

脉纲	共同特点	相类脉		
		脉名	脉象	主病
实脉类	应指有力	实	举按充实而有力	实证,平人
		滑	往来流利,应指圆滑	痰湿,食积,实热,青壮年,孕妇
		弦	端直以长,如按琴弦	肝胆病,疼痛,痰饮等,老年健康者
		紧	绷急弹指,状如转索	实寒证,疼痛,宿食
		长	首尾端直,超过本位	阳气有余,阳证,热证,实证,平人

第六单元 八纲辨证

考点1★ 八纲辨证的概念

八纲:<u>表、里、寒、热、虚、实、阴、阳八个纲领。</u>

八纲是从各种具体证的个性中抽象出来的具有普遍规律的共性纲领。表、里是用以辨别病位浅深的基本纲领;寒、热、虚、实是用以辨别疾病性质的基本纲领;阴、阳是区分疾病类别、归纳病证的总纲,并可涵盖表、里、寒、热、虚、实六纲。

考点2★★★ 表证和里证的鉴别

1. 表证

(1)特点 见于外感病初期,起病急,<u>病程短,病位浅。</u>

(2)临床表现 新起恶风寒,或恶寒发热,头身疼痛,打喷嚏,鼻塞,流涕,咽喉痒痛,微有咳嗽、气喘,舌淡红,苔薄,脉浮。

2. 里证

（1）特点　病位深，病情重，病程长，非表即里。

（2）临床表现　无新起恶寒发热并见，以脏腑症状为主要表现。

3. 表里证鉴别要点

（1）病程　新病、病程短：表证；久病、病程长：里证。

（2）症状　发热恶寒同时并见：表证；但发热或但恶寒：里证。

（3）舌脉　舌苔常无明显变化，脉浮：表证；舌质、舌苔常有变化，脉不浮或沉：里证。

考点3★　寒热证鉴别要点

鉴别特点	寒证	热证
寒热喜恶	恶寒喜温	恶热喜凉
口渴情况	不渴	渴喜冷饮
面色	白	红
四肢	冷	热
大便	稀溏	秘结
小便	清长	短赤
舌象	舌淡，苔白润	舌红，苔黄
脉象	迟或紧	数

考点4★★　虚证、实证的鉴别

鉴别要点	虚证	实证
病程	长（久病）	短（新病）
体质	多虚弱	多壮实
精神	萎靡	兴奋
声息	声低息微	声高气粗
疼痛情况	喜按	拒按

续表

鉴别要点	虚证	实证
胸腹胀满情况	按之不痛，胀满时减	按之疼痛，胀满不减
发热情况	五心烦热，午后微热	蒸蒸壮热
恶寒情况	畏寒，得衣近火则减	恶寒，添衣加被不减
舌象	质嫩，苔少或无苔	质老，苔厚
脉象	无力	有力

考点5★★　阴虚证与阳虚证的临床表现

1. 阳虚证　<u>畏寒、肢凉</u>，口淡不渴或喜热饮，或自汗。<u>小便清长</u>或尿少不利，大便稀薄，<u>面色㿠白，舌淡胖</u>，苔白滑，脉沉迟无力。兼有神疲、气短、乏力等气虚的表现。

2. 阴虚证　形体消瘦，口燥咽干，<u>两颧潮红，五心烦热，潮热盗汗</u>，小便短黄，大便干结，<u>舌红少津或少苔，脉细数</u>。

考点6★★★　亡阴证与亡阳证的鉴别要点

鉴别要点	亡阳证	亡阴证
汗液	稀冷如水、味淡	黏热如油、味咸
寒热	身冷畏寒	身热恶热
四肢	厥冷	温暖
面色	苍白	面赤颧红
气息	微弱	急促
口渴	不渴或欲饮热	口渴饮冷
舌象	苔白润	舌干红
脉象	脉微欲绝	细数疾而无力

考点7★★★　寒热真假

1. 真热假寒　指内有真热而外见某些假寒的"热极似寒"证候。

（1）真热　身热，口渴引饮，小便短黄，舌红苔黄而干。

2. 真寒假热　指内有真寒而外见某些假热的"寒极似热"证候。

（1）真寒　疲乏无力，下肢厥冷，小便清长，舌淡，苔白。

（2）假热　面色浮红如妆，口渴，自觉发热，脉浮大或数。

（3）分辨　面红但如妆；口渴而不欲饮；脉虽大，但无力。

3. 寒热真假的鉴别　胸腹的冷热是辨别寒热真假的关键。观小便赤白亦为经验之谈。

考点8★★★　虚实真假

1. 真实假虚　指本质为实证，反见某些虚羸现象的证候。

（1）假虚　神情默默，倦怠懒言，身体羸瘦，脉象沉细。

（2）真实　语时声高气粗，动之觉舒，腹部硬满拒按，脉按之有力。

2. 真虚假实　指本质为虚证，反见某些盛实现象的证候。

（1）假实　腹部胀满，呼吸喘促，或二便闭涩，脉数。

（2）真虚　腹虽胀满而时缓解，或触之腹内无肿块而喜按；气短息弱；神疲乏力，面色萎黄或淡白，脉虚弱，舌淡胖嫩。

3. 虚实真假的鉴别　关键在于脉象的有力无力、有神无神，尤以沉取之象为真谛。舌质的嫩胖与苍老，言语呼吸的高亢粗壮与低怯微弱。

第七单元　六淫辨证

考点★★　临床表现

1. 风淫证　恶风寒，微发热，汗出，苔薄白，脉浮缓（风邪袭表证）；或有鼻塞、流清涕、喷嚏，或伴咽喉痒痛、咳嗽（风邪犯肺证）；或为突发皮肤瘙痒、丘疹（风客肌肤证）；或突发肌肤麻木、口眼㖞斜（风中经络证）；或新起面睑、肢体浮肿（风水相搏证）；或肢体关节游走作痛（风胜行痹证）。

2. 寒淫证 分为表实寒之伤寒证和里实寒之中寒证。恶寒重，或伴发热，无汗，头身痛，鼻塞，或流清涕，脉浮紧；或见咳嗽哮喘，咳痰稀白，或为脘腹疼痛，呕吐，肠鸣泄泻；或局部拘急冷痛，四肢厥冷，口不渴，小便清长，面色㿠白或青，舌苔白，脉弦紧或伏等。

3. 暑淫证 发热恶热，汗出，口渴喜饮，气短，神疲，肢体困倦，小便短黄，舌红，苔白或黄，脉虚数；或发热，猝然昏倒，汗出不止，气喘，甚至昏迷、惊厥、抽搐等；或见高热，神昏，胸闷，腹痛，呕恶，无汗等。

4. 湿淫证 头昏沉如裹，嗜睡，身体困重，胸闷脘痞，口腻不渴，纳呆，恶心，肢体关节、肌肉酸痛，大便稀，小便浑浊；或为局部渗漏湿液，或皮肤出现湿疹、瘙痒，妇女可见带下量多。面色晦垢，舌苔滑腻，脉濡缓或细等。

5. 燥淫证 皮肤干燥，甚则皲裂、脱屑，口唇、鼻孔、咽喉干燥，口渴饮水，舌苔干燥，大便干燥，小便短黄（燥性干涩，易伤津液），或见干咳少痰，痰黏难咳（燥易伤肺），脉象偏浮。燥有凉燥与温燥之分。

（1）凉燥 常见恶寒发热，无汗，头痛，脉浮缓或浮紧等表寒症状。

（2）温燥 常见发热有汗，咽喉疼痛，心烦，舌红，脉浮数等表热症状。

6. 火淫证

（1）一般热象 发热恶热，烦躁，口渴喜饮，汗多，大便秘结，小便短黄，面色赤，舌红或绛，苔黄，干燥或灰黑，脉数有力。

（2）特殊热象 神昏、谵语（热扰心神）；惊厥、抽搐（热炽筋挛）；吐血、衄血（血热妄行）；痈肿疮疡（热盛肉腐）。

第八单元　气血津液辨证

考点1★★★　气病辨证的要点

1. 气虚证　神疲、乏力、气短、脉虚。

2. 气陷证　气虚证+下陷症状（脘腹坠胀、内脏下垂）。

3. 气不固证　气虚证+自汗，或大便、小便、血液、精液、胎元等不固。

4. 气脱证　病势危重，见气息微弱、汗出不止、脉微。

5. 气滞证　可见胸胁脘腹或损伤部位的胀闷、疼痛，疼痛的性质为胀痛、窜痛、攻痛。

6. 气逆证　以咳、喘、呕、呃、眩、厥为特征。

7. 气闭证　突发昏厥或绞痛、二便闭塞、息粗、脉实。

考点2★★★　血病辨证的要点

1. 血虚证　面、睑、唇、舌、爪甲色白，脉细。

2. 血脱证　有血液严重损失的病史，以面色苍白、心悸、脉微或芤为主要表现。

3. 血瘀证　固定刺痛、肿块、出血、瘀血色脉征（舌有紫色斑点、舌下络脉曲张）。

4. 血热证　出血（如咳、吐、尿、便血，月经提前、量多）+热象（身热，口渴，烦躁谵语，舌绛，脉数）。

5. 血寒证　寒象（手足或少腹冷痛，喜暖畏寒，苔白）+瘀血（肤色紫暗，痛经，经色紫暗，夹有血块，舌紫暗）。

考点3★★★　气血同病类证辨证

1. 气虚血瘀证　气虚证+血瘀证。

2. 气滞血瘀证　气滞证+血瘀证。

3. 气血两虚证　气虚证+血虚证。

4. 气不摄血证 气虚证+慢性出血。

5. 气随血脱证 大出血+亡阳证。

考点4★★ 津液病辨证的要点

1. 痰证 ①咳嗽痰多，痰质黏稠，胸闷（肺）。②脘痞不舒，纳呆恶心，呕吐痰涎（胃）。③神昏癫狂，喉中痰鸣（心）。④形体肥胖，某些部位出现圆滑柔韧的包块（皮肤经络）。⑤头晕目眩（清窍）。

<u>辨证要点：</u>舌苔白腻或黄腻，脉滑。

2. 饮证

分类		临床表现
痰饮	饮停胃肠	脘腹痞胀，呕吐清涎，胃中振水音，肠间水声辘辘
悬饮	饮停胸胁	胸胁饱满、胀痛、咳嗽、转侧则痛增、脉弦
支饮	饮停心肺	胸闷心悸，气短不能平卧等
溢饮	饮溢四肢	肢体沉重、酸痛，或浮肿，小便不利

3. 水停证 以肢体浮肿、小便不利，或腹大痞胀，舌淡胖等为主要表现。

4. 津液亏虚证 口渴尿少，口、鼻、唇、舌、皮肤、大便等干燥。

第九单元　脏腑辨证

考点1★★★ 心与小肠病辨证

1. 心气虚证 心悸，神疲+气虚表现。

2. 心阳虚证 心悸怔忡，胸闷或心痛+阳虚表现。

3. 心阳虚脱证 心悸胸痛+亡阳表现。

4. 心血虚证 心悸，失眠多梦+血虚表现。

5. 心阴虚证 心烦，心悸，失眠+阴虚表现。

心血虚与心阴虚虽均可见心悸、失眠、多梦等症状，但血虚以"色白"为特征而无热象，阴虚以"色赤"为特征而有明显热象。

6. 心脉痹阻证 心悸怔忡，胸闷，心痛。

（1）瘀血 以刺痛为特点，伴见瘀血征象。

（2）痰浊 以闷痛为特点，伴见痰盛征象。

（3）寒凝 以痛剧、突发、得温痛减为特点，伴寒象。

（4）气滞 以胀痛为特点，发作与情志有关。

7. 痰蒙心神证 神志异常（神志抑郁，错乱，痴呆，昏迷）+痰浊内盛（苔白腻，脉滑）。

8. 痰火扰神证 神志异常（神志狂躁，神昏谵语）+痰火内盛（苔黄腻，脉滑数）。

比较：痰蒙心神为抑郁，有痰无火；痰火扰神为狂躁，痰火皆有。

9. 心火亢盛证 心的特异性热象+一般火热表现。

（1）心的特异性热象 ①神志：烦、失眠、狂、昏、谵。②舌：舌尖红、舌生疮。③小便：赤、涩、灼、痛。

（2）一般火热表现 面赤口渴，溲黄便干，苔黄，脉数有力。

10. 瘀阻脑络证 头痛、头晕+瘀血表现（舌紫）。

11. 小肠实热证 小便赤涩灼痛+心火炽盛表现。

考点2★★★ 肺与大肠病辨证

1. 肺气虚证 咳喘无力，自汗+气虚表现。

2. 肺阴虚证 干咳无痰或痰少而黏+阴虚表现。

3. 风寒犯肺证 咳嗽，痰稀白+风寒表证（脉浮紧）。

4. 风热犯肺证 咳嗽，痰少色黄+风热表证（脉浮数）。

5. 燥邪犯肺证 干咳无痰或痰少而黏+干燥症状（可兼有表证）。

6. 寒痰阻肺证 咳喘，痰白量多易咳+实寒表现。

7. 肺热炽盛证 咳喘气粗，鼻翼扇动+实热表现。

8. 痰热壅肺证 咳喘，痰多黄稠，苔黄腻+实热表现。

9. 饮停胸胁证 胸廓饱满，胸胁部胀闷或痛。

10. 风水相搏证 突起头面浮肿+表证（脉浮）。

11. 肠道湿热证 痢疾或泄泻+湿热表现（苔黄腻，脉滑数）。

12. 肠热腑实证 大便秘结、腹满硬痛+里实热表现。

13. 肠燥津亏证 大便干燥、排便困难+津亏表现。

考点3★★★ 脾病辨证

1. 脾气虚证 食少，腹胀，便溏+气虚表现。

2. 脾虚气陷证 脾气虚+下陷症状（脘腹坠胀，便意频数，肛门重坠，内脏下垂）。

3. 脾阳虚证 食少，腹胀腹痛，便溏+虚寒表现。

4. 脾不统血证 脾气虚表现+慢性出血。

5. 寒湿困脾证 腹胀，纳呆，呕恶+舌苔白滑或白腻。

6. 湿热蕴脾证 腹胀，纳呆，呕恶+舌质红，苔黄腻。

考点4★★★ 胃病辨证

1. 胃气虚证 胃脘痞满，隐痛+气虚表现。

2. 胃阳虚证 胃脘冷痛+阳虚表现。

3. 胃阴虚证 胃脘嘈杂，饥不欲食+虚热表现。

4. 胃热炽盛证 胃脘灼痛、消谷善饥+一般热证表现。

5. 寒饮停胃证 脘腹痞胀，胃中有振水声，呕吐清水痰涎。

6. 寒滞胃肠证 胃脘冷痛，痛势急剧。

7. 食滞胃肠证 脘腹痞胀疼痛，呕泻酸馊腐臭食物。

8. 胃肠气滞证 脘腹胀痛走窜，嗳气，肠鸣，矢气。

考点5★★★ 肝与胆病辨证

1. 肝血虚证 眩晕、视力减退、肢体麻木、手足震颤+血虚表现。

2. 肝阴虚证 头晕、目涩、胁痛+阴虚表现。

比较：<u>肝血虚与肝阴虚均属肝的虚证</u>，均有头晕等表现。但前者为血虚，<u>无热象</u>，后者为阴虚，<u>虚热表现明显</u>。

3. 肝郁气滞证　情志抑郁、胸胁或少腹胀痛。

4. 肝火炽盛证　肝经实火炽盛特异性症状（<u>头晕胀痛，面红目赤，急躁易怒</u>）+一般火热症状。

5. 肝阳上亢证　头晕胀痛、头重脚轻、腰膝酸软。

特点：<u>上盛下虚，本虚标实</u>（肝阳亢于上，肾阴亏于下）。

比较：肝火炽盛证属火热过盛的<u>实证</u>。肝阳上亢证为用阳太过，阳亢耗阴，<u>上盛下虚</u>的<u>虚实夹杂证</u>。

6. 肝风内动证

（1）肝阳化风　眩晕欲仆，头摇肢颤，言语謇涩或舌强不语，甚至半身不遂。

（2）热极生风　高热+抽搐（手足抽搐，颈项强直，两目上视，角弓反张，牙关紧闭）。

（3）阴虚动风　肝阴虚+手足蠕动。

（4）血虚生风　肝血虚+手足震颤麻木。

7. 寒滞肝脉证　少腹、阴部或颠顶部位冷痛+实寒症状。

8. 肝胆湿热证　胁肋胀痛，身目发黄，阴部瘙痒，带下黄臭+湿热症状（苔黄腻，脉弦滑数）。

9. 胆郁痰扰证　胆怯易惊，惊悸不宁，失眠，眩晕，呕恶，苔白腻或黄滑。

考点6★★★　肾与膀胱病辨证

1. 肾阳虚证　腰膝酸冷、性欲减退、夜尿多+阳虚症状。

2. 肾虚水泛证　水肿下肢为甚，小便短少+肾阳虚症状。

3. 肾阴虚证　腰酸耳鸣+阴虚症状。

4. 肾精不足证　生长发育迟缓，早衰，生育机能低下，无明显寒象和热象。

5. 肾气不固证　腰膝酸软，小便、精液、经带、胎元不固+气虚症状。

6. 膀胱湿热证 尿频尿急，排尿灼痛＋湿热症状（舌红苔黄腻）。

考点7★★★ 脏腑兼病辨证

1. 心肾不交证 心烦失眠，惊悸，腰膝酸软，耳鸣，梦遗＋阴虚症状。

2. 心肾阳虚证 心悸，水肿＋阳虚症状。

3. 心肺气虚证 咳喘，心悸，胸闷＋气虚症状。

4. 心脾气血虚证 心悸怔忡，食少，腹胀，便溏＋气血两虚症状。

5. 心肝血虚证 心悸，多梦，视物模糊，眩晕，肢麻＋血虚之象。

6. 脾肺气虚证 食少，腹胀，便溏，咳喘咳痰＋气虚症状。

7. 肺肾气虚证 久病咳喘，呼多吸少，动则尤甚，腰膝酸软＋气虚症状。

8. 肺肾阴虚证 干咳少痰，腰膝酸软，遗精＋阴虚症状。

9. 肝火犯肺证 咳嗽痰黄或咳血，胸胁灼痛，急躁易怒＋实热症状。

10. 肝胃不和证 肝郁（胁肋胀痛，情绪抑郁）＋胃失和降症状（嗳气吞酸）。

11. 肝脾不调证 肝郁（胸胁胀痛，情志抑郁）＋脾虚（腹胀便溏）。

12. 肝肾阴虚证 腰酸，胁痛，耳鸣，遗精，眩晕＋阴虚症状。

13. 脾肾阳虚证 久泻久利，水肿，腰腹冷痛＋阳虚症状。

第十单元 六经辨证

考点1★★ 太阳病证

太阳病证是指外感伤寒病初期所表现的证候。

1. 太阳经证

（1）太阳中风证　恶风、发热、汗出、脉浮缓。

（2）太阳伤寒证　恶寒、无汗、头身疼痛、脉浮紧。

2. 太阳腑证

（1）太阳蓄水证　小腹满、小便不利与太阳经证症状共见。

（2）太阳蓄血证　少腹急硬、小便自利、便黑。

考点2★★　阳明病证

阳明病证指外感病发展过程中，病邪内传阳明，阳热亢盛，胃肠燥热所表现的证候。

1. 阳明经证　壮热、汗出、口渴、脉洪大。

2. 阳明腑证　潮热汗出、腹满硬痛、大便秘结、苔黄燥、脉沉实。

考点3★　少阳病证

少阳病证指邪犯少阳，正邪分争，枢机不利，胆火内郁，经气不畅所表现的证候。

辨证要点：寒热往来、胸胁苦满、口苦、咽干、目眩、脉弦。

考点4★★　太阴病证

太阴病证指脾阳虚弱，邪从寒化，寒湿内生所表现的证候。

辨证要点：腹满时痛、自利、口不渴与虚寒症状共见。

考点5★★　少阴病证

少阴病证指伤寒六经病变的后期阶段出现心肾亏虚，全身性阴阳衰惫所表现的证候。

1. 少阴寒化证　无热恶寒、四肢厥冷、下利清谷、脉微细。

2. 少阴热化证　心烦失眠、口燥咽干、舌尖红、脉细数。

考点6★★　厥阴病证

厥阴病证指疾病发展传变到较后阶段，出现阴阳对峙、寒热交错、厥热胜复所表现的证候。

辨证要点：消渴、心中疼热、饥而不欲食。

考点 7★★　六经病证的传变

1. 传经　病邪自外侵入，逐渐向里发展，由某一经病证转变为另一经病证，称为"传经"。其中若按伤寒六经的顺序相传者，称为"<u>循经传</u>"；若是隔一经或两经以上相传者，称为"<u>越经传</u>"；若相互表里的两经相传者，称为"<u>表里传</u>"。

2. 直中　伤寒病初起不从阳经传入，而病邪直入于三阴者，称为"<u>直中</u>"。

3. 合病　伤寒病不经过传变，两经或三经同时出现的病证，称为"<u>合病</u>"。

4. 并病　伤寒病凡一经病证未罢，又见他经病证者，称为"<u>并病</u>"。

第十一单元　卫气营血辨证

考点 1★　卫分证

卫分证是指温热病邪侵袭肌表，卫气功能失常所表现的证候。

辨证要点：发热、微恶风寒、舌边尖红、脉浮数。

考点 2★　气分证

气分证是指温热病邪内传脏腑，正盛邪炽，阳热亢盛所表现的证候。

辨证要点：发热、汗出、口渴、舌红苔黄、脉数有力。

考点 3★★　营分证

营分证是指温病邪热内陷，营阴受损，心神被扰所表现的证候。

辨证要点：身热夜甚、心烦、舌红绛、脉细数。

考点4★　血分证

血分证是指温病邪热深入阴血，导致动血、动风、耗阴所表现的证候。

辨证要点：发热、神昏谵语、斑疹紫暗、出血动风、舌质深绛。

考点5★　顺传与逆传的概念

1. 顺传　指病变多从卫分开始，依次传入气分、营分、血分，反映了温病由浅入深的演变规律。

2. 逆传　指邪入卫分后，不经过气分阶段而直接深入营、血分。实际上"逆传"只是顺传规律中的一种特殊类型，病情更加急剧、重笃。

第十二单元　三焦辨证

考点1★　上焦病证

上焦病证指温热之邪侵袭手太阴肺和手厥阴心包所表现的证候。

辨证要点：邪犯肺卫，以发热，微恶风寒，舌边尖红，脉浮数为主要表现；邪热壅肺，以但热不寒，咳喘痰黄，脉数为主要表现；邪陷心包，以高热神昏，肢厥，舌质红绛为主要表现。

考点2★　中焦病证

中焦病证指温热之邪侵犯中焦脾胃，从燥化或从湿化所表现的证候。

辨证要点：阳明燥热以发热口渴、腹满便秘、苔黄燥、脉沉实为主要表现。太阴湿热以身热不扬、脘痞呕恶、便溏、苔黄腻、脉濡数为主要表现。

考点3★　下焦病证

下焦病证指温热之邪犯及下焦，劫夺肝肾之阴所表现的证候。

辨证要点：身热颧红、手足蠕动或瘛疭、舌绛苔少。

中 药 学

第一单元　总论

考点1★★　中药的性能

中药的性能又称药性，包括四气、五味、升降浮沉、归经、毒性。

考点2★★★　五味的作用及适应证

1. 辛味　能行——行气、行血；能散——发散。

2. 甘味　能补——补益；能和——和中、调和药性；能缓——缓急止痛。

3. 淡味　能渗、能利——有渗湿利小便的作用。

4. 酸味　能收——收敛；能涩——固涩。

5. 涩味　与酸味药的作用相似，有收敛固涩的作用。

6. 苦味　能泄、能燥、能坚。

有清泄火热、泄降气逆、通泄大便、燥湿、坚阴（泻火存阴）等作用。一般来讲，清热泻火、下气平喘、降逆止呕、通利大便、清热燥湿、苦温燥湿、泻火存阴的药物多具有苦味。

7. 咸味　能下——泻下通便；能软——软坚散结。

考点3★　升降浮沉

升降浮沉是指药物对人体作用的不同趋向性。一般而言，发表、透疹、升阳、涌吐、开窍等药具有升浮作用，收敛固涩、泻下、利水、潜阳、镇惊安神、止咳平喘、止呕等药具有沉降作用。

考点4★★ 归经

归经是以<u>脏腑经络</u>为基础，以<u>药物所治疗的具体病证</u>为依据，经过长期临床实践总结出来的用药理论。

考点5★★★ "七情"配伍的意义

1. 单行 单用一味药物治疗某种病情单一的疾病。

2. 相须 两种功效相似的药物配合应用，可以增强原有药物的疗效。

3. 相使 以一种药物为主，另一种药物为辅，两种药物合用，辅药可以提高主药的功效。

4. 相畏 一种药物的毒副作用能被另一种药物所抑制。

5. 相杀 一种药物能够减轻或消除另一种药物的毒副作用。<u>生姜杀生半夏，生半夏畏生姜。</u>

6. 相恶 两药合用，一种药物能使另一种药物原有的功效降低，甚至丧失，如人参恶莱菔子。

7. 相反 两种药物同用能产生或增强毒性或副作用。

考点6★★★ 配伍禁忌

1. 十八反 甘草反甘遂、大戟、海藻、芫花；乌头类（川乌、草乌、附子）反贝母、瓜蒌、天花粉、半夏、白蔹、白及；藜芦反人参、西洋参、党参、沙参、丹参、玄参、苦参、细辛、芍药<u>（本草明言十八反，半蒌贝蔹及攻乌，藻戟遂芫俱战草，诸参辛芍叛藜芦）</u>。

2. 十九畏 硫黄畏朴硝，水银畏砒霜，狼毒畏密陀僧，巴豆畏牵牛，丁香畏郁金，川乌、草乌畏犀角，牙硝畏三棱，官桂畏赤石脂，人参畏五灵脂。

第二单元 解表药

考点1★★★ 发散风寒药的功效和常考要点

药名	相似功效	不同功效	常考要点
麻黄	发汗散寒	宣肺平喘,利水消肿	发汗解表之要药,肺气壅遏所致喘咳的要药
桂枝	发汗解肌	温经通脉,助阳化气,平冲降气	
紫苏叶	解表散寒	行气宽中,解鱼蟹毒	
生姜	解表散寒	温中止呕,温肺止咳,解鱼蟹毒	呕家圣药
香薷	发汗解表	化湿和中,利水消肿	夏月麻黄
荆芥	解表散风	透疹消疮,止血	风寒、风热、寒热不明显,均可用
防风	祛风解表	胜湿止痛,止痉	外感风寒,风湿,风热表证均可用
羌活	解表散寒	祛风胜湿,止痛	上半身风寒湿痹,太阳头痛
白芷	解表散寒	祛风止痛,宣通鼻窍,燥湿止带,消肿排脓	阳明头痛
细辛	解表散寒	祛风止痛,通窍,温肺化饮	
藁本	祛风散寒	除湿止痛	颠顶头痛
苍耳子	散风寒	通鼻窍,祛风湿	
辛夷	散风寒	通鼻窍	鼻渊,应包煎

考点2★★★ 发散风热药的功效和常考要点

药名	相似功效	不同功效	常考要点
薄荷	疏散风热	清利头目,利咽透疹,疏肝行气	后下
牛蒡子	疏散风热	宣肺祛痰,利咽透疹,解毒散肿	

续表

药名	相似功效	不同功效	常考要点
蝉蜕	疏散风热	利咽开音，透疹，明目退翳，息风止痉	
桑叶	疏散风热	平抑肝阳，清肝明目，清肺润燥	
菊花	疏散风热	平抑肝阳，清肝明目，清热解毒	
蔓荆子	疏散风热	清利头目	
柴胡	解表退热	疏肝解郁，升举阳气	治少阳证之要药
葛根	解肌退热	透疹，生津止渴，升阳止泻，通经活络，解酒毒	治项背强痛
升麻	发表	透疹，清热解毒，升举阳气	
淡豆豉	解表	除烦，宣发郁热	

第三单元 清热药

考点1★★★ 清热泻火药的功效和常考要点

药名	相似功效	不同功效	常考要点
石膏	生用：清热泻火	生用：除烦止渴；煅用：敛疮生肌，收湿，止血	清泻肺胃气分实热之要药
知母	清热泻火	滋阴润燥	
栀子	清热泻火	除烦，利湿，凉血解毒；外用消肿止痛。焦栀子：凉血止血	治热病心烦，躁扰不宁之要药
夏枯草	清热泻火	明目，散结消肿	善泻肝火
芦根	清热泻火	生津止渴，除烦，止呕，利尿	
天花粉	清热泻火	生津止渴，消肿排脓	
淡竹叶	清热泻火	除烦止渴，利尿通淋	
决明子	清热	明目，润肠通便	

考点2★★★　　清热燥湿药的功效和常考要点

药名	相似功效	不同功效	常考要点
黄芩	清热燥湿	泻火解毒，止血，安胎	
黄连	清热燥湿	泻火解毒	治泻痢之要药
黄柏	清热燥湿	泻火除蒸，解毒疗疮	
龙胆	清热燥湿	泻肝胆火	
苦参	清热燥湿	杀虫，利尿	
秦皮	清热燥湿	收涩止痢，止带，明目	
白鲜皮	清热燥湿	祛风解毒	

考点3★★★　　清热解毒药的功效和常考要点

药名	相似功效	不同功效	常考要点
金银花	清热解毒	疏散风热	治疗一切内外痈之要药，透营转气
连翘	清热解毒	消肿散结，疏散风热	疮家圣药
大青叶	清热解毒	凉血消斑	
蒲公英	清热解毒	消肿散结，利湿通淋	治乳痈之要药
鱼腥草	清热解毒	消痈排脓，利尿通淋	治肺痈之要药
射干	清热解毒	消痰，利咽	
白头翁	清热解毒	凉血止痢	治热毒血痢之良药
板蓝根	清热解毒	凉血，利咽	
青黛	清热解毒	凉血消斑，泻火定惊	
贯众	清热解毒	止血，杀虫	预防疫病
土茯苓	解毒	除湿，通利关节	杨梅毒疮
山豆根	清热解毒	利咽消肿	
白花蛇舌草	清热解毒	消痈，利湿通淋	
穿心莲	清热解毒	凉血，消肿，燥湿，泻火	
紫花地丁	清热解毒	凉血消肿	
大血藤	清热解毒	活血，祛风，止痛	

续表

药名	相似功效	不同功效	常考要点
败酱草	清热解毒	消痈排脓，祛瘀止痛	
马勃	清热解毒	利咽，止血	
马齿苋	清热解毒	凉血止血，止痢	
鸦胆子	清热解毒	止痢，截疟，外用腐蚀赘疣	
熊胆粉	清热解毒	息风止痉，清肝明目	
山慈菇	清热解毒	化痰散结	
漏芦	清热解毒	消痈下乳，舒筋通脉	
野菊花	清热解毒	泻火平肝	
重楼	清热解毒	消肿止痛，凉肝定惊	
白蔹	清热解毒	消痈散结，敛疮生肌	
半枝莲	清热解毒	化瘀利尿	

考点4★★★　清热凉血药的功效和常考要点

药名	相似功效	不同功效	常考要点
生地黄	清热凉血	养阴生津	<u>清热、凉血、止血之要药</u>
玄参	清热凉血	泻火解毒，滋阴	
牡丹皮	清热凉血	活血祛瘀	<u>治无汗骨蒸之要药</u>
赤芍	清热凉血	散瘀止痛	
紫草	清热凉血	活血消斑，解毒透疹	
水牛角	清热凉血	解毒，定惊	

考点5★★★　清虚热药的功效和常考要点

药名	相似功效	不同功效	常考要点
青蒿	清透虚热	凉血除蒸，解暑，截疟	
地骨皮	清肺降火	凉血除蒸	<u>除有汗之骨蒸</u>
白薇	清虚热	凉血，利尿通淋，解毒疗疮	

药名	相似功效	不同功效	常考要点
银柴胡	清虚热	除疳热	
胡黄连	退虚热	除疳热，清湿热	

第四单元　泻下药

考点1★★★　攻下药的功效和常考要点

药名	相似功效	不同功效	常考要点
大黄	泻下攻积	清热泻火，凉血解毒，逐瘀通经，除湿退黄	治疗积滞便秘之要药
芒硝	泻下通便	润燥软坚，清火消肿	
番泻叶	行滞通便	泻热，利水	
芦荟	泻下通便	清肝泻火，杀虫疗疳	入丸散服

考点2★★　润下药的功效和常考要点

药名	相似功效	不同功效	常考要点
火麻仁	润肠通便		
郁李仁	润肠通便	下气利水	
松子仁	润肠通便	润肺止咳	

考点3★★★　峻下逐水药的功效和常考要点

药名	相似功效	不同功效	常考要点
甘遂	泻水逐饮	消肿散结	
牵牛子	泻水通便	消痰涤饮，杀虫攻积	
巴豆霜	峻下冷积	逐水退肿，豁痰利咽，外用蚀疮	治疗寒积便秘
京大戟	泻水逐饮	消肿散结	
芫花	泻水逐饮	外用杀虫疗疮	

第五单元　祛风湿药

考点1★★★　祛风寒湿药的功效和常考要点

药名	相似功效	不同功效	常考要点
独活	祛风除湿	通痹止痛	治风湿痹痛主药，下部寒湿为宜
威灵仙	祛风湿	通络经，止痛，消骨鲠	治骨鲠咽喉及风湿痹痛
蕲蛇	祛风，通络	止痉	
木瓜	舒筋活络	和胃化湿	为治湿痹、筋脉拘挛要药
川乌	祛风除湿	温经止痛	善治风寒湿痹之寒邪偏盛
乌梢蛇	祛风，通络	止痉	
青风藤	祛风湿，通经络	利小便	
徐长卿	祛风，化湿	止痛，止痒	
路路通	祛风活络	利水，通经	

考点2★★　祛风湿热药的功效和常考要点

药名	相似功效	不同功效	常考要点
秦艽	祛风湿	通络止痛，退虚热，清湿热	风药中之润剂，风湿痹痛，寒热新久均可用，治虚热要药
防己	祛风湿	止痛，利水消肿	
豨莶草	祛风湿	利关节，解毒	
络石藤	祛风通络	凉血消肿	
桑枝	祛风湿	利关节	
雷公藤	祛风除湿	活血通络，消肿止痛，杀虫解毒	

考点 3★★★　祛风湿强筋骨药的功效和常考要点

药名	相似功效	不同功效	常考要点
桑寄生	祛风湿，补肝肾，强筋骨	安胎元	胎动不安
五加皮	祛风湿，补肝肾，强筋骨	利水	
狗脊	祛风湿，补肝肾，强腰膝		

第六单元　化湿药

考点 ★★★　化湿药的功效和常考要点

药名	相似功效	不同功效	常考要点
广藿香	芳香化浊	和中止呕，发表解暑	芳香化湿浊的要药
苍术	燥湿	健脾，祛风散寒，明目	预防疫病
厚朴	燥湿	消痰，下气除满	为消除胀满之要药
砂仁	化湿	开胃，温脾止泻，理气安胎	后下
豆蔻	化湿	行气，温中止呕，开胃消食	后下
佩兰	芳香化湿	发表解暑，醒脾开胃	
草果	燥湿	温中，除痰截疟	

第七单元　利水渗湿药

考点 1★★★　利水消肿药的功效和常考要点

药名	相似功效	不同功效	常考要点
茯苓	利水渗湿	健脾，宁心	利水消肿要药，寒热虚实水肿均可
薏苡仁	利水渗湿	健脾止泻，除痹，排脓	

续表

药名	相似功效	不同功效	常考要点
泽泻	利水渗湿	泄热	
猪苓	利水渗湿		
香加皮	利水消肿	祛风湿，强筋骨	
冬瓜皮	利水消肿	清热解暑	

考点 2★★★　利尿通淋药的功效和常考要点

药名	相似功效	不同功效	常考要点
车前子	清热利尿通淋	渗湿止泻，明目，祛痰	<u>包煎</u>
滑石	利尿通淋	清热解暑，外用祛湿敛疮	
石韦	利尿通淋	清肺止咳，凉血止血	
木通	利尿通淋	<u>通经下乳</u>，清心除烦	
通草	清热利尿	<u>通气下乳</u>	
瞿麦	利尿通淋	活血通经	
地肤子	利湿	清热，祛风止痒	
海金沙	利湿通淋	清热，止痛	<u>包煎</u>
萆薢	利湿祛浊	祛风除痹	
萹蓄	利尿通淋	杀虫止痒	

考点 3★★★　利湿退黄药的功效和常考要点

药名	相似功效	不同功效	常考要点
茵陈	清利湿热，利胆退黄		<u>治黄疸之要药</u>
金钱草	利湿退黄	利尿通淋，解毒消肿	<u>善治石淋</u>
虎杖	利湿退黄	清热解毒，散瘀止痛，化痰止咳	泻热通便

第八单元　温里药

考点★★★　温里药的功效和常考要点

药名	相似功效	不同功效	常考要点
附子	散寒止痛	回阳救逆，补火助阳	回阳救逆第一品药
干姜	温中散寒	回阳通脉，温肺化饮	温暖中焦之主药
肉桂	散寒止痛	补火助阳，温通经脉，引火归原	为治命门火衰之要药
吴茱萸	散寒止痛	降逆止呕，助阳止泻	治寒滞肝经诸痛之主药
小茴香	散寒止痛	理气和胃	
丁香	散寒止痛	温中降逆，温肾助阳	
花椒	温中止痛	杀虫止痒	
高良姜	散寒止痛，温中	止呕	

第九单元　理气药

考点★★★　理气药的功效和常考要点

药名	相似功效	不同功效	常考要点
陈皮	理气健脾	燥湿化痰	治痰湿咳喘的要药
枳实	破气消积	化痰散痞	
木香	行气止痛	健脾消食	行气止痛之要药，治湿热泻痢里急后重之要药
香附	理气宽中	疏肝解郁，调经止痛	疏肝解郁、行气止痛之要药，妇科调经之要药
青皮	疏肝破气	消积化滞	
沉香	行气止痛	温中止呕，纳气平喘	
川楝子	行气止痛	杀虫，疏肝泄热	

续表

药名	相似功效	不同功效	常考要点
乌药	行气止痛	温肾散寒	寒凝气滞，胸腹诸痛
薤白	行气导滞	通阳散结	治胸痹心痛
檀香	行气止痛	开胃，温中	
荔枝核	行气散结	祛寒止痛	
佛手	理气和胃	疏肝止痛，燥湿化痰	
大腹皮	行气宽中	利水消肿	

第十单元　消食药

考点★★★　消食药的功效和常考要点

药名	相似功效	不同功效	常考要点
山楂	消食健胃	行气散瘀，化浊降脂	治油腻肉积之要药
莱菔子	消食除胀	降气化痰	食积兼气滞用之最宜
鸡内金	消食健胃	固精止遗，通淋化石	
神曲	消食和胃		丸剂中有金石药，加入本品以助消化
麦芽	消食健脾开胃	回乳消胀，行气	善治米面薯蓣食滞

第十一单元　驱虫药

考点★★　驱虫药的功效和常考要点

药名	相似功效	不同功效	常考要点
槟榔	杀虫消积	行气，利水，截疟	善治绦虫
使君子	杀虫消积		

续表

药名	相似功效	不同功效	常考要点
苦楝皮	杀虫	疗癣	
雷丸	杀虫消积		
榧子	杀虫消积	润肠通便，润肺止咳	

第十二单元　止血药

考点1★★★　凉血止血药的功效和常考要点

药名	相似功效	不同功效	常考要点
小蓟	凉血止血	散瘀解毒消痈	善治尿血和血淋
大蓟	凉血止血	散瘀解毒消痈	
地榆	凉血止血	解毒敛疮	尤宜于下焦下血，治水火烫伤之要药
槐花	凉血止血	清肝泻火	善治便血、痔血
侧柏叶	凉血止血	化痰止咳，生发乌发	
白茅根	凉血止血	清热利尿	
苎麻根	凉血止血	安胎，清热解毒	

考点2★★★　化瘀止血药的功效和常考要点

药名	相似功效	不同功效	常考要点
三七	散瘀止血	消肿定痛	伤科之要药
茜草	祛瘀止血	凉血，通经	妇科调经要药
蒲黄	化瘀止血	通淋	善治尿血和血淋

考点3★★★　收敛止血药的功效和常考要点

药名	相似功效	不同功效	常考要点
白及	收敛止血	消肿生肌	收敛止血之要药
仙鹤草	收敛止血	止痢，截疟，解毒，补虚	

续表

药名	相似功效	不同功效	常考要点
棕榈炭	收敛止血		
血余炭	收敛止血	化瘀，利尿	

考点 4★★　温经止血药的功效和常考要点

药名	相似功效	不同功效	常考要点
艾叶	温经止血	散寒调经，外用祛湿止痒	温经止血之要药，妇科下焦虚寒或寒客胞宫之要药
炮姜	温经止血	温中止痛	

第十三单元　活血化瘀药

考点 1★★★　活血止痛药的功效和常考要点

药名	相似功效	不同功效	常考要点
川芎	活血止痛	行气，祛风	上行头目，下调经水，中开郁结，血中气药
延胡索	活血止痛	行气	能行血中气滞，气中血滞，故专治一身上下诸痛
郁金	活血止痛	行气解郁，清心凉血，利胆退黄	
姜黄	破血止痛	行气，通经	
乳香	活血定痛	消肿生肌	
没药	散瘀定痛	消肿生肌	
五灵脂	活血止痛	化瘀止血	包煎

考点 2★★★　　活血调经药的功效和常考要点

药名	相似功效	不同功效	常考要点
丹参	活血通经	祛瘀止痛，凉血消痈，清心除烦	一味丹参，功同四物；妇科调经常用药
红花	活血通经	散瘀止痛	活血祛瘀、通经止痛之药
桃仁	活血祛瘀	润肠通便，止咳平喘	
益母草	活血调经	利尿消肿，清热解毒	妇产科要药
牛膝	逐瘀通经	补肝肾，强筋骨，利水通淋，引火（血）下行	
鸡血藤	活血调经	补血，舒筋活络，止痛	补血兼活血
王不留行	活血通经	下乳消痈，利尿通淋	
泽兰	活血调经	祛瘀消痈，利水消肿	

考点 3★★　　活血疗伤药的功效和常考要点

药名	相似功效	不同功效	常考要点
土鳖虫	破血逐瘀	续筋接骨	有小毒
苏木	活血祛瘀	消肿止痛	
自然铜	散瘀止痛	续筋接骨	
骨碎补	活血止痛	补肾强骨，外用消风祛斑	
血竭	活血定痛	化瘀止血，生肌敛疮	

考点 4★　　破血消癥药的功效和常考要点

药名	相似功效	不同功效	常考要点
莪术	破血行气	消积止痛	莪术和三棱功效相同
三棱	破血行气	消积止痛	
水蛭	破血消癥	逐瘀通经	
穿山甲	活血消癥	通经，下乳，消肿排脓，搜风通络	

第十四单元 化痰止咳平喘药

考点1★★★ 温化寒痰药的功效和常考要点

药名	相似功效	不同功效	常考要点
半夏	燥湿化痰	降逆止呕，消痞散结，外用消肿止痛	燥湿化痰，温化寒痰之要药，止呕要药
天南星	燥湿化痰	祛风止痉，外用散结消肿	
旋覆花	消痰	降气，行水止呕	包煎
芥子	温肺豁痰	利气散结，通络止痛	治皮里膜外之痰
白前	消痰	降气，止咳	

考点2★★★ 清化热痰药的功效和常考要点

药名	相似功效	不同功效	常考要点
川贝母	清热化痰	润肺止咳，散结消痈	
浙贝母	清热化痰	散结消痈，止咳解毒	
瓜蒌	清热涤痰	宽胸散结，润燥滑肠	
桔梗	祛痰	宣肺，利咽，排脓	诸药之舟楫
竹茹	清热化痰	除烦止呕	
竹沥	清热豁痰	定惊利窍	冲服
天竺黄	清热豁痰	清心定惊	
前胡	化痰	降气，散风清热	
海藻	消痰	软坚散结，利水消肿	
昆布	消痰	软坚散结，利水消肿	
海蛤壳	清热化痰	软坚散结，制酸止痛，外用收湿敛疮	

考点 3★★★　止咳平喘药的功效和常考要点

药名	相似功效	不同功效	常考要点
苦杏仁	止咳平喘	润肠通便，降气	有小毒，治咳喘之要药
百部	润肺止咳	杀虫灭虱，下气	外用治头虱、体虱、疥癣
紫苏子	止咳平喘	降气化痰，润肠通便	
桑白皮	泻肺平喘	利水消肿	
葶苈子	泻肺平喘	行水消肿	
紫菀	润肺止咳	化痰，下气	
款冬花	润肺止咳	下气，化痰	
枇杷叶	清肺止咳	降逆止呕	
白果	敛肺定喘	止带缩尿	

第十五单元　安神药

考点 1★★★　重镇安神药的功效和常考要点

药名	相似功效	不同功效	常考要点
朱砂	镇惊安神	清心，明目，解毒	有毒，不入煎剂，只入丸、散
磁石	镇惊安神	平肝潜阳，聪耳明目，纳气平喘	先煎
龙骨	镇惊安神	平肝潜阳，收敛固涩，收湿敛疮	治滑脱诸证，先煎
琥珀	镇惊安神	活血散瘀，利尿通淋	冲服

考点 2★★★　养心安神药的功效和常考要点

药名	相似功效	不同功效	常考要点
酸枣仁	养心安神	益肝，宁心，敛汗，生津	养心安神之要药
柏子仁	养心安神	润肠通便，止汗	

续表

药名	相似功效	不同功效	常考要点
远志	安神	祛痰，消肿，益智，交通心肾	
首乌藤	养血安神	祛风通络	
合欢皮	安神	解郁，活血消肿	

第十六单元　平肝息风药

考点1★★★　平抑肝阳药的功效和常考要点

药名	相似功效	不同功效	常考要点
石决明	平肝潜阳	清肝明目	<u>打碎先煎，凉肝、镇肝之要药</u>
牡蛎	潜阳补阴	重镇安神，软坚散结，收敛固涩，制酸止痛	<u>治滑脱诸证，先煎</u>
赭石	平肝潜阳	重镇降逆，凉血止血	<u>先煎。赭石之重，以镇逆气</u>
珍珠母	平肝潜阳	明目退翳，安神定惊	<u>先煎</u>
蒺藜	平肝	祛风，明目，解郁，活血，止痒	
罗布麻叶	平肝	清热，利水，安神	

考点2★★★　息风止痉药的功效和常考要点

药名	相似功效	不同功效	常考要点
羚羊角	平肝息风	清肝明目，散血解毒	惊痫抽搐之要药
牛黄	凉肝息风	清心豁痰，开窍醒神，清热解毒	<u>入丸散，0.15～0.35g</u>
钩藤	息风定惊	清热平肝	<u>后下</u>
天麻	息风止痉	平抑肝阳，祛风通络	<u>治疗眩晕、头痛之要药</u>
地龙	定惊	清热，通络，平喘，利尿	
全蝎	息风镇痉	攻毒散结，通络止痛	

续表

药名	相似功效	不同功效	常考要点
蜈蚣	息风镇痉	攻毒散结，通络止痛	
僵蚕	息风止痉	祛风止痛，化痰散结	
珍珠	定惊	安神，明目消翳，解毒生肌，润肤祛斑	

第十七单元　开窍药

考点★★　开窍药的功效和常考要点

药名	相似功效	不同功效	常考要点
麝香	开窍醒神	活血通经，消肿止痛	为醒神回苏之要药，入丸散，0.03~0.1g
石菖蒲	开窍醒神	化湿开胃，豁痰，益智	
冰片	开窍醒神	清热止痛	预防疫病
苏合香	开窍	辟秽，止痛	

第十八单元　补虚药

考点1★★★　补气药的功效和常考要点

药名	相似功效	不同功效	常考要点
人参	大补元气，补脾益肺	生津养血，安神益智，复脉固脱	大补元气、拯危救脱的要药，补肺、补脾气要药
党参	健脾益肺	养血生津	
黄芪	补气	升阳，固表止汗，利水消肿，托疮生肌	补中益气要药，疮家圣药
白术	健脾益气	燥湿利水，止汗，安胎	补气健脾第一要药

续表

药名	相似功效	不同功效	常考要点
甘草	补脾益气	祛痰止咳，缓急止痛，清热解毒，调和诸药	
西洋参	补气养阴	清热生津	
太子参	益气健脾	生津润肺	
山药	补脾养胃，生津益肺	补肾涩精	补益肺脾肾三脏
白扁豆	健脾	化湿，和中，解毒，消暑	
大枣	补中益气	养血安神	
蜂蜜	补中	润燥，止痛，解毒，外用生肌敛疮	

考点 2★★★　补阳药的功效和常考要点

药名	相似功效	不同功效	常考要点
鹿茸	壮肾阳	益精血，强筋骨，调冲任，托疮毒	温肾壮阳、补督脉、益精血要药
淫羊藿	补肾阳	祛风湿，强筋骨	
巴戟天	补肾阳	祛风湿，强筋骨	
仙茅	补肾阳	祛寒湿，强筋骨	
杜仲	补肝肾	强筋骨，安胎	
续断	补肝肾	强筋骨，止崩漏，续折伤	
菟丝子	补益肝肾	明目，止泻，安胎，固精缩尿，外用消风祛斑	肾虚良药
紫河车	温肾补精	益气养血	
补骨脂	补肾助阳	温脾止泻，纳气平喘，外用消风祛斑	
冬虫夏草	补肾益肺	止血化痰	
肉苁蓉	补肾阳	润肠通便，益精血	
锁阳	补肾阳	润肠通便，益精血	

续表

药名	相似功效	不同功效	常考要点
益智	暖肾温脾	<u>暖肾——固精缩尿，温脾——止泻摄唾</u>	
沙苑子	补肾固精	养肝明目，助阳，缩尿	
蛤蚧	补肺益肾	纳气定喘，助阳益精	

考点 3★★★　补血药的功效和常考要点

药名	相似功效	不同功效	常考要点
当归	补血调经	活血止痛，润肠通便	<u>补血之圣药，妇科补血调经要药</u>
熟地黄	补血滋阴	益精填髓	<u>养血补虚要药，补肾阴要药</u>
白芍	养血敛阴	调经，止汗，柔肝止痛，平抑肝阳	
阿胶	补血，滋阴	润燥，止血	<u>补血要药，止血要药</u>
何首乌	制用：益精补血	制用补肝肾，乌须发，强筋骨，化浊降脂；生用解毒，截疟，润肠通便，消痈	
龙眼肉	养血	补益心脾，安神	

考点 4★★　补阴药的功效和常考要点

药名	相似功效	不同功效	常考要点
北沙参	养阴清肺	益胃生津	
南沙参	养阴清肺	益胃生津，益气，化痰	
麦冬	养阴润肺	生津，清心	
天冬	养阴润燥	清肺生津	
百合	养阴润肺	清心安神	
石斛	滋阴清热	益胃生津	
玉竹	养阴润燥	生津止渴	

续表

药名	相似功效	不同功效	常考要点
枸杞子	滋补肝肾	益精明目	
女贞子	滋补肝肾	乌发明目	
龟甲	滋阴潜阳	益肾强骨，养血补心，固经止崩	<u>先煎</u>
鳖甲	滋阴潜阳	退热除蒸，软坚散结	<u>先煎</u>
黄精	补气养阴	健脾，润肺，益肾	
墨旱莲	滋补肝肾	凉血止血	
楮实子	补肾	清肝，明目，利尿	

第十九单元　收涩药

考点1★★　固表止汗药的功效

药名	相似功效	不同功效
麻黄根	固表止汗	
浮小麦	固表止汗	益气，除热

考点2★★★　敛肺涩肠药的功效和常考要点

药名	相似功效	不同功效	常考要点
五味子	收敛固涩	益气生津，补肾宁心	治久咳虚喘之要药
乌梅	敛肺涩肠	安蛔，生津	
五倍子	敛肺涩肠	降火，止泻，敛汗，止血，收湿敛疮，固精止遗	
诃子	敛肺涩肠	止泻，止咳，降火利咽	
肉豆蔻	涩肠止泻	温中行气	
赤石脂	涩肠	止血，生肌敛疮	

考点 3★★★　固精缩尿止带药的功效和常考要点

药名	相似功效	不同功效	常考要点
山茱萸	收敛固脱	补益肝肾	平补阴阳要药，固精止遗之要药，防元气虚脱要药
桑螵蛸	固精缩尿	补肾助阳	
金樱子	固精缩尿，固崩止带	涩肠止泻	
海螵蛸	涩精止带	收敛止血，制酸止痛，收湿敛疮	
莲子	益肾固精，止带	补脾止泻，养心安神	
芡实	益肾固精，止带	补脾止泻，除湿	
椿皮	收涩止带	清热燥湿，止泻，止血	

第二十单元　攻毒杀虫止痒药

考点★★　攻毒杀虫止痒药的功效和常考要点

药名	相似功效	不同功效	常考要点
雄黄	解毒，杀虫	截疟，燥湿祛痰	
硫黄	外用解毒杀虫疗疮	内服补火助阳通便	治疥癣
白矾	外用解毒杀虫止痒	外用燥湿，内服止血，止泻，祛除风痰	
蛇床子	杀虫止痒	燥湿祛风，温肾壮阳	
蟾酥	解毒，止痛	开窍醒神	内服 0.015～0.03g
蜂房	攻毒杀虫	祛风止痛	

第二十一单元 拔毒化腐生肌药

考点★★ 拔毒化腐生肌药的功效和常考要点

药名	相似功效	不同功效	常考要点
升药	拔毒，去腐		多配煅石膏外用
砒石	外用攻毒，去腐	外用杀虫，蚀疮；内服祛痰平喘，截疟	内服 0.002~0.004g
炉甘石	解毒	明目退翳，收湿止痒敛疮	
硼砂	外用解毒	外用清热，内服清肺化痰	

方 剂 学

第一单元　总论

考点1★★　常用治法

<u>八法</u>：汗、和、下、消、吐、清、温、补。

考点2★★★　方剂的组成原则

1. 君药　针对主病或主证起主要治疗作用的药物。

2. 臣药

（1）辅助君药加强对主病或主证的治疗作用的药物。

（2）针对重要兼病或兼证起主要治疗作用的药物。

3. 佐药

（1）佐助药　协助君、臣药以加强治疗作用，或直接治疗次要兼证的药物。

（2）佐制药　用以消除或减弱君、臣药的毒性，或制约君、臣药峻烈之性的药物。

（3）反佐药　病重邪甚时，为防止拒药，配用的与君药性味相反而又能在治疗中起相成作用的药物。

4. 使药

（1）引经药　用以引领方中诸药至病所或特定部位的药物。

（2）调和药　用以调和方中诸药的药物。

考点3★★　常用剂型及其特点

1. 汤剂的特点　吸收快，发挥药效迅速，加减变化灵活，能较全面、灵活地照顾每一个患者和各种病证及其不同发展阶段的特殊性。因而多用于病证较重或病情不稳定的患者。

2. 散剂的特点 吸收较快，且制作简便，节约药材，便于使用和携带。

3. 丸剂的特点 吸收缓慢，药力持久。节省药材，服用、携带、贮存都比较方便。适用于慢性、虚弱性疾病。

第二单元 解表剂

第一节 辛温解表

考点1★★★ 麻黄汤的组成、功用及主治

【组成】麻黄 桂枝 杏仁 炙甘草

【功用】发汗解表，宣肺平喘。

【主治】外感风寒表实证。症见恶寒发热，头痛身疼，无汗而喘，舌苔薄白，脉浮紧。

【方歌】麻黄汤中用桂枝，杏仁甘草四般施，发热恶寒头项痛，喘而无汗服之宜。

【速记法】干妈贵姓。（甘麻桂杏）

考点2★★★ 桂枝汤的组成、功用及主治

【组成】桂枝 芍药 生姜 大枣 炙甘草

【功用】解肌发表，调和营卫。

【主治】外感风寒表虚证。恶风发热，汗出头痛，鼻鸣干呕，苔白不渴，脉浮缓或浮弱。

【方歌】桂枝汤治太阳风，芍药甘草姜枣同，解肌发表调营卫，表虚有汗此为功。

【速记法】桂芝要炒姜枣。（桂枝药草姜枣）

考点3★★　九味羌活汤的组成、功用及主治

【组成】羌活　防风　苍术　细辛　川芎　白芷　生地黄　黄芩
甘草

【功用】发汗祛湿，兼清里热。

【主治】<u>外感风寒湿邪，内有蕴热证。</u>恶寒发热，无汗，头痛项
强，<u>肢体酸楚疼痛</u>，<u>口苦微渴</u>，舌苔白或微黄，脉浮。

【方歌】九味羌活用防风，细辛苍芷与川芎，黄芩生地同甘草，分
经论治宜变通。

【速记法】强风百草细，秦川有苍生。（羌风白草细，芩川＊苍生）
（注："＊"代表无药名意义的虚字，下同）

考点4★★　止嗽散的组成、功用及主治

【组成】桔梗　荆芥　紫菀　百部　白前　甘草　陈皮

【功用】宣利肺气，疏风止咳。

【主治】<u>风邪犯肺之咳嗽证。</u>咳嗽咽痒，咳痰不爽，或微有恶寒发
热，舌苔薄白，脉浮缓。

【方歌】止嗽散内用桔梗，紫菀荆芥百部陈，白前甘草共为末，姜
汤调服止嗽频。

【速记法】陈庚借钱去百草园。（陈梗芥前＊百草园）

考点5★★　小青龙汤的组成、功用及主治

【组成】麻黄　芍药　细辛　干姜　炙甘草　桂枝　半夏　五味子

【功用】解表散寒，温肺化饮。

【主治】<u>外寒里饮证。</u>恶寒发热，头身疼痛，无汗，<u>喘咳</u>，<u>痰涎清
稀量多</u>，<u>胸痞</u>，<u>或干呕</u>，或痰饮咳喘不得平卧，或身体疼重，头
面四肢浮肿，舌苔白滑，脉浮。

【方歌】小青龙汤最有功，风寒束表饮停胸，辛夏甘草和五味，姜
桂麻黄芍药同。

【速记法】少将为嘛甘心下跪。（芍姜味麻甘辛夏桂）

考点6★ 大青龙汤的组成、功用及主治

【组成】麻黄 桂枝 炙甘草 杏仁 石膏 生姜 大枣

【功用】发汗解表，兼清里热。

【主治】<u>外感风寒，兼有郁热证。</u>恶寒发热，头身疼痛，无汗，烦躁，口渴，脉浮紧。

【方歌】大青龙汤桂麻黄，杏草石膏姜枣藏，太阳无汗兼烦躁，风寒两解此为良。

【速记法】石大姜干妈姓桂。（石大姜甘麻杏桂）

第二节 辛凉解表

考点1★★★ 银翘散的组成、功用及主治

【组成】连翘 银花 桔梗 薄荷 竹叶 生甘草 荆芥穗 淡豆豉 牛蒡子 鲜苇根

【功用】辛凉透表，清热解毒。

【主治】<u>温病初起。</u>发热，微恶风寒，无汗，或有汗不畅，头痛口渴，咳嗽咽痛，舌尖红，苔薄白或薄黄，脉浮数。

【方歌】银翘散主上焦疴，竹叶荆牛豉薄荷，甘桔芦根凉解法，清疏风热煮无过。

【速记法】荷梗连根叶似伞，豆花接穗秆如牛。（荷梗连根叶＊＊，豆花芥穗甘＊牛）

考点2★★★ 桑菊饮的组成、功用及主治

【组成】桑叶 菊花 杏仁 连翘 薄荷 桔梗 生甘草 苇根

【功用】疏风清热，宣肺止咳。

【主治】<u>风温初起，邪客肺络证。</u>但咳，身热不甚，口微渴，脉浮数。

【方歌】桑菊饮中桔杏翘，芦根甘草薄荷饶，清疏肺卫轻宣剂，风

温咳嗽服之消。

【速记法】荷花根，巧接杏，桑果。（荷花根，翘桔杏，桑国）

考点3★★　麻黄杏仁甘草石膏汤的组成、功用及主治

【组成】麻黄　杏仁　炙甘草　石膏

【功用】辛凉疏表，清肺平喘。

【主治】<u>外感风邪，邪热壅肺证</u>。身热不解，咳逆气急，甚则鼻扇，口渴，有汗或无汗，舌苔薄白或黄，脉浮而数。

考点4★　柴葛解肌汤的组成、功用及主治

【组成】柴胡　葛根　黄芩　羌活　白芷　芍药　桔梗　甘草（大枣　生姜　石膏）

【功用】解肌清热。

【主治】<u>外感风寒，郁而化热证</u>。恶寒渐轻，<u>身热增盛</u>，无汗头痛，目痛鼻干，心烦不眠，咽干耳聋，眼眶痛，舌苔薄黄，脉浮微洪。

【方歌】陶氏柴葛解肌汤，邪在三阳热势张，芩芍桔甘羌活芷，石膏大枣与生姜。

【速记法】姜大哥拾柴草，秦姐抢白芍。（姜大葛石柴草，芩桔羌白芍）

第三节　扶正解表

考点1★★　人参败毒散的组成、功用及主治

【组成】柴胡　前胡　川芎　枳壳　羌活　独活　茯苓　桔梗　人参　甘草　（生姜　薄荷）

【功用】散寒祛湿，益气解表。

【主治】<u>气虚外感风寒湿证</u>。憎寒壮热，头项强痛，肢体酸痛，无

汗，鼻塞声重，咳嗽有痰，胸膈痞满，舌淡苔白，脉浮而按之无力。

【方歌】人参败毒茯苓草，枳桔柴前羌独芎，薄荷少许姜三片，时行感冒有奇功。

【速记法】活熊身伏草埂，二虎只可强攻。（活芎参茯草梗，二胡枳壳羌＊）

考点2★★ 参苏饮的组成、功用及主治

【组成】人参 紫苏叶 干葛 半夏 前胡 茯苓 桔梗 枳壳 木香 陈皮 炙甘草 （生姜 枣）

【功用】益气解表，理气化痰。

【主治】<u>气虚外感风寒，内有痰湿证</u>。恶寒发热，无汗头痛鼻塞，咳嗽痰白，胸脘满闷，倦怠无力，气短懒言，苔白脉弱。

【方歌】参苏饮内用陈皮，枳壳前胡半夏齐，干葛木香甘桔茯，气虚外感最相宜。

【速记法】二陈姐跟参叔只撬钱箱。（二陈桔根参苏枳壳前香）

第三单元 泻下剂

第一节 寒下

考点1★★★ 大承气汤的组成、功用及主治

【组成】大黄 厚朴 枳实 芒硝

【功用】峻下热结。

【主治】

（1）阳明腑实证。大便不通，频转矢气，脘腹痞满，腹痛拒按，按之则硬，甚至潮热谵语，手足濈然汗出，舌苔黄燥起刺，或焦黑燥裂，脉沉实。

（2）热结旁流证。下利清水，色纯青，其气臭秽，脐腹疼痛，按之坚硬有块，口舌干燥，脉滑实。

（3）里热实证之热厥、痉病或发狂等。

【方歌】大承气汤用硝黄，配伍枳朴泻力强，痞满燥实四症见，峻下热结宜此方。

【速记法】皇后只是笑。（黄厚枳实硝）

考点2★ 大陷胸汤的组成、功用及主治

【组成】甘遂　大黄　芒硝

【功用】泻热逐水。

【主治】水热互结之结胸证。心下疼痛，拒按，按之硬，或从心下至少腹硬满疼痛，手不可近；伴见短气烦躁，大便秘结，舌上燥而渴，日晡小有潮热，舌红，苔黄腻或兼水滑，脉沉紧或沉迟有力。

【方歌】大陷胸汤用硝黄，甘遂为末共成方，专治热实结胸证，泻热逐水效非常。

【速记法】谁大笑。（遂大硝）

第二节　温下

考点★★★ 温脾汤的组成、功用及主治

【组成】大黄　芒硝　附子　干姜　当归　人参　甘草

【功用】攻下寒积，温补脾阳。

【主治】阳虚冷积证。腹痛便秘，脐下绞结，绕脐不止，手足不温，苔白不渴，脉沉弦而迟。

【方歌】温脾参附与干姜，甘草当归硝大黄，寒热并行治寒积，脐腹绞结痛非常。

【速记法】为姜大人父子干杯忙。（*姜大人附子甘归芒）

第三节 润下

考点1★★★ 麻子仁丸的组成、功用及主治

【组成】麻子仁 芍药 杏仁 枳实 厚朴 大黄 蜂蜜

【功用】润肠泄热，行气通便。

【主治】脾约证。大便干结，<u>小便频数，脘腹胀满，舌红苔黄，脉数</u>。

【方歌】麻子仁丸治脾约，大黄枳朴杏仁芍，胃热津枯便难解，润肠通便功效高。

【速记法】二人密要小承气。（二仁蜜药小承气）

考点2★★★ 济川煎的组成、功用及主治

【组成】当归 牛膝 肉苁蓉 泽泻 升麻 枳壳

【功用】温肾益精，润肠通便。

【主治】肾虚便秘。大便秘结，小便清长，腰膝酸软，头目眩晕，舌淡苔白，脉沉迟。

【方歌】济川归膝肉苁蓉，泽泻升麻枳壳从，肾虚津亏肠中燥，寓通于补法堪宗。

【速记法】止泻当用生牛肉。（枳泻当＊升牛肉）

第四节 逐水

考点★ 十枣汤的组成、功用及主治

【组成】芫花 甘遂 大戟 大枣

【功用】攻逐水饮。

【主治】

（1）悬饮。咳唾胸胁引痛，心下痞硬，干呕短气，头痛目眩，

胸背掣痛不得息，舌苔滑，脉沉弦。

（2）水肿。一身悉肿，尤以身半以下肿甚，腹胀喘满，二便不利。

【方歌】十枣逐水效甚夸，大戟甘遂与芫花，悬饮内停胸胁痛，大腹肿满用无差。

【速记法】达吉愿找谁。（大戟芫枣遂）

第五节 攻补兼施

考点★ 黄龙汤的组成、功用及主治

【组成】大黄 芒硝 枳实 厚朴 人参 当归 甘草 桔梗（生姜 大枣）

【功用】攻下热结，益气养血。

【主治】阳明腑实，气血不足证。下利清水，色纯青，或大便秘结，脘腹胀满，腹痛拒按，身热口渴，谵语，甚或循衣摸床，撮空理线，神昏肢厥，舌苔焦黄或焦黑，脉虚。

【方歌】黄龙汤枳朴硝黄，参归甘桔枣生姜，阳明腑实气血弱，攻补兼施效力强。

【速记法】大承气+当借草人。（当桔草人）

第四单元 和解剂

第一节 和解少阳

考点1★★★ 小柴胡汤的组成、功用及主治

【组成】柴胡 黄芩 半夏 人参 炙甘草 生姜 大枣

【功用】和解少阳。

【主治】

(1) 伤寒少阳证。往来寒热，胸胁苦满，默默不欲饮食，心烦喜呕，口苦，咽干，目眩，苔薄白，脉弦。

(2) 妇人中风，热入血室证。经水适断，寒热发作有时。

(3) 黄疸、疟疾，以及内伤杂病而见少阳证者。

【方歌】小柴胡汤和解功，半夏人参甘草从，更用黄芩加姜枣，少阳百病此为宗。

【速记法】生芹菜炒大虾仁。（生芩柴草大夏人）

考点2★★　蒿芩清胆汤的组成、功用及主治

【组成】青蒿　竹茹　半夏　茯苓　黄芩　枳壳　陈皮　碧玉散（滑石、青黛、甘草）

【功用】清胆利湿，和胃化痰。

【主治】少阳湿热痰浊证。寒热如疟，寒轻热重，口苦胸闷，吐酸苦水，或呕黄涎而黏，甚则干呕呃逆，胸胁胀痛，小便黄少，舌红苔白腻，间现杂色，脉数而右滑左弦。

【方歌】蒿芩清胆碧玉需，陈夏茯苓枳竹茹，热重寒轻痰夹湿，胸痞呕恶总能除。

【速记法】青竹如碧玉，黄羚下子沉。（青竹茹碧玉，黄芩夏枳陈）

第二节　调和肝脾

考点1★★★　逍遥散的组成、功用及主治

【组成】柴胡　当归　芍药　白术　茯苓　炙甘草　（烧生姜　薄荷）

【功用】疏肝解郁，养血健脾。

【主治】肝郁血虚脾弱证。两胁作痛，头痛目眩，口燥咽干，神疲食少，月经不调，乳房胀痛，脉弦而虚。

【方歌】逍遥散用归芍柴，苓术甘草姜薄偕，疏肝养血兼理脾，丹

栀加入热能排。

【速记法】小姚嘱咐魏生将薄荷当柴草烧。（逍遥术茯煨生姜薄荷当柴草芍）

考点2★★★　四逆散的组成、功用及主治

【组成】炙甘草　枳实　柴胡　芍药

【功用】透邪解郁，疏肝理脾。

【主治】

(1) 阳郁厥逆证。手足不温，或腹痛，或泄利下重，脉弦。

(2) 肝脾不和证。胁肋胀闷，脘腹疼痛，脉弦。

【方歌】四逆散里用柴胡，芍药枳实甘草须，此是阳郁成厥逆，疏肝理脾奏效奇。

【速记法】四逆只烧柴草。（四逆枳芍柴草）

考点3★　痛泻要方的组成、功用及主治

【组成】炒白术　炒白芍　炒陈皮　防风

【功用】补脾柔肝，祛湿止泻。

【主治】脾虚肝郁之痛泻。肠鸣腹痛，大便泄泻，泻必腹痛，泻后痛缓，舌苔薄白，脉两关不调，左弦而右缓。

【方歌】痛泻要方用陈皮，术芍防风共成剂，肠鸣泄泻腹又痛，治在泻肝与实脾。

【速记法】臣，痛泻烧住房。（陈痛泻芍术防）

第三节　调和肠胃

考点★★★　半夏泻心汤的组成、功用及主治

【组成】半夏　干姜　黄芩　黄连　人参　炙甘草　大枣

【功用】寒热平调，散结除痞。

【主治】寒热互结之痞证。心下痞，但满而不痛，呕吐，或肠鸣下

利，舌苔腻而微黄。

【方歌】半夏泻心黄连芩，干姜甘草与人参，大枣合之治虚痞，法在降阳而和阴。

【速记法】秦莲婶炒枣拌姜。（芩连参草枣半姜）

第五单元　清热剂

第一节　清气分热

考点1★★★　白虎汤的组成、功用及主治

【组成】石膏　知母　炙甘草　粳米

【功用】清热生津。

【主治】<u>气分热盛证。</u>壮热面赤，烦渴引饮，汗出恶热，脉洪大有力。

【方歌】白虎膏知甘草粳，气分大热此方清，热渴汗出脉洪大，加入人参气津生。

【速记法】白虎精食母肝。（白虎粳石母甘）

考点2★★　竹叶石膏汤的组成、功用及主治

【组成】竹叶　石膏　半夏　麦冬　人参　炙甘草　粳米

【功用】清热生津，益气和胃。

【主治】<u>伤寒、温热、暑病，余热未清，</u>气阴两伤证。身热多汗，心胸烦闷，气逆欲呕，口干喜饮，虚羸少气，或虚烦不寐，舌红苔少，脉虚数。

【方歌】竹叶石膏汤人参，麦冬半夏甘草临，再加粳米同煎服，清热益气养阴津。

【速记法】厦门人煮食干净米。（夏门人竹石甘粳米）

第二节　清营凉血

考点1★★★　清营汤的组成、功用及主治

【组成】犀角（也可用水牛角代）　生地黄　元参　竹叶心　黄连　银花　连翘　麦冬　丹参

【功用】清营解毒，透热养阴。

【主治】<u>热入营分证</u>。身热夜甚，神烦少寐，时有谵语，目常喜开或喜闭，口渴或不渴，或<u>斑疹隐隐</u>，脉细数，舌绛而干。

【方歌】清营汤是鞠通方，热入心包营血伤，角地银翘玄连竹，丹麦清热佐之良。

【速记法】乔连花选升丹麦主席。（翘连花玄生丹麦竹犀）

考点2★★　犀角地黄汤的组成、功用及主治

【组成】犀角（也可用水牛角代）　地黄　芍药　丹皮

【功用】清热解毒，凉血散瘀。

【主治】<u>热入血分证</u>。身热谵语，斑色紫黑，或吐血衄血、便血、尿血，舌深绛起刺，脉数，或喜妄如狂，或漱水不欲咽，或大便色黑易解。

【方歌】犀角地黄芍药丹，血热妄行吐衄斑，蓄血发狂舌质绛，凉血散瘀病可痊。

【速记法】岳母牺牲。（药牡犀生）

第三节　清热解毒

考点1★★★　普济消毒饮的组成、功用及主治

【组成】黄芩　黄连　橘红　生甘草　玄参　柴胡　桔梗　连翘　板蓝根　马勃　牛蒡子　人参　白僵蚕　升麻

【功用】清热解毒，疏风散邪。

【主治】<u>大头瘟</u>。恶寒发热，头面红肿焮痛，目不能开，咽喉不利，舌燥口渴，舌红，苔白兼黄，脉数有力者。

【方歌】普济消毒芩连蒡，玄参甘桔蓝根侣，升柴马勃连翘红，人参僵蚕为末咀。

【速记法】陈胜巧拦截牛马，才将国老生擒。（陈升翘蓝桔牛马，柴僵国老参芩）

考点2★★★ 黄连解毒汤的组成、功用及主治

【组成】黄连 黄芩 黄柏 栀子

【功用】泻火解毒。

【主治】<u>三焦火毒热盛证</u>。大热烦躁，口燥咽干，错语不眠；或热病吐血、衄血；或热甚发斑，或身热下痢，或湿热黄疸；或外科痈疡疔毒，小便黄赤，舌红苔黄，脉数有力。

【方歌】黄连解毒汤四味，黄芩黄柏栀子备，躁狂大热呕不眠，吐衄斑黄均可为。

【速记法】秦连山黄柏解毒。（芩连山黄柏解毒）

考点3★★ 凉膈散的组成、功用及主治

【组成】川大黄 芒硝 炙甘草 山栀子仁 薄荷叶 黄芩 连翘 竹叶 蜜

【功用】泻火通便，清上泄下。

【主治】<u>上中二焦火热证</u>。烦躁口渴，面赤唇焦，胸膈烦热，口舌生疮，睡卧不宁，谵语狂妄，或咽痛吐衄，便秘溲赤，或大便不畅，舌红苔黄，脉滑数。

【方歌】凉膈硝黄栀子翘，黄芩甘草薄荷饶，竹叶蜜煎疗膈上，中焦燥实服之消。

【速记法】黄老将军巧捉萧何子。（黄老将军翘竹硝荷栀）

第四节 清脏腑热

考点1★★★ 龙胆泻肝汤的组成、功用及主治

【组成】龙胆草 黄芩 栀子 泽泻 木通 车前子 当归 生地黄 柴胡 生甘草

【功用】清泻肝胆实火，清利肝经湿热。

【主治】

(1) 肝胆实火上炎证。头痛目赤，胁痛口苦，耳聋、耳肿，舌红苔黄，脉弦数有力。

(2) 肝经湿热下注证。阴肿阴痒，筋痿阴汗，小便淋浊，妇女带下黄臭等，舌红苔黄腻，脉弦数有力。

【方歌】龙胆泻肝栀芩柴，生地车前泽泻偕，木通甘草当归合，肝经湿热力能排。

【速记法】龙车通黄山，当地卸柴草。（龙车通黄山，当地泻柴草）

考点2★★ 清胃散的组成、功用及主治

【组成】生地黄 当归身 牡丹皮 黄连 升麻

【功用】清胃凉血。

【主治】胃火牙痛。牙痛牵引头痛，面颊发热，其齿恶热喜冷，或牙龈红肿溃烂，或牙宣出血，或唇舌颊腮肿痛，或口气热臭，口干舌燥，舌红苔黄，脉滑数。

【方歌】清胃散用升麻连，当归生地牡丹全，或加石膏清胃热，口疮吐衄与牙宣。

【速记法】生母当黄帝。（升母当黄地）

考点3★★ 玉女煎的组成、功用及主治

【组成】石膏 熟地 麦冬 知母 牛膝

【功用】清胃热，滋肾阴。

【主治】<u>胃热阴虚证。</u>

（1）头痛，牙痛，齿松牙衄，烦热干渴，舌红苔黄且干。

（2）治消渴，消谷善饥等。

【方歌】玉女煎用熟地黄，膏知牛膝麦冬襄，胃火阴虚相因病，牙痛齿枯宜煎尝。

【速记法】十亩麦地一头牛，胃热阴虚玉女愁。（石母麦地＊＊牛，胃热阴虚玉女愁）

考点4★★★　芍药汤的组成、功用及主治

【组成】芍药　当归　黄连　槟榔　木香　炙甘草　大黄　黄芩　官桂

【功用】清热燥湿，调气和血。

【主治】<u>湿热痢疾。</u>腹痛，便脓血，赤白相兼，里急后重，肛门灼热，小便短赤，舌苔黄腻，脉弦数。

【方歌】芍药汤中用大黄，芩连归桂槟草香，清热燥湿调气血，里急腹痛自安康。

【速记法】秦香莲当兵，将军要炒肉。（芩香连当槟，将军药草肉）

考点5★★　泻白散的组成、功用及主治

【组成】地骨皮　桑白皮　炙甘草　粳米

【功用】清泻肺热，止咳平喘。

【主治】<u>肺热喘咳证。</u>咳嗽，气喘，<u>皮肤蒸热，日晡尤甚，</u>舌红苔黄，脉细数。

【方歌】泻白桑皮地骨皮，甘草粳米四般宜，参茯知芩皆可入，肺热喘嗽此方施。

【速记法】白骨精是草包。（白骨粳＊草＊）

考点6★★　白头翁汤的组成、功用及主治

【组成】白头翁　黄柏　黄连　秦皮

【功用】清热解毒，凉血止痢。

【主治】<u>热毒痢疾</u>。腹痛，里急后重，肛门灼热，下痢脓血，赤多白少，渴欲饮水，舌红苔黄，脉弦数者。

【方歌】白头翁汤治热痢，黄连黄柏与秦皮，味苦性寒能凉血，解毒坚阴功效奇。

【速记法】秦莲喊拜拜。（秦连＊白柏）

考点7★　左金丸的组成、功用及主治

【组成】黄连　吴茱萸

【功用】清泻肝火，降逆止呕。

【主治】<u>肝火犯胃证</u>。胁肋疼痛，嘈杂吞酸，呕吐口苦，舌红苔黄，脉弦数。

【方歌】左金连茱六一丸，肝火犯胃吐吞酸，再加芍药名戊己，热泻热痢服之安。

【速记法】昨进黄鱼。（黄连与吴茱萸用量比为6：1）

考点8★　导赤散的组成、功用及主治

【组成】生地黄　木通　生甘草梢　竹叶

【功用】清心利水养阴。

【主治】<u>心经火热证</u>。症见心胸烦热，口渴面赤，意欲饮冷，或口舌生疮，或心热移于小肠，溲赤涩痛，舌红，脉数。

【方歌】导赤生地与木通，草梢竹叶四般攻，口糜淋痛小肠火，引热同归小便中。

【速记法】竹竿通地。（竹甘通地）

第五节　清虚热

考点1★★　青蒿鳖甲汤的组成、功用及主治

【组成】青蒿　鳖甲　生地　知母　丹皮

【功用】养阴透热。

【主治】温病后期，邪伏阴分证。夜热早凉，热退无汗，舌红苔少，脉细数。

【方歌】青蒿鳖甲地知丹，热自阴来仔细辨，夜热早凉无汗出，养阴透热服之安。

【速记法】母鳖好生蛋。（母鳖蒿生丹）

考点2★　当归六黄汤的组成、功用及主治

【组成】当归　生地黄　熟地黄　黄芩　黄柏　黄连　黄芪

【功用】滋阴泻火，固表止汗。

【主治】阴虚火旺之盗汗。发热盗汗，面赤心烦，口干唇燥，大便干结，小便黄赤，舌红苔黄，脉数。

【方歌】当归六黄二地黄，芩连芪柏共煎尝，滋阴泻火兼顾表，阴虚火旺盗汗良。

【速记法】弟弟骑白龟练琴。（地地芪柏归连芩）

第六单元　祛暑剂

第一节　祛暑解表

考点★★　香薷散的组成、功用及主治

【组成】香薷　白扁豆　厚朴　酒

【功用】祛暑解表，化湿和中。

【主治】阴暑。恶寒发热，头痛身痛，无汗，腹痛吐泻，胸脘痞闷，舌苔白腻，脉浮。

【方歌】三物香薷豆朴先，散寒化湿功效兼，若益银翘豆易花，新加香薷祛暑煎。

【速记法】猴想炒扁豆。（厚香炒扁豆）

第二节　祛暑利湿

考点★　六一散的组成、功用及主治

【组成】滑石　甘草

【功用】清暑利湿。

【主治】暑湿证。身热烦渴，小便不利或泄泻。

【方歌】六一散用滑石草，清暑利湿有功效，益元碧玉与鸡苏，砂黛薄荷加之好。

【速记法】六一拾草。（滑石与甘草用量比为6∶1）

第三节　祛暑益气

考点★　清暑益气汤的组成、功用及主治

【组成】西洋参　石斛　麦冬　黄连　竹叶　荷梗　知母　甘草　粳米　西瓜翠衣

【功用】清暑益气，养阴生津。

【主治】暑热气津两伤证。身热汗多，口渴心烦，小便短赤，体倦少气，精神不振，脉虚数。

【方歌】王氏清暑益气汤，善治中暑气阴伤，洋参冬斛荷瓜翠，连竹知母甘粳襄。

【速记法】师母深夜卖黄瓜和糙米。（石母参叶麦黄瓜荷草米）

第七单元 温里剂

第一节 温中祛寒

考点1★★★ 理中丸的组成、功用及主治

【组成】人参 干姜 白术 炙甘草

【功用】温中祛寒，补气健脾。

【主治】

(1) 脾胃虚寒证。脘腹疼痛，喜温喜按，呕吐便稀，脘痞食少，畏寒肢冷，口淡不渴，舌淡苔白润，脉沉细或沉迟无力。

(2) 阳虚失血证。便血、吐血、衄血或崩漏等，血色暗淡，质清稀，面色㿠白，气短神疲，脉沉细或虚大无力。

(3) 中阳不足，阴寒上乘导致的胸痹，或脾气虚寒，不能摄津之病后多涎唾，或中阳虚损，土不荣木之小儿慢惊，或清浊相干，升降失常之霍乱等。

【方歌】理中丸主理中乡，甘草人参术干姜，呕利腹痛阴寒盛，或加附子总扶阳。

【速记法】草人赶猪。(草人干术)

考点2★★★ 小建中汤的组成、功用及主治

【组成】芍药 桂枝 炙甘草 生姜 大枣 饴糖

【功用】温中补虚，和里缓急。

【主治】中焦虚寒，肝脾失调，阴阳不和证。腹中拘急疼痛，时发时止，喜温喜按，或心中悸动，虚烦不宁，面色无华；兼见手足烦热，咽干口燥等。舌淡苔白，脉细弦。

【方歌】小建中汤芍药多，桂姜甘草大枣和，更加饴糖补中脏，虚劳腹冷服之瘥。

【速记法】姜姨要草枣汁。（姜饴药草枣枝）

考点3★★★　吴茱萸汤的组成、功用及主治

【组成】吴茱萸　人参　大枣　生姜

【功用】温中补虚，降逆止呕。

【主治】

（1）胃寒呕吐证。食谷欲吐，或兼胃脘疼痛，吞酸嘈杂，舌淡，脉沉弦而迟。

（2）肝寒上逆证。干呕吐涎沫，头痛，颠顶痛甚，舌淡，脉沉弦。

（3）肾寒上逆证。呕吐下利，手足厥冷，烦躁欲死，舌淡，脉沉细。

【方歌】吴茱萸汤人参枣，重用生姜温胃好，阳明寒呕少阴利，厥阴头痛皆能保。

【速记法】乌江找人。（吴姜枣人）

考点4★　大建中汤的组成、功用及主治

【组成】蜀椒　干姜　人参　胶饴

【功用】温中补虚，缓急止痛。

【主治】中阳衰弱，阴寒内盛之脘腹疼痛。心胸中大寒痛，呕不能食，腹中寒，上冲皮起，出见有头足，上下痛而不可触近，舌苔白滑，脉细沉紧，甚则肢厥脉伏。

【方歌】大建中汤建中阳，蜀椒干姜参饴糖，阴盛阳虚腹冷痛，温补中焦止痛强。

【速记法】姜姨任教。（姜饴人椒）

第二节　回阳救逆

考点★★★　四逆汤的组成、功用及主治

【组成】生附子　干姜　炙甘草

【功用】回阳救逆。

【主治】<u>少阴病，心肾阳衰寒厥证。</u>四肢厥逆，恶寒蜷卧，神衰欲寐，面色苍白，腹痛下利，呕吐不渴，舌苔白滑，脉象微细，以及太阳病误汗亡阳者。

【方歌】四逆汤中附草姜，四肢厥冷急煎尝，腹痛吐泻脉微细，急投此方可回阳。

【速记法】蒋干父子。（姜甘附子）

第三节　温经散寒

考点1★★　当归四逆汤的组成、功用及主治

【组成】当归　桂枝　芍药　细辛　炙甘草　通草　大枣

【功用】温经散寒，养血通脉。

【主治】<u>血虚寒厥证。</u>手足厥寒，或腰、股、腿、足、肩臂疼痛，口不渴，舌淡苔白，脉沉细或细而欲绝。

【方歌】当归四逆桂芍枣，细辛甘草与通草，血虚肝寒手足冷，煎服此方乐陶陶。

【速记法】肝大的同志要当心。（甘大＊通枝药当辛）

考点2★　暖肝煎的组成、功用及主治

【组成】当归　枸杞子　小茴香　肉桂　乌药　沉香（木香亦可）茯苓　（生姜）

【功用】温补肝肾，行气止痛。

【主治】<u>肝肾不足，寒滞肝脉证。</u>睾丸冷痛或小腹疼痛，或疝气痛，畏寒喜暖，舌淡苔白，脉沉迟。

【方歌】暖肝煎中杞茯归，茴沉乌药合肉桂，下焦虚寒疝气痛，温补肝肾此方推。

【速记法】小狗无肉，铃铛响。（小枸乌肉，苓当香）

第八单元　表里双解剂

第一节　解表清里

考点★★★　葛根黄芩黄连汤的组成、功用及主治

【组成】葛根　炙甘草　黄芩　黄连

【功用】解表清里。

【主治】表证未解，邪热入里证。身热，下利臭秽，胸脘烦热，口干作渴，或喘而汗出，舌红苔黄，脉促或数。

第二节　解表攻里

考点1★★　大柴胡汤的组成、功用及主治

【组成】柴胡　黄芩　芍药　半夏　枳实　大黄　生姜　大枣

【功用】和解少阳，内泻热结。

【主治】少阳阳明合病。往来寒热，胸胁苦满，呕不止，郁郁微烦，心下急痛或心下痞硬，大便不解或协热下利，舌苔黄，脉弦数有力。

【方歌】大柴胡汤用大黄，枳实芩夏白芍将，煎加姜枣表兼里，妙法内攻并外攘。

【速记法】胡琴伴姜嫂，找将军只是打豺虎。（胡芩半姜芍，枣将军枳实大柴胡）

考点2★★　防风通圣散的组成、功用及主治

【组成】防风　荆芥　连翘　麻黄　薄荷叶　川芎　当归　芍药　白术　山栀　大黄　芒硝　石膏　黄芩　桔梗　甘草　滑石

生姜

【功用】疏风解表，泻热通便。

【主治】<u>风热壅盛，表里俱实</u>。憎寒壮热，头目昏眩，目赤睛痛，口苦口干，咽喉不利，胸膈痞闷，咳呕喘满，涕唾黏稠，大便秘结，小便赤涩，舌苔黄腻，脉数有力，亦用治疮疡肿毒，肠风痔漏，鼻赤，瘾疹等。

【方歌】防风通圣大黄硝，荆芥麻黄栀子翘，甘桔芎归膏滑石，薄荷芩竹力偏饶。表里交攻阳热盛，外疡创毒总能消。

【速记法】黄妈石河值勤住草房，忙借船摆渡归金石桥。（黄麻石荷栀芩术甘防，芒桔川白＊归荆石翘）

第九单元　补益剂

第一节　补气

考点1★★★　参苓白术散的组成、功用及主治

【组成】莲子肉　薏苡仁　砂仁　桔梗　白扁豆　茯苓　人参　甘草　白术　山药

【功用】益气健脾，渗湿止泻。

【主治】<u>脾虚湿盛证</u>。饮食不化，胸脘痞闷，肠鸣泄泻，四肢乏力，形体消瘦，面色萎黄，舌淡苔白腻，脉虚缓，亦可用治肺脾气虚，痰湿咳嗽。

【方歌】参苓白术扁豆陈，山药甘莲砂薏仁，桔梗上浮兼保肺，枣汤调服益脾神。

【速记法】沙夫人意要接编百草帘。（砂茯人薏药桔扁白草莲）

考点2★★★　补中益气汤的组成、功用及主治

【组成】黄芪（量最大）　炙甘草　人参　当归　橘皮　升麻　柴

胡　白术

【功用】补中益气，升阳举陷。

【主治】

（1）脾胃气虚证。饮食减少，体倦肢软，少气懒言，面色萎黄，大便稀溏，脉虚软。

（2）气虚下陷证。脱肛、子宫脱垂、久泻、久痢、崩漏等，伴短气、乏力，舌淡，脉虚。

（3）气虚发热证。身热自汗，渴喜热饮，气短乏力，舌淡，脉虚大无力。

【方歌】补中益气芪术参，炙草升柴归陈助，清阳下陷能升举，气虚发热甘温除。

【速记法】麻人赶猪，虎皮当旗。（麻人甘术，胡皮当芪）

考点3★★　生脉散的组成、功用及主治

【组成】人参　麦冬　五味子

【功用】益气生津，敛阴止汗。

【主治】

（1）暑热、温热，耗气伤阴证。汗多神疲，体倦乏力，气短懒言，咽干口渴，舌干红少苔，脉虚数。

（2）久咳伤肺，气阴两虚证。干咳少痰，短气自汗，口干舌燥，脉虚细。

【方歌】生脉麦味与人参，保肺生津又提神，气少汗多兼口渴，病危脉绝急煎斟。

【速记法】生脉散救"无脉人"。（五麦人）

考点4★★　玉屏风散的组成、功用及主治

【组成】炙黄芪　防风　白术（大枣）

【功用】益气固表止汗。

【主治】表虚自汗。

（1）汗出恶风，面色㿠白，舌淡苔薄白，脉浮虚。

（2）治虚人腠理不固，易感风邪者。

【方歌】玉屏组合少而精，芪术防风鼎足行，表虚汗多易感冒，固卫敛汗效特灵。

【速记法】房主弃屏风。（防术芪屏风）

考点5★ 四君子汤的组成、功用及主治

【组成】人参　白术　茯苓　炙甘草

【功用】益气健脾。

【主治】脾胃气虚证。面色萎白，语声低微，气短乏力，食少便溏，舌淡苔白，脉虚缓。

【方歌】四君子汤中和义，参术茯苓甘草比，益以夏陈名六君，祛痰补益气虚饵，除却半夏名异功，或加香砂气滞使。

【速记法】夫人赶猪。（茯人甘术）

第二节　补血

考点1★★★ 归脾汤的组成、功用及主治

【组成】白术　人参　黄芪　龙眼肉　茯神　酸枣仁　木香　炙甘草　当归　远志　生姜　大枣

【功用】益气补血，健脾养心。

【主治】

（1）心脾气血两虚证。心悸怔忡，健忘失眠，盗汗虚热，食少体倦，面色萎黄，舌淡，苔薄白，脉细弱。

（2）脾不统血证。便血，皮下紫癜，妇女崩漏，月经超前，量多色淡，或淋漓不止，舌淡，脉细弱。

【方歌】归脾汤用术参芪，归草茯神远志随，酸枣木香龙眼肉，煎加姜枣益心脾，怔忡健忘俱可却，便血崩漏总能医。

【速记法】四君归期早，远知龙眼香。（四君归芪枣，远志龙眼香）

考点2★★　当归补血汤的组成、功用及主治

【组成】黄芪　当归

【功用】补气生血。

【主治】血虚发热证。

　　（1）肌热面赤，烦渴欲饮，脉洪大而虚，重按无力。

　　（2）亦治妇人经期、产后血虚发热，头痛；或疮疡溃后，久不愈合者。

【方歌】当归补血东垣方，黄芪一两归二钱，血虚发热口烦渴，脉大而虚宜此煎。

【速记法】骑龟。（芪归）

考点3★★　四物汤的组成、功用及主治

【组成】当归　川芎　白芍　熟地黄

【功用】补血调血。

【主治】营血虚滞证。头晕目眩，心悸失眠，面色无华，或妇人月经不调，量少或经闭不行，脐腹作痛，舌淡，脉细弦或细涩。

【方歌】四物地芍与归芎，血家百病此方通，经带胎产俱可治，加减运用在胸中。

【速记法】弟摆船归。（地白川归）

第三节　气血双补

考点★★★　炙甘草汤的组成、功用及主治

【组成】炙甘草　生姜　人参　生地黄　桂枝　阿胶　麦冬　麻仁　大枣　清酒

【功用】滋阴养血，益气温阳，复脉定悸。

【主治】

　　（1）阴血不足，阳气虚弱证。脉结代，心动悸，虚羸少气，

舌光少苔，或质干而瘦小者。

(2) 虚劳肺痿。干咳无痰，或咳吐涎沫，量少，形瘦短气，虚烦不眠，自汗盗汗，咽干舌燥，大便干结，脉虚数。

【方歌】炙甘草汤参姜桂，麦冬生地大麻仁，大枣阿胶加酒服，虚劳肺痿效如神。

【速记法】阿妈卖地，贵大人干生气。（阿麻麦地，桂大人甘生＊）

第四节　补阴

考点1★★★　一贯煎的组成、功用及主治

【组成】北沙参　麦冬　当归身　生地黄　枸杞子　川楝子

【功用】滋阴疏肝。

【主治】肝肾阴虚，肝气郁滞证。

(1) 胸脘胁痛，吞酸吐苦，咽干口燥，舌红少津，脉细弱或虚弦。

(2) 治疝气瘕聚。

【方歌】一贯煎中用地黄，沙参杞子麦冬襄，当归川楝水煎服，阴虚肝郁是妙方。

【速记法】麦地练狗当杀。（麦地楝枸当沙）

考点2★★★　六味地黄丸的组成、功用及主治

【组成】熟地黄　山茱萸　山药　泽泻　茯苓　丹皮

【功用】填精滋阴补肾。

【主治】肾阴精不足证。腰膝酸软，头晕目眩，视物昏花，耳鸣耳聋，盗汗，遗精，消渴，骨蒸潮热，手足心热，口燥咽干，牙齿动摇，足跟作痛，小便淋沥，以及小儿囟门不合，舌红少苔，脉沉细数。

【方歌】六味地黄益肾肝，茱薯丹泽地苓专，更加知柏成八味，阴虚火旺自可煎。养阴明目加杞菊，滋阴都气五味先，肺肾两调金

水生，麦冬加入长寿丸。

【速记法】渔夫单要熟蟹。（萸茯丹药熟泻）

考点3★★ 左归丸的组成、功用及主治

【组成】熟地黄　山药　枸杞　山茱萸肉　牛膝　菟丝子　鹿角胶　龟甲胶

【功用】滋阴补肾，填精益髓。

【主治】<u>真阴不足证</u>。头目眩晕，腰酸腿软，遗精滑泄，自汗盗汗，口燥舌干，舌红少苔，脉细。

【方歌】左归丸内山药地，萸肉枸杞与牛膝，菟丝龟鹿二胶合，壮水之主方第一。

【速记法】愚弟要牛狗兔鹿龟。（萸地药牛枸菟鹿龟）

考点4★ 大补阴丸的组成、功用及主治

【组成】熟地黄　龟甲　黄柏　知母　猪脊髓　蜂蜜

【功用】滋阴降火。

【主治】<u>阴虚火旺证</u>。骨蒸潮热，盗汗遗精，咳嗽咯血，心烦易怒，足膝疼热或痿软，舌红少苔，尺脉数而有力。

【方歌】大补阴丸知柏黄，龟甲脊髓蜜成方，咳嗽咯血骨蒸热，阴虚火旺制亢阳。

【速记法】风致白龟驻地。（蜂知柏龟猪地）

第五节　补阳

考点1★★★ 肾气丸的组成、功用及主治

【组成】干地黄　山药　山茱萸　泽泻　茯苓　丹皮　桂枝　炮附子

【功用】补肾助阳，化生肾气。

【主治】<u>肾阳气不足证</u>。腰痛脚软，身半以下常有冷感，少腹拘

急，小便不利，或小便反多，入夜尤甚，阳痿早泄，舌淡而胖，脉虚弱，尺部沉细；以及痰饮，水肿，消渴，脚气，转胞等。

【方歌】金匮肾气治肾虚，熟地淮药及山萸，丹皮苓泽加桂附，水中生火在温煦。

【速记法】贵子腹泻单要黄鱼。（桂子茯泻丹药黄萸）

考点2★ 右归丸的组成、功用及主治

【组成】熟地黄 山药 山茱萸 枸杞子 菟丝子 鹿角胶 杜仲 肉桂 当归 制附子

【功用】温补肾阳，填精益髓。

【主治】肾阳不足，命门火衰证。年老或久病，气衰神疲，畏寒肢冷，或腰膝软弱，或阳痿遗精，或阳衰无子，或饮食减少，大便不实，或小便自遗，舌淡苔白，脉沉迟。

【方歌】右归丸中地附桂，山药茱萸菟丝归，杜仲鹿胶枸杞子，益火之源此方魁。

【速记法】独育狗鹿兔，当地要富贵。（杜萸枸鹿菟，当地药附桂）

第六节 阴阳双补

考点★ 地黄饮子的组成、功用及主治

【组成】熟干地黄 巴戟天 山茱萸 石斛 肉苁蓉 炮附子 五味子 官桂 茯苓 麦冬 菖蒲 远志 生姜 大枣 薄荷

【功用】滋肾阴，补肾阳，开窍化痰。

【主治】喑痱证。舌强不能言，足废不能用，口干不欲饮，足冷面赤，脉沉细弱。

【方歌】地黄饮子山茱斛，麦味菖蒲远志茯，苁蓉桂附巴戟天，薄荷姜枣为末服。

【速记法】贵妇从远东赴沪地，将尝大巴鱼何味。（桂附苁远冬茯斛地，姜菖大巴萸荷味）

第十单元 固涩剂

第一节 固表止汗

考点★★ 牡蛎散的组成、功用及主治

【组成】黄芪 麻黄根 煅牡蛎 小麦

【功用】敛阴止汗，益气固表。

【主治】自汗、盗汗证。身常汗出，夜卧尤甚，心悸惊惕，短气烦倦，舌淡红，脉细弱。

【方歌】牡蛎散内用黄芪，小麦麻根合用宜，卫虚自汗或盗汗，固表收敛见效奇。

【速记法】骑马卖牡蛎。（芪麻麦牡蛎）

第二节 敛肺止咳

考点★ 九仙散的组成、功用及主治

【组成】人参 款冬花 桑白皮 桔梗 五味子 阿胶 乌梅 贝母 罂粟壳

【功用】敛肺止咳，益气养阴。

【主治】久咳伤肺，气阴两伤。久咳不已，咳甚则气喘自汗，痰少而黏，脉虚数。

【方歌】九仙散中罂粟君，五味乌梅共为臣，参胶款桑贝桔梗，敛肺止咳益气阴。

【速记法】乌梅丧母无人管，速叫九仙去借款。（乌梅桑母五人＊，粟胶九仙＊桔款）

第三节 涩肠固脱

考点1★★ 四神丸的组成、功用及主治

【组成】肉豆蔻 补骨脂 五味子 吴茱萸 生姜 大枣

【功用】温肾暖脾，固肠止泻。

【主治】脾肾阳虚之肾泄证。五更泄泻，不思饮食，食不消化，或久泻不愈，腹痛喜温，腰酸肢冷，神疲乏力，舌淡，苔薄白，脉沉迟无力。

【方歌】四神故纸与吴萸，肉蔻五味四般须，大枣生姜为丸服，五更肾泄最相宜。

【速记法】枣将骨肉喂鱼。（枣姜骨肉味萸）

考点2★ 真人养脏汤的组成、功用及主治

【组成】人参 当归 白术 肉豆蔻 肉桂 炙甘草 白芍 木香 诃子 罂粟壳

【功用】涩肠固脱，温补脾肾。

【主治】久泻久痢，脾肾虚寒证。泻利无度，滑脱不禁，甚至脱肛坠下，脐腹疼痛，喜温喜按，倦怠食少，舌淡苔白，脉沉迟细。

【方歌】真人养脏诃粟壳，肉蔻当归桂木香，术芍参甘为涩剂，脱肛久痢早煎尝。

【速记法】穆桂英挡住草蔻要何人。（木桂罂当术草蔻药诃人）

第四节 涩精止遗

考点★ 桑螵蛸散的组成、功用及主治

【组成】桑螵蛸 远志 菖蒲 龙骨 人参 茯神 当归 龟甲

（人参汤调下）

【功用】调补心肾，固精止遗。

【主治】*心肾两虚之尿频或遗尿、遗精证。*小便频数，或尿如米泔色，或遗尿，或遗精，心神恍惚，健忘，舌淡苔白，脉细弱。

【方歌】桑螵蛸散治便数，参苓龙骨同龟壳，菖蒲远志当归入，补肾宁心健忘却。

【速记法】自家人常孤身飘荡。（志甲人菖骨神螵当）

第五节　固崩止带

考点1★★　固冲汤的组成、功用及主治

【组成】白术　生黄芪　煅龙骨　煅牡蛎　山萸肉　生杭芍　海螵蛸　茜草　棕边炭　五倍子

【功用】固冲摄血，益气健脾。

【主治】*脾肾亏虚，冲脉不固证。*血崩或月经过多，或漏下不止，色淡质稀，头晕肢冷，心悸气短，神疲乏力，腰膝酸软，舌淡，脉微弱。

【方歌】固冲汤中用术芪，龙牡五倍棕榈施，海螵茜草芍山萸，崩中漏下总能医。

【速记法】探骑母龙背，潜航筑山海。（炭芪牡龙倍，茜杭术山海）

考点2★　易黄汤的组成、功用及主治

【组成】炒山药　炒芡实　盐黄柏　车前子　白果

【功用】补益脾肾，清热祛湿，收涩止带。

【主治】*脾肾虚弱，湿热带下。*带下黏稠量多，色黄如浓茶汁，其气腥秽，舌红，苔黄腻。

【方歌】易黄白果与芡实，车前黄柏加薯蓣，能消带下黏稠秽，补肾清热又祛湿。

【速记法】要十车黄果。（药实车黄果）

考点3★　固经丸的组成、功用及主治

【组成】黄芩　白芍　龟甲　黄柏　椿树根皮　香附

【功用】滋阴清热，固经止血。

【主治】<u>阴虚血热之崩漏</u>。月经过多，或崩中漏下，血色深红或紫黑稠黏，手足心热，腰膝酸软，舌红，脉弦数。

【方歌】固经丸用龟甲君，黄柏椿皮香附芩，更加芍药糊丸服，漏下崩中均可宁。

【速记法】黄芩伯夹香椿。（黄芩伯甲香椿）

第十一单元　安神剂

第一节　重镇安神

考点★★★　朱砂安神丸的组成、功用及主治

【组成】朱砂　黄连　炙甘草　生地黄　当归

【功用】镇心安神，清热养血。

【主治】<u>心火亢盛，阴血不足证</u>。失眠多梦、惊悸怔忡、心烦神乱，甚则胸中懊恼，舌尖红，脉细数。

【方歌】朱砂安神东垣方，归连甘草合地黄，怔忡不寐心烦乱，清热养阴可复康。

【速记法】朱砂敢当皇帝。（朱砂甘当黄地）

第二节　滋养安神

考点1★★★　天王补心丹的组成、功用及主治

【组成】生地黄　人参　丹参　元参　茯苓　五味子　远志　桔梗

当归　天冬　麦冬　柏子仁　酸枣仁　朱砂　竹叶

【功用】滋阴养血，补心安神。

【主治】<u>阴虚血少，神志不安证。</u>心悸怔忡，虚烦失眠，神疲健忘，或梦遗，手足心热，口舌生疮，大便干结，舌红少苔，脉细数。

【方歌】补心丹用柏枣仁，二冬生地当归身，三参桔梗朱砂味，远志茯苓共养神。

【速记法】三婶早搏两冬无，当地接令住五院。（三参枣柏两冬*，当地桔苓朱五远）

考点2★★★　酸枣仁汤的组成、功用及主治

【组成】酸枣仁　知母　茯苓　川芎　甘草

【功用】养血安神，清热除烦。

【主治】<u>肝血不足、虚热内扰之虚烦不眠证。</u>虚烦失眠，心悸不安，头目眩晕，咽干口燥，舌红，脉弦细。

【方歌】酸枣二升先煮汤，茯知二两用之良，芎二甘一相调剂，服后安然入梦乡。

【速记法】令母熊找草。（苓母芎枣草）

第十二单元　开窍剂

第一节　凉开

考点1★★★　安宫牛黄丸的功用及主治

【功用】清热解毒，豁痰开窍。

【主治】<u>邪热内陷心包证。</u>高热烦躁，神昏谵语，舌謇肢厥，舌红或绛，脉数有力，亦治中风昏迷，小儿惊厥属邪热内闭者。

考点2★　紫雪的功用及主治

【功用】清热开窍，息风止痉。

【主治】温热病，热闭心包及热盛动风证。高热烦躁，神昏谵语，痉厥，口渴唇焦，尿赤便秘，舌质红绛，苔黄燥，脉数有力或弦数；以及小儿热盛惊厥。

考点3★　至宝丹的功用及主治

【功用】清热开窍，化浊解毒。

【主治】痰热内闭心包证。

（1）神昏谵语，身热烦躁，痰盛气粗，舌绛苔黄垢腻，脉滑数。

（2）亦治中风、中暑及小儿惊厥属于痰热内闭者。

第二节　温开

考点★★　苏合香丸的功用及主治

【功用】温通开窍，行气止痛。

【主治】寒闭证。①突然昏倒，牙关紧闭，不省人事，苔白，脉迟。②亦治心腹卒痛，甚则昏厥属寒凝气滞者。

第十三单元　理气剂

第一节　行气

考点1★★★　半夏厚朴汤的组成、功用及主治

【组成】半夏　厚朴　茯苓　生姜　苏叶

【功用】行气散结，降逆化痰。

【主治】<u>梅核气</u>。咽中如有物阻，咳吐不出，吞咽不下，胸膈满闷，或咳或呕，舌苔白润或白滑，脉弦缓或弦滑。

【方歌】半夏厚朴痰气疏，茯苓生姜共紫苏，加枣同煎名四七，痰凝气滞皆能除。

【速记法】夏侯将复苏。（夏厚姜茯苏）

考点2★★　天台乌药散的组成、功用及主治

【组成】乌药　木香　小茴香　青皮　高良姜　槟榔　川楝子　巴豆（炒川楝子后去巴豆）　酒

【功用】行气疏肝，散寒止痛。

【主治】<u>气滞寒凝证</u>。小肠疝气，少腹控引睾丸而痛，偏坠肿胀，或少腹疼痛，苔白，脉沉弦。

【方歌】天台乌药木茴香，巴豆制楝青槟姜，行气疏肝止疼痛，寒疝腹痛是良方。

【速记法】天台五妖想练兵，回想把良将请。（天台乌药香楝槟，茴香巴良姜青）

考点3★★★　越鞠丸的组成、功用及主治

【组成】苍术　川芎　神曲　香附　栀子

【功用】行气解郁。

【主治】<u>六郁证（气、血、痰、火、湿、食）</u>。胸膈痞闷，脘腹胀痛，嗳腐吞酸，恶心呕吐，饮食不消。

【方歌】越鞠丸治六般郁，气血痰火食湿因，芎苍香附兼栀曲，气畅郁舒痛闷伸。

【速记法】父子唱川曲。（附子苍川曲）

考点4★★　厚朴温中汤的组成、功用及主治

【组成】厚朴　陈皮　炙甘草　草豆蔻仁　茯苓　木香　干姜　生姜

【功用】行气除满，温中燥湿。

【主治】脾胃寒湿气滞证。脘腹胀满或疼痛，不思饮食，四肢倦怠，舌苔白腻，脉沉弦。

【方歌】厚朴温中陈草苓，干姜草蔻木香停，煎服加姜治腹痛，寒湿胀满用皆灵。

【速记法】幕后炒酱豆腐皮。（木厚草姜豆茯皮）

考点5★　瓜蒌薤白白酒汤的组成、功用及主治

【组成】瓜蒌　薤白　白酒

【功用】通阳散结，行气祛痰。

【主治】胸痹，胸阳不振，痰气互结证。胸部满痛，甚至胸痛彻背，喘息咳唾，短气，舌苔白腻，脉沉弦或紧。

考点6★　柴胡疏肝散的组成、功用及主治

【组成】柴胡　陈皮　川芎　香附　芍药　枳壳　炙甘草

【功用】疏肝解郁，行气止痛。

【主治】肝气郁滞证。胁肋疼痛，胸闷喜太息，情志抑郁或易怒，或嗳气，脘腹胀满，脉弦。

【方歌】柴胡疏肝芍川芎，陈皮枳壳草香附，疏肝解郁兼理血，胁肋脘腹疼痛除。

【速记法】陈香川要四逆散（陈香川＊枳芍柴草）

第二节　降气

考点1★★★　旋覆代赭汤的组成、功用及主治

【组成】旋覆花　人参　生姜　代赭石　炙甘草　半夏　大枣

【功用】降逆化痰，益气和胃。

【主治】<u>胃虚痰阻气逆证</u>。胃脘痞闷或胀满，按之不痛，频频嗳气；或见纳差、呃逆、恶心，甚或呕吐，舌苔白腻，脉缓或滑。

【方歌】旋覆代赭用人参，半夏姜甘大枣临，重以镇逆咸软痞，痞硬噫气力能禁。

【速记法】将干瞎找戴花人。（姜甘夏枣代花人）

考点2★★　苏子降气汤的组成、功用及主治

【组成】苏子　半夏　当归　炙甘草　前胡　厚朴　肉桂　生姜　大枣　苏叶

【功用】降气平喘，祛痰止咳。

【主治】<u>上实下虚喘咳证</u>。痰涎壅盛，胸膈满闷，喘咳短气，呼多吸少，或腰痛脚弱，肢体倦怠，或肢体浮肿，舌苔白滑或白腻，脉弦滑。

【方歌】苏子降气半夏归，前胡桂朴草姜随，上实下虚痰嗽喘，或加沉香去肉桂。

【速记法】苏子叶找肉脯盛夏归草湖。（苏子叶枣肉朴生夏归草胡）

考点3★★　定喘汤的组成、功用及主治

【组成】白果　麻黄　苏子　甘草　款冬花　杏仁　桑白皮　炒黄芩　法半夏

【功用】宣降肺气，清热化痰。

【主治】<u>风寒外束，痰热内蕴证</u>。咳喘痰多气急，质稠色黄，或微恶风寒，舌苔黄腻，脉滑数。

【方歌】定喘白果与麻黄，款冬半夏白皮桑，苏杏黄芩兼甘草，外寒痰热喘哮尝。

【速记法】桑叔炒白果黄杏拌麻花。（桑苏草白果黄杏半麻花）

第十四单元 理血剂

第一节 活血祛瘀

考点1★★ 补阳还五汤的组成、功用及主治

【组成】生黄芪 当归尾 赤芍 地龙 川芎 红花 桃仁

【功用】补气，活血，通络。

【主治】<u>中风之气虚血瘀证。</u>半身不遂，口眼㖞斜，语言謇涩，口角流涎，小便频数或遗尿不禁，舌暗淡，苔白，脉缓无力。

【方歌】补阳还五用四物，再用桃红去生地，地龙一味来通络，黄芪益气祛瘀滞。

【速记法】当地凶人持红旗。（当地芎仁赤红芪）

考点2★★★ 生化汤的组成、功用及主治

【组成】全当归 川芎 桃仁 炮干姜 炙甘草 黄酒 童便

【功用】养血祛瘀，温经止痛。

【主治】<u>血虚寒凝，瘀血阻滞证。</u>产后恶露不行，小腹冷痛者。

【方歌】生化汤是产后方，归芎桃草酒炮姜，消瘀活血功偏擅，止痛温经效亦彰。

【速记法】将干逃归川。（姜甘桃归川）

考点3★★★ 血府逐瘀汤的组成、功用及主治

【组成】桃仁 红花 当归 生地黄 川芎 赤芍 牛膝 桔梗 柴胡 枳壳 甘草

【功用】活血化瘀，行气止痛。

【主治】<u>胸中血瘀证。</u>胸痛，头痛，日久不愈，痛如针刺而有定

处，或呃逆日久不止，或饮水即呛，干呕，或内热瞀闷，或心悸怔忡，失眠多梦，急躁易怒，入暮潮热，唇暗或两目暗黑，舌质暗红，或舌有瘀斑或瘀点，脉涩或弦紧。

【方歌】血府当归生地桃，红花甘草壳赤芍，柴胡芎桔牛膝等，血化下行不作劳。

【速记法】俏桃红穿柴草要当牛耕地。（壳桃红川柴草药当牛桔地）

考点4★★★　温经汤的组成、功用及主治

【组成】吴茱萸　当归　芍药　川芎　人参　桂枝　阿胶　牡丹皮　生姜　甘草　半夏　麦冬

【功用】温经散寒，养血祛瘀。

【主治】冲任虚寒，瘀血阻滞证。漏下不止，或血色暗而有块，淋漓不畅，或月经超前或延后，或逾期不止，或一月再行，或经停不至，而见少腹里急，腹满，傍晚发热，手心烦热，唇口干燥。舌质暗红，脉细而涩。亦治妇人宫冷，久不受孕。

【方歌】温经汤用吴黄芎，归芍丹桂姜夏冬，参草益脾胶养血，调经重在暖胞宫。

【速记法】熊皮贵，无人要，冬将夏，草当浇。（芎皮桂，吴人药，冬姜夏，草当胶）

考点5★★　复元活血汤的组成、功用及主治

【组成】柴胡　瓜蒌根　当归　红花　甘草　穿山甲　酒大黄　酒桃仁

【功用】活血祛瘀，疏肝通络。

【主治】跌打损伤，瘀血阻滞证。胁肋瘀肿，痛不可忍。

【方歌】复元活血汤柴胡，花粉当归山甲俱，桃仁红花大黄草，损伤瘀血酒煎去。

【速记法】柴贵人山楼打花草。（柴归仁山蒌大花草）

考点6★★　桃核承气汤的组成、功用及主治

【组成】桃仁　大黄　桂枝　炙甘草　芒硝

【功用】逐瘀泻热。

【主治】下焦蓄血证。少腹急结，小便自利，甚则烦躁谵语，神志如狂，至夜发热；以及血瘀经闭，痛经，脉沉实而涩者。

【方歌】桃核承气五般施，甘草硝黄并桂枝，瘀热互结小腹胀，如狂蓄血功最奇。

【速记法】将军忙逃贵国。（将军芒桃桂国）

考点7★★　失笑散的组成、功用及主治

【组成】五灵脂　炒蒲黄

【功用】活血祛瘀，散结止痛。

【主治】瘀血疼痛证。心腹刺痛，或产后恶露不行，或月经不调，少腹急痛。

【方歌】失笑灵脂共蒲黄，等分作散醋煎尝，血瘀少腹时作痛，祛瘀止痛效非常。

【速记法】黄磷失效。（黄灵失笑）

考点8★★　桂枝茯苓丸的组成、功用及主治

【组成】桂枝　茯苓　桃仁　牡丹皮　芍药　白蜜

【功用】活血化瘀，缓消癥块。

【主治】瘀阻胞宫证。妇人素有癥块，妊娠漏下不止，胎动不安，血色紫黑晦暗，腹痛拒按，或经闭腹痛，或产后恶露不尽而腹痛拒按，舌质紫暗或有瘀点，脉沉涩。

【方歌】金匮桂枝茯苓丸，桃仁芍药和牡丹，等分为末蜜丸服，缓消癥块胎可安。

【速记法】贵人服丹药。（桂仁茯丹药）

第二节 止血

考点1★★ 咳血方的组成、功用及主治

【组成】青黛 瓜蒌仁 海粉 炒山栀子 诃子 （蜜 姜汁）

【功用】清肝宁肺，凉血止血。

【主治】<u>肝火犯肺之咳血证</u>。咳嗽痰稠带血，咯吐不爽，或心烦易怒，胸胁作痛，咽干口苦，颊赤，便秘，舌红苔黄，脉弦数。

【方歌】咳血方中诃子收，瓜蒌海粉山栀投，青黛蜜丸口嚼化，咳嗽痰血服之瘳。

【速记法】海带和瓜子。（海黛诃瓜子）

考点2★★ 小蓟饮子的组成、功用及主治

【组成】生地黄 小蓟 滑石 木通 蒲黄 藕节 淡竹叶 当归 山栀子 甘草

【功用】凉血止血，利水通淋。

【主治】<u>热结下焦之血淋、尿血</u>。尿中带血，小便频数，赤涩热痛，舌红脉数。

【方歌】小蓟饮子藕蒲黄，木通滑石生地襄，归草黑栀淡竹叶，血淋热结服之良。

【速记法】拾草节，侄子归，竹地扑通捉小鸡。（石草节，栀子归，竹地蒲通＊小蓟）

考点3★★ 槐花散的组成、功用及主治

【组成】炒槐花 侧柏叶 荆芥穗 炒枳壳

【功用】清肠止血，疏风行气。

【主治】<u>风热湿毒，壅遏肠道，损伤血络便血证</u>。

肠风、脏毒，或便前出血，或便后出血，或粪中带血，以及痔疮出血，血色鲜红或晦暗，舌红苔黄，脉数。

【方歌】槐花散用治肠风，侧柏荆芥枳壳充，为末等分米饮下，宽肠凉血逐风功。

【速记法】百岁之槐。（柏穗枳槐）

考点4★★　十灰散的组成、功用及主治

【组成】大蓟炭　小蓟炭　荷叶炭　侧柏炭　茅根炭　茜根炭　山栀炭　大黄炭　丹皮炭　棕榈皮炭（白藕汁　萝卜汁　京墨）

【功用】凉血止血。

【主治】<u>血热妄行之上部出血证。</u>呕血，吐血，咯血，嗽血或衄血，血色鲜红，来势急暴，舌红脉数。

【方歌】十灰散用十般灰，柏茅茜荷丹棕煨，二蓟栀黄各炒黑，上部出血势能摧。

【速记法】大鸡蛋黄和小鸡毛，总值百钱。（大蓟丹黄荷小蓟茅根，棕栀柏茜）

考点5★★　黄土汤的组成、功用及主治

【组成】甘草　干地黄　白术　炮附子　阿胶　黄芩　灶心黄土

【功用】温阳健脾，养血止血。

【主治】<u>脾阳不足，脾不统血证。</u>大便下血，先便后血，以及吐血、衄血、妇人崩漏，血色暗淡，四肢不温，面色萎黄，舌淡苔白，脉沉细无力。

【方歌】黄土汤用芩地黄，术附阿胶甘草尝，温阳健脾能摄血，便血崩漏服之康。

【速记法】嘱咐勤浇黄土草地。（术附芩胶黄土草地）

第十五单元　治风剂

第一节　疏散外风

考点1★★★　川芎茶调散的组成、功用及主治

【组成】川芎　荆芥　白芷　羌活　炙甘草　细辛　防风　薄荷　清茶

【功用】疏风止痛。

【主治】<u>外感风邪头痛。</u>偏正头痛或颠顶作痛，目眩鼻塞，或恶风发热，舌苔薄白，脉浮。

【方歌】川芎茶调散荆防，辛芷薄荷甘草羌，目昏鼻塞风攻上，正偏头痛悉能康。

【速记法】草熊戴新戒指，呛风喝茶。（草芎＊辛荆芷，羌风荷茶）

考点2★★　消风散的组成、功用及主治

【组成】当归　生地　防风　蝉蜕　知母　苦参　胡麻　荆芥　苍术　牛蒡子　石膏　甘草　木通

【功用】疏风除湿，清热养血。

【主治】<u>风疹、湿疹。</u>皮肤瘙痒，疹出色红，或遍身云片斑点，抓破后渗出津水，苔白或黄，脉浮数。

【方歌】消风散内有荆防，蝉蜕胡麻苦参苍，知膏蒡通归地草，风疹湿疹服之康。

【速记法】谨防馋牛通仓库，十亩草地归胡妈。（荆防蝉牛通苍苦，石母草地归胡麻）

考点3★★　大秦艽汤的组成、功用及主治

【组成】秦艽　甘草　川芎　当归　白芍药　细辛　川羌活　防风

黄芩　石膏　吴白芷　白术　生地黄　熟地黄　白茯苓　川独活

【功用】祛风清热，养血活血。

【主治】<u>风邪初中经络证。</u>口眼㖞斜，舌强不能言语，手足不能运动，或恶寒发热，苔白或黄，脉浮数或弦细。

【方歌】大秦艽汤羌独防，芎芷辛芩二地黄，石膏归芍苓甘术，风邪散见可通尝。

【速记法】秦皇拎枪逐二弟独归川药房制席草膏。（秦黄芩羌术生熟地独归川药防芷细草膏）

考点4★　牵正散的组成、功用及主治

【组成】白附子　白僵蚕　全蝎　热酒

【功用】祛风化痰，通络止痉。

【主治】<u>风中头面经络。</u>口眼㖞斜，或面肌抽动者，舌淡红，苔白。

【方歌】牵正散是杨家方，全蝎僵蚕白附裹，服用少量热酒下，口眼㖞斜疗效彰。

【速记法】蚕服全蝎。（蚕附全蝎）

考点5★　小活络丹的组成、功用及主治

【组成】炮川乌　炮草乌　地龙　炮天南星　乳香　没药（冷酒或荆芥汤送服）

【功用】祛风除湿，化痰通络，活血止痛。

【主治】<u>风寒湿痹。</u>肢体筋脉疼痛，麻木拘挛，关节屈伸不利，疼痛游走不定，舌淡紫，苔白，脉沉弦或涩。亦治中风手足不仁，日久不愈，经络中有湿痰瘀血，而见腰腿沉重或腿臂间作痛。

【方歌】小活络丹天南星，二乌乳没与地龙，寒湿瘀血成痹痛，搜风活血经络通。

【速记法】二乌龙没乳难。（川乌草乌龙没乳南）

第二节　平息内风

考点1★★★　羚角钩藤汤的组成、功用及主治

【组成】羚羊角　霜桑叶　京川贝　鲜生地　双钩藤　滁菊花　茯神木　生白芍　生甘草　淡竹茹

【功用】凉肝息风，增液舒筋。

【主治】<u>肝热生风证</u>。高热不退，烦闷躁扰，手足抽搐，发为痉厥，甚则神昏，舌绛而干，或舌焦起刺，脉弦而数。

【方歌】俞氏羚角钩藤汤，桑菊茯神鲜地黄，贝草竹茹同芍药，肝风内动急煎尝。

【速记法】领狗上草地，主妇少背菊。（羚钩桑草地，竹茯芍贝菊）

考点2★★★　镇肝熄风汤的组成、功用及主治

【组成】怀牛膝　生赭石　生龙骨　生牡蛎　生龟甲　生白芍　玄参　天冬　川楝子　生麦芽　茵陈　甘草

【功用】镇肝息风，滋阴潜阳。

【主治】<u>类中风</u>。头目眩晕，目胀耳鸣，脑部热痛，心中烦热，面色如醉，或时常噫气，或肢体渐觉不利，口角渐形㖞斜，甚或眩晕颠仆，昏不知人，移时始醒；或醒后不能复元，<u>脉弦长有力</u>。

【方歌】镇肝息风芍天冬，玄参牡蛎赭茵供，麦龟膝草龙川楝，肝风内动有奇功。

【速记法】天涯少草龙牡恋，牛鬼折姻缘。（天芽芍草龙牡楝，牛龟赭茵元）

考点3★★　天麻钩藤饮的组成、功用及主治

【组成】天麻　钩藤　生决明　山栀　黄芩　川牛膝　杜仲　益母草　桑寄生　夜交藤　朱茯神

【功用】平肝息风，清热活血，补益肝肾。

【主治】<u>肝阳偏亢，肝风上扰证。</u>头痛，眩晕，失眠多梦，或口苦面红，舌红苔黄，脉弦数。

【方歌】天麻钩藤石决明，杜仲牛膝桑寄生，栀子黄芩益母草，茯神夜交安神宁。

【速记法】天麻钩藤教绝技，伏神擒牛众致意。（天麻钩藤交决寄，茯神芩牛仲栀益）

考点4★★　大定风珠的组成、功用及主治

【组成】生白芍　阿胶　生龟甲　干地黄　麻仁　五味子　生牡蛎　麦冬　炙甘草　鸡子黄　生鳖甲

【功用】滋阴息风。

【主治】<u>阴虚风动证。</u>温病后期，手足瘛疭，形瘦神倦，舌绛少苔，<u>脉气虚弱，时时欲脱者。</u>

【方歌】大定风珠鸡子黄，再合加减复脉汤，三甲并同五味子，滋阴息风是妙方。

【速记法】贾母五弟要归，阿妈买草鸡。（甲牡五地药龟，阿麻麦草鸡）

第十六单元　治燥剂

第一节　轻宣外燥

考点1★★★　杏苏散的组成、功用及主治

【组成】苏叶　半夏　茯苓　前胡　桔梗　枳壳　甘草　生姜　橘皮　杏仁　大枣

【功用】轻宣凉燥，理肺化痰。

【主治】<u>外感凉燥证。</u>恶寒无汗，头微痛，咳嗽痰稀，鼻塞咽干，苔白，脉弦。

【方歌】杏苏散内夏陈前，枳桔苓草姜枣研，轻宣温润治凉燥，咳止痰化病自痊。

【速记法】苏杏姐将找陈夏领草支前。（苏杏桔姜枣陈夏苓草枳前）

考点2★★　清燥救肺汤的组成、功用及主治

【组成】桑叶　石膏　人参　甘草　胡麻仁　阿胶　麦冬　杏仁　枇杷叶

【功用】清燥润肺，益气养阴。

【主治】<u>温燥伤肺证。</u>干咳无痰，气逆而喘，头痛身热，咽喉干燥，鼻燥，胸满胁痛，心烦口渴，舌干无苔，脉虚大而数。

【方歌】清燥救肺参草杷，石膏胶杏麦胡麻，经霜收下冬桑叶，清燥润肺效可夸。

【速记法】失业人胡麻仁，卖芭蕉炒杏仁。（石叶人胡麻仁，麦杷胶草杏仁）

考点3★★　桑杏汤的组成、功用及主治

【组成】桑叶　杏仁　香豉　栀皮　沙参　梨皮　象贝

【功用】清宣温燥，润肺止咳。

【主治】<u>外感温燥证。</u>头痛，身热不甚，微恶风寒，口渴，咽干，鼻燥，干咳无痰，或痰少而黏，舌红，苔薄白而干，脉浮数而右脉大。

【方歌】桑杏汤中象贝宜，沙参栀豉与梨皮，干咳鼻燥右脉大，辛凉甘润燥能医。

【速记法】傻贝母只吃桑杏梨皮。（沙贝母栀豉桑杏梨皮）

第二节　滋阴润燥

考点1★★★　麦门冬汤的组成、功用及主治

【组成】麦冬　半夏　人参　甘草　粳米　大枣

【功用】滋养肺胃，降逆下气。

【主治】

(1) 虚热肺痿。咳嗽气喘，咽喉不利，咳痰不爽，或咳唾涎沫，口干咽燥，手足心热，舌红少苔，脉虚数。

(2) 胃阴不足证。气逆呕吐，口渴咽干，舌红少苔，脉虚数。

【方歌】麦门冬汤用人参，枣草粳米半夏存，肺痿咳逆因虚火，益胃生津此方珍。

【速记法】夏大人卖炒米。（夏大人麦草米）

考点2★★　增液汤的组成、功用及主治

【组成】玄参　麦冬　生地

【功用】增液润燥。

【主治】阳明温病，津亏肠燥便秘证。大便秘结，口渴，舌干红，脉细数或沉而无力。

【方歌】增液玄参与地冬，热病津枯便不通，补药之体作泻剂，但非重用不为功。

【速记法】玄生卖地。（玄参麦地）

考点3★　玉液汤的组成、功用及主治

【组成】山药　生黄芪　知母　鸡内金　葛根　五味子　天花粉

【功用】益气养阴，固肾止渴。

【主治】消渴之气阴两虚证。口干而渴，饮水不解，小便频数量多，或小便浑浊，困倦气短，舌嫩红而干，脉虚细无力。

【方歌】玉液山药芪葛根，花粉知味鸡内金，消渴口干溲多数，补脾固肾益气阴。

【速记法】葛天花岂知山鸡味。（葛天花芪知山鸡味）

考点4★★　养阴清肺汤的组成、功用及主治

【组成】大生地　麦门冬　生甘草　元参　贝母　丹皮　薄荷　炒白芍

【功用】养阴清肺，解毒利咽。

【主治】<u>阴虚肺燥之白喉。</u>喉间起白如腐，不易拭去，咽喉肿痛，初起或发热或不发热，鼻干唇燥，或咳或不咳，呼吸有声，似喘非喘，脉数无力或细数。

【方歌】养阴清肺麦地黄，元芍甘草贝丹襄，薄荷共煎利咽膈，阴虚白喉是妙方。

【速记法】皮包被烧，卖地援甘。（皮薄贝芍，麦地元甘）

考点5★★　百合固金汤的组成、功用及主治

【组成】生地黄　熟地黄　麦冬　百合　白芍　当归　贝母　甘草　玄参　桔梗

【功用】滋润肺肾，止咳化痰。

【主治】<u>肺肾阴亏，虚火上炎证。</u>咳嗽气喘，痰中带血，咽喉燥痛，头晕目眩，午后潮热，舌红少苔，脉细数。

【方歌】百合固金二地黄，玄参贝母桔草藏，麦冬芍药当归配，喘咳痰血肺家伤。

【速记法】弟弟卖草药，百元皆归母。（地地麦草药，百元桔归母）

第十七单元　祛湿剂

第一节　燥湿和胃

考点1★★★　藿香正气散的组成、功用及主治

【组成】大腹皮　白芷　紫苏　茯苓　半夏曲　白术　陈皮　厚朴　苦桔梗　藿香　炙甘草　生姜　大枣

【功用】解表化湿，理气和中。

【主治】<u>外感风寒，内伤湿滞证。</u>霍乱吐泻，恶寒发热，头痛，胸膈满闷，脘腹疼痛，舌苔白腻，脉浮或濡缓，以及山岚瘴疟等。

【方歌】藿香正气大腹苏，甘桔陈苓术朴俱，夏曲白芷加姜枣，感伤岚瘴并能驱。

【速记法】二陈姐想找江苏白蜘蛛，补大腹皮。（二陈桔香枣姜苏白芷术，朴大腹皮）

考点2★★　平胃散的组成、功用及主治

【组成】苍术　厚朴　陈皮　炙甘草　生姜　大枣

【功用】燥湿运脾，行气和胃。

【主治】<u>湿滞脾胃证</u>。脘腹胀满，不思饮食，口淡无味，恶心呕吐，嗳气吞酸，肢体沉重，怠惰嗜卧，常多自利，舌苔白腻而厚，脉缓。

【方歌】平胃散用朴陈皮，苍术甘草姜枣齐，燥湿运脾除胀满，调胃和中此方宜。

【速记法】姜枣草皮厚猪不吃。（姜枣草皮厚术＊＊）

第二节　清热祛湿

考点1★★★　三仁汤的组成、功用及主治

【组成】杏仁　滑石　白通草　白蔻仁　竹叶　厚朴　生薏苡仁　半夏

【功用】宣畅气机，清利湿热。

【主治】<u>湿温初起及暑温夹湿之湿重于热证</u>。头痛恶寒，身重疼痛，肢体倦怠，面色淡黄，胸闷不饥，<u>午后身热</u>，苔白不渴，脉弦细而濡。

【方歌】三仁杏蔻薏苡仁，朴夏白通滑竹叶，水用甘澜扬百遍，湿温初起法堪遵。

【速记法】三人后半夜通话。（杏仁白蔻仁薏苡仁厚半叶通滑）

考点2★★　八正散的组成、功用及主治

【组成】车前子　瞿麦　萹蓄　滑石　山栀子　炙甘草　木通　煨

大黄　灯心草

【功用】清热泻火，利水通淋。

【主治】<u>热淋。</u>尿频尿急，溺时涩痛，淋沥不畅，尿色混赤，甚或癃闭不通，小腹急满，口燥咽干，舌苔黄腻，脉滑数。

【方歌】八正木通与车前，萹蓄大黄滑石研，草梢瞿麦兼栀子，煎加灯草痛淋蠲。

【速记法】黄山边区等通滑草车。（黄山萹瞿灯通滑草车）

考点3★★　甘露消毒丹的组成、功用及主治

【组成】飞滑石　绵茵陈　淡黄芩　石菖蒲　川贝母　木通　藿香　连翘　白豆蔻　薄荷　射干

【功用】利湿化浊，清热解毒。

【主治】<u>湿温时疫，湿热并重证。</u>发热倦怠，胸闷腹胀，肢酸咽痛，身目发黄，颐肿口渴，小便短赤，泄泻淋浊；舌苔白或厚腻或干黄，脉濡数或滑数。

【方歌】甘露消毒蔻藿香，茵陈滑石木通菖，芩翘贝母射干薄，湿温时疫是主方。

【速记法】秦香莲飞石射陈，石菖蒲搏斗被捅。（芩香连飞石射陈，石菖蒲薄豆贝通）

考点4★★　连朴饮的组成、功用及主治

【组成】制厚朴　川连（姜汁炒）　石菖蒲　制半夏　香豉　焦栀　芦根

【功用】清热化湿，理气和中。

【主治】<u>湿热霍乱。</u>上吐下泻，胸脘痞闷，心烦躁扰，小便短赤，舌苔黄腻，脉濡数。

【方歌】连朴饮用香豆豉，菖蒲半夏焦山栀，芦根厚朴黄连入，湿热霍乱此方施。

【速记法】廉颇只吃拌卤脯。（连朴栀豉半芦蒲）

考点 5★　茵陈蒿汤的组成、功用及主治

【组成】茵陈蒿　栀子　大黄

【功用】清热，利湿，退黄。

【主治】<u>黄疸阳黄证。</u>一身面目俱黄，黄色鲜明，发热，无汗或但头汗出，口渴欲饮，恶心呕吐，腹微满，小便短赤，大便不爽或秘结，舌红苔黄腻，脉沉数或滑数有力。

【方歌】茵陈蒿汤治阳黄，栀子大黄组成方，栀子柏皮加甘草，茵陈四逆治阴黄。

【速记法】茵陈治黄。（茵陈栀黄）

考点 6★　当归拈痛汤的组成、功用及主治

【组成】羌活　防风　升麻　葛根　白术　苍术　当归身　人参甘草　苦参　炒黄芩　知母　炒茵陈　猪苓　泽泻

【功用】利湿清热，疏风止痛。

【主治】<u>湿热相搏，外受风邪证。</u>遍身肢节烦痛，或肩背沉重，或脚气肿痛，脚膝生疮，舌苔白腻微黄，脉弦数。

【方歌】当归拈痛羌防升，猪泽茵陈芩葛朋，二术苦参知母草，疮疡湿热服皆应。

【速记法】陈妈葛母尝甘苦，租枪防身当擒白蟹。（陈麻葛母苍甘苦，猪羌防参当芩白泻）

考点 7★　二妙散的组成、功用及主治

【组成】黄柏　苍术　姜汁

【功用】清热燥湿。

【主治】<u>湿热下注证。</u>筋骨疼痛，或两足痿软，或足膝红肿疼痛，或湿热带下，或下部湿疮、湿疹，小便短赤，舌苔黄腻者。

【方歌】二妙散中苍柏兼，若云三妙牛膝添，四妙再加薏苡仁，湿热下注痿痹痊。

【速记法】二妙藏黄柏。（二妙苍黄柏）

第三节　利水渗湿

考点1★★★　五苓散的组成、功用及主治

【组成】猪苓　泽泻　白术　茯苓　桂枝

【功用】利水渗湿，温阳化气。

【主治】

（1）蓄水证。小便不利，头痛微热，烦渴欲饮，甚则水入即吐，舌苔白，脉浮。

（2）痰饮。脐下动悸，吐涎沫而头眩，或短气而咳者。

（3）水湿内停证。水肿，泄泻，小便不利，以及霍乱吐泻等。

【方歌】五苓散治太阳腑，泽泻白术与二苓，温阳化气添桂枝，利便解表治水停。

【速记法】领贵妇择白猪。（苓桂茯泽白猪）

考点2★★★　猪苓汤的组成、功用及主治

【组成】猪苓　茯苓　泽泻　滑石　阿胶

【功用】利水渗湿，养阴清热。

【主治】水热互结伤阴证。小便不利，发热，口渴欲饮，或心烦不寐，或兼有咳嗽、呕恶、下利，舌红苔白或微黄，脉细数，又治热淋血淋。

【方歌】猪苓汤用猪茯苓，泽泻滑石阿胶并，小便不利兼烦渴，利水养阴热亦平。

【速记法】谢玲玲滑跤。（泻苓苓滑胶）

考点3★★　防己黄芪汤的组成、功用及主治

【组成】防己　黄芪　甘草　白术　生姜　大枣

【功用】益气祛风，健脾利水。

【主治】表虚之风水或风湿证。汗出恶风，身重或肿，或肢节疼痛，小便不利，舌淡苔白，脉浮。

【方歌】防己黄芪金匮方，白术甘草枣生姜，汗出恶风兼身重，表虚湿盛服之康。

【速记法】草房黄找白浆。（草防黄枣白姜）

第四节　温化寒湿

考点1★★★　真武汤的组成、功用及主治

【组成】茯苓　芍药　白术　生姜　附子

【功用】温阳利水。

【主治】

（1）阳虚水泛证。小便不利，四肢沉重疼痛、浮肿，腰以下为甚，畏寒肢冷、腹痛、下利，或咳，或呕，舌淡胖，苔白滑，脉沉细。

（2）太阳病发汗太过，阳虚水泛证。汗出不解，其人仍发热，心下悸，头眩，身瞤动，振振欲擗地。

【方歌】真武汤壮肾中阳，茯苓术芍附生姜，少阴腹痛有水气，悸眩惊惕保安康。

【速记法】珠江少妇灵。（术姜芍附苓）

考点2★★　实脾散的组成、功用及主治

【组成】厚朴　白术　木瓜　木香　草果　大腹子　炮附子　茯苓　干姜　炙甘草　生姜　大枣

【功用】温阳健脾，行气利水。

【主治】脾肾阳虚，水气内停之阴水。身半以下肿甚，手足不温，口中不渴，胸腹胀满，大便溏薄，舌苔白腻，脉沉弦而迟。

【方歌】实脾苓术与木瓜，甘草木香大腹加，草果附姜兼厚朴，虚寒阴水效堪夸。

【速记法】夫妇枣煮草姜，生瓜果脯香槟。（附苓枣术草姜，生瓜果朴香槟）

考点3★　苓桂术甘汤的组成、功用及主治

【组成】<u>茯苓</u>　桂枝　白术　炙甘草

【功用】温阳化饮，健脾利水。

【主治】<u>中阳不足之痰饮。</u>胸胁支满，目眩心悸，或短气而咳，舌苔白滑，脉弦滑或沉紧。

第五节　祛湿化浊

考点1★★　完带汤的组成、功用及主治

【组成】炒白术　山药　人参　苍术　车前子　白芍　柴胡　黑芥穗　陈皮　甘草

【功用】补脾疏肝，化湿止带。

【主治】<u>脾虚肝郁，湿浊带下。</u>带下色白，清稀如涕，面色㿠白，倦怠便溏，舌淡苔白，脉缓或濡弱。

【方歌】完带汤中二术陈，车前甘草和人参，柴芍淮山黑芥穗，化湿止带此方神。

【速记法】白人苍山批草药糊疖子。（白人苍山皮草药胡芥子）

考点2★　萆薢分清饮的组成、功用及主治

【组成】益智仁　川萆薢　石菖蒲　乌药　盐

【功用】温肾利湿，分清化浊。

【主治】<u>下焦虚寒之膏淋、白浊。</u>小便频数，浑浊不清，白如米泔，凝如膏糊，舌淡苔白，脉沉。

【方歌】萆薢分清石菖蒲，甘草乌药益智俱，或益茯苓盐煎服，淋

浊留连自可除。

【速记法】巫医比唱。（乌益萆菖）

第六节　祛风胜湿

考点1★　羌活胜湿汤的组成、功用及主治

【组成】羌活　独活　藁本　防风　炙甘草　川芎　蔓荆子

【功用】祛风胜湿止痛。

【主治】风湿犯表之痹证。肩背痛不可回顾，头痛身重，或腰脊疼痛，难以转侧，苔白脉浮。

【方歌】羌活胜湿草独芎，蔓荆藁本加防风，湿邪在表头腰痛，发汗升阳经络通。

【速记法】高兄疯蛮独抢活干。（藁芎风蔓独羌活甘）

考点2★　独活寄生汤的组成、功用及主治

【组成】独活　桑寄生　杜仲　牛膝　细辛　秦艽　茯苓　肉桂心　防风　川芎　人参　甘草　当归　芍药　干地黄

【功用】祛风湿，止痹痛，益肝肾，补气血。

【主治】痹证日久，肝肾两虚，气血不足证。腰膝疼痛，痿软，肢节屈伸不利，或麻木不仁，畏寒喜温，心悸气短，舌淡苔白，脉象细弱。

【方歌】独活寄生艽防辛，芎归地芍桂苓均，杜仲牛膝人参草，冷风顽痹屈能伸。

【速记法】情人细心独寄贵药，杜兄放牛归伏草地。（秦人细辛独寄桂药，杜芎防牛归茯草地）

第十八单元　祛痰剂

第一节　燥湿化痰

考点1★★★　温胆汤的组成、功用及主治

【组成】半夏　竹茹　炒枳实　陈皮　炙甘草　茯苓　生姜　大枣

【功用】理气化痰，清胆和胃。

【主治】<u>胆胃不和，痰热内扰证</u>。胆怯易惊，头眩心悸，心烦不眠，夜多易梦；或呕恶呃逆，眩晕，癫痫。苔白腻，脉弦滑。

【方歌】温胆汤中苓半草，枳竹陈皮加姜枣，虚烦不眠证多端，此系胆虚痰热扰。

【速记法】珠江夏令早食柑橘。（竹姜夏苓枣实甘橘）

考点2★★　二陈汤的组成、功用及主治

【组成】半夏　橘红　白茯苓　炙甘草　生姜　乌梅

【功用】燥湿化痰，理气和中。

【主治】<u>湿痰证</u>。咳嗽痰多，色白易咳，恶心呕吐，胸膈痞闷，肢体困重，或头眩心悸，舌苔白滑或腻，脉滑。

【方歌】二陈汤用半夏陈，益以茯苓甘草臣，利气和中燥湿痰，煎加生姜与乌梅。

【速记法】陈夏领草莓酱。（陈夏苓草梅姜）

第二节　清热化痰

考点1★★★　清气化痰丸的组成、功用及主治

【组成】瓜蒌仁　陈皮　炒黄芩　杏仁　炒枳实　茯苓　胆南星

制半夏　姜汁

【功用】清热化痰，理气止咳。

【主治】<u>痰热咳嗽。</u>咳嗽气喘，咳痰黄稠，胸膈痞闷，甚则气急呕恶，烦躁不宁，舌质红，苔黄腻，脉滑数。

【方歌】清气化痰星夏橘，杏仁枳实瓜蒌实，芩苓姜汁糊为丸，气顺火消痰自失。

【速记法】陈皮杏仁拌黄瓜实难服。（陈皮杏仁半黄瓜实南茯）

考点2★　小陷胸汤的组成、功用及主治

【组成】黄连　半夏　瓜蒌实

【功用】清热化痰，宽胸散结。

【主治】<u>痰热互结之小结胸证。</u>胸脘痞闷，按之则痛，或心胸闷痛，或咳痰黄稠，舌红苔黄腻，脉滑数。

【方歌】小陷胸汤连夏蒌，宽胸开结涤痰优，膈上热痰痞满痛，舌苔黄腻服之休。

【速记法】黄连下楼。（黄连夏蒌）

第三节　润燥化痰

考点★★　贝母瓜蒌散的组成、功用及主治

【组成】贝母　瓜蒌　天花粉　茯苓　橘红　桔梗

【功用】润肺清热，理气化痰。

【主治证候】<u>燥痰咳嗽。</u>咳嗽痰少，咳痰不爽，涩而难出，咽喉干燥，苔白而干。

【方歌】贝母瓜蒌花粉研，橘红桔梗茯苓添，呛咳咽干痰难出，润燥化痰病自安。

【速记法】陈母拎蒌接花粉。（陈母苓蒌桔花粉）

第四节　温化寒痰

考点1★★★　苓甘五味姜辛汤的组成、功用及主治

【组成】茯苓　甘草　干姜　细辛　五味子

【功用】温肺化饮。

【主治】<u>寒饮咳嗽</u>。咳嗽痰多，清稀色白，喜唾涎沫，胸满不舒，舌苔白滑，脉弦滑。

考点2★　三子养亲汤的组成、功用及主治

【组成】紫苏子　白芥子　莱菔子

【功用】温肺化痰，降气消食。

【主治】<u>痰壅气逆食滞证</u>。咳嗽喘逆，痰多胸痞，食少难消，舌苔白腻，脉滑。

【方歌】三子养亲祛痰方，芥苏莱菔共煎汤，大便实硬加熟蜜，冬寒更可加生姜。

【速记法】三子来借书。（三子莱芥苏）

第五节　化痰息风

考点★★★　半夏白术天麻汤的组成、功用及主治

【组成】半夏　白术　天麻　茯苓　橘红　甘草　生姜　大枣

【功用】化痰息风，健脾祛湿。

【主治】<u>风痰上扰证</u>。眩晕或头痛，胸膈痞闷，恶心呕吐，舌苔白腻，脉弦滑。

【方歌】半夏白术天麻汤，苓草橘红大枣姜，眩晕头痛风痰证，热

盛阴亏切莫尝。

【速记法】夏伏天煮姜枣炒橘红。（夏苓天术姜枣草橘红）

第十九单元　消食剂

第一节　消食化滞

考点1★★★　保和丸的组成、功用及主治

【组成】山楂　神曲　半夏　茯苓　陈皮　连翘　莱菔子

【功用】消食化滞，理气和胃。

【主治】食积证。脘腹痞满胀痛，嗳腐吞酸，恶食呕逆，或大便泄泻，舌苔厚腻，脉滑。

【方歌】保和神曲与山楂，苓夏陈翘菔子加，炊饼为丸白汤下，消食和胃效堪夸。

【速记法】神父下山敲沉锣。（神茯夏山翘陈萝）

考点2★★　枳实导滞丸的组成、功用及主治

【组成】大黄　枳实　炒神曲　茯苓　黄芩　黄连　白术　泽泻

【功用】消食导滞，清热祛湿。

【主治】湿热食积证。脘腹胀痛，下痢泄泻，或大便秘结，小便短赤，舌苔黄腻，脉沉有力。

【方歌】枳实导滞曲大黄，芩连白术茯苓襄，泽泻蒸饼糊丸服，湿热积滞力能攘。

【速记法】责令白大实勤练神曲。（泽苓白大实芩连神曲）

第二节　健脾消食

考点★★　健脾丸的组成、功用及主治

【组成】炒白术　木香　酒炒黄连　甘草　白茯苓　人参　炒神曲　陈皮　砂仁　炒麦芽　山楂　山药　煨肉豆蔻

【功用】健脾和胃，消食止泻。

【主治】<u>脾虚食积证。</u>食少难消，脘腹痞闷，大便溏薄，倦怠乏力，苔腻微黄，脉虚弱。

【方歌】健脾参术苓草陈，肉蔻香连合砂仁，楂肉山药曲麦炒，消补兼施此方寻。

【速记法】夫人赶猪卖山神，陈香莲要杀蔻。（苓人甘术麦山神，陈香连药砂蔻）

第二十单元　驱虫剂

考点★★★　乌梅丸的组成、功用及主治

【组成】乌梅　细辛　干姜　黄连　当归　附子　蜀椒　桂枝　人参　黄柏　蜜

【功用】温脏安蛔。

【主治】蛔厥证。脘腹阵痛，烦闷呕吐，时发时止，得食则吐，甚则吐蛔，手足厥冷；或久泻久痢。

【方歌】乌梅丸用细辛桂，黄连黄柏及当归，人参椒姜加附子，清上温下又安蛔。

【速记法】富贵新疆人数着白脸美。（附归细姜人蜀枝柏连梅）

第二十一单元 治痈疡剂

考点1★★★ 大黄牡丹汤的组成、功用及主治

【组成】大黄 牡丹皮 桃仁 冬瓜子 芒硝

【功用】泻热破瘀，散结消肿。

【主治】<u>肠痈初起，湿热瘀滞证</u>。右少腹疼痛拒按，按之其痛如淋，甚则局部肿痞，或右足屈而不伸，伸则痛剧，小便自调，或时时发热，自汗恶寒，舌苔薄腻而黄，脉滑数。

【方歌】金匮大黄牡丹汤，桃仁瓜子芒硝襄，肠痈初起腹按痛，苔黄脉数服之康。

【速记法】黄涛担冬瓜忙。（黄桃丹冬瓜芒）

考点2★★ 仙方活命饮的组成、功用及主治

【组成】白芷 贝母 防风 赤芍 当归尾 甘草 皂角刺 穿山甲 天花粉 乳香 没药 金银花 陈皮 酒

【功用】清热解毒，消肿溃坚，活血止痛。

【主治】<u>痈疡肿毒初起</u>。局部红肿焮痛，或身热凛寒，苔薄白或黄，脉数有力。

【方歌】仙方活命金银花，防芷归陈草芍加，贝母花粉兼乳没，穿山角刺酒煎佳，一切痈毒能溃散，溃后忌服用勿差。

【速记法】北国风光佳天下，赤芍没想金银花。当用陈皮造白纸，解毒活血溃坚夸。（贝国风＊甲天＊，赤芍没香金银花，当＊陈皮皂白芷，解毒活血溃坚夸）

考点3★ 苇茎汤的组成、功用及主治

【组成】苇茎 薏苡仁 冬瓜子 桃仁

【功用】清肺化痰，逐瘀排脓。

【主治】<u>肺痈，热毒壅滞，痰瘀互结证</u>。身有微热，咳嗽痰多，甚

则咳吐腥臭脓血，胸中隐隐作痛，舌红苔黄腻，脉滑数。

【方歌】苇茎汤方出千金，桃仁薏苡冬瓜仁，肺痈痰热兼瘀血，化浊排脓病自宁。

【速记法】冬桃已萎。（冬桃苡苇）

考点4★★★　阳和汤的组成、功用及主治

【组成】熟地　肉桂　麻黄　鹿角胶　白芥子　炮姜炭　生甘草

【功用】温阳补血，散寒通滞。

【主治】阴疽。贴骨疽、脱疽及流注、痰核、鹤膝风等，患处漫肿无头，皮色不变，酸痛无热，口中不渴，舌苔淡白，脉沉细或迟细。

【方歌】阳和汤法解寒凝，贴骨流注鹤膝风，熟地鹿胶姜炭桂，麻黄白芥甘草从。

【速记法】皇帝将生贵娇子。（麻地姜生桂胶子）

中 医 经 典

第一单元　黄帝内经

第一节　素问·上古天真论

考点1★★★　"上古之人，其知道者……度百岁乃去。"

【原文】昔在黄帝，生而神灵，弱而能言，幼而徇齐，长而敦敏，成而登天。乃问于天师曰：余闻上古之人，春秋皆度百岁，而动作不衰；今时之人，年半百而动作皆衰者，时世异耶？人将失之耶？岐伯对曰：上古之人，其知道者，法于阴阳，和于术数，食饮有节，起居有常，不妄作劳，故能形与神俱，而尽终其天年，度百岁乃去。今时之人不然也，以酒为浆，以妄为常，醉以入房，以欲竭其精，以耗散其真，不知持满，不时御神，务快其心，逆于生乐，起居无节，故半百而衰也。

【重点总结】

1. 养生的原则：一是要顺应外界四时气候的阴阳变化规律。二是要养成良好的生活习惯和作息规律。

2. 养生的方法：包括法于阴阳，和于术数，食饮有节，起居有常，不妄作劳。

考点2★　"夫上古圣人之教下也，皆谓之……病安从来。"

【原文】夫上古圣人之教下也，皆谓之虚邪贼风，避之有时，恬惔虚无，真气从之，精神内守，病安从来。是以志闲而少欲，心安而不惧，形劳而不倦，气从以顺，各从其欲，皆得所愿。故美其食，任其服，乐其俗，高下不相慕，其民故曰朴。是以嗜欲不能劳其目，淫邪不能惑其心，愚智贤不肖，不惧于物，故合于道。所以能年皆度百岁，而动作不衰者，以其德全不危也。

【重点总结】

养生的基本原则：一是顺应四时，外避邪气。二是调养精神，保养正气。

第二节　素问·四气调神大论

考点1★★　"治未病"养生防病原则

【原文】是故圣人不治已病治未病，不治已乱治未乱，此之谓也。夫病已成而后药之，乱已成而后治之，譬犹渴而穿井，斗而铸锥，不亦晚乎！

【重点总结】

治未病的含义：未病先防、已病防变。

考点2★★　"春夏养阳，秋冬养阴"的养生原则及其意义

【原文】所以圣人春夏养阳，秋冬养阴。

考点3★　"夫四时阴阳者，万物之根本也……坏其真矣。"

【原文】夫四时阴阳者，万物之根本也。所以圣人春夏养阳，秋冬养阴，以从其根，故与万物沉浮于生长之门。逆其根，则伐其本，坏其真矣。

【重点总结】

1. 万物之根本是四时阴阳。

2. 逆其根的后果是伐其本，坏其真。

第三节 素问·阴阳应象大论

考点1★★ "治病必求于本"的临床价值

【原文】治病必求于本。

【重点总结】

治病必求于本,本于阴阳。

考点2★ "阴味出下窍,阳气出上窍……壮火散气,少火生气。"

【原文】阴味出下窍,阳气出上窍。味厚者为阴,薄为阴之阳。气厚者为阳,薄为阳之阴。味厚则泄,薄则通。气薄则发泄,厚则发热。壮火之气衰,少火之气壮。壮火食气,气食少火。壮火散气,少火生气。

【重点总结】

1. 药食气味纯阳者为壮火,服之则耗散人体的正气。

2. 药食气味温和者为少火,食之则能使人体正气充盛。

3. "壮火之气衰,少火之气壮;壮火食气,气食少火;壮火散气,少火生气":意为药食气味纯厚而作用纯阳,服之则耗散人体的正气;药食气味温和而作用平和,食之则能使人体正气充盛。

考点3★ "善诊者,察色按脉,先别阴阳……而知病所生,以治无过,以诊则不失矣。"

【原文】善诊者,察色按脉,先别阴阳;审清浊,而知部分;视喘息,听音声,而知所苦;观权衡规矩,而知病所主。按尺寸,观浮沉滑涩,而知病所生。以治无过,以诊则不失矣。

【重点总结】

本段原文指出"善诊者,察色按脉,先别阴阳",以阴阳作为临床诊治疾病之纲领。

考点4★★★ "病之始起也，可刺而已；其盛，可待衰而已。故因其轻而扬之，因其重而减之，因其衰而彰之……气虚宜掣引之。"

【原文】故曰：病之始起也，可刺而已；其盛，可待衰而已。故因其轻而扬之，因其重而减之，因其衰而彰之。形不足者，温之以气；精不足者，补之以味。其高者，因而越之；其下者，引而竭之；中满者，泻之于内；其有邪者，渍形以为汗；其在皮者，汗而发之；其慓悍者，按而收之；其实者，散而泻之。审其阴阳，以别柔刚，阳病治阴，阴病治阳，定其血气，各守其乡，血实宜决之，气虚宜掣引之。

【重点总结】

1. 背诵原文。

2. 本段原文以阴阳理论为纲，论述了"因势利导"的中医治则。

其一，根据病变之势择时治疗：例如其盛，可待衰而已，指对于疟疾等某些周期性发作的疾病，在其未发病之前邪气较弱的时候进行治疗。

其二，根据病位之势顺势治疗：例如其高者，因而越之；其下者，引而竭之；中满者，泻之于内；其有邪者，渍形以为汗；其在皮者，汗而发之。

其三，根据虚实之势扶正祛邪：例如因其轻而扬之，因其重而减之，因其衰而彰之；形不足者，温之以气；精不足者，补之以味；其实者，散而泻之；血实宜决之；气虚宜掣引之。

第四节　素问·经脉别论

考点1★★　"勇者气行则已，怯者则着而为病"和"生病起于过用"的理论观点

【原文】勇者气行则已，怯者则着而为病也。

【重点总结】

强调体质是决定疾病是否发生的根本因素。勇怯指人的体质有强弱之异。

【原文】 生病起于过用。

【重点总结】

疾病的发生是因"过用"，即超越了常度。

考点2★★★ "食气入胃，散精于肝……揆度以为常也。"

【原文】 食气入胃，散精于肝，淫气于筋。食气入胃，浊气归心，淫精于脉。脉气流经，经气归于肺，肺朝百脉，输精于皮毛。毛脉合精，行气于府，府精神明，留于四脏，气归于权衡。权衡以平，气口成寸，以决死生。饮入于胃，游溢精气，上输于脾，脾气散精，上归于肺，通调水道，下输膀胱。水精四布，五经并行。合于四时五脏阴阳，揆度以为常也。

【重点总结】

1. "食气入胃，浊气归心"，其中浊气"是指水谷精微中稠厚的部分。

2. 毛脉合精，即气血相合。

第五节 素问·太阴阳明论

考点1★★ "脾病而四肢不用"的机理及临床意义

【原文】 帝曰：脾病而四肢不用，何也？岐伯曰：四肢皆禀气于胃，而不得至经，必因于脾，乃得禀也。今脾病不能为胃行其津液，四肢不得禀水谷气，气日以衰，脉道不利，筋骨肌肉，皆无气以生，故不用焉。

【重点总结】

"治痿独取阳明"（《素问·痿论》）的治则，是在此基础上阐发的又一重要观点。

考点 2★　"脾者土也，治中央……不得独主于时也。"

【原文】脾者土也，治中央，常以四时长四脏，各十八日寄治，不得独主于时也。

【重点总结】

本条提出了"脾不主时"的观点。"脾不主时"，却无时不主。四时皆有脾气，指一年四时中各脏腑都与脾有关，即<u>四季之末的十八日均由脾土之气所主</u>。

第六节　灵枢·本神

考点 1★　由心"任物"到智"处物"的思维过程

【原文】所以任物者谓之心，心有所忆谓之意，意之所存谓之志，因志而存变谓之思，因思而远慕谓之虑，因虑而处物谓之智。

【重点总结】

背诵原文。

考点 2★　"生之来谓之精……并精而出入者谓之魄。"

【原文】生之来谓之精，两精相搏谓之神，随神往来者谓之魂，并精而出入者谓之魄。

【重点总结】

背诵原文。

第七节　素问·生气通天论

考点 1★★　"阴者，藏精而起亟也；阳者，卫外而为固也。"

【原文】阴者，藏精而起亟也；阳者，卫外而为固也。

【重点总结】

本句论述了阴阳互根互制（互用）的关系。阴精和阳气的作用分别是"藏精"和"卫外"。

考点2★ "阳气者，若天与日……是故阳因而上，卫外者也。"

【原文】 阳气者，若天与日，失其所则折寿而不彰，故天运当以日光明。是故阳因而上，卫外者也。

【重点总结】

背诵原文。

考点3★★ "阳气者，精则养神，柔则养筋。"

【原文】 阳气者，精则养神，柔则养筋。

【重点总结】

背诵原文。

本条论述了阳气的温养作用。因为阳气充足，运行流通，不仅能温养形体，柔软筋脉，而且能温养精神，使人精神活动旺盛。

考点4★★ "凡阴阳之要，阳密乃固……阴阳离决，精气乃绝。"

【原文】 凡阴阳之要，阳密乃固。两者不和，若春无秋，若冬无夏，因而和之，是谓圣度。故阳强不能密，阴气乃绝；阴平阳秘，精神乃治；阴阳离决，精气乃绝。

【重点总结】

1. 背诵"阴平阳秘，精神乃治；阴阳离决，精气乃绝"。
2. 调和阴阳是防病治病的重要法则。

第八节　素问·举痛论

考点1★★★ "余知百病生于气也……思则气结。"

【原文】 余知百病生于气也，怒则气上，喜则气缓，悲则气消，恐则气下，寒则气收，炅则气泄，惊则气乱，劳则气耗，思则气结。

【重点总结】

1. 背诵原文。

2. "百病生于气"中"气"指气机失调。

考点2★★　"五脏卒痛"的病因病机

【原文】帝曰：愿闻人之五脏卒痛，何气使然？岐伯对曰：经脉流行不止，环周不休，寒气入经而稽迟，泣而不行，客于脉外则血少，客于脉中则气不通，故卒然而痛。

【重点总结】

引起疼痛的因素虽多，然以寒邪为主因。虚痛：客于脉外则血少（不荣则痛）。实痛：客于脉中则气不通（不通则痛）。

第九节　素问·至真要大论

考点1★★★　"诸风掉眩，皆属于肝……诸呕吐酸，暴注下迫，皆属于热。"

【原文】诸风掉眩，皆属于肝。诸寒收引，皆属于肾。诸气膹郁，皆属于肺。诸湿肿满，皆属于脾。诸热瞀瘛，皆属于火。诸痛痒疮，皆属于心。诸厥固泄，皆属于下。诸痿喘呕，皆属于上。诸禁鼓栗，如丧神守，皆属于火。诸痉项强，皆属于湿。诸逆冲上，皆属于火。诸胀腹大，皆属于热。诸躁狂越，皆属于火；诸暴强直，皆属于风；诸病有声，鼓之如鼓，皆属于热。诸病胕肿，疼酸惊骇，皆属于火。诸转反戾，水液浑浊，皆属于热。诸病水液，澄澈清冷，皆属于寒。诸呕吐酸，暴注下迫，皆属于热。

【重点总结】

背诵原文。

考点2★　"逆者正治，从者反治……可使气和，可使必已。"

【原文】逆者正治，从者反治，从少从多，观其事也。帝曰：

反治何谓？岐伯曰：热因热用，寒因寒用；塞因塞用，通因通用。必伏其所主，而先其所因；其始则同，其终则异；可使破积，可使溃坚，可使气和，可使必已。

第十节　灵枢·百病始生

考点★★　"风雨寒热不得虚，邪不能独伤人……参以虚实，大病乃成。"

【原文】风雨寒热不得虚，邪不能独伤人。卒然逢疾风暴雨而不病者，盖无虚，故邪不能独伤人。此必因虚邪之风，与其身形，两虚相得，乃客其形，两实相逢，众人肉坚。其中于虚邪也，因于天时，与其身形，参以虚实，大病乃成。

【重点总结】

本段将邪气的侵袭看作发病的条件，并强调正气虚弱才是发病的决定性因素。

第十一节　素问·热论

考点1★★　"治之各通其脏脉……可泄而已。"

【原文】治之各通其脏脉，病日衰已矣。其未满三日者，可汗而已；其满三日者，可泄而已。

【重点总结】

1. 本段指出了外感热病的治疗原则，即各通其脏脉。

2. 外感热病，未满三日者，其邪尚在表，可用发汗的方法，祛除邪气，使病痊愈；已满三日者，其邪气已传入里，故可用泻法。

考点2★ "今夫热病者，皆伤寒之类也……其两感于寒而病者，必不免于死。"

【原文】黄帝问曰：今夫热病者，皆伤寒之类也。或愈或死，其死皆以六七日之间，其愈皆以十日以上者何也？不知其解，愿闻其故。岐伯对曰：巨阳者，诸阳之属也，其脉连于风府，故为诸阳主气也。人之伤于寒也，则为病热，热虽甚不死。其两感于寒而病者，必不免于死。

【重点总结】

熟读原文。

第十二节　素问·评热病论

考点1★★ "劳风法在肺下……伤肺则死也。"

【原文】劳风法在肺下，其为病也，使人强上冥视，唾出若涕，恶风而振寒，此为劳风之病。帝曰：治之奈何？岐伯曰：以救俯仰。巨阳引。精者三日，中年者五日，不精者七日。咳出青黄涕，其状如脓，大如弹丸，从口中若鼻中出，不出则伤肺，伤肺则死也。

【重点总结】

1. 劳风的病因病机

（1）病因：因劳而虚，因虚而受风，邪气化热壅肺。

（2）病机：太阳受风，卫阳郁遏，肺失清肃，痰热壅积。

2. 劳风的症状　恶风振寒，强上冥视，唾出若涕，甚则咳出青黄痰块。

3. 劳风的治疗及预后　劳风的治疗宜利肺散邪以救俯仰，排出痰液以通气道；治则为针刺太阳以引经气。因势利导的排痰祛邪之法对于劳风的治疗至关重要。

考点2★ 阴阳交的病机及临床表现

【原文】黄帝问曰：有病温者，汗出辄复热，而脉躁疾不为汗衰，狂言不能食，病名为何？岐伯对曰：病名阴阳交，交者死也。帝曰：愿闻其说。岐伯曰：人所以汗出者，皆生于谷，谷生于精，今邪气交争于骨肉而得汗者，是邪却而精胜也，精胜，则当能食而不复热。复热者，邪气也，汗者，精气也，今汗出而辄复热者，是邪胜也，不能食者，精无俾也，病而留者，其寿可立而倾也。且夫《热论》曰：汗出而脉尚躁盛者死。今脉不与汗相应，此不胜其病也，其死明矣。狂言者是失志，失志者死。今见三死，不见一生，虽愈必死也。

【重点总结】

阴阳交是温热病中的危重病证，包括一些外感危重疫病。其基本病机是阴精不足，邪热充盛，病位较深；主要症状是发热、汗出复热、脉躁疾、狂言不能食等。

第十三节 素问·咳论

考点1★ "五脏六腑皆令人咳"的理论及其临床意义

考点2★ "肺之令人咳，何也？……乘冬则肾先受之。"

【原文】黄帝问曰：肺之令人咳，何也？岐伯对曰：五脏六腑皆令人咳，非独肺也。帝曰：愿闻其状。岐伯曰：皮毛者，肺之合也，皮毛先受邪气，邪气以从其合也。其寒饮食入胃，从肺脉上至于肺，则肺寒，肺寒则外内合邪，因而客之，则为肺咳。五脏各以其时受病，非其时各传以与之。人与天地相参，故五脏各以治时，感于寒则受病，微则为咳，甚者为泄为痛。乘秋则肺先受邪，乘春则肝先受之，乘夏则心先受之，乘至阴则脾先受之，乘冬则肾先受之。

【重点总结】

1. 咳的病因病机 ①外有风寒所伤。②内有寒饮停聚。

2. 咳与季节气候的关系 乘秋则肺先受邪，乘春则肝先受之，乘夏则心先受之，乘至阴则脾先受之，乘冬则肾先受之。

第十四节　素问·痹论

考点1★　"凡痹之客五脏者……涩于小便，上为清涕。"

【原文】 凡痹之客五脏者，肺痹者，烦满，喘而呕。心痹者，脉不通，烦则心下鼓，暴上气而喘，嗌干，善噫，厥气上则恐。肝痹者，夜卧则惊，多饮，数小便，上为引如怀。肾痹者，善胀，尻以代踵，脊以代头。脾痹者，四肢解堕，发咳，呕汁，上为大塞。肠痹者，数饮而出不得，中气喘争，时发飧泄。胞痹者，少腹膀胱按之内痛，若沃以汤，涩于小便，上为清涕。

【重点总结】

熟记原文。

考点2★　"痹之安生？……湿气胜者为著痹也。"

【原文】 黄帝问曰：痹之安生？岐伯对曰：风寒湿三气杂至合而为痹也。其风气胜者为行痹，寒气胜者为痛痹，湿气胜者为著痹也。

【重点总结】

熟读原文。

第十五节　素问·痿论

考点1★　"阳明者，五脏六腑之海……故足痿不用也。"

【原文】 阳明者，五脏六腑之海，主润宗筋，宗筋主束骨而利机关也。冲脉者，经脉之海也，主渗灌溪谷，与阳明合于宗筋，阴阳揔宗筋之会，会于气街，而阳明为之长，皆属于带脉，而络于督脉。故阳明虚，则宗筋纵，带脉不引，故足痿不用也。

【重点总结】

本段论述了痿证的治疗原则，提出了"治痿独取阳明"的重要观点。

考点2★★ "五脏使人痿……肾气热，则腰脊不举，骨枯而髓减，发为骨痿。"

【原文】黄帝问曰：五脏使人痿，何也？岐伯对曰：肺主身之皮毛，心主身之血脉，肝主身之筋膜，脾主身之肌肉，肾主身之骨髓。故肺热叶焦，则皮毛虚弱急薄，著则生痿躄也。心气热，则下脉厥而上，上则下脉虚，虚则生脉痿，枢折挈，胫纵而不任地也。肝气热，则胆泄口苦，筋膜干，筋膜干则筋急而挛，发为筋痿。脾气热，则胃干而渴，肌肉不仁，发为肉痿。肾气热，则腰脊不举，骨枯而髓减，发为骨痿。

【重点总结】

1. 痿证的病机　五脏气热和肺热叶焦。
2. 痿证的病因情志所伤、劳伤太过及湿邪浸淫等。

第十六节　素问·异法方宜论

考点★ "医之治病也，一病而治各不同，皆愈，何也？……地势使然也。"

【原文】黄帝问曰：医之治病也，一病而治各不同，皆愈，何也？岐伯对曰：地势使然也。

【重点总结】

本段论述了同一种疾病，由于地域、东南中西北方位及气候的不同，其治法各有所宜。

第十七节　素问·汤液醪醴论

考点1★　"神不使"的含义及其临床意义

【原文】帝曰：形弊血尽而功不立者何？岐伯曰：神不使也。

【重点总结】

神不使，指若神机丧失，则针药难以发挥作用。此处强调了患者的神气在治疗中的重要作用。

考点2★　"平治于权衡……五阳已布，疏涤五脏。"

【原文】平治于权衡，去宛陈莝，微动四极，温衣，缪刺其处，以复其形。开鬼门，洁净府，精以时服，五阳已布，疏涤五脏。

【重点总结】

1. 水肿的治则　"平治于权衡""去宛陈莝"。

2. 水肿的治法　一为"开鬼门，洁净府"；二为"缪刺其处"；三为"微动四极"；四为"温衣"。

第十八节　素问·标本病传

考点★★★　"小大不利治其标，小大利治其本。"

【原文】小大不利治其标，小大利治其本。

【重点总结】

熟读原文。

第十九节　灵枢·决气

考点1★　"余闻人有精气津液血脉，余意以为一气耳……壅遏营气，令无所避？是谓脉。"

【原文】余闻人有精气津液血脉，余意以为一气耳，今乃辨为六名，余不知其所以然。岐伯曰：两神相搏，合而成形，常先身生，是谓精。何谓气？岐伯曰：上焦开发，宣五谷味，熏肤，充身，泽毛，若雾露之溉，是谓气。何谓津？岐伯曰：腠理发泄，汗出溱溱，是谓津。何谓液？岐伯曰：谷入气满，淖泽注于骨，骨属屈伸，泄泽补益脑髓，皮肤润泽，是谓液。何谓血？岐伯曰：中焦受气取汁，变化而赤，是谓血。何谓脉？岐伯曰：壅遏营气，令无所避，是谓脉。

【重点总结】

熟读原文。

考点2★　"精脱者，耳聋……其脉空虚，此其候也。"

【原文】精脱者，耳聋；气脱者，目不明；津脱者，腠理开，汗大泄；液脱者，骨属屈伸不利，色夭，脑髓消，胫酸，耳数鸣；血脱者，色白，夭然不泽，其脉空虚，此其候也。

【重点总结】

熟读原文。

第二单元　伤寒论

第一节　辨太阳病脉证并治

考点1★★　"太阳之为病，脉浮，头项强痛而恶寒。"（1条）

【原文】太阳之为病，脉浮，头项强痛而恶寒。（1条）

【重点总结】

本条为太阳病辨证纲要。

1. 六经的名称源于《黄帝内经》。太阳又称巨阳，是阳气隆盛之意，其经脉走行最长，其气布于周身，故谓之太阳。

2. 恶寒是太阳表证出现最早和贯穿始终的症状。

考点2★★ "太阳中风，阳浮而阴弱……桂枝汤主之。"（12条）

【原文】太阳中风，阳浮而阴弱，阳浮者，热自发，阴弱者，汗自出，啬啬恶寒，淅淅恶风，翕翕发热，鼻鸣干呕者，桂枝汤主之。（12条）

【重点总结】

本条论述了太阳中风证的病机、证候特点及其治法方药。

1. "阳浮而阴弱"既指脉象又指病机

（1）脉象：阳指浮取，阴指沉取，意为轻取见浮，沉取则弱。

（2）病机：卫阳浮盛，营阴不足。

这里的"而"字，卫强而阴弱，卫受邪，卫不固表致营阴不足，有因果转属之意。

2. 服桂枝汤的调护方法

（1）药后啜粥，一剂药一次煎好，分三次温服，服药后须喝热粥。

（2）温覆微汗，使全身微汗湿润为佳，不可过汗。

（3）中病即止，服第一次药，汗出病愈即可停服。

（4）不效继进，如服后不出汗可服第二剂，还不出汗，则可缩短服药的间隔时间，在半天左右的时间里服完三次药，病重者甚至可一昼夜服药至二剂、三剂，并加强观察和护理。

（5）服药期间禁忌生冷和一切不易消化、有刺激性及油腻的食物。

考点3★★★ "太阳病，桂枝证，医反下之……葛根黄芩黄连汤主之。"（34条）

【原文】太阳病，桂枝证，医反下之，利遂不止，脉促者，表未解也；喘而汗出者，葛根黄芩黄连汤主之。（34条）

【重点总结】

本条为太阳病误下，表邪不解，邪气内迫阳明大肠导致热利的证治。

1. 利遂不止 误用攻下，引邪内迫大肠，因而肠热下利不止。

2. 脉促 表邪陷而未尽，正气仍趋表抗邪。脉促是脉来急促或短促，是正气抗邪之象。"脉促者，表未解也"，可见与数中一止的促脉迥异。

3. 喘而汗出 大肠有热，上蒸于肺，迫津外泄。

4. 三表七里证 本证为表里同病，指邪陷于里十之七，邪留在表十之三，又称三表七里证。

5. 葛根黄芩黄连汤证的辨治要点

症：身热，不恶寒或微恶寒，利下黄色稀水，势急臭秽，灼肛，心烦，口渴，喘而汗出，尿赤，苔黄，脉滑数。

理：太阳邪热内迫阳明下利。

法：轻清解肌，清肠止利。

方：葛根黄芩黄连汤。

考点4★★ "太阳病，头痛发热……无汗而喘者，麻黄汤主之。"（35条）

【原文】太阳病，头痛发热，身疼腰痛，骨节疼痛，恶风，无汗而喘者，麻黄汤主之。（35条）

【重点总结】

本条论述了太阳伤寒证证治。

1. 无汗而喘 63条麻杏甘石汤证是汗出而喘，34条葛根芩连汤证是喘而汗出，而本条麻黄汤证是无汗而喘。

2. 麻黄汤证的病机　卫遏营郁。

3. 麻黄汤中杏仁的作用　麻黄汤中配伍杏仁，取其<u>降气平喘</u>的作用；且麻黄与杏仁相伍，宣发与肃降配合，<u>有利于肺的宣降功能恢复正常</u>。故太阳伤寒证无论有无喘咳症状，均可用杏仁调节肺的宣发肃降功能，以利于解表。

考点5★★　"伤寒表不解，心下有水气……或喘者，小青龙汤主之。"（40条）

【原文】伤寒表不解，心下有水气，干呕，发热而咳，或渴，或利，或噎，或小便不利，少腹满，或喘者，小青龙汤主之。（40条）

【重点总结】

本条论述了外感风寒，内兼水饮的证治。

1. 小青龙汤证的审证要点　<u>咳吐白色清稀痰涎</u>。小青龙汤证的病机是表寒里饮，乃因<u>风寒外束，内有水饮停蓄心下胃脘</u>所致。临床以<u>咳吐白色清稀痰涎</u>为审证要点，治以小青龙汤发汗解表，温化水饮。

2. 小青龙汤证的"不渴""或渴""服汤已，渴者"的机理

（1）不渴：小青龙汤证的病机为外感风寒，内有寒饮，<u>饮为阴邪，故一般口不渴</u>。口不渴表明津液未有损伤。此为小青龙汤证的主要症状。

（2）或渴：<u>是因饮阻气机，津不化气，不为人体所用</u>，其渴喜热饮且不多饮。

（3）服汤已，渴者：服用小青龙汤后，在温燥药物的作用下，水饮初化，津液呈一时性匮乏，可出现短暂的口渴现象。此非津液损伤，乃津液一时不足，无须治疗，等津液自和，必自愈。故为<u>水饮初化，邪气欲解之兆</u>。

考点6★★　"发汗后……汗出而喘，无大热者，可与麻黄杏仁甘草石膏汤。"（63条）

【原文】发汗后，不可更行桂枝汤，汗出而喘，无大热者，可

与麻黄杏仁甘草石膏汤。（63 条）

【重点总结】

本条论述了邪热壅肺而作喘的证治。

1. "汗出而喘" 汗下之后，邪入化热，肺热炽盛，气逆发喘；又因肺外合皮毛，肺热熏蒸，迫津外泄，故"汗出而喘"。结合临床，此证当有咳嗽、口渴、舌红苔黄，脉数等肺热炽盛等脉症。

2. "无大热者" 一则提示表无大热，而热壅于里，并非热势不高；一则提示肺热炽盛之咳喘，应及早治疗，不必待热势必高即"可与麻黄杏仁甘草石膏汤"，若热势已高，则当"麻黄杏仁甘草石膏汤主之"。

3. 麻黄杏仁甘草石膏汤证的辨治要点

症：汗出而喘，身热或高或低而不恶寒，尚有口渴、苔黄、脉数等。

理：邪热壅肺。

法：清宣肺热，降气平喘。

方：麻黄杏仁甘草石膏汤。

考点7★★ "发汗过多，其人叉手自冒心，心下悸，欲得按者，桂枝甘草汤主之。"（64 条）

【原文】 发汗过多，其人叉手自冒心，心下悸，欲得按者，桂枝甘草汤主之。（64 条）

【重点总结】

本条论述了汗多伤及心阳而见心悸的证治。

1. "心下悸" 心属火而为阳脏，汗乃心之液，为阳气所化生。今"发汗过多"，则心阳随汗外泄，以致心阳虚损。心阳虚则心脏无所主持，故悸动不安，虚则喜按，是欲借乎按，以为护持，而使稍安。"叉手自冒心，心下悸，欲得按"症状描述形象，此证临床还可见胸闷、气短、乏力等症。

2. 桂枝甘草汤的煎服法及意义 本方"二味，以水三升，煮取一升，去滓，顿服"，即浓煎顿服，意在使药物快速取效。顿服是指将一剂药煎汁后一次性服完，既简化了服药过程，又使药物快速发挥作用，适用于心阳暴虚之心悸急症。浓煎顿服可以集中药物的效力，急救心阳，减轻或消除心悸、心慌等症状。

3. 辛甘化阳　是指辛味药和甘味药配合使用，以扶助阳气的一种治疗方法。辛甘化阳法，包括辛甘发散和辛甘温通。其意义在于，通过辛味药物的行散作用和甘味药物的补益作用相结合，通过性味合化产生新的作用效果，从而更好地发挥扶助阳气、温阳散寒、调和营卫等作用。《伤寒论》中以桂枝甘草汤、甘草干姜汤为代表。

4. 桂枝甘草汤的辨治要点

症：心悸，喜按。

理：心阳不足，心失所养。

法：温通心阳。

方：桂枝甘草汤。

考点8★★　"伤寒若吐若下后……茯苓桂枝白术甘草汤主之。"（67条）

【原文】伤寒若吐若下后，心下逆满，气上冲胸，起则头眩，脉沉紧，发汗则动经，身为振振摇者，茯苓桂枝白术甘草汤主之。(67条)

【重点总结】

本条论述了心脾两虚，水气上逆的证治。

1. 茯苓桂枝白术甘草汤（简称苓桂术甘汤）证的审证要点　若伤寒误治，损伤脾阳，运化失职，水饮内停，脾虚失制，则水饮随气机升降，可见"心下逆满，气上冲胸，起则头眩"；"脉沉紧"为水气博激之象。

2. "身为振振摇"的内含　如果苓桂术甘汤证误用汗法，则会损伤经脉之气。经脉之气被伤，水气乘机浸渍经脉，于是经脉不能主持灵活、准确、稳定的肢体运动，而出现身体颤动摇摆不稳定的表现，属真武汤证之"身瞤动，振振欲擗地"之症。

3. 茯苓桂枝白术甘草汤证的辨治要点

症：心下逆满，气上冲胸，心悸头眩，脉沉紧。

理：脾虚水停，水气冲逆。

法：温阳健脾，利水化饮。

方：茯苓桂枝白术甘草汤。

考点9★★ "太阳病，发汗后，大汗出，胃中干……五苓散主之。"（71条）

【原文】太阳病，发汗后，大汗出，胃中干，烦躁不得眠，欲得饮水者，少少与饮之，令胃气和则愈；若脉浮，小便不利，微热消渴者，五苓散主之。（71条）

【重点总结】

本条论述了太阳之腑膀胱受邪，气化不利的证治。

1. 太阳蓄水证的"消渴""烦渴"与阳明热证"烦渴"的鉴别 太阳蓄水证的"消渴""烦渴"为膀胱气化不利，水液潴留，津液不为人体所用。阳明热证的"烦渴"是因燥热之邪损伤津液，导致津液大量丧失。

2. 五苓散证的辨治要点

症：发热恶风，汗出，口渴，小便不利，少腹胀满，或烦，甚者渴欲引饮，水入即吐，或小便多，舌苔白滑，脉浮或浮数。

理：表邪未解，膀胱气化不利。

法：化气利水，兼解表邪。

方：五苓散。

考点10★★ "发汗后，水药不得入口为逆……若呕者，栀子生姜豉汤主之。"（76条）

【原文】发汗后，水药不得入口为逆，若更发汗，必吐下不止。发汗吐下后，虚烦不得眠，若剧者，必反复颠倒，心中懊憹，栀子豉汤主之；若少气者，栀子甘草豉汤主之；若呕者，栀子生姜豉汤主之。（76条）

【重点总结】

本条论述了热扰胸膈证的成因及证治。

1. 栀子豉汤证的审证要点 心烦、心中懊侬、胸中窒、心中结痛是栀子豉汤证四种不同程度的表现，其病机总为<u>无形邪热郁于胸</u>。

2. 栀子豉汤证的辨治要点

症：心烦不得眠，心中懊侬，反复颠倒，或胸中窒，或心中结痛。

理：热郁胸膈。

法：清宣郁热。

方：栀子豉汤。

考点 11★★★ "伤寒五六日，中风，往来寒热……身有微热，或咳者，小柴胡汤主之。"（96 条）

【原文】伤寒五六日，中风，往来寒热，胸胁苦满，嘿嘿不欲饮食，心烦喜呕，或胸中烦而不呕，或渴，或腹中痛，或胁下痞硬，或心下悸，小便不利，或不渴，身有微热，或咳者，小柴胡汤主之。（96 条）

【重点总结】

1. 柴胡四症 即<u>往来寒热，胸胁苦满，嘿嘿不欲饮食，心烦喜呕</u>。乃因邪入少阳，枢机不利，胆火上炎，正邪分争于半表半里，影响脾胃功能而致。

2. 小柴胡汤煎服法的意义

（1）"去渣，再煎"的目的是使药性和合，气味醇和，以利于调畅气机，更好地发挥和解功效；同时，去滓再煎，可浓缩药汁，使患者不至于喝太多的药汁，以免呕吐。

（2）《伤寒论》中有同样煎服要求的还有半夏泻心汤、生姜泻心汤、甘草泻心汤、旋覆代赭汤。

考点 12★★ "太阳病，过经十余日……与大柴胡汤下之则愈。"（103 条）

【原文】太阳病，过经十余日，反二三下之，后四五日，柴胡

证仍在者，先与小柴胡汤。呕不止，心下急，郁郁微烦者，为未解也，与大柴胡汤下之则愈。（103条）

【重点总结】

本条论述了少阳病经误下，形成少阳阳明并病的治法。

1. 大柴胡汤证的审证要点　"呕不止，心下急，郁郁微烦""往来寒热"。

2. 大柴胡汤证的辨治要点

症：寒热往来，胸胁苦满，郁郁微烦，呕不止，心下急或痞硬，大便秘结或下利臭秽，伴见小便色黄，舌红苔黄少津，脉弦数。

理：少阳枢机不利，阳明腑实结聚。

法：和解少阳，通下里实。

方：大柴胡汤。

考点13★★　"太阳病不解，热结膀胱……宜桃核承气汤。"（106条）

【原文】太阳病不解，热结膀胱，其人如狂，血自下，下者愈。其外不解者，尚未可攻，当先解外。外解已，但少腹急结者，乃可攻之，宜桃核承气汤。（106条）

【重点总结】

本条论述了太阳蓄血轻证的证治。

1. "血自下，下者愈"　太阳表邪不解，循经入腑化热，与血结于下焦膀胱，而成太阳蓄血证。血热初结，热迫血行，热随血泄，故"血自下，下者愈"，亦提示蓄血证轻。

2. 桃核承气汤的煎服法　有三点需要注意：一是先煎诸药，后下芒硝；二是饭前服用，即所谓"先食温服"，因本证病位在下焦，先服药后进食，有利于药达病所；三是每次五合，每日三次，其每次服用量仅为每次煎出量的五分之一，可谓是小量服用。

3. 桃核承气汤证的辨治要点

症：少腹急结，小便自利，其人如狂，或发热，以午后或夜间为甚，舌红黄或有瘀斑，脉沉涩。

理：血热互结于下焦。

法：泄下瘀热。

方：桃核承气汤。

考点 14★★★　"小结胸病，正在心下，按之则痛，脉浮滑者，小陷胸汤主之。"（138 条）

【原文】小结胸病，正在心下，按之则痛，脉浮滑者，小陷胸汤主之。（138 条）

【重点总结】

本条论述了小结胸证的证治。

1. 大、小陷胸汤治疗热实结胸证的鉴别

方名	治法	病机	主症
大陷胸汤	泄热逐水破结	水热骤结，病势急重	触痛、反跳痛突出，痛处范围大，可上及胸膈，下连少腹
小陷胸汤	清热化痰开结	痰热渐聚，病势轻缓	心下痞塞为主，痛处范围局限，正（仅）在脘腹

2. 小陷胸汤证的辨治要点

症：心下硬满，按之疼痛，舌苔黄滑腻，脉浮滑。

理：痰热互结心下。

法：清热涤痰开结。

方：小陷胸汤。

考点 15★★　"伤寒五六日，呕而发热者……柴胡不中与之，宜半夏泻心汤。"（149 条）

【原文】伤寒五六日，呕而发热者，柴胡汤证具，而以他药下之。柴胡证仍在者，复与柴胡汤。此虽已下之，不为逆，必蒸蒸而振，却发热汗出而解。若心下满而硬痛者，此为结胸也，大陷胸汤主之。但满而不痛者，此为痞，柴胡不中与之，宜半夏泻心汤。（149 条）

【重点总结】

本条论述伤寒转属少阳误治后柴胡证、陷胸汤证（结胸）、泻心汤证（痞证）三种不同转归及证治。

1. 柴胡证误治后的转归 ①柴胡证仍在，说明未因误下而变生他证。②结胸，误下后邪热内陷，与水饮互结，形成心下满而硬痛的大结胸证。③痞证，误下后损伤脾胃之气，邪气乘机内陷，脾胃升降失常，气机痞塞，形成心下痞。

2. 半夏泻心汤证的审证要点 少阳病误下后损伤脾胃之气，致脾胃升降失常，气机痞塞，心下痞，但满而不痛为其辨治要点，兼见恶心、呕吐等胃气不降证，以及肠鸣、下利等脾气不升证。

3. 半夏泻心汤证的辨治要点

症：心下痞满，呕恶，肠鸣下利，舌红苔腻。

理：寒热错杂，中焦痞塞。

法：和中降逆，消痞散结。

方：半夏泻心汤。

考点 16★★ "伤寒发汗，若吐若下，解后心下痞硬，噫气不除者，旋覆代赭汤主之。"（161 条）

【原文】 伤寒发汗，若吐若下，解后心下痞硬，噫气不除者，旋覆代赭汤主之。（161 条）

【重点总结】

1. 旋覆代赭汤证的辨治要点

症：心下痞硬，嗳气连绵，或呕吐，或反胃，或呃逆。

理：胃虚痰阻气逆。

法：降气化痰，益气和胃。

方：旋覆代赭汤。

2. 旋覆代赭汤证与生姜泻心汤证的鉴别

（1）共同点　两者均有心下痞硬、噫气。

（2）不同点

方名	病机	主症	治疗
生姜泻心汤	胃虚食滞，水气不利	干噫食臭，肠鸣下利	和胃消痞，辛散水气
旋覆代赭汤	胃虚痰聚，虚气上逆	噫气不带食臭，无下利	降逆化痰，和胃镇肝

考点 17★★ "伤寒若吐若下后，七八日不解……欲饮水数升者，白虎加人参汤主之。"（168 条）

【原文】伤寒若吐若下后，七八日不解，热结在里，表里俱热，时时恶风，大渴，舌上干燥而烦，欲饮水数升者，白虎加人参汤主之。（168 条）

【重点总结】

本条论述了阳明邪热炽盛，津气两伤证的证治。

1. 白虎加人参汤证的辨治要点

症：高热不退，汗出不止，烦渴不解，时时恶风或微恶寒，气短神疲，甚则微喘鼻扇，舌苔黄燥，脉浮芤或洪大无力，甚则散大。

理：阳明邪热亢盛，气津两伤。

法：清邪热，益气津。

方：白虎加人参汤。

2. 白虎汤证与白虎加人参汤证的鉴别

（1）共同点　均用于治疗阳明经热证。

①病机：均有阳明燥热炽盛，邪热弥漫内外。

②证候：皆有身热、汗出、烦躁、口渴、脉洪大。

③治疗：均用辛寒清热之法。二者组方均有生石膏、知母、炙甘草、粳米四味药。

（2）不同点　津气损伤的程度有轻有重。

方名	病机	主症	关键鉴别点
白虎汤	里热炽盛，津气耗伤程度尚轻	渴饮程度不甚，脉洪大，且无时时恶风、背微恶寒等阳气不达于背的症状	脉洪大有力
白虎加人参汤	耗气伤津程度与里热炽盛并重	渴饮程度尤甚，已是口大渴，欲饮水数升，脉大而芤	脉大而芤

3. 白虎加人参汤证"无大热"的机理 里热炽盛，津液外泄，大量汗出，外达之热有所外散，使肌表之热不能留存之故。

4. 白虎加人参汤证"背微恶寒"的机理 热伤气津所致正气损伤，不能充养肌肤而时时恶风，肺所主之气不能自充肺俞，故背微恶寒。

5. 白虎加人参汤证"时时恶风"的机理 时时恶风是因热盛大汗，导致汗出肌疏，气阴两伤，不胜风寒。

6. 白虎加人参汤证口舌干燥，大渴欲饮水的机理 大渴、舌上干燥是热盛津伤所致，而口干舌燥乃胃燥津伤，津不上承。

7. 白虎加人参汤中加人参的意义 扶正祛邪，宁心除烦，补益气津，大补元气，以防厥脱；反佐，以免白虎汤寒凉太过。

考点18★★★ "伤寒脉结代，心动悸，炙甘草汤主之。"（177条）

【原文】伤寒脉结代，心动悸，炙甘草汤主之。"（177条）

【重点总结】

炙甘草汤证的辨治要点

症：心动悸，少气乏力，头晕，面色少华，舌质淡红或嫩红，脉结代。

理：心阴阳两虚。

法：通阳复脉，养血滋阴。

方：炙甘草汤。

第二节　辨阳明病脉证并治

考点1★★　"阳明之为病，胃家实是也。"（180条）

【原文】阳明之为病，胃家实是也。（180条）

【重点总结】

如何理解"胃家实" "胃家"指胃与大肠、小肠；"实"指邪气炽盛，正阳亢旺。

胃家实是阳明病胃肠燥热炽盛，正气抗邪有力的病理概括。

考点2★★　"阳明病，脉迟，虽汗出不恶寒者，其身必重……微和胃气，勿令至大泄下。"（208条）

【原文】阳明病，脉迟，虽汗出不恶寒者，其身必重，短气，腹满而喘，有潮热者，此外欲解，可攻里也。手足濈然汗出者，此大便已硬也，大承气汤主之；若汗多，微发热恶寒者，外未解也，其热不潮，未可与承气汤；若腹大满不通者，可与小承气汤，微和胃气，勿令至大泄下。（208条）

【重点总结】

本条论述了阳明病可攻与不可攻，以及大、小承气汤的证治与用法。

1. 三承气汤证的鉴别 三承气汤证均属阳明腑实证。

	证属	病机	主症
调胃承气汤证	太阳变证和阳明腑实证	燥热初结于胃肠，痞满不甚，此时邪热尚能由里透表	蒸蒸发热，汗出，口渴，心烦，甚则谵语，腹胀满，不大便，舌红，苔黄燥，脉滑数或沉实
小承气汤证	阳明腑实证和厥阴热利	痞满较甚，而燥热实邪结聚较轻	腹胀为主，大便硬结不通，小便次数增加，舌红，苔黄厚而干，脉滑数或数等

	证属	病机	主症
大承气汤证	阳明腑实证和少阴水竭土燥证	阳明燥热实邪阻滞严重，痞满亦甚，腑气不通	潮热，谵语，手足濈然汗出，心烦不解，甚或谵妄，喘不得卧，目中不了了，睛不和，循衣摸床，惕而不安，大便燥结或热结旁流，腹胀满痛或绕脐痛，舌红，苔黄燥或焦裂起刺，脉沉实有力

2. 大承气汤证的辨治要点

症：腹满硬痛或绕脐疼痛，不大便，潮热，不恶寒，反恶热；面目俱赤，烦躁谵语；手足濈然汗出；苔黄燥或焦裂起刺，脉沉滑实有力。

理：燥热与有形糟粕相结，津伤热伏，腑气不通。

法：峻下热实，荡涤燥结。

方：大承气汤。

考点3★★　"三阳合病，腹满身重，难以转侧……白虎汤主之。"（219条）

【原文】三阳合病，腹满身重，难以转侧，口不仁，面垢，谵语遗尿。发汗则谵语，下之则额上生汗，手足逆冷。若自汗出者，白虎汤主之。（219条）

【重点总结】

本条论述了白虎汤证重证的证治及治禁。其起病即太阳、阳明、少阳三经病的证候同时出现。随之病邪入里化热，而成阳明里热独盛之证。

1. 本条三阳合病独清阳明　虽曰"三阳合病"，但其病机重心在阳明。太阳、少阳之热已转入阳明，故不必三阳同治，只清阳明即可。

2. 阳明热证的治疗禁忌　①禁发汗。②禁温针。③禁攻下。④禁利小便。

3. 白虎汤证的辨治要点

症：高热，大汗，大渴引饮，渴喜冷饮，心烦，张目不眠，甚则神昏谵语，手足厥冷，面红，唇舌均红，苔厚或黄或白，脉洪大或滑数有力。

理：阳明热盛，充斥内外。

法：辛寒清热。

方：白虎汤。

考点4★★　"阳明病，发热汗出者……身必发黄，茵陈蒿汤主之。"（236条）

【原文】阳明病，发热汗出者，此为热越，不能发黄也。但头汗出，身无汗，剂颈而还，小便不利，渴引水浆者，此为瘀热在里，身必发黄，茵陈蒿汤主之。（236条）

【重点总结】

<u>本条论述了阳明湿热黄疸，兼腑气壅滞证发黄的机理及证治。</u>

1. 茵陈蒿汤证的辨证要点　身黄如橘子色，腹微满，大便不畅或秘结，头汗出，至颈而止，小便不利。

2. 阳明湿热发黄与寒湿发黄（阴黄）的证治鉴别

辨证	病因病机	主症	用方
湿热发黄	湿热郁遏于中，病属阳明	黄色鲜明如橘子色，伴见汗出不彻，或但头汗出，发热、口渴、心烦，大便秘结或黏滞不畅，小便黄赤不利，舌红苔黄	茵陈蒿汤、栀子柏皮汤或麻黄连翘赤小豆汤
寒湿发黄	脾寒湿滞所致，病属太阴	黄色晦暗，身无热，恶寒，口不渴或渴喜热饮，大便稀溏，舌淡苔白腻，脉多沉迟或缓	茵陈四逆汤、茵陈五苓散

3. 茵陈蒿汤证的辨治要点

症：身黄，黄色鲜明如橘子色，目黄，伴见汗出不彻，或但头汗出，发热，口渴，心烦，大便秘结或黏滞不畅，小便黄赤不利，舌红苔黄。

理：湿热郁蒸，腑气壅滞。

法：泄热利湿退黄。

方：茵陈蒿汤。

考点5★★ "食谷欲呕，属阳明也，吴茱萸汤主之。得汤反剧者，属上焦也。"（243条）

【原文】食谷欲呕，属阳明也，吴茱萸汤主之。得汤反剧者，属上焦也。（243条）

【重点总结】

本条论述了阳明中寒呕吐的证治及其与上焦有热呕吐的鉴别。

1. 吴茱萸汤证的审证要点 干呕、呕吐，呕吐物多为清水痰涎，其气不馊不腐，胃脘隐痛，喜温喜按；或兼头痛，手足逆冷，下利等症；舌淡苔白，脉象多弦紧，或有力或无力。

2. 阳明中寒呕吐与上焦有热呕吐的鉴别

	主症	治法
阳明中寒呕吐	呕吐清水，胸膈满闷，胃脘痛，吞酸嘈杂	温胃散寒
上焦有热呕吐	呕吐宿食，腐臭味重，伴有口苦、咽干、心烦等热象	清热降逆

3. 吴茱萸汤证的辨治要点

症：不能食，食谷欲呕，或泛吐清水，或伴胃脘冷痛。

理：胃中虚寒，浊阴上逆。

法：温中祛寒，和胃降逆。

方：吴茱萸汤。

考点6★★ "趺阳脉浮而涩……麻子仁丸主之。"（247条）

【原文】趺阳脉浮而涩，浮则胃气强，涩则小便数，浮涩相搏，大便则硬，其脾为约，麻子仁丸主之。（247条）

【重点总结】

本条论述了脾约证的证治。

1. "趺阳脉浮而涩"的含义 是趺阳脉出现的一种脉象。其中，"浮"表示脉位表浅，轻取即得，提示胃气强盛；"涩"则表示脉象不流畅，提示脾气不足或津液不足有关。"趺阳脉浮而涩"

表示脾胃功能失调，胃气相对亢盛而脾阴不足的状态。

2. "其脾为约"的脾约证 脾约证重点在胃强脾弱，脾不能正常转输津液至大肠，导致肠道失润，大便干结；其燥热伤津的病机不明显，故小便相对偏数。脾约证主要表现为大便干硬，数日不大便而无明显痛苦，小便频数，可能伴有腹满，趺阳脉浮而涩，舌质嫩红，舌苔偏干。其治疗以麻子仁丸润肠通便。

3. 麻子仁丸的辨治要点

症：大便硬，小便数，腹无所苦。

理：胃热肠燥津亏。

法：润肠通便，兼清热利气。

方：麻子仁丸。

第三节　辨少阳病脉证并治

考点★★　"少阳之为病，口苦，咽干，目眩也。"（263 条）

【原文】少阳之为病，口苦，咽干，目眩也。（263 条）

【重点总结】

本条为少阳病辨证纲要。

第四节　辨太阴病脉证并治

考点1★★　"太阴之为病，腹满而吐……若下之，必胸下结硬。"（273 条）

【原文】太阴之为病，腹满而吐，食不下，自利益甚，时腹自痛。若下之，必胸下结硬。（273 条）

【重点总结】

本条为太阴病辨证纲要。

1. 太阴病的病机 脾阳亏虚、寒湿内盛。

2. 太阴病吐利　性质属虚寒性质，故其吐利之物澄澈清冷。

3. 太阴腹满与阳明腹满的鉴别　太阴腹满属虚寒性腹满，乃脾虚寒湿内停，气机壅滞所致，因阳气有自复之时，故其腹满或腹痛时有减轻，伴有舌淡、口不渴、下利稀溏、形寒肢冷等症状。阳明腹胀满乃里热炽盛，腑气壅滞，燥屎内结所致，故其腹满持续存在，所谓"腹满不减，减不足言"，同时伴有舌红苔厚黄干、口渴、发热、不大便等症状。

考点2★★　"自利不渴者，属太阴，以其脏有寒故也，当温之，宜服四逆辈。"（277条）

【原文】自利不渴者，属太阴，以其脏有寒故也，当温之，宜服四逆辈。（277条）

【重点总结】

1. 太阴病的主症　腹满而吐，食不下，时腹自痛，下利不渴，舌苔白腻，脉沉迟而弱。

2. 太阴虚寒证与阳明中寒证的证治异同

（1）共同点　均属中焦虚寒证。

（2）不同点

	病机	主症	用方
太阴虚寒证	脾阳亏虚，寒湿内盛	腹满而吐，食不下，时腹自痛，下利不渴，舌苔白腻，脉沉迟而弱	理中汤
阳明中寒证	胃阳亏虚，寒邪内盛	不能食，食谷欲呕，小便不利，大便初硬后溏，手足濈然汗出	吴茱萸汤

第五节　辨少阴病脉证并治

考点1★★　"少阴之为病，脉微细，但欲寐也。"（281条）

【原文】少阴之为病，脉微细，但欲寐也。（281条）

【重点总结】

本条为少阴病辨证纲要。

1. 少阴包括心肾两脏。

2. 少阴为病，<u>心肾亏虚</u>，全身阴阳气血不足。<u>故脉微细提示阴阳两虚，心肾不足。</u>

考点 2★★ "少阴病，始得之……麻黄细辛附子汤主之。"（301条）

【原文】 少阴病，始得之，反发热，脉沉者，麻黄细辛附子汤主之。（301条）

【重点总结】

本条论述了<u>少阴阳虚兼太阳表证</u>的证治。本证的形成是<u>素体肾阳亏虚，感受风寒，致太阳、少阴同病。</u>

1. 有表证的发热为何"脉沉" 少阴病，心肾阳亏，感受寒邪以后，<u>正阳无力浮出于表，虽有发热，脉仍"沉"伏在里。</u>

2. 麻黄附子细辛汤证的辨治要点

症：恶寒较甚，发热或微热，头痛无汗，舌淡苔薄白，脉沉。

理：少阴阳虚兼太阳外感。

法：温经解表。

方：麻黄附子细辛汤。

考点 3★★★ "少阴病，得之二三日以上……黄连阿胶汤主之。"（303条）

【原文】 少阴病，得之二三日以上，心中烦，不得卧，黄连阿胶汤主之。（303条）

【重点总结】

本条论述了<u>少阴病阴虚火旺不寐的证治。素体阴虚之人，感受外邪，二三日后邪气因阴亏化热，阴虚火旺，形成少阴热化证。</u>

1. 黄连阿胶汤证 <u>以心火亢旺为主，肾阴虚为辅。</u>

2. 黄连阿胶汤的煎服法 本方黄连、黄芩、芍药先浓煎 1 次；

阿胶溶入煎好的药汁中；待药小冷，搅入鸡子黄，分3次服用。

3. 黄连阿胶汤证的辨治要点

症：心烦不得卧，口燥咽干，舌红少苔，脉细数。

理：肾阴亏虚，心火亢旺。

法：滋补肾阴，清泻心火。

方：黄连阿胶汤。

考点4★★ "少阴病，二三日不已……或呕者，真武汤主之。"（316条）

【原文】少阴病，二三日不已，至四五日，腹痛，小便不利，四肢沉重疼痛，自下利者，此为有水气。其人或咳，或小便利，或下利，或呕者，真武汤主之。(316条)

【重点总结】

本条论述了少阴病阳虚水停的证治。

1. 真武汤与茯苓桂枝白术甘草汤治疗水气病证的异同

（1）共同点 两证均以水气为患，药用茯苓、白术利水。

（2）不同点

	病机	主症	用药特点
苓桂术甘汤	病位在脾，为脾虚失运，水气内停	病情较轻，症见头眩，心下逆满，气上冲胸，小便不利	方以茯苓为主药，重在培土运脾，并伍用桂枝、甘草，辛甘通阳，化气利水
真武汤	病位在肾，为肾阳虚衰，水气泛滥全身	病情较重，除水气内停外，尚见水肿，振振欲擗地，四肢沉重疼痛之水气浸渍肌肉、筋脉之症	重在温补肾阳，化气行水，故伍用附子、芍药、生姜

2. 或然症加减的意义 咳加干姜、细辛温散水寒，五味子收敛肺气；呕加生姜和胃止呕，辛散水邪；下利加干姜温阳散寒，去芍药之酸寒，以免有碍救阳；小便利无须利水，去茯苓，免淡渗利水太多（原方去附子，因其为主药，不可去之）。

3. 真武汤证的辨治要点

症：心下悸，发热，头眩，身𝗙动，振振欲擗地，腹痛，小便不利，四肢沉重疼痛，甚则四肢水肿，或咳，或呕，或小便利，舌质淡，苔白滑，脉沉。

理：肾阳虚衰，水气泛滥。

法：温阳化气行水。

方：真武汤。

考点5★★ "少阴病，下利清谷……通脉四逆汤主之。"（317条）

【原文】少阴病，下利清谷，里寒外热，手足厥逆，脉微欲绝，身反不恶寒，其人面色赤，或腹痛，或干呕，或咽痛，或利止脉不出者，通脉四逆汤主之。（317条）

【重点总结】

本条论述了少阴阳衰阴盛，虚阳外越的证治。

1. 通脉四逆汤证与四逆汤证的证治异同

（1）共同点　两者均属少阴阴盛阳衰证，均可见脉微细，但欲寐，下利清谷，手足厥逆的症状，均采用回阳救逆之法，均用干姜、附子、炙甘草治疗。

（2）不同点

	病机	主症	用药特点
四逆汤证	以阳衰阴盛为主，较通脉四逆汤证为轻	无假热，或仅有轻度假热症状	用四逆汤原方
通脉四逆汤证	阳衰阴盛重证	虚阳外越，阴阳格拒，有明显假热证候，如身反不恶寒、面赤、咽痛、脉微欲绝	在四逆汤的基础上重用干姜、附子，使之兼能通达内外之阳气

2. 白通汤证与通脉四逆汤证的证治异同

（1）共同点　两者均属少阴阳衰阴盛，阴阳格拒证，均可见真寒假热症状，均有下利，脉微，手足厥冷，治疗均用干姜、附子破阴回阳救逆。

（2）不同点

	证属	病机	主症	治法	用药特点
白通汤证	戴阳证	阴盛于内，格阳于上	以面部娇嫩红赤为主	治疗重在破阴回阳，宣通上下阳气	用葱白宣通阳气，不用炙甘草，恐留恋中焦，不利于上下阳气交通
通脉四逆汤证	格阳证	以阴寒内盛，格阳于外为主	以身反不恶寒为主	重在破阴回阳，宣通内外阳气	重用干姜、附子破阴回阳，并用炙甘草补中益气

3. 通脉四逆汤证的辨治要点

症：四肢厥逆，下利清谷，汗出，身热反不恶寒，或面赤，或腹痛，或干呕，或咽痛，或四肢拘急不解，苔白滑或黑滑，脉微欲绝。

理：阴盛于内，格阳于外。

法：破阴回阳，通达内外。

方：通脉四逆汤。

考点6★★　"少阴病，四逆……或泄利下重者，四逆散主之。"（318条）

【原文】少阴病，四逆，其人或咳，或悸，或小便不利，或腹中痛，或泄利下重者，四逆散主之。（318条）

【重点总结】

本条论述了阳郁致厥的证治。

1. 四逆散证的主症和临床表现　其主症是泄利下重；临床表现为手足厥冷或手足不温（轻），脘腹胸胁胀闷疼痛，泄利下重，或兼咳嗽，心悸，小便不利，舌苔少或薄而不腻，脉弦。

2. 四逆散证的辨治要点

症：手足厥冷或手足不温（轻），脘腹胸胁胀闷疼痛，泄利下重，或兼咳嗽，心悸，小便不利，舌苔少或薄而不腻，脉弦。

理：阳气郁滞，不达四末。

法：疏畅气机，透达郁阳。

方：四逆散。

考点7★★ "少阴病，下利六七日，咳而呕渴，心烦不得眠者，猪苓汤主之。"（319 条）

【原文】少阴病，下利六七日，咳而呕渴，心烦不得眠者，猪苓汤主之。（319 条）

【重点总结】

本条论述了少阴病阴虚热化，水热互结的证治。

1. 为何"咳而呕渴" 本证少阴阴虚热化，水气不利，水气上逆犯肺则咳，犯胃则呕；水热互结，津不上承，加之阴液虚少，故见口渴。

2. 猪苓汤证的辨治要点

症：心烦不得眠，小便不利，或见下利、咳、呕、渴等。

理：阴虚有热，水热互结。

法：利水清热育阴。

方：猪苓汤。

第六节 辨厥阴病脉证并治

考点1★★ "厥阴之为病，消渴……下之利不止。"（326 条）

【原文】厥阴之为病，消渴，气上撞心，心中疼热，饥而不欲食，食则吐蛔，下之利不止。（326 条）

【重点总结】

消渴、烦热、饥不欲食和吐蛔为厥阴病的辨证提纲。

厥阴病厥证一般禁用下法。

考点2★★ "伤寒脉微而厥……蛔厥者，乌梅丸主之。又主久利。"（338 条）

【原文】伤寒脉微而厥，至七八日，肤冷，其人躁无暂安时者，此为脏厥，非为蛔厥也。蛔厥者，其人当吐蛔。令病者静，而复时烦，此为脏寒。蛔上入膈，故烦，须臾复止，得食而呕，又烦者，蛔闻食臭出，其人当自吐蛔。蛔厥者，乌梅丸主之。又主久利。（338 条）

【重点总结】

本条论述了脏厥的表现和蛔厥的证治。

1. 脏厥 古病名，指因内脏阳气衰微而引起的四肢厥冷，属寒厥重证，治宜四逆汤、附子理中汤及灸法等急救回阳。

2. 乌梅丸的辨治要点

症：时静时烦，呕吐，腹痛，时作时止，与进食有关，痛剧时手足厥冷，有呕吐蛔虫病史。

理：上热下寒，蛔虫内扰。

法：清上温下，安蛔止痛。

方：乌梅丸。

考点 3★★ "手足厥寒，脉细欲绝者，当归四逆汤主之。"（351 条）

【原文】 手足厥寒，脉细欲绝者，当归四逆汤主之。（351 条）

【重点总结】

本条论述了血虚寒凝致厥的证治。

1. 当归四逆汤证的诊断要点 脉细欲绝。

2. 寒厥与血虚寒厥的鉴别 寒厥是脉微欲绝，血虚寒厥是脉细欲绝。

寒厥是少阴阳衰阴盛，故四肢厥冷而脉象微弱无力，时隐时现，治宜通阳散寒复脉，可用通脉四逆汤。

血虚寒厥是血虚寒凝，经脉失养，故手足虽寒而不过肘膝，脉细欲绝，治疗用当归四逆汤温经散寒，养血复脉。

其厥冷有轻重之别，脉在微细之间，不可不辨。

3. "血虚寒凝"为何不用附子、干姜 附子、干姜性温燥，以温肾补火为主，而肝主藏血，体阴而用阳，肝血亏虚之时温燥药当慎用，以免燥热劫伤肝阴，故不用干姜和附子。

4. 当归四逆汤证的辨治要点

症：手足厥寒，脉细欲绝，或四肢关节疼痛，或身痛腰痛，或指（趾）尖、鼻尖、耳缘青紫，舌淡苔白。

理：厥阴血虚，寒凝经脉。

法：养血散寒，温通经脉。

方：当归四逆汤。

考点4★★　"热利下重者，白头翁汤主之。"（371条）

【原文】热利下重者，白头翁汤主之。（371条）

【重点总结】

本条论述了厥阴热利的证治。

1. 白头翁汤证的辨治要点

症：发热，口渴欲饮水，下痢脓血，腹痛，里急后重，肛门灼热，小便短赤，舌红苔黄，脉滑数。

理：厥阴肝经湿热下迫大肠。

法：清热凉肝，凉血解毒。

方：白头翁汤。

2.《伤寒论》中热利三方证的证治异同　热利三方证指白头翁汤证、黄芩汤证、葛根芩连汤证，其病性均属热利，均有发热、口渴、下利臭秽、灼肛、小便黄赤、舌红、苔黄、脉数的证候。

	病机	主症	治法
白头翁汤证	厥阴肝热下迫大肠所致	下利，便脓血，腹痛，里急后重明显	清热燥湿，凉肝解毒
黄芩汤证	少阳胆热下迫大肠所致	少腹绞痛，下利，口苦咽干，目眩等	清热止利
葛根芩连汤证	太阳表热下迫大肠所致	兼有太阳发热恶寒，汗出而喘症状	清热止利，兼以解表

第七节　辨霍乱病脉证并治

考点★★"霍乱，头痛……理中丸主之。"（386条）

【原文】霍乱，头痛发热，身疼痛，热多欲饮水者，五苓散主之；寒多不用水者，理中丸主之。（386条）

【重点总结】

本条为霍乱病的证治举例。

理中丸证的辨治要点

症：吐利频繁，腹中冷痛，喜温喜按，不欲饮水，舌淡苔白，脉缓弱。

理：中焦阳虚，寒湿内阻，清气不升，浊气上逆。

法：温中散寒，健脾燥湿。

方：理中丸。

第八节　辨阴阳易差后劳复病脉证

考点★★　"伤寒解后，虚羸少气，气逆欲吐，竹叶石膏汤主之。"（397条）

【原文】伤寒解后，虚羸少气，气逆欲吐，竹叶石膏汤主之。（397条）

【重点总结】

本条论述了伤寒解后胃虚津伤，余热未尽的证治。

1. 竹叶石膏汤证的审证要点　伤寒大邪已解，余热未清，又加气津两伤，临床常见虚弱消瘦、短气乏力、气逆欲吐，或可见口渴、心烦、少寐、舌红少苔、脉虚数等。

2. 竹叶石膏汤的配伍特点　一是"以大寒之剂，易为清补之方"，全方清热与益气养阴并用，祛邪扶正兼顾，清而不寒，补而不滞；二是方中半夏与麦冬用量之比是 1：2，二药相伍，则温燥之性去而降逆之用存，且可防止石膏寒凉伤胃。

3. 竹叶石膏汤的辨治要点

症：身体虚弱消瘦，发热，短气，干呕，口渴，心烦失眠，舌红少苔，脉虚数。

理：余热未尽，津气两伤。

法：清热和胃，益气生津。

方：竹叶石膏汤。

第三单元　金匮要略

第一节　脏腑经络先后病脉证

考点 1★★　**"问曰：上工治未病……是其义也。余脏准此。"**

【原文】问曰：上工治未病，何也？师曰：夫治未病者，见肝之病，知肝传脾，当先实脾。四季脾王不受邪，即勿补之。中工不晓相传，见肝之病，不解实脾，惟治肝也。

夫肝之病，补用酸，助用焦苦，益用甘味之药调之。酸入肝，焦苦入心，甘入脾。脾能伤肾，肾气微弱，则水不行，水不行，则心火气盛，则伤肺；肺被伤，则金气不行，金气不行，则肝气盛。故实脾，则肝自愈。此治肝补脾之要妙也。肝虚则用此法，实则不在用之。

经曰：虚虚实实，补不足，损有余，是其义也。余脏准此。(1)

【重点总结】

1. 本条论述了已病防传和虚实异治的治疗原则。

2. 肝实证的治法为见肝之病，知肝传脾，当先实脾。

3. 肝虚证的治法为补用酸，助用焦苦，益用甘味之药调之（补肝脏，兼扶心脾）。

考点2★ "夫人禀五常，因风气而生长……是皮肤脏腑之文理也。"

【原文】 夫人禀五常，因风气而生长，风气虽能生万物，亦能害万物，如水能浮舟，亦能覆舟。若五脏元真通畅，人即安和，客气邪风，中人多死。千般疢难，不越三条：一者，经络受邪，入脏腑，为内所因也；二者，四肢九窍，血脉相传，壅塞不通，为外皮肤所中也；三者，房室、金刃、虫兽所伤。以此详之，病由都尽。

若人能养慎，不令邪风干忤经络，适中经络，未流传脏腑，即医治之；四肢才觉重滞，即导引、吐纳、针灸、膏摩，勿令九窍闭塞；更能无犯王法、禽兽灾伤，房室勿令竭乏，服食节其冷热苦酸辛甘，不遗形体有衰，病则无由入其腠理。腠者，是三焦通会元真之处，为血气所注；理者，是皮肤脏腑之文理也。（2）

【重点总结】

1. 本条论述了天人合一的整体观念、发病原因，以及未病先防、既病防变的防治原则。

2. 外感六淫之邪和房劳、金刃、虫兽所伤为主要病因，正气的虚实决定了病位的浅深。

3. 未病先防的措施。若人能养慎，不令邪风干忤经络。无犯王法、禽兽灾伤，房室勿令竭乏，服食节其冷热苦酸辛甘，不遗形体有衰，病则无由入其腠理。

4. 既病防变的措施。适中经络，未流传脏腑，即医治之。四肢才觉重滞，即导引、吐纳、针灸、膏摩，勿令九窍闭塞。

第二节　痉湿暍病脉证治

考点1★★　"太阳病关节疼痛而烦……但当利其小便。"

【原文】太阳病，关节疼痛而烦，脉沉而细者，此名湿痹。湿痹之候，小便不利，大便反快，但当利其小便。(14)

【重点总结】

1. 湿痹的证候　关节疼痛而烦，脉沉而细；小便不利，大便反快。

2. 湿痹的治法　当利其小便。

考点2★★　"风湿，脉浮，身重，汗出，恶风者，防己黄芪汤主之。"

【原文】风湿，脉浮，身重，汗出，恶风者，防己黄芪汤主之。(22)

防己黄芪汤方

防己一两　甘草半两（炒）　白术七钱半　黄芪一两一分（去芦）

上锉麻豆大，每抄五钱匕，生姜四片，大枣一枚，水盏半，煎八分，去滓温服，良久再服。喘者，加麻黄半两；胃中不和者，加芍药三分；气上冲者，加桂枝三分；下有陈寒者，加细辛三分。服后当如虫行皮中，从腰下如冰，后坐被上，又以一被绕腰以下，温令微汗，差。

【重点总结】

防己黄芪汤

功效：益气固表，祛风化湿。

主治：素体气虚，外感风湿。

主症：<u>脉浮，身重，汗出，恶风</u>。

方解：防己祛风除湿；黄芪、白术益气固表；甘草、生姜、大枣调和营卫。

随症加减：①若喘，加麻黄以宣肺平喘。②若脘腹疼痛，加芍药以缓急止痛。③若气上冲，加桂枝以平冲降逆。④若下焦有寒日久，加细辛以祛风散寒。

第三节　百合狐惑阴阳毒病脉证治

考点1★★★　"百合病，不经吐、下、发汗……百合地黄汤主之。"

【原文】百合病，不经吐、下、发汗，病形如初者，百合地黄汤主之。(5)

百合地黄汤方

百合七枚（擘）　生地黄汁一升

上以水洗百合，渍一宿，当白沫出，出其水，更以泉水二升，煎取一升，去滓，内地黄汁，煎取一升五合，分温再服。中病，勿更取。大便当如漆。

【重点总结】

百合病

治法：养心润肺，滋阴清热。

方剂：百合地黄汤。

注意事项：中病，勿更取。大便当如漆。

考点2★★　"狐惑之为病，状如伤寒……甘草泻心汤主之。"

【原文】狐惑之为病，状如伤寒，默默欲眠，目不得闭，卧起不安，蚀于喉为惑，蚀于阴为狐，不欲饮食，恶闻食臭，其面目乍赤、乍黑、乍白。蚀于上部则声喝，甘草泻心汤主之。(10)

甘草泻心汤方

甘草四两　黄芩三两　人参三两　干姜三两　黄连一两　大枣十二枚　半夏半升

上七味，一水一斗，煮取六升，去滓，再煎，温服一升，日三服。

【重点总结】

狐惑病

病机：湿热毒邪内蕴，循经上攻下注或痹阻经脉，兼脾胃等脏腑亏虚。

临床表现：口、咽、眼、外阴等部位溃烂。

治法：清热燥湿，安中解毒，扶正祛邪。

用方：甘草泻心汤。

第四节　中风历节病脉证并治

考点1★　"寸口脉浮而紧……舌即难言，口吐涎。"

【原文】寸口脉浮而紧，紧则为寒，浮则为虚，寒虚相搏，邪在皮肤；浮者血虚，络脉空虚；贼邪不泻，或左或右；邪气反缓，正气即急，正气引邪，喎僻不遂。

邪在于络，肌肤不仁；邪在于经，即重不胜；邪入于腑，即不识人；邪入于脏，舌即难言，口吐涎。（2）

【重点总结】

1. 中风的病机为气血不足，血脉空虚，风寒邪气侵袭，邪正交争，正虚邪胜，不能鼓邪外出，致使邪气随虚处停留。

2. 根据邪气停留部位不同，将中风分为四类，即中络、中经、中腑、中脏。邪在于络，肌肤不仁。邪在于经，即重不胜（肢体沉重）。邪入于腑，即不识人。邪入于脏，舌即难言，口吐涎。

考点2★★　"诸肢节疼痛，身体魁羸……桂枝芍药知母汤主之。"

【原文】诸肢节疼痛，身体魁羸，脚肿如脱，头眩短气，温温欲吐，桂枝芍药知母汤主之。（8）

桂枝芍药知母汤方

桂枝四两　芍药三两　甘草二两　麻黄二两　生姜五两　白术五两　知母四两　防风四两　附子二枚（炮）

上九味，以水七升，煮取二升，温服七合，日三服。

【重点总结】

风湿历节

病机：肝肾不足，风湿内侵，浸淫关节筋骨。

临床表现：诸肢节疼痛，身体魁羸，脚肿如脱，头眩短气，温温欲吐。

辨证要点：关节肿大变形、身体消瘦。

用方：桂枝芍药知母汤。

第五节　血痹虚劳病脉证并治

考点1★★　"血痹阴阳俱微……黄芪桂枝五物汤主之。"

【原文】 血痹阴阳俱微，寸口关上微，尺中小紧，外证身体不仁，如风痹状，黄芪桂枝五物汤主之。（2）

黄芪桂枝五物汤方

黄芪三两　芍药三两　桂枝三两　生姜六两　大枣十二枚

上五味，以水六升，煮取二升，温服七合，日三服。

【重点总结】

血痹

病机：素体气血不足，血行涩滞，致使身体肌肤失于濡养。

临床表现：寸口关上微，尺中小紧，外证身体不仁，如风痹状。

辨证要点：肢体局部肌肤麻木不仁、脉涩。

用方：黄芪桂枝五物汤。

考点2★★　"夫失精家少腹弦急……桂枝龙骨牡蛎汤主之。"

【原文】 夫失精家，少腹弦急，阴头寒，目眩发落，脉极虚芤

迟，为清谷、亡血、失精。脉得诸芤动微紧，男子失精，女子梦交，桂枝龙骨牡蛎汤主之。（8）

桂枝龙骨牡蛎汤方

桂枝　芍药　生姜各三两　甘草二两　大枣十二枚　龙骨牡蛎各三两

上七味，以水七升，煮取三升，分温三服。

【重点总结】

虚劳失精

病机：<u>阴阳两虚</u>。

临床表现：<u>少腹弦急，阴头寒</u>，目眩发落，脉极虚芤迟，脉得诸芤动微紧，男子失精，女子梦交。

治法：调和阴阳，潜镇固涩。

用方：<u>桂枝龙骨牡蛎汤</u>。

考点3★★　"虚劳里急，悸，衄，腹中痛……小建中汤主之。"

【原文】虚劳里急，悸，衄，腹中痛，梦失精，四肢酸疼，手足烦热，咽干口燥，小建中汤主之。（13）

小建中汤方

桂枝三两（去皮）　甘草三两（炙）　大枣十二枚　芍药六两　生姜三两　胶饴一升

上六味，以水七升，煮取三升，去滓，内胶饴，更上微火消解，温服一升，日三服。呕家不可用建中汤，以甜故也。

【重点总结】

阴阳两虚虚劳

临床表现：里急，腹中痛，悸，衄，手足烦热，咽干口燥。

治法：温中补虚，调和阴阳，调和营卫。

用方：小建中汤。

考点4★★　"虚劳虚烦不得眠，酸枣仁汤主之。"

【原文】虚劳虚烦不得眠，酸枣仁汤主之。（17）

酸枣仁汤方

酸枣仁二升　甘草一两　知母二两　茯苓二两　川芎二两

上五味，以水八升，煮酸枣仁，得六升，内诸药，煮取三升，分温三服。

【重点总结】

虚劳病心肝血虚失眠

临床表现：虚烦不得眠。

治法：补肝养血，安神宁心。

用方：酸枣仁汤。

第六节　肺痿肺痈咳嗽上气病脉证治

考点1★★　**"大逆上气，咽喉不利，止逆下气者，麦门冬汤主之。"**

【原文】大逆上气，咽喉不利，止逆下气者，麦门冬汤主之。(10)

麦门冬汤方

麦门冬七升　半夏一升　人参二两　甘草二两　粳米三合大枣十二枚

上六味，以水一斗二升，煮取六升，温服一升，日三夜一服。

【重点总结】

虚热肺痿

病机：肺胃阴虚，气机运行失司，故咳逆上气；虚火上炎，熏灼喉咙，致使咽喉不利。

临床表现：大逆上气，咽喉不利。

治法：止逆下气。

用方：麦门冬汤。

配伍特点：麦冬与半夏的用药比例为7∶1。

考点2★★ "咳而上气，喉中水鸡声，射干麻黄汤主之。"

【原文】咳而上气，喉中水鸡声，射干麻黄汤主之。(6)

射干麻黄汤方

射干十三枚　麻黄四两　生姜四两　细辛三两　紫菀三两
款冬花三两　五味子半升　大枣七枚　半夏大者八枚（洗）

上九味，以水一斗二升，先煮麻黄两沸，去上沫，内诸药，
煮取三升，分温三服。

【重点总结】

肺胀咳逆上气而寒痰饮多

病机：寒饮蕴肺，肺气上逆。

治法：散寒化饮、温肺降逆。

用方：射干麻黄汤。

第七节　胸痹心痛短气病脉证治

考点1★★ "师曰：夫脉当取太过不及……以其阴弦故也。"

【原文】师曰：夫脉当取太过不及，阳微阴弦，即胸痹而痛。
所以然者，责其极虚也。今阳虚知在上焦，所以胸痹、心痛者，
以其阴弦故也。(1)

【重点总结】

胸痹

脉象：<u>阳微阴弦</u>。关前为阳，关后为阴。阳微，指寸脉微；
阴弦，指尺脉弦。

病机：<u>阳微阴弦</u>。阳微指心阳虚衰，上焦阳气不足；阴弦，
指阴寒、痰饮、瘀血等邪气。上焦心阳亏虚，下焦阴寒上逆，故
发为胸痹。

考点2★★ "胸痹之病……栝蒌薤白白酒汤主之。"

【原文】胸痹之病，喘息咳唾，胸背痛，短气，寸口脉沉而

迟，关上小紧数，栝蒌薤白白酒汤主之。（3）

栝蒌薤白白酒汤方

栝蒌实一枚（捣）　薤白半斤　白酒七升

上三味，同煮，取二升，分温再服。

【重点总结】

胸痹

主症：喘息咳唾、胸背痛、短气。

辨证要点：胸背痛、短气。

病机：心胸阳气不振，水饮邪气上乘，闭阻气道、血脉。

治法：通阳散结，豁痰下气。

用方：瓜蒌薤白白酒汤。

第八节　腹满寒疝宿食病脉证治

考点1★★　"病腹满，发热十日……厚朴七物汤主之。"

【原文】病腹满，发热十日，脉浮而数，饮食如故，厚朴七物汤主之。（9）

厚朴七物汤方

厚朴半斤　甘草三两　大黄三两　大枣十枚　枳实五枚　桂枝二两　生姜五两

上七味，以水一升，煮取四升，温服八合，日三服。呕者加半夏五合，下利去大黄；寒多者加生姜至半斤。

【重点总结】

腑实兼表证

主症：腹满，发热十日，脉浮而数，饮食如故。

辨证要点：腹胀满，兼有发热、脉浮数。

病机：表证未解，邪气入里化热，形成腑实。

治法：通腑泄热，祛风解表。

用方：厚朴七物汤（厚朴三物汤合桂枝汤去芍药）。

考点 2★★　"胁下偏痛，发热……大黄附子汤主之。"

【原文】胁下偏痛，发热，其脉紧弦，此寒也，以温药下之，宜大黄附子汤。（15）

大黄附子汤方

大黄三两　附子三枚（炮）　细辛二两

上三味，以水五升，煮取二升，分温三服；若强人煮二升半，分温三服。服后如人行四五里，进一服。

【重点总结】

寒实内结胁下偏痛

病机：寒实内结，积滞内停。

治法：温阳泻下，散寒止痛。

用方：大黄附子汤。

第九节　五脏风寒积聚病脉证并治

考点 1★★　"肾着之病，其人身体重……甘姜苓术汤主之。"

【原文】肾着之病，其人身体重，腰中冷，如坐水中，形如水状，反不渴，小便自利，饮食如故，病属下焦。身劳汗出，衣里冷湿，久久得之，腰以下冷痛，腹重如带五千钱，甘姜苓术汤主之。（16）

甘草干姜茯苓白术汤方

甘草二两　白术二两　干姜四两　茯苓四两

上四味，以水五升，煮取三升，分温三服，腰中即温。

【重点总结】

肾着

病因病机：身劳汗出，衣里冷湿（劳动汗出，衣服冷湿，寒湿侵袭腰部，致其经脉气血不畅）。

辨证要点：<u>腰部冷痛、腹重</u>。

治法：散寒除湿。

用方：<u>甘姜苓术汤</u>。

考点2★★　"肝着，其人常欲蹈其胸上……旋覆花汤主之。"

【原文】肝着，其人常欲蹈其胸上，先未苦时，但欲饮热，旋覆花汤主之。（7）

旋覆花汤方

旋覆花三两　葱十四茎　新绛少许

上三味，以水三升，煮取一升，顿服之。

【重点总结】

肝着

病机：阴寒邪气留着于肝经，导致阳气痹阻，经脉气血运行不畅，气滞血瘀。

临床表现：痞闷、窒塞，甚至胀满刺痛。

治法：行气开结，活血通络。

用方：旋覆花汤。

第十节　痰饮咳嗽病脉证并治

考点1★★★　"问曰：四饮何以为异？……短气不得卧，其形如肿，谓之支饮。"

【原文】问曰：四饮何以为异？师曰：其人素盛今瘦，水走肠间，沥沥有声，谓之痰饮；饮后水流在胁下，咳唾引痛，谓之悬饮；饮水流行，归于四肢，当汗出而不汗出，身体疼重，谓之溢饮；咳逆倚息，短气不得卧，其形如肿，谓之支饮。（2）

【重点总结】

四饮的病位和症状　①痰饮：水饮停留于胃肠间。②悬饮：水饮停于两胁下。③溢饮：水饮停于四肢肌表。④支饮：水饮停于胸膈之间，影响心、肺。

考点2★★ "夫短气，有微饮……肾气丸亦主之。"

【原文】夫短气，有微饮，当从小便去之，苓桂术甘汤主之，肾气丸亦主之。(17)

茯苓桂枝白术甘草汤方

茯苓四两　桂枝三两　白术三两　甘草二两

上四味，以水六升，煮取三升，分温三服，小便则利。

肾气丸方

干地黄八两　薯蓣四两　山茱萸四两　泽泻三两　茯苓三两

牡丹皮三两　桂枝一两　附子（炮）一两

上八味，末之，炼蜜和丸梧子大，酒下十五丸，加至二十五丸，日再服。

【重点总结】

微饮，即痰饮之证轻微者。其治疗，偏于脾阳不运者，治用苓桂术甘汤；偏于肾阳不化者，治用肾气丸。

第十一节　消渴小便不利淋病脉证并治

考点★★ "小便不利者，有水气……栝蒌瞿麦丸主之。"

【原文】小便不利者，有水气，其人若渴，用栝蒌瞿麦丸主之。(10)

栝蒌瞿麦丸方

栝楼根二两　茯苓三两　薯蓣三两　附子一枚（炮）　瞿麦一两

上五味，末之，炼蜜丸梧子大，饮服三丸，日三服，不知，增至七八丸，以小便利，腹中温为知。

【重点总结】

上燥下寒，小便不利

临床表现：在上可见眩晕、烦热、失眠、口干口渴；在下可见畏寒肢冷，腰以下冷重，脉沉。

治法：化气，利水，润燥。

用方：瓜蒌瞿麦丸。

第十二节 水气病脉证并治

考点1★★ "师曰：病有风水、有皮水……久不愈，必致痈脓。"

【原文】师曰：病有风水、有皮水、有正水、有石水、有黄汗。风水，其脉自浮，外证骨节疼痛，恶风；皮水，其脉亦浮，外证胕肿，按之没指，不恶风，其腹如鼓，不渴，当发其汗；正水，其脉沉迟，外证自喘；石水，其脉自沉，外证腹满不喘；黄汗，其脉沉迟，身发热，胸满，四肢头面肿，久不愈，必致痈脓。（1）

【重点总结】

风水

病位：肺。

病机：风邪袭表，肺失宣降，水湿停滞。

主症：其脉自浮，骨节疼痛，恶风。

皮水

病位：肺脾。

病机：肺脾气虚，水湿内停。

主症：其脉亦浮，胕肿，按之没指，不恶风，其腹如鼓，不渴，当发其汗。

正水

病位：肾。

病机：肾阳虚不能蒸化水湿。

主症：其脉沉迟，自喘。

石水（正水进一步加重所致）

病位：肾。

病机：肾阳虚不能蒸化水湿。

主症：其脉自沉，腹满不喘。

黄汗

病机：水湿郁表，继而湿郁化热。

主症：其脉沉迟，身发热，胸满，四肢头面肿，久不愈，必致痈脓。

考点2★★　"师曰：诸有水者……当发汗乃愈。"

【原文】师曰：诸有水者，腰以下肿，当利小便；腰以上肿，当发汗乃愈。(18)

【重点总结】

水气病的治疗原则：因势利导。

腰以下部位水肿当利小便；腰以上部位水肿当发汗。

考点3★★　"风水恶风，一身悉肿……越婢汤主之。"

【原文】风水恶风，一身悉肿，脉浮不渴，续自汗出，无大热，越婢汤主之。(23)

越婢汤方

麻黄六两　石膏半斤　生姜三两　大枣十五枚　甘草二两

上五味，以水六升，先煮麻黄，去上沫，内诸药，煮取三升，分温三服。恶风者，加附子一枚炮；风水加术四两。

【重点总结】

风水夹热水肿

病机：风邪袭表，肺失宣降。

主症：恶风，身热，汗出不口渴，全身浮肿。

治法：发汗散水，清解郁热。

用方：越婢汤。

组成：麻黄、石膏、生姜、甘草、大枣。

考点4★★ "气分，心下坚大如盘……桂枝去芍药加麻黄细辛附子汤主之。"

【原文】气分，心下坚大如盘，边如旋杯，水饮所作，桂枝去芍药加麻黄细辛附子汤主之。（31）

桂枝去芍药加麻黄细辛附子汤方

桂枝三两　生姜三两　甘草二两　大枣十二枚　麻黄二两细辛二两　附子一枚（炮）

上七味，以水七升，煮麻黄，去上沫，内诸药，煮取二升，分温三服。当汗出，如虫行皮中，即愈。

【重点总结】

心肾阳虚的气分病

临床表现：心下痞结而坚，其状大小如盘，边如覆杯，其界清楚。

治法：振奋心肾阳气，外散风寒。

用方：桂枝去芍药加麻黄细辛附子汤。

第十三节　黄疸病脉证并治

考点1★★★ "寸口脉浮而缓……脾色必黄，瘀热以行。"

【原文】寸口脉浮而缓，浮则为风，缓则为痹，痹非中风，四肢苦烦，脾色必黄，瘀热以行。（1）

【重点总结】

黄疸

病位：脾。

病理因素：湿、热、瘀。

病机："脾色必黄，瘀热以行"。湿热郁闭于脾，影响血分并行于周身，故发黄可见。

考点 2★★　"黄疸病，茵陈五苓散主之。"

【原文】 黄疸病，茵陈五苓散主之。(18)

茵陈五苓散方

茵陈蒿末十分　　五苓散五分

上二物和，先食饮方寸匕，日三服。

【重点总结】

黄疸湿重于热

临床表现：全身发黄，黄色不甚鲜明，食少脘痞，身重便溏，小便不利，苔白腻或淡黄。

治法：清热退黄，通阳利水，淡渗除湿。

用方：茵陈五苓散。

第十四节　惊悸吐衄下血胸满瘀血病脉证治

考点 1★★　"下血，先便后血……黄土汤主之。"

【原文】 下血，先便后血，此远血也，黄土汤主之。(15)

黄土汤方

甘草三两　干地黄三两　白术三两　附子三两（炮）　阿胶三两　黄芩三两　灶中黄土半斤

上七味，以水八升，煮取三升，分温二服。

【重点总结】

虚寒性便血

病机：中焦虚寒，脾不统血。

临床表现：大便在先，出血在后（血多来自直肠以上，距离肛门较远，故称远血）。

治法：温脾摄血。

用方：黄土汤。

考点2★★ "下血，先血后便……赤小豆当归散主之。"

【原文】下血，先血后便，此近血也，赤小豆当归散主之。（16）

赤小豆当归散方

赤小豆三升（浸令出芽，曝干）　当归三两

上二味，杵为散，浆水服方寸匕，日三服。

【重点总结】

湿热性便血

病机：湿热蕴结大肠，迫血下行。

临床表现：便血在先，大便在后，血色鲜红，腹痛，大便不畅（出血部位距肛门较近，故称近血）。

治法：清热利湿，解毒化瘀。

用方：赤小豆当归散。

第十五节　呕吐哕下利病脉证治

考点1★★★ "呕而肠鸣，心下痞者，半夏泻心汤主之。"

【原文】呕而肠鸣，心下痞者，半夏泻心汤主之。（10）

半夏泻心汤方

半夏半升（洗）　黄芩三两　干姜三两　人参三两　黄连一两　大枣十二枚　甘草三两（炙）

上七味，以水一斗，煮取六升，去滓，再煮取三升，温服一升，日三服。

【重点总结】

心下痞

病位：中焦。

病机：邪气内陷，寒热错杂于中焦，中焦气机不畅。

治法：清寒泄热，和胃除痞。

用方：半夏泻心汤。

治疗特点：上下齐病，只治其中。

考点2★★　"呕逆者，橘皮竹茹汤主之。"

【原文】呕逆者，橘皮竹茹汤主之。（23）

橘皮竹茹汤方

橘皮二升　竹茹二升　大枣三十枚　生姜半斤　甘草五两

人参一两

上六味，以水一斗，煮取三升，温服一升，日三服。

【重点总结】

胃虚夹热之哕逆

治法：理气温胃，补中益气为主，清热安中为辅。

用方：橘皮竹茹汤。

第十六节　妇人妊娠病脉证并治

考点★★　"妇人宿有癥病，经断未及三月……桂枝茯苓丸主之。"

【原文】妇人宿有癥病，经断未及三月，而得漏下不止，胎动在脐上者，为癥痼害。妊娠六月动者，前三月经水利时，胎也。下血者，后断三月，衃也。所以血不止者，其癥不去故也。当下其癥，桂枝茯苓丸主之。（2）

桂枝茯苓丸方

桂枝　茯苓　牡丹皮　桃仁（去皮尖）　芍药各等份

上五味，末之，炼蜜和丸，如兔屎大，每日食前服一丸，不知，加至三丸。

【重点总结】

瘀血癥块所致之胎漏

治法：行血祛瘀，平冲下气。

用方：<u>桂枝茯苓丸</u>。

组成：桂枝、茯苓、芍药、桃仁、丹皮、蜜。

胎动鉴别：妊娠正常应该<u>六个月</u>胎动，在<u>脐下</u>。瘀血痞块所致者<u>三个月</u>则动，在<u>脐上</u>。

第十七节 妇人产后病脉证治

考点1★★ "产后腹中㽲痛，当归生姜羊肉汤主之，并治腹中寒疝，虚劳不足。"

【原文】产后腹中㽲痛，当归生姜羊肉汤主之，并治腹中寒疝，虚劳不足。（4）

当归生姜羊肉汤方

当归三两　生姜五两　羊肉一斤

上三味，以水八升，煮取三升，温服七合，日三服。若寒多者，加生姜成一斤；痛多而呕者，加橘皮二两，白术一两。加生姜者，亦加水五升，煮取三升二合，服之。

【重点总结】

产后血虚里寒腹痛

治法：补虚散寒，通络止痛．

用方：当归生姜羊肉汤。

考点2★★ "产后中风发热……竹叶汤主之。"

【原文】产后中风发热，面正赤，喘而头痛，竹叶汤主之。（9）

竹叶汤方

竹叶一把　葛根三两　防风一两　桔梗一两　桂枝一两　人参一两　附子一枚（炮）　大枣十五枚　生姜五两

上十味，以水一斗，煮取二升半，分温三服，温覆使汗出。头项强，用大附子一枚，破之如豆大，煎药扬去沫，呕者加半夏半升洗。

【重点总结】

产后中风兼阴阳两虚

治法：益气扶阳，养阴和营，疏风清热。

用方：竹叶汤。

第十八节　妇人杂病脉证并治

考点1★★　"妇人咽中如有炙脔，半夏厚朴汤主之。"

【原文】妇人咽中如有炙脔，半夏厚朴汤主之。（5）

半夏厚朴汤方

半夏一升　厚朴三两　茯苓四两　生姜五两　干苏叶二两

上五味，以水七升，煮取四升，分温四服，日三夜一服。

【重点总结】

梅核气

病机：妇人因情志不舒，郁而化火，炼液成痰，阻于咽喉。

主症：咽中异物梗塞感，咯之不出，吞之不下。

治法：理气解郁，化痰散结。

用方：半夏厚朴汤。

组成：半夏、厚朴、茯苓、生姜、苏叶。

考点2★★　"妇人脏躁，喜悲伤欲哭……甘麦大枣汤主之。"

【原文】妇人脏躁，喜悲伤欲哭，象如神灵所作，数欠伸，甘麦大枣汤主之。（6）

甘麦大枣汤方

甘草三两　小麦一两　大枣十枚

上三味，以水六升，煮取三升，温分三服，亦补脾气。

【重点总结】

脏躁

病机：七情郁而化火，火耗气伤血，进而肝血虚则不藏魂，心血虚则不养神。

主症：喜悲伤欲哭，象如神灵所作，数欠伸。

治法：甘润缓急，养血安神。

用方：甘麦大枣汤。

组成：小麦、甘草、大枣。

考点3★★ "问曰：妇人年五十所，病下利……当以温经汤主之。"

【原文】妇人年五十所，病下利，数十日不止，暮即发热，少腹里急，腹满，手掌烦热，唇口干燥，何也？师曰：此病属带下，何以故？曾经半产，瘀血在少腹不去。何以知之？其证唇口干燥，故知之，当以温经汤主之。（9）

温经汤方

吴茱萸三两　当归二两　川芎二两　芍药二两　人参二两

桂枝二两　阿胶二两　牡丹皮二两　生姜二两　甘草二两　半夏半升　麦门冬一升

上十二味，以水一斗，煮取三升，分温三服。亦主妇人少腹寒，久不受胎，兼取崩中去血，或月水来过多，及至期不来。

【重点总结】

妇人冲任虚寒兼有瘀血内阻崩漏

主症：少腹里急，腹满，或伴有刺痛、拒按，发热，手掌烦热。

治法：温经散寒，养血行瘀，调补冲任。

用方：温经汤。

考点4★★ "妇人腹中诸疾痛，当归芍药散主之。"

【原文】妇人腹中诸疾痛，当归芍药散主之。（17）

当归芍药散方

当归三两　芍药一斤　茯苓四两　白术四两　泽泻半斤　川芎半斤

上六味，杵为散，取方寸匕，酒和，日三服。

【重点总结】

妇人肝脾不和腹中诸疾病

治法：调肝养血，健脾利湿。

用方：当归芍药散。

第四单元　温病学

第一节　温热论

考点1★★★　"温邪上受，首先犯肺……若论治法则与伤寒大异也。"

【原文】温邪上受，首先犯肺，逆传心包。肺主气属卫，心主血属营，辨营卫气血虽与伤寒同，若论治法则与伤寒大异也。

【重点总结】

《温热论》作者为清代叶天士。其创立了卫气营血辨证体系。

1. 温病的致病因素　"温邪"。

2. 温病的感邪途径　"上受"，指温邪从口、鼻而入，侵犯人体。

3. 温病的首发部位　肺卫，因"温邪上受，首先犯肺"。

4. 温病的传变规律　卫气营血可反映温病的表里浅深层次。温邪由肺卫传至气分，由浅入深，称为"顺传"，病情较轻。如温邪由肺卫直接内陷心包，称为"逆传"，病情较重，病势凶险。

5. 温病与伤寒　二者治法大异。温病用药重视养阴生津；伤寒用药重视顾护阳气。

考点2★　"盖伤寒之邪留恋在表……势必孤矣。"

【原文】盖伤寒之邪留恋在表，然后化热入里，温邪则热变最速。未传心包，邪尚在肺，肺主气，其合皮毛，故云在表。在表初用辛凉轻剂，挟风则加入薄荷、牛蒡之属，挟湿加芦根、滑石之流。或透风于热外，或渗湿于热下，不与热相搏，势必孤矣。

【重点总结】

1. 伤寒与温病传变的区别是伤寒容易"留恋在表"；温邪"热变最速"。

2. 温邪在表，初用辛凉轻剂——桑菊饮。

3. 温邪夹风，宜"透风于热外"，加入薄荷、牛蒡之属。温邪夹湿，宜"渗湿于热下"，加芦根、滑石之流。

考点3★ "不尔，风挟温热而燥生……以此为辨。"

【原文】 不尔，风挟温热而燥生，清窍必干，为水主之气不能上荣，两阳相劫也。湿与温合，蒸郁而蒙蔽于上，清窍为之壅塞，浊邪害清也。其病有类伤寒，验之之法，伤寒多有变证；温热虽久，在一经不移，以此为辨。

【重点总结】

温热夹风和夹湿的不同病机和证候特点，以及温热夹湿与伤寒的鉴别。

1. 温热夹风

病机特点："两阳相劫"。"两阳"指风邪与热邪。"水主之气不能上荣"。"水主之气"泛指人体的津液。

证候特点："清窍必干"。温热夹风生燥，口、鼻、目、耳等面部诸窍干。

2. 温热夹湿

病机特点："浊邪害清"。"浊邪"指湿热，"清"指清窍。

证候特点：清窍壅塞指鼻塞、耳聋、头昏目胀，甚至昏聩。

3. 温热夹湿（"湿与温合"）与伤寒的鉴别 伤寒多有变证；温热虽久，在一经不移。

考点 4★　"前言辛凉散风……急急透斑为要。"

【原文】前言辛凉散风，甘淡驱湿，若病仍不解，是渐欲入营也。营分受热，则血液受劫，心神不安，夜甚无寐，或斑点隐隐，即撤去气药。如从风热陷入者，用犀角、竹叶之属；如从湿热陷入者，犀角、花露之品，参入凉血清热方中。若加烦躁，大便不通，金汁亦可加入，老年或平素有寒者，以人中黄代之，急急透斑为要。

【重点总结】

温邪（风热或湿热）逆传，热入营分（心包）。

1. 症状　心神不安，夜甚无寐，斑点隐隐。

2. 治疗　凉血清热方。如从风热陷入者，用犀角（水牛角代）、竹叶之属；如从湿热陷入者，加犀角（水牛角代）、花露之品。若烦躁、大便不通，加金汁；老年或平素有寒者，以人中黄代之。

3. 治疗目的　"急急透斑为要"，是指用清热解毒、凉血透邪之法透达热邪，促使营热随斑透发而外解，而不是用升散提透之法。

4. 营分受热，血液受劫　"血液"指营阴。

考点 5★　"若斑出热不解者，胃津亡也……恐其陷入易易耳。"

【原文】若斑出热不解者，胃津亡也。主以甘寒，重则如玉女煎，轻则如梨皮、蔗浆之类。或其人肾水素亏，虽未及下焦，先自彷徨矣。必验之于舌，如甘寒之中加入咸寒，务在先安未受邪之地，恐其陷入易易耳。

【重点总结】

"斑出热不解"。

1. 病机　"胃津亡"。邪热已消灼胃津，津伤则水不能制火。

2. 治法　甘寒之剂，清热生津。

3. 用药 热盛伤津较重者——<u>玉女煎</u>（清气凉营，泄热生津）。热盛伤津较轻者——梨皮、蔗浆之属（滋养胃津）。其人肾水素亏，必验之于舌（舌质干绛）——<u>甘寒+咸寒</u>，以"先安未受邪之地"。

考点6★★★ "若其邪始终在气分流连者……不可不知。"

【原文】 若其邪始终在气分流连者，可冀其战汗透邪，法宜益胃，令邪与汗并，热达腠开，邪从汗出。解后胃气空虚，当肤冷一昼夜，待气还自温暖如常矣。盖战汗而解，邪退正虚，阳从汗泄，故渐肤冷，未必即成脱证。此时宜令病者安舒静卧，以养阳气来复，旁人切勿惊惶，频频呼唤，扰其元神，使其烦躁。但诊其脉，若虚软和缓，虽倦卧不语，汗出肤冷，却非脱证；若脉急疾，躁扰不卧，肤冷汗出，便为气脱之证矣。更有邪盛正虚，不能一战而解，停一二日再战汗而愈者，不可不知。

【重点总结】

温邪流连于气分。

1. 治法 可冀其<u>战汗</u>透邪，法宜<u>益胃</u>，令邪与汗并，热达腠开，邪从汗出。

2. 益胃 指温邪留恋气分时的治法，即以轻清宣透之品，宣通气机，<u>清气生津</u>，灌溉肠液，使正气得以振奋，邪热随汗而解。

3. 战汗 正气未衰，驱邪外出。

（1）临床表现 全身战栗，甚或肢冷爪青，脉沉伏，而后全身大汗淋漓。

（2）转归 战汗后出现肤冷，同时应留意患者脉象和神志的表现。

（3）预后转归鉴别关键 在于<u>脉象和神志</u>的表现。

若脉虚软和缓，神清，倦卧不语，为邪去正气尚虚的表现，并非脱证。

若脉象急疾，神志不清，烦躁不能安卧，则是正气外脱的表现。

考点 7★　"再论气病有不传血分……转疟之机括。"

【原文】再论气病有不传血分，而邪留三焦，亦如伤寒中少阳病也。彼则和解表里之半，此则分消上下之势，随证变法，如近时杏、朴、苓等类，或如温胆汤之走泄。因其仍在气分，犹可望其战汗之门户，转疟之机括。

【重点总结】

温病邪留三焦（仍在气分）。

1. 病机　温邪久居气分，易留于三焦，导致气机不宣，水道不通，水湿内停，可出现类似伤寒少阳病的证候。

2. 临床表现　寒热起伏，胸满腹胀，小便短少，苔腻等。

3. 治法　<u>"分消上下之势"（分消走泄）</u>，即用分消走泄之法宣通上、中、下三焦气机。

4. 方药　近时——杏、朴、苓；古时——温胆汤。

考点 8★　"大凡看法，卫之后方言气……反致慌张矣。"

【原文】大凡看法，卫之后方言气，营之后方言血。在卫汗之可也，到气才可清气，入营犹可透热转气，如犀角、玄参、羚羊角等物，入血就恐耗血动血，直须凉血散血，如生地、丹皮、阿胶、赤芍等物。否则，前后不循缓急之法，虑其动手便错，反致慌张矣。

【重点总结】

本条论述了温病的治疗纲领，以及卫气营血不同阶段相应的治疗大法。

1. "在卫汗之可也"。

2. "到气才可清气"。

3. "入营犹可透热转气"——"犀角、玄参、羚羊角"以清营热、滋营阴。

4. "入血就恐耗血动血，直须凉血散血"——"生地、丹皮、阿胶、赤芍"以凉血散血。

考点 9★ "且吾吴湿邪害人最广……然较之杂证，则有不同也。"

【原文】且吾吴湿邪害人最广，如面色白者，须要顾其阳气，湿胜则阳微也，法应清凉，然到十分之六七，即不可过于寒凉，恐成功反弃，何以故耶？湿热一去，阳亦衰微也；面色苍者，须要顾其津液，清凉到十分之六七，往往热减身寒者，不可就云虚寒，而投补剂，恐炉烟虽熄，灰中有火也，须细察精详，方少少与之，慎不可直率而往也。又有酒客里湿素盛，外邪入里，里湿为合。在阳旺之躯，胃湿恒多，在阴盛之体，脾湿亦不少，然其化热则一。热病救阴犹易，通阳最难，救阴不在血，而在津与汗，通阳不在温，而在利小便，然较之杂证，则有不同也。

【重点总结】

湿邪致病的特点，以及治疗方面的注意事项。

1. 湿邪害人，阳虚"面色白者"——"顾其阳气"。湿邪害人，阴虚"面色苍者"——"顾其津液"。

2. "酒客里湿素盛"——易出现"外邪入里，里湿为合"。"阳旺之躯，胃湿恒多"——病多见热重于湿。"阴盛之体，脾湿亦不少"——病多见湿重于热。

3. 温热病治疗，"救阴不在血，而在津与汗，通阳不在温，而在利小便"。

考点 10★★ "再论三焦不得从外解……以粪燥为无湿矣。"

【原文】再论三焦不得从外解，必致成里结。里结于何，在阳明胃与肠也。亦须用下法，不可以气血之分，就不可下也。但伤寒邪热在里，劫烁津液，下之宜猛；此多湿邪内搏，下之宜轻。伤寒大便溏为邪已尽，不可再下；湿温病大便溏为邪未尽，必大便硬，慎不可再攻也，以粪燥为无湿矣。

【重点总结】

鉴别要点	湿热里结	伤寒里结
病机	湿热与积滞相互胶结于肠腑,并非燥屎	邪热炽盛,津液受劫,燥屎结于肠腑而成阳明腑实证
治法	下法宜轻宜缓,以期祛湿导滞	下法宜峻,以期急下存阴
下之后大便溏的意义	便溏为湿邪未尽,必大便硬,慎不可再攻也,以粪燥为无湿矣	便溏为燥结已除,邪气已去,不可再下

第二节　湿热病篇

考点1★★　"湿热证,始恶寒……舌白,口渴不引饮。"

【原文】湿热证,始恶寒,后但热不寒,汗出胸痞,舌白,口渴不引饮。

【重点总结】

《湿热病篇》作者清代薛雪(薛生白)。

本条是湿热病的辨证提纲。薛生白认为,湿热病为<u>太阴和阳明同病(脾胃)</u>,四肢倦怠、肌肉烦疼和胸痞等为必见症。

考点2★　"湿热证,恶寒无汗……头不痛者,去羌活。"

【原文】湿热证,恶寒无汗,身重头痛,湿在表分。宜藿香、香薷、羌活、苍术皮、薄荷、牛蒡子等味。头不痛者,去羌活。

【重点总结】

本条论述了湿邪伤表,尚未化热的证治。

薛生白在自注中说,本证为<u>"阴湿伤表之候"</u>。

1. 证候　恶寒<u>无汗</u>,身重头痛。

2. 治法　芳香辛散,透表化湿。

3. 用药　宜藿香、香薷、羌活、苍术皮、薄荷、牛蒡子等味。头不痛者,去羌活。

考点3★　"湿热证，恶寒发热……不恶寒者，去苍术皮。"

【原文】湿热证，恶寒发热，身重，关节疼痛，湿在肌肉，不为汗解。宜滑石、大豆黄卷、茯苓皮、苍术皮、藿香叶、鲜荷叶、白通草、桔梗等味。不恶寒者，去苍术皮。

【重点总结】

本条论述了湿邪伤表，已经化热的证治。

薛生白在自注中说，本证为"阳湿伤表之候"。

1. 证候　恶寒发热，身重，关节疼痛，汗出。

2. 治法　利湿泄热，芳香化湿透表。

3. 用药　宜滑石、大豆黄卷、茯苓皮、苍术皮、藿香叶、鲜荷叶、白通草、桔梗等味。不恶寒者，去苍术皮。

4. 鉴别　阴湿者无汗，阳湿者有汗。

考点4★　"湿热证，寒热如疟……干菖蒲、六一散等味。"

【原文】湿热证，寒热如疟，湿热阻遏膜原，宜柴胡、厚朴、槟榔、草果、藿香、苍术、半夏、干菖蒲、六一散等味。

【重点总结】

本条论述了"湿热阻遏膜原"的证治。

薛生白在自注中说，"膜原为阳明之半表半里"。

1. 证候　寒热往来如疟状，可见舌苔白腻或满布垢浊、苔如积粉、脘腹满闷等湿浊内盛之症。

2. 治法　宣透膜原，辟秽化浊。

3. 用药　用柴胡以透达膜原；用厚朴、半夏、槟榔、草果、苍术以理脾燥湿，开达膜原；用藿香、菖蒲以芳香化浊；用六一散以清利湿热。

考点5★　"湿热证，数日后脘中微闷……芦尖、冬瓜仁等味。"

【原文】湿热证，数日后脘中微闷，知饥不食，湿邪蒙绕三焦。

宜藿香叶、薄荷叶、鲜荷叶、枇杷叶、佩兰叶、芦尖、冬瓜仁等味。

【重点总结】

本条论述了湿热病后期"余湿未尽，胃气未醒"的证治。

1. 病机 湿热病后期，湿热大势已解，但余邪未清，余湿困脾，脾胃气未醒，湿邪蒙绕三焦，气机不畅。

2. 症状 脘中微闷，知饥不食。（脘：主要指胃脘，也涉及胸腹部）

3. 用药 藿香叶、薄荷叶、鲜荷叶、枇杷叶、佩兰叶"五叶"轻清宣化，再配以芦尖、冬瓜仁淡渗利湿，使气机畅通，余湿得除，诸症自愈。

考点6★ "湿热证，初起发热……佩兰叶、六一散等味。"

【原文】 湿热证，初起发热，汗出胸痞，口渴舌白，湿伏中焦。宜藿梗、蔻仁、杏仁、枳壳、桔梗、郁金、苍术、厚朴、草果、半夏、干菖蒲、佩兰叶、六一散等味。

【重点总结】

本条论述了湿伏中焦，始见化热，湿重于热的证治。

1. 症状 湿热证，初起发热，汗出胸痞，口渴舌白，湿伏中焦。

2. 治法 辛开化湿为主，佐以清热。

3. 用药 用苍术、厚朴、草果、半夏，辛苦燥湿；藿香、佩兰、蔻仁、郁金、菖蒲，芳香化湿；杏仁、桔梗，开宣肺气，行气湿化；六一散，清热淡渗利湿。

4. 用药特点 集中了燥湿、化湿、宣湿、渗湿四种方法，体现了薛氏治湿的基本大法。

考点7★ "湿热证，舌根白……绿豆衣、六一散等味。"

【原文】 湿热证，舌根白，舌尖红，湿渐化热，余湿犹滞。宜辛泄佐清热，如蔻仁、半夏、干菖蒲、大豆黄卷、连翘、绿豆衣、六一散等味。

【重点总结】

本条论述了"湿渐化热，余湿犹滞"的证治。

1. 症状 除<u>舌根白、舌尖红</u>外，还可见胸痞、恶心呕吐、身热有汗不解、脉濡数等症。

2. 病性 虽薛生白自注为"<u>湿热参半之证</u>"，但热势尚不重，实际上仍属湿重热轻之证。

3. 治法 辛泄（辛开苦泄）中佐以清热。

4. 用药 蔻仁、半夏、菖蒲，辛散燥湿；大豆黄卷、连翘、绿豆衣、六一散，清热利湿，使湿热两解。

第三节　温病条辨

考点1★★　"温病者：有风温、有温热……有冬温、有温疟。"（上焦篇1）

【原文】 温病者：有风温、有温热、有温疫、有温毒、有暑温、有湿温、有秋燥、有冬温、有温疟。

【重点总结】

《温病条辨》作者为清代吴瑭（吴鞠通）。其创立了三焦辨证体系。

1. 本条列举了九种温病的名称。

2. 温病是多种外感热病的总称。

3. 根据季节和主气来命名，则有风温、暑温、秋燥、冬温。根据不同病邪或临床特点来命名，则有温毒、温热、湿热、温疟、温疫。

（1）温毒：是感受了温热时毒病邪，既有温病的常见症状，又有局部肿毒表现的一种温病。

（2）温热：多是春季感受温热病邪，初起即以里热证为主的一种温病。

（3）湿温：是在夏末秋初的长夏季节，因感受<u>湿热病邪</u>而发的一种温病。

（4）温疟：是内有阴气先伤，夏季复感暑热，<u>阴伤阳热亢盛而发的一种温病</u>。

（5）温疫：是感受<u>疠气秽浊</u>而发，具有强烈<u>流行性和传染性</u>的一种温病。

考点2★ "太阴风温、温热……湿温、温疟，不在此例。"（上焦篇4）

【原文】太阴风温、温热、温疫、冬温，初起恶风寒者，桂枝汤主之；但热不恶寒而渴者，辛凉平剂银翘散主之。温毒、暑温、湿温、温疟，不在此例。

【重点总结】

本条论述了温邪初犯卫分的证治。

1. 选用辛温法或辛凉法的重要依据是<u>"恶风寒"</u>或<u>"不恶寒"</u>。

2. 恶风寒较明显用辛温法解表——桂枝汤。

3. 热象较重，不恶寒而渴者（相对而言），宜以辛凉法治疗。<u>辛凉平剂银翘散，开创了表证辛凉透邪治法</u>。

考点3★ "太阴温病，血从上溢者……可用清络育阴法。"（上焦篇11）

【原文】太阴温病，血从上溢者，犀角地黄汤合银翘散主之。有中焦病者，以中焦法治之。若吐粉红血水者，死不治；血从上溢，脉七八至以上，面反黑者，死不治；可用清络育阴法。

【重点总结】

太阴温病：上焦温病。

本条论述了手太阴温病血分证的证治及危重症的表现。

1. 手太阴温病血分证

症状：<u>血从上溢</u>。

方药：<u>犀角地黄汤合银翘散</u>。

2. 两种"死不治"的危重症

死不治：病情危重，不治则死。一为吐粉红色血水（"实血与液交迫而出")。二为血从上溢,口鼻出血,脉七八至以上,颜面反而晦暗无泽("火极而似水")。

治法:清络育阴(凉血清络,甘寒养阴)。

方药:犀角地黄汤合黄连阿胶汤加减。

考点4★★ "太阴温病,寸脉大……清营汤去黄连主之。"(上焦篇15)

【原文】太阴温病,寸脉大,舌绛而干,法当渴,今反不渴者,热在营中也,清营汤去黄连主之。

【重点总结】

本条论述了手太阴肺经营分证的证治。

1. 症状

(1)寸脉大 心肺上焦有热。

(2)舌绛红而干 邪热伤及营阴。

(3)反不渴 热入营分。

2. 方药 清营汤去黄连(因黄连味苦性燥,以防更伤营阴及引邪深入)。

考点5★★ "邪入心包,舌蹇肢厥,牛黄丸主之,紫雪丹亦主之。"(上焦篇17)

【原文】邪入心包,舌蹇肢厥,牛黄丸主之,紫雪丹亦主之。

【重点总结】

1. 邪入心包的证治(上焦)

症状:舌蹇肢厥。

方剂:牛黄丸或紫雪丹。

2. 厥证的鉴别

鉴别要点	温病厥证	伤寒厥证
病位	手厥阴心包经	足厥阴肝经

鉴别要点	温病厥证	伤寒厥证
病机	邪热内盛，热邪内闭而无出路，阳气内阻不能外达而致厥（真热假寒）	阳气虚弱，阴寒内盛
舌象	舌色绛红，苔黄腻而焦干	舌色淡而胖嫩，有齿痕，苔白、灰或黑润

考点 6★★　"头痛恶寒，身重疼痛……长夏深秋冬日同法，三仁汤主之。"（上焦篇 43）

【原文】头痛恶寒，身重疼痛，舌白不渴，脉弦细而濡，面色淡黄，胸闷不饥，午后身热，状若阴虚，病难速已，名曰湿温，汗之则神昏耳聋，甚则目瞑不欲言；下之则洞泄；润之则病深不解，长夏深秋冬日同法，三仁汤主之。

【重点总结】

本条论述了湿温初起的证治。

1. 与湿温病关系最密切的脏腑　肺、脾。

2. 症状　头痛恶寒，身重疼痛，舌白不渴，脉弦细而濡，面色淡黄，胸闷不饥，午后身热。

3. 治法　分利湿热，湿热同治。

4. 方剂　<u>三仁汤</u>。

5. 治疗禁忌　汗之则神昏耳聋，甚则目瞑不欲言。下之则洞泄。润之则病深不解。

考点 7★★★　"面目俱赤，语声重浊……湿温、温疟，不在此例。"（中焦篇 1）

【原文】面目俱赤，语声重浊，呼吸俱粗，大便闭，小便涩，舌苔老黄，甚则黑有芒刺，但恶热，不恶寒，日晡益甚者，传至中焦，阳明温病也。脉浮洪躁甚者，白虎汤主之；脉沉数有力，甚则脉体反小而实者，大承气汤主之。暑温、湿温、温疟，不在此例。

【重点总结】

阳明温病：中焦温病。

本条为阳明温病提纲。

症状	面目俱赤，语声重浊，呼吸俱粗，大便闭，小便涩，舌苔老黄，甚则黑有芒刺，但恶热，不恶寒，日晡益甚	
分型	阳明经证	阳明腑证
脉象	脉浮洪躁	脉沉数有力，甚则脉体反小而实（邪结于内）
腹部触诊	腹软无压痛，大便不秘	腹部胀满疼痛，便秘或热结旁流
用方	白虎汤	大承气汤

考点8★★★　"阳明温病，下之不通……再不下者，增液承气汤主之。"（中焦篇17）

【原文】阳明温病，下之不通，其证有五：应下失下，正虚不能运药，不运药者死，新加黄龙汤主之。喘促不宁，痰涎壅滞，右寸实大，肺气不降者，宣白承气汤主之。左尺牢坚，小便赤痛，时烦渴甚，导赤承气汤主之。邪闭心包，神昏舌短，内窍不通，饮不解渴者，牛黄承气汤主之。津液不足，无水舟停者，间服增液，再不下者，增液承气汤主之。

[重点总结]

阳明温病下之不通的五种证治

证型	共同表现	兼症	病机	治法	方药
腑证兼正虚	阳明病腑实证相关表现（可参考中焦篇1）	正虚相关表现	应下失下，邪热流连，邪盛正虚，不能运药	扶正祛邪（"邪正合治法"）	新加黄龙汤
腑证兼肺热		喘促不宁，坐卧不安，痰热壅滞，右寸实大，肺气不降	阳明热结，肺与大肠表里合病，热积阻肺，肺失宣降	清肺定喘，泄热通便（"脏腑合治法"）	宣白承气汤
腑证兼小肠热		尿色黄赤，尿道涩痛，烦渴，左尺脉牢坚不移（左尺候肾与小肠）	阳明腑实，小肠热盛，大肠与小肠合病	泄大肠热结，清利小肠火热（"二肠同治法"）	导赤承气汤
腑证兼窍闭		神志昏迷，舌短难伸，口渴而饮，舌短难伸不解	阳明热邪内闭心包	泻阳明腑实，清心开窍（"两少阴合治法"）	牛黄承气汤
腑证兼津亏		津液枯耗相关表现，同服增液大便仍不下	阳明热盛伤津，津液枯耗，致大便秘结不通，无水舟停	滋阴增液，泻热通便（"气血合治法"）	增液承气汤

考点 9★★ "阳明温病，无汗，实证未剧……冬地三黄汤主之。"（中焦篇 29）

【原文】阳明温病，无汗，实证未剧，不可下。小便不利者，甘苦合化，冬地三黄汤主之。

【重点总结】

1. 阳明温病无汗禁下 实证未剧，指阳明腑实证尚不显著。其判断依据在"无汗"。

2. 小便不利的证治 温病出现小便不利的原因有三：一是小肠火腑热盛，津液干涸；二是热邪袭肺，肺失宣降，通调水道功能失调。其病机可归纳为津液不足和津液不布。其治疗多用甘苦合化。甘味药能缓补滋养，苦味药能燥湿清热，合用则能滋润清热。不可再行淡渗利湿，强行利尿之法恐再伤阴。

考点 10★★ "风温、温热、温疫……加减复脉汤主之。"（下焦篇 1）

【原文】风温、温热、温疫、温毒、冬温，邪在阳明久羁，或已下，或未下，身热面赤，口干舌燥，甚则齿黑唇裂，脉沉实者，仍可下之；脉虚大，手足心热甚于手足背者，加减复脉汤主之。

【重点总结】

本条论述了温病后期真阴耗伤的证治。

共同表现	身热面赤，口干舌燥，甚则齿黑唇裂	
病机	温热之邪久留阳明，热势炽盛	热邪伤及少阴，使真阴受灼
鉴别要点	脉沉实有力	脉虚大无根，手足心热于手足背
治法	泻下	滋养真阴
方剂	承气汤	加减复脉汤

注：吴氏认为，温病热邪久稽阳明可伤及肝肾之阴，若因腑实证导致严重的阴液受损，应使用承气汤急下存阴。

考点 11★★ "夜热早凉，热退无汗，热自阴来者，青蒿鳖甲汤主之。"（下焦篇 12）

【原文】夜热早凉，热退无汗，热自阴来者，青蒿鳖甲汤主之。

【重点总结】

本条论述了温病后期，邪留阴分的证治。

1. 病机 温病后期，真阴亏损而余邪留伏阴分。

2. 症状 夜热早凉，热退无汗，能食消瘦，舌红苔少，脉沉细数。

3. 治法 滋阴透热。

4. 方剂 青蒿鳖甲汤。

考点 12★★ "治外感如将……治下焦如权（非重不沉）。"（杂说）

【原文】治外感如将（兵贵神速，机圆法活，去邪务尽，善后务细，盖早平一日，则人少受一日之害）；治内伤如相（坐镇从容，神机默运，无功可言，无德可见，而人登寿域）。治上焦如羽（非轻不举）；治中焦如衡（非平不安）；治下焦如权（非重不沉）。

【重点总结】

1. 治外感如将；治内伤如相。

2. 治上焦如羽（非轻不举），即用药选轻清升浮之品，药量轻。治中焦如衡（非平不安），即保持脾升胃降平衡。治下焦如权（非重不沉）：即用味厚质重、重镇潜降的药物。

考点 13★★ "温毒咽痛，喉肿……再去芩、连，三四日加之佳。"（上焦篇 18）

【原文】温毒咽痛，喉肿，耳前耳后肿，颊肿，面正赤，或喉不痛，但外肿，甚则耳聋，俗名大头温、虾蟆温者，普济消毒饮去柴胡、升麻主之，初起一二日，再去芩、连，三四日加之佳。

普济消毒饮去升麻柴胡黄芩黄连方

连翘一两　薄荷三钱　马勃四钱　牛蒡子六钱　芥穗三钱
僵蚕五钱　玄参一两　银花一两　板蓝根五钱　苦梗一两　甘草
五钱

上共为粗末，每服六钱，重者八钱。鲜苇根汤煎，去渣服，约二时一服，重者一时许一服。

【重点总结】

本条论述了温毒（大头瘟）的病因病机及证治。

1. 病机：热毒邪气侵犯少阳经脉。

2. 症状面赤、咽痛喉肿，颊面肿。

3. 方剂普济消毒饮去升麻、柴胡、黄芩、黄连。

考点 14★★　"伏暑、暑温、湿温，证本一源，前后互参，不可偏执。"（上焦篇 42）

【原文】伏暑、暑温、湿温，证本一源，前后互参，不可偏执。

【重点总结】

伏暑、暑温、湿温三者均可表现为湿热证候。伏暑是夏季感受暑湿或暑热病邪，伏藏于体内，秋冬季发病，起病即见暑湿或暑热里证为主的表里同病的急性热病，以暑湿邪气伏藏为多见。暑温是夏季感受暑热或暑湿邪气引起的急性外感热病，有明显的季节性。湿温是湿热邪气引起的急性外感热病，以夏秋季节，雨湿较盛，气候炎热时为多。

考点 15★★　"阳明温病……合调胃承气汤微和之……妙在寓泻于补……务存津液之心法也。"（中焦篇 11）

【原文】阳明温病，无上焦证，数日不大便，当下之，若其人阴素虚，不可行承气者，增液汤主之。服增液汤已，周十二时观之，若大便不下者，合调胃承气汤微和之。

此方所以代吴又可承气养荣汤法也。妙在寓泻于补，以补药之体，作泻药之用，既可攻实，又可防虚。余治体虚之温病，与前医误伤津液，不大便，半虚半实之证，专以此法救之，无不应手而效。

增液汤方（咸寒苦甘法）

元参一两　麦冬（连心）八钱　细生地八钱

水八杯，煮取三杯，口干则与饮，令尽，不便，再作服。

本论于阳明下证，峙立三法：热结液干之大实证，则用大承气；偏于热结而液不干者，旁流是也，则用调胃承气；偏于液干多而热结少者，则用增液，所以回护其虚，务存津液之心法也。

【重点总结】

本条论述了阳明温病热结阴亏的证治。

吴氏指出："温病之不大便，不出热结、便干二者之外。"遂立阳明下证三法：热结液干的大实证，用大承气；热结而液不干者，用调胃承气汤；阴液亏而热结少者，用增液汤，顾护阴液。

考点 16★★　　"湿聚热蒸……宣痹汤主之。"（中焦篇 65）

【原文】湿聚热蒸，蕴于经络，寒战热炽，骨骱烦疼，舌色灰滞，面目萎黄，病名湿痹，宣痹汤主之。

【重点总结】

湿痹

病机：湿热邪气熏蒸气分，同时蕴阻经络。

症状：骨节烦热、重、痛、肿胀，往往伴有寒战热炽，面目发黄，舌苔灰腻脉滑数。

方剂：宣痹汤。

考点 17★★　　"暑邪深入少阴消渴者……再与连梅汤。"（下焦篇 36）"

【原文】暑邪深入少阴消渴者，连梅汤主之；入厥阴麻痹者，连梅汤主之；心热烦躁神迷甚者，先与紫雪丹，再与连梅汤。

连梅汤方（酸甘化阴、酸苦泄热法）

云连二钱　乌梅（去核）三钱　麦冬（连心）三钱　生地三钱　阿胶二钱

水五杯，煮取二杯，分二次服。脉虚大而芤者，加人参。

【重点总结】

暑邪深入少阴、厥阴

治法：滋阴清热。

方剂：连梅汤。

加减：暑热闭阻心窍较重，心中烦热躁扰，甚则神迷者，可先与紫雪丹清心开窍，再与连梅汤滋阴清热。

第四节　《温疫论》

考点1★★　"夫温疫之为病……此治疫紧要关节。"（原序）

【原文】 夫温疫之为病，非风，非寒，非暑，非湿，乃天地间别有一种异气所感。其传有九，此治疫紧要关节。

【重点总结】

温疫

治疗关键：辨明病因。

病因：触受天地间异气，即"疠气"。

传播方式："天受""有传染"，前者通过呼吸道传播，后者通过接触感染。

考点2★★　"温疫初起，先憎寒而后发热……煎八分，午后温服。"（瘟疫初起）

【原文】 温疫初起，先憎寒而后发热，日后但热而无憎寒也。初得之二三日，其脉不浮不沉而数，昼夜发热，日晡益甚，头疼身痛。其时邪在夹脊之前，肠胃之后，虽有头疼身痛，此邪热浮越于经，不可认为伤寒表证，辄用麻黄、桂枝之类强发其汗。此邪不在经，汗之徒伤表气，热亦不减；又不可下，此邪不在里，下之徒伤胃气，其渴愈甚。宜达原饮。

达原饮

槟榔二钱　厚朴一钱　草果仁五分　知母一钱　芍药一钱
黄芩一钱 甘草五分

上用水二盅，煎八分，午后温服。

【重点总结】

温疫初起，邪客膜原

症状：先恶寒发热，后持续发热无恶寒，午后加重，伴有头痛身痛，脉数，舌苔轻者薄白，重者或厚如积粉。

治法：疏利透达膜原。

方剂：达原饮。

治疗注意：午后温服。

第五节　《伤寒温疫条辨》

考点★★　**"升降散　温病亦杂气中之一也……按：温病总计十五方。轻则清之……六法俱备，而方乃成。"（卷四·医方辨）**

【原文】升降散　温病亦杂气中之一也，表里三焦大热，其证治不可名状者，此方主之。

白僵蚕（酒炒）二钱　全蝉蜕（去土）一钱　广姜黄（去皮）三分　川大黄（生）四钱

称准，上为细末，合研匀。病轻者，分四次服，每服重一钱八分二厘五毫，用黄酒一盅、蜂蜜五钱，调匀冷服，中病即止。病重者，分三次服，每服重二钱四分三厘三毫，黄酒盅半，蜜七钱五分，调匀冷服。最重者，分二次服，每服重三钱六分五厘，黄酒二盅，蜜一两，调匀冷服。胎产亦不忌。炼蜜丸，名太极丸，服法同前，轻重分服，用蜜、酒调匀送下。

按：温病总计十五方。轻则清之，神解散、清化汤、芳香饮、大小清凉散、大小复苏饮、增损三黄石膏汤八方；重则泻之，增损大柴胡汤、增损双解散、加味凉膈散、加味六一顺气汤、增损普济消毒饮、解毒承气汤六方；而升降散，其总方也，轻重皆可酌用。察证切脉，斟酌得宜，病之变化，治病之随机应变，又不可执方耳。按处方必有君、臣、佐、使，而又兼引导，此良工之大法也。是方以僵蚕为君，蝉蜕为臣，姜黄为佐，大黄为使，米酒为引，蜂蜜为导，六法俱备，而方乃成。

【重点总结】

1. 杨栗山治疗瘟疫十五方。

2. 清法八方——神解散、清化汤、芳香饮、大清凉散、小清凉散、复苏饮、小复苏饮、增损三黄石膏汤，用于温病无形邪热内盛，充斥表里三焦之候。

3. 下法六方——增损大柴胡汤、增损双解散、加味凉膈散、加味六一顺气汤、增损普济消毒饮、解毒承气汤，用于温病有形实邪内结证。

4. 升降散是其总方，十五方均由升降散加减变化而成，体现了辛散透邪外达、苦寒清热解毒、攻下逐邪泄热的治法特色。

中医临床

中医内科学

第一单元　肺系病证

考点1★★★　感冒的病因病机

病因：六淫病邪、时行疫毒。

外邪侵袭人体是否发病，关键在于卫气之强弱（内因），同时与感邪的轻重有关（外因）。

感冒的病位在肺卫。基本病机为邪犯肺卫，卫表不和。

考点2★★　感冒与时行感冒的鉴别

普通感冒病情较轻，全身症状不重，少有传变。在气候变化时发病率可以升高，但无明显流行特点。若感冒一周以上不愈，发热不退或反见加重，应考虑感冒继发他病，传变入里。时行感冒病情较重，发病急，全身症状显著，可以发生传变，化热入里，继发或合并他病，具有广泛的传染、流行性（两者的主要区别）。

考点3★★★　感冒的辨证论治

辨证分型		治法	代表方剂
常人感冒	风寒束表证	辛温解表，宣肺散寒	荆防达表汤或荆防败毒散加减
	风热犯表证	辛凉解表，疏风清热	银翘散或葱豉桔梗汤加减
	暑湿伤表证	清暑祛湿解表	新加香薷饮加减
虚体感冒	气虚感冒	益气解表，调和营卫	参苏饮加减
	阴虚感冒	滋阴解表	加减葳蕤汤化裁

考点4★★ 咳嗽的病机

咳嗽病位在肺，与肝、脾有关，久则及肾。基本病机为<u>邪犯于肺，肺气上逆</u>。内伤咳嗽，病理因素主要为"<u>痰</u>"与"<u>火</u>"，病理性质多虚实夹杂。

考点5★★★ 咳嗽的辨证论治

辨证分型		治法	代表方剂
外感咳嗽	风寒袭肺证	疏风散寒，宣肺止咳	三拗汤合止嗽散加减
	风热犯肺证	疏风清热，宣肺止咳	桑菊饮加减
	风燥伤肺证	疏风清肺，润燥止咳	桑杏汤加减
内伤咳嗽	痰湿蕴肺证	燥湿化痰，理气止咳	二陈平胃散合三子养亲汤加减
	痰热郁肺证	清热肃肺，豁痰止咳	清金化痰汤加减
	肝火犯肺证	清肺泻肝，化痰止咳	黛蛤散合加减泻白散加减
	肺阴亏耗证	滋阴清热，润肺止咳	沙参麦冬汤加减

考点6★★★ 哮病的病因病机

哮病的病位主要在肺，与肝、脾、肾关系密切。病理因素以痰为主，如痰伏藏于肺，则成为发病的潜在"夙根"，因气候、饮食、情志、劳累等因素诱发，这些诱因每多错杂相关，其中尤以气候变化为主。哮病发作时的基本病机为痰阻气道，肺失宣降。病理性质发作时为痰阻气闭，以邪实为主。

考点7★★ 哮病与喘证的鉴别

哮病和喘证都有呼吸急促、困难的表现。哮必兼喘，但喘未必兼哮。哮指声响言，喉中哮鸣有声，亦伴呼吸困难，是一种反复发作的独立性疾病；喘指气息言，为呼吸气促困难，甚则张口抬肩，摇身撷肚，是多种肺系急慢性疾病的一个症状。

考点8★★★　哮病的辨证论治

辨证分型		治法	代表方剂
发作期	冷哮证	宣肺散寒，化痰平喘	射干麻黄汤或小青龙汤加减
	热哮证	清热宣肺，化痰定喘	定喘汤加减
	寒包热哮证	解表散寒，清化痰热	小青龙加石膏汤或厚朴麻黄汤加减
	风痰哮证	祛风涤痰，降气平喘	三子养亲汤加味
	虚哮证	补肺纳肾，降气化痰	平喘固本汤加减
缓解期	肺虚证	补肺益气	玉屏风散
	脾虚证	健脾益气	六君子汤
	肾虚证	补肾纳气	金匮肾气丸合七味都气丸

考点9★　喘证的主要病机及转化

　　喘证的病位主要在肺和肾，涉及肝脾心。基本病机为肺气上逆，宣降失职，或气无所主，肾失摄纳。病理性质有虚实之分。实喘在肺，为外邪、痰浊、肝郁气逆，邪壅肺气，宣降不利所致；虚喘责之肺、肾，因阳气不足、阴精亏耗，而致肺肾出纳失常，尤以气虚为主。

考点10★★★　喘证的辨证论治

辨证分型		治法	代表方剂
实喘	风寒壅肺证	宣肺散寒	麻黄汤合华盖散加减
	表寒肺热证	解表清里，化痰平喘	麻杏石甘汤加味
	痰热郁肺证	清热化痰，宣肺平喘	桑白皮汤加减
	痰浊阻肺证	祛痰降逆，宣肺平喘	二陈汤合三子养亲汤加减
	肺气郁痹证	开郁降气平喘	五磨饮子加减
虚喘	肺气虚耗证	补肺益气	生脉散合补肺汤加减
	肾虚不纳证	补肾纳气	金匮肾气丸合参蛤散加减
	正虚喘脱证	扶阳固脱，镇摄肾气	参附汤送服黑锡丹，配合蛤蚧粉

考点 11★　肺痈的主要病机、病性

肺痈的病位在肺。成痈化脓的病理基础主要在于血瘀。基本病机：邪热郁肺，蒸液成痰，痰热瘀血成痈，血败肉腐而化脓。

考点 12★★　肺痈的诊断要点

1. 临床表现　发病多急，常突然寒战高热，咳嗽胸痛，咳吐黏浊痰，经旬日左右，咳吐大量腥臭脓痰或脓血相兼，身热遂降，病情好转，经数周逐渐恢复。如脓毒不净，持续咳嗽，咳吐脓血臭痰，低热，消瘦，则转成慢性。

2. 验痰法　肺痈患者咳痰，吐在水中，沉者是痈脓，浮者是痰。

3. 验口味　肺痈患者吃生黄豆或生豆汁不觉其腥。

4. 体征　舌下生细粒。

考点 13★★★　肺痈的辨证论治

辨证分型	治法	代表方剂
初期	疏散风热，清肺化痰	银翘散加减
成痈期	清肺解毒，化瘀消痈	千金苇茎汤合如金解毒散加减
溃脓期	排脓解毒	加味桔梗汤加减
恢复期	益气养阴清肺	沙参清肺汤或桔梗杏仁煎加减

考点 14★★　肺痨的表现与治疗原则

肺痨是以咳嗽、咯血、潮热、盗汗及消瘦为主要临床特征。治疗当以补虚培元和抗痨杀虫为原则。

考点 15★★★　　肺痨的辨证论治

辨证分型	治法	代表方剂
肺阴亏损证	滋阴润肺	月华丸加减
虚火灼肺证	补益肺肾，滋阴降火	百合固金汤合秦艽鳖甲散加减
气阴耗伤证	养阴润肺，益气健脾	保真汤或参苓白术散加减
阴阳两虚证	滋阴补阳，培元固本	补天大造丸加减

考点 16★　　肺胀的概念

肺胀是多种慢性肺系疾患反复发作，迁延不愈，导致肺气胀满，不能敛降的一种病证。临床表现为胸部膨满，憋闷如塞，喘息上气，咳嗽痰多，烦躁，心悸，面色晦暗，或唇甲紫绀，脘腹胀满，肢体浮肿等。严重者可出现神昏、痉厥、出血、喘脱等危重证候。

考点 17★★　　肺胀的病机

病变首先在肺，继则影响脾、肾，后期病及于心。肺胀的基本病机为久病肺虚，六淫侵袭，以致痰饮瘀血，结于肺间，肺气胀满，不能敛降。病理因素主要为痰浊、水饮与血瘀互结。

考点 18★★★　　肺胀的辨证论治

辨证分型	治法	代表方剂
痰浊壅肺证	化痰降气，健脾益肺	苏子降气汤合三子养亲汤加减
痰热郁肺证	清肺泄热，降逆平喘	越婢加半夏汤或桑白皮汤加减
外寒里饮证	温肺散寒，化饮降逆	小青龙汤加减
痰蒙神窍证	涤痰，开窍，息风	涤痰汤加减
阳虚水泛证	温肾健脾，化饮利水	真武汤合五苓散加减
肺肾气虚证	补肺纳肾，降气平喘	平喘固本汤合补肺汤加减
痰瘀阻肺证	涤痰祛瘀，泻肺平喘	葶苈大枣泻肺汤合桂枝茯苓丸加减

考点 19★　肺痿的概念

肺痿系肺叶痿弱不用的一种肺脏慢性虚损性疾病。临床以咳吐浊唾涎沫为主要症状。

考点 20★　肺痿的病机

肺痿的基本病机为肺脏虚损，津气大伤，失于濡养，以致肺叶枯萎。肺痿的病位在肺，但与脾、胃、肾等脏密切相关。

考点 21★★　肺痿的辨证论治

辨证分型	治法	代表方剂
虚热证	滋阴清热，润肺生津	麦门冬汤合清燥救肺汤加减
虚寒证	温肺益气，生津润肺	甘草干姜汤或生姜甘草汤加减

第二单元　心系病证

考点 1★　心悸的概念与病机

心悸是以心中悸动，惊惕不安，甚则不能自主为主症的疾病。病情较轻者为惊悸，多为阵发性；病情较重者为怔忡，可呈持续性。

心悸的基本病机是气血阴阳亏虚，心失所养，或邪扰心神，心神不宁。心悸的病位在心，与肝、脾、肾、肺四脏密切相关。

临床上，阴虚者常兼火盛或痰热；阳虚易夹水饮、痰湿；气血不足者，易见气血瘀滞。

考点 2★★★　心悸的辨证论治

辨证分型	治法	代表方剂
心虚胆怯证	镇惊定志，养心安神	安神定志丸加减
心血不足证	补血养心，益气安神	归脾汤加减
心阳不振证	温补心阳，安神定悸	桂枝甘草龙骨牡蛎汤合参附汤加减
水饮凌心证	振奋心阳，化气行水，宁心安神	苓桂术甘汤加减
阴虚火旺证	滋阴清火，养心安神	天王补心丹合朱砂安神丸加减
瘀阻心脉证	活血化瘀，理气通络	桃仁红花煎加减
痰火扰心证	清热化痰，宁心安神	黄连温胆汤加减

考点 3★　胸痹的概念

胸痹是指以胸部闷痛，甚则胸痛彻背，喘息不得卧为主要症状的一种疾病，轻者仅感胸闷如窒，呼吸欠畅，重者则有胸痛，严重者心痛彻背，背痛彻心。

考点 4★★　胸痹的病机

胸痹病位在心，涉及肝、肺、脾、肾。基本病机为心脉痹阻。

考点 5★★★　胸痹的辨证论治

辨证分型	治法	代表方剂
心血瘀阻证	活血化瘀，通脉止痛	血府逐瘀汤加减
气滞心胸证	疏肝理气，活血通络	柴胡疏肝散加减
痰浊闭阻证	通阳泄浊，豁痰宣痹	瓜蒌薤白半夏汤合涤痰汤加减
寒凝心脉证	辛温散寒，宣通心阳	枳实薤白桂枝汤合当归四逆汤加减
气阴两虚证	益气养阴，活血通脉	生脉散合人参养荣汤加减
心肾阴虚证	滋阴清火，养心和络	天王补心丹合炙甘草汤加减
心肾阳虚证	温补阳气，振奋心阳	参附汤合右归饮加减

考点6★★ 心衰的概念

心衰是以乏力、心悸、气喘、肢体水肿为主症的一种病证。为多种慢性心系疾病反复发展，迁延不愈，日渐加重的终末阶段。临床上，轻者可表现为气短、不耐劳累，重者可见喘息心悸，不能平卧，或伴咳吐痰涎，尿少肢肿，或口唇发绀，甚至出现喘悸不休，汗出肢冷，表情淡漠或烦躁不安等厥脱危象。

考点7★★ 心衰的病机

心衰的基本病机为心之气血阴阳亏损，血脉瘀阻，痰浊、水饮停聚。病位在心，涉及肺、脾、肾、肝。病理性质为本虚标实，虚实夹杂，以虚为主。本虚有气虚、气阴两虚及阳气亏虚；标实主要为瘀血、痰浊、水饮。本虚是心衰的基本病机，决定了心衰的发展趋势；标实是心衰的变动因素，影响着心衰的病情变化。

考点8★★ 心衰的辨证论治

辨证分型	治法	代表方剂
气虚血瘀证	益气温阳，活血化瘀	保元汤合血府逐瘀汤加减
气阴两虚证	益气养阴，活血通脉	生脉散
阳虚水泛证	益气温阳，活血利水	真武汤合葶苈大枣泻肺汤加减
喘脱危证	益气回阳固脱	四逆加人参汤

考点9★★★ 不寐的病机

不寐的病位主要在心，与肝脾肾有关。病理变化总属阳盛阴衰，阴阳失交。

考点10★★★ 不寐的辨证论治

辨证分型	治法	代表方剂
肝火扰心证	疏肝泻火，镇心安神	龙胆泻肝汤加减
痰热扰心证	清化痰热，和中安神	黄连温胆汤加减

续表

辨证分型	治法	代表方剂
心脾两虚证	补益心脾，养血安神	归脾汤加减
心肾不交证	滋阴降火，交通心肾	六味地黄丸合交泰丸加减
心胆气虚证	益气镇惊，安神定志	安神定志丸合酸枣仁汤加减

第三单元　脑系病证

考点1★★　外感头痛与内伤头痛的鉴别

外感头痛者多有起居不慎、感受外邪的病史，<u>起病较急，疼痛较剧，</u>多表现为掣痛、跳痛、灼痛、胀痛、重痛、痛无休止。内伤头痛者常有情绪波动、饮食不节、劳倦、房事不节、病后体虚等病史，<u>起病缓慢，疼痛较轻，</u>多表现为隐痛、空痛、昏痛、痛处固定、痛势悠悠、遇劳加重、时作时止。

考点2★★★　根据头痛的不同部位，判断其经络归属

太阳头痛，在头后部，下连于项；阳明头痛，在前额部及眉棱骨等处；少阳头痛，在头之两侧，并连及于耳；厥阴头痛则在颠顶部位，或连目系。

考点3★★★　头痛的辨证论治

1. 外感头痛

辨证分型	治法	代表方剂
风寒头痛	疏散风寒止痛	川芎茶调散加减
风热头痛	疏风清热和络	芎芷石膏汤加减
风湿头痛	祛风胜湿通窍	羌活胜湿汤加减

2. 内伤头痛

辨证分型	治法	代表方剂
肝阳头痛	平肝潜阳息风	天麻钩藤饮加减
血虚头痛	养血滋阴，和络止痛	加味四物汤加减
痰浊头痛	健脾燥湿，化痰降逆	半夏白术天麻汤加减
肾虚头痛	养阴补肾，填精生髓	大补元煎加减
瘀血头痛	活血化瘀，通窍止痛	通窍活血汤加减
气虚头痛	健脾益气升清	益气聪明汤加减

考点4★★　根据头痛的不同部位选用不同的引经药

太阳头痛选用羌活、蔓荆子、川芎；阳明头痛选用葛根、白芷、知母；少阳头痛选用柴胡、黄芩、川芎；厥阴头痛选用吴茱萸、藁本；少阴头痛选用细辛；太阴头痛选用苍术。

考点5★★　眩晕的概念及病机

眩晕是以头晕、目眩为主症的疾病。眩是指眼花或眼前发黑，晕是指头晕或感觉自身或外界景物旋转。二者常同时并见，故统称为"眩晕"。轻者闭目即止，重者如坐车船，旋转不定，不能站立，或伴有恶心、呕吐、汗出、面色苍白等症状。

眩晕的基本病机包括虚实两端。本虚多为肝肾亏虚，气血亏虚，或髓海不足，清窍失养；标实多为风、火、痰、瘀，扰乱清窍。本病的病位在于脑窍，其病变脏腑与肝、脾、肾三脏相关。常见病理因素有风、火、痰、瘀、虚。

考点6★★★　眩晕的辨证论治

辨证分型	治法	代表方剂
肝阳上亢证	平肝潜阳，清火息风	天麻钩藤饮加减
气血亏虚证	补益气血，调养心脾	归脾汤加减
肾精不足证	滋养肝肾，益精填髓	左归丸加减

续表

辨证分型	治法	代表方剂
痰湿中阻证	化痰祛湿，健脾和胃	半夏白术天麻汤加减
瘀血阻窍证	活血通窍，祛瘀生新	通窍活血汤加减

考点 7★　中风的概念

中风是以半身不遂，口舌歪斜，语言不利，猝然昏仆，不省人事为主症的病证。病轻者可无昏仆，而仅见口舌歪斜及半身不遂等症状。

考点 8★★　中风的病因病机

中风病位在脑，与心、肝、肾、脾密切相关。<u>基本病机为阴阳失调，气血逆乱。</u>

考点 9★　中风的诊断

1. 具有突然昏仆，不省人事，半身不遂，肌肤不仁，口舌歪斜，言语不利等特定的临床表现。轻者仅见眩晕、肌肤不仁、口舌歪斜、半身不遂等。

2. 多急性起病，好发于 40 岁以上之人。

3. 发病之前多有头晕、头痛、肢体一侧麻木、一过性言语不利等先兆症状，一日多次或几日多次发作。

4. 病发多有情志失调、饮食不当或劳累等诱因。

考点 10★★★　中风中经络与中脏腑、闭证与脱证、阴闭与阳闭的区别

1. 中经络与中脏腑都有半身不遂、口舌歪斜、语言不利，但中经络意识清楚，<u>病位浅，病情轻；中脏腑则神志昏蒙，病位深，病情重。</u>

2. <u>中脏腑闭证属实，因邪气内闭所致。症见神志昏迷、牙关紧闭、口噤不开、两手握固、肢体强痉等。脱证属虚，乃为阳脱</u>

于外，可见神志昏愦无知、目合口开、四肢松懈瘫软、手撒肢冷汗多、二便自遗、鼻息低微等。

3. 阳闭有瘀热痰火之象，如身热面赤，气粗鼻鼾，痰声如拽锯，便秘溲黄，舌红苔黄腻，脉弦滑数。阴闭有寒湿痰浊之征，如面白唇紫，痰涎壅盛，四肢不温，静卧不安，舌苔白腻，脉沉滑等。

考点 11★★★　中风的辨证论治

辨证分型			治法	代表方剂
中经络		风痰入络证	息风化痰，活血通络	半夏白术天麻汤合桃仁红花煎加减
		风阳上扰证	清肝泻火，息风潜阳	天麻钩藤饮加减
		阴虚风动证	滋养肝肾，潜阳息风	镇肝熄风汤加减
中脏腑	闭证	阳闭证（痰火瘀闭）	清肝息风，豁痰开窍	羚角钩藤汤合安宫牛黄丸加减
		阴闭证（痰浊瘀闭）	化痰息风，宣郁开窍	涤痰汤合苏合香丸加减
	脱证		回阳救阴，益气固脱	参附汤合生脉散加味
恢复期和后遗症期		风痰瘀阻证	搜风化痰，行瘀通络	解语丹加减
		气虚络瘀证	益气养血，化瘀通络	补阳还五汤加减
		肝肾亏虚证	滋养肝肾	左归丸合地黄饮子加减

考点 12★★　癫狂的概念

癫狂为精神失常疾病。癫证以精神抑郁，表情淡漠，沉默痴呆，语无伦次，静而多喜为特征。狂证以精神亢奋，狂躁不安，喧扰不宁，骂詈毁物，动而多怒为特征。

考点 13★★　癫狂的病因病机

1. 癫狂的常见病因　七情内伤，饮食失节，禀赋不足。

2. 癫狂的主要病机　病变脏腑主要在脑，与肝、心、胆、脾、肾相关。病理因素以气、痰、火、瘀为主。基本病机为脏腑功能失调或阴阳失衡，产生气滞、痰结、火郁、血瘀等病理因素，蒙蔽心窍，心神逆乱，而引起精神异常。癫狂发病初期均多为实证，日久可出现由实转虚，虚实夹杂证候。

考点 14★★★　癫证与狂证的鉴别要点及各自特征

癫证与狂证均属精神失常疾病。癫证属阴，<u>以静而多喜为主,</u>表现为沉静独处，言语支离，畏见生人，或哭或笑，声低气怯，以抑郁性精神失常为特征；狂证属阳，<u>以动而多怒为主,</u>表现为躁动狂乱，气力倍常，呼号詈骂，声音多亢，以兴奋性精神失常为特征。

考点 15★★　癫狂的辨证论治

辨证分型		治法	代表方剂
癫证	痰气郁结证	疏肝解郁，化痰醒神	逍遥散合涤痰汤加减
	心脾两虚证	健脾益气，解郁安神	养心汤合越鞠丸加减
狂证	痰火扰神证	镇心涤痰，清肝泻火	生铁落饮加减
	火盛阴伤证	滋阴降火，安神定志	二阴煎合琥珀养心丹加减
	痰热瘀结证	豁痰化瘀，调畅气血	癫狂梦醒汤加减

考点 16★★　痫病的概念

痫病，又称"癫痫"，是以发作性神情恍惚，甚则突然仆倒、昏不知人、口吐涎沫、两目上视、肢体抽搐或口中怪叫，移时苏醒，醒后一如常人为主症的疾病。发作前可伴眩晕、胸闷等先兆，发作后常有疲倦、乏力等症状。

考点 17★★　痫病的病机

痫病的病位在脑，与心、肝、脾、肾等脏腑密切相关。本病主要为先天或后天因素造成脏腑功能失调，脏气不平，阴阳失衡，而致气机逆乱，风、火、痰、瘀等邪闭塞清窍而发病，基本病机为气机逆乱，元神失控。病理因素涉及风、火、痰、瘀等，其中尤以痰邪作祟最为重要。

考点 18★★★　痫病的辨证论治

辨证分型		治法	代表方剂
发作期	阳痫	急以开窍醒神，继以泻热涤痰息风	黄连解毒汤合定痫丸加减
	阴痫	急以开窍醒神，继以温化痰涎，顺气定痫	五生饮、二陈汤加减
休止期	肝火痰热	清肝泻火，化痰宁心	龙胆泻肝汤合涤痰汤加减
	脾虚痰盛	健脾化痰	六君子汤
	肝肾阴虚	滋养肝肾，填精益髓	大补元煎
	瘀阻脑络	活血化瘀，息风通络	通窍活血汤

考点 19★★　痴呆的概念

痴呆是以获得性智能缺损为特征，以善忘、失语、失认、失用、执行不能或生活能力下降等为主症的疾病，又称呆病。

考点 20★★　痴呆的病机

痴呆的基本病机为髓减脑消，神机失用。病位在脑，与心、肝、脾、肾功能失调相关，尤其与肾虚关系密切。

考点 21★★★　痴呆的辨证论治

辨证分型	治法	代表方剂
髓海不足证	滋补肝肾，填精补髓	七福饮加减
脾肾两虚证	温补脾肾，养元安神	还少丹加减
气血不足证	益气健脾，养血安神	归脾汤加减
痰浊蒙窍证	化痰开窍，健脾醒神	洗心汤加减
瘀阻脑络证	活血化瘀，通窍醒神	通窍活血汤加减
心肝火旺证	清心平肝，安神定志	天麻钩藤饮加减
热毒内盛证	清热解毒，通络达邪	黄连解毒汤

第四单元　脾胃病证

考点1★★　胃痛的病机

<u>胃痛的病位在胃，与肝脾关系密切。基本病机为胃气郁滞，胃失和降，不通则痛。</u>病理因素主要有气滞、寒凝、热郁、湿阻、血瘀。

考点2★★★　胃痛的辨证论治及预后转归

辨证分型	治法	代表方剂
寒邪客胃证	温胃散寒，行气止痛	香苏散合良附丸加减
饮食伤胃证	消食导滞，和胃止痛	保和丸加减
肝气犯胃证	疏肝解郁，和胃止痛	柴胡疏肝散加减
肝胃郁热证	疏肝泻热，和胃止痛	化肝煎加减
湿热中阻证	清化湿热，理气和胃	清中汤加减
瘀血停滞证	化瘀通络，理气和胃	失笑散合丹参饮加减
胃阴不足证	养阴益胃，和中止痛	益胃汤加减
脾胃虚寒证	温中健脾，和胃止痛	黄芪建中汤加减

若日久成瘀，气机壅塞，胃失和降，胃气上逆，致<u>呕吐反胃</u>；若胃痛日久，痰瘀互结，壅塞胃脘，可形成<u>噎膈</u>。

考点3★★★　胃痞的概念

痞满是指以自觉心下痞塞，胸膈胀满，触之无形，按之柔软，压之无痛为主要症状的病证。按部位，痞满可分为胸痞、心下痞等。心下即胃脘部。胃脘部出现上述症状的痞满，又可称胃痞。

考点4★★　胃痞的病机

胃痞的病位在胃，与肝、脾的关系密切。<u>基本病机为中焦气</u>

机不利，脾胃升降失职。

考点5★★★　胃痞的辨证论治

辨证分型	治法	代表方剂
饮食内停证	消食和胃，行气消痞	保和丸加减
痰湿中阻证	除湿化痰，理气和中	二陈平胃汤加减
湿热阻胃证	清热化湿，和胃消痞	连朴饮加减
肝胃不和证	疏肝解郁，和胃消痞	越鞠丸合枳术丸加减
脾胃虚弱证	补气健脾，升清降浊	补中益气汤加减
胃阴不足证	养阴益胃，调中消痞	益胃汤加减

考点6★★　呕吐的病机

呕吐的病位主要在胃，与肝、脾有密切关系。基本病机为胃失和降，胃气上逆。

考点7★★★　呕吐的辨证论治

辨证分型	治法	代表方剂
外邪犯胃证	疏邪解表，化浊和中	藿香正气散加减
食滞内停证	消食化滞，和胃降逆	保和丸加减
痰饮中阻证	温中化饮，和胃降逆	小半夏汤合苓桂术甘汤加减
肝气犯胃证	疏肝理气，和胃降逆	半夏厚朴汤合左金丸加减
脾胃虚寒证	温中健脾，和胃降逆	理中汤加减
胃阴不足证	滋养胃阴，降逆止呕	麦门冬汤加减

考点8★★　噎膈的概念及病机特点

噎膈是指吞咽食物梗噎不顺，饮食难下，或纳而复出的疾患。"噎"即噎塞，指吞咽之时梗噎不顺；"膈"为格拒，指饮食不下。噎可单独出现，又可为膈的前驱表现，故临床往往以"噎膈"并称。噎膈的病位在食管，属胃所主，与肝、脾、肾密切相关。基本病机是气、痰、瘀交结，阻隔于食道、贲门而引起食管、贲门拘急、狭窄。

考点 9★★　噎膈与梅核气的鉴别

噎膈与梅核气均可见咽中梗塞不舒的症状。噎膈系有形之物瘀阻于食管，吞咽困难。梅核气则系气逆痰阻于咽喉，为无形之气，咽中有梗塞不舒的感觉，无吞咽困难及饮食不下的症状。

考点 10★★　噎膈的辨证论治

辨证分型	治法	代表方剂
痰气交阻证	开郁化痰，润燥降气	启膈散加减
津亏热结证	滋阴清热，润燥生津	沙参麦冬汤加减
瘀血内结证	破血行瘀，滋阴养血	通幽汤加减
气虚阳微证	温补脾肾	补气运脾汤加减

考点 11★★　呃逆的概念及病机

呃逆是指胃气上逆动膈，以气逆上冲，喉间呃呃连声，声短而频，难以自制为主要表现的病证。

呃逆之病位在膈，病变的关键脏腑在胃，还与肝、脾、肺、肾诸脏腑有关。呃逆的基本病机是胃失和降，膈间气机不利，气逆动膈。

考点 12★★　呃逆与干呕、嗳气的鉴别

1. 干呕与呃逆　同属胃气上逆的表现，干呕属于有声无物的呕吐，乃胃气上逆，冲咽而出，发出呕吐之声。呃逆则气从膈间上逆，气冲喉间，呃呃连声，声短而频，不能自制。

2. 嗳气与呃逆　同属胃气上逆的表现，嗳气乃胃气阻郁，气逆上上，冲咽而出，发出沉缓的嗳气声，多伴酸腐气味，食后多发。呃逆则气从膈间上逆，气冲喉间，呃呃连声，声短而频，不能自制。

考点 13★★★　呃逆的辨证论治

辨证分型	治法	代表方剂
胃寒气逆证	温中散寒，降逆止呃	丁香散加减
胃火上逆证	清胃泄热，降逆止呃	竹叶石膏汤加减
气机郁滞证	顺气解郁，和胃降逆	五磨饮子加减
脾胃阳虚证	温补脾胃，降逆止呃	理中丸加减
胃阴不足证	养胃生津，降逆止呃	益胃汤加减

考点 14★★　腹痛与脏腑经络的关系

有肝、胆、脾、肾、大小肠、膀胱、胞宫等脏腑，以及足三阴、足少阳、手足阳明、冲、任、带等经脉。

考点 15★★★　腹痛的病机

腹痛的基本病机是脏腑气机阻滞，气血运行不畅，经脉痹阻，"不通则痛"，或脏腑经脉失养，"不荣而痛"。

考点 16★★　腹痛的寒热虚实辨证要点及辨腹痛部位

实痛一般痛势急剧，痛时拒按。腹痛拘急，疼痛暴作，痛无间断，遇冷痛剧，得热则减者，为寒痛；腹痛急迫，痛处灼热，腹胀便秘，得凉痛减者，为热痛；腹痛胀满，时轻时重，痛处不定，为气滞；腹部刺痛，痛无休止，痛处不移，痛处拒按，入夜尤甚，为血瘀；脘腹胀满，疼痛拒按，嗳腐吞酸，呕恶厌食为伤食。虚痛一般痛势绵绵，喜揉喜按，时缓时急，痛而无形，饥而痛增。

胁腹、少腹疼痛，多属厥阴肝经病证；脐以上大腹疼痛，多为脾胃病证；脐以下小腹疼痛，多属肾、膀胱、胞宫病证；脐腹疼痛，多为大小肠病证或虫积。

考点 17★★★　腹痛的辨证论治

辨证分型	治法	代表方剂
寒邪内阻证	温中散寒，理气止痛	良附丸合正气天香散加减
湿热壅滞证	泄热通腑，行气导滞	大承气汤加减
饮食积滞证	消食导滞，理气止痛	枳实导滞丸加减
肝郁气滞证	疏肝解郁，理气止痛	柴胡疏肝散加减
瘀血内停证	活血化瘀，和络止痛	少腹逐瘀汤加减
中虚脏寒证	温中补虚，缓急止痛	小建中汤加减

考点 18★　《医宗必读》提出的治泻九法

《医宗必读》中提出了著名的治泻九法：淡渗、升提、清凉、疏利、甘缓、酸收、燥脾、温肾、固涩。

考点 19★★★　泄泻的病因病机

泄泻的病位在脾胃与大、小肠，脾失健运是关键。同时与肝、肾密切相关。病机为脾虚湿盛。

考点 20★★★　泄泻和痢疾的鉴别

两者均为大便次数增多、粪质稀薄的病证。泄泻以大便次数增加，粪质稀溏，甚则如水样，或完谷不化为主要症状，大便不带脓血，也无里急后重，或无腹痛，而痢疾以腹痛，里急后重，便下赤白脓血为特征。

考点 21★★★　霍乱的特点

霍乱是一种上吐下泻同时并作的病证，发病特点是来势急骤，变化迅速，病情凶险，起病时先突然腹痛，继则吐泻交作，所吐之物均为未消化之食物，气味酸腐热臭，所泻之物多为黄色粪水，如米泔，常伴恶寒、发热，部分患者在吐泻之后，津液耗伤，迅速消瘦，或发生转筋，腹中绞痛。若吐泻剧烈，可致面色苍白，目眶凹陷，汗出肢冷等津竭阳衰之危候。

考点 22★★★　泄泻的辨证论治

泄泻的治疗大法是运脾化湿。

辨证分型	治法	代表方剂
寒湿内盛证	芳香化湿，解表散寒	藿香正气散加减
湿热伤中证	清热利湿，分利止泻	葛根芩连汤加减
食滞肠胃证	消食导滞，和中止泻	保和丸加减
肝气乘脾证	抑肝扶脾	痛泻要方加减
脾胃虚弱证	健脾益气，化湿止泻	参苓白术散加减
肾阳虚衰证	温肾健脾，固涩止泻	四神丸加减

考点 23★★　痢疾的概念

痢疾是因外感时邪疫毒，饮食不节和脾胃虚弱而致。以腹痛，里急后重，下痢赤白脓血为主要临床表现，多发于夏秋季节，部分病例具有传染性。

考点 24★★　痢疾的病机

痢疾病位在肠，与脾、胃、肾相关。基本病机为邪客肠腑，气血壅滞，肠道传导失司，脂膜血络受伤，腐败化为脓血而成痢。病理因素以湿热疫毒为主。

考点 25★★★　痢疾的辨证论治

辨证分型	治法	代表方剂
湿热痢	清肠化湿，调气和血	芍药汤加减
疫毒痢	清热解毒，凉血止痢	白头翁汤合芍药汤加减
寒湿痢	温中燥湿，调气和血	不换金正气散加减
阴虚痢	养阴和营，清肠化湿	黄连阿胶汤合驻车丸加减
虚寒痢	温补脾肾，收涩固脱	桃花汤合真人养脏汤
休息痢	温中清肠，调气化滞	连理汤加减

考点 26★★★　便秘的辨证论治

辨证分型	治法	代表方剂
热秘	泻热导滞，润肠通便	麻子仁丸加减
气秘	顺气导滞，降逆通便	六磨汤加减
冷秘	温里散寒，通便止痛	大黄附子汤加减
气虚秘	补脾益肺，润肠通便	黄芪汤加减
血虚秘	养血滋阴，润燥通便	润肠丸加减
阴虚秘	滋阴增液，润肠通便	增液汤加减
阳虚秘	补肾温阳，润肠通便	济川煎加减

第五单元　肝胆病证

考点 1★　胁痛的概念

胁痛是指以一侧或两侧胁肋部疼痛为主要表现的病证。

考点 2★★　胁痛的病机

胁痛的病位在肝胆，又与脾胃及肾相关。基本病机为肝络失和。病理变化归结为"不通则痛"与"不荣则痛。"

考点 3★★★　胁痛的辨证论治

首辨气血，再辨虚实。

辨证分型	治法	代表方剂
肝郁气滞证	疏肝理气	柴胡疏肝散加减
肝胆湿热证	清热利湿	龙胆泻肝汤加减
瘀血阻络证	祛瘀通络	血府逐瘀汤或复元活血汤加减
肝络失养证	养阴柔肝	一贯煎加减

考点4★★ 黄疸的概念

黄疸是以目黄、身黄、小便黄为主症的一种病证，其中目睛黄染尤为本病重要特征。

考点5★★ 黄疸的病机

黄疸的病位在脾、胃、肝、胆。基本病机为湿邪壅阻中焦，脾胃失健，肝气郁滞，疏泄不利，致胆汁输泄失常，胆液不循常道，外溢肌肤，下注膀胱。病理因素有湿邪、热邪、寒邪、疫毒、气滞、瘀血六种，但其中以湿邪为主。

考点6★★★ 阳黄、阴黄与急黄的鉴别

阳黄多由湿热之邪所致，发病急，病程短，其黄色泽鲜明如橘，伴发热，口干苦，小便短赤，大便燥结，舌红苔黄腻，脉弦滑数。急黄为阳黄之重症，热毒炽盛，营血耗伤，病情急骤，疸色如金，可见神昏谵语、发斑、出血等危象。阴黄由脾胃虚寒，寒湿内阻所致，病程长，病势缓，其色虽黄，但色泽晦暗，伴脘腹痞闷，神疲乏力，纳少便溏，舌淡苔白腻，脉濡缓。

考点7★★★ 黄疸的辨证论治

辨证分型		治法	代表方剂
阳黄	热重于湿证	清热利湿，凉血泄热	茵陈蒿汤加减
	湿重于热证	化湿利小便，佐以清热	茵陈五苓散合甘露消毒丹加减
	胆腑郁热证	疏肝泄热，利胆退黄	大柴胡汤加减
	疫毒炽盛证（急黄）	清热解毒，凉血开窍	犀角地黄汤加减
阴黄	寒湿阻遏证	温中化湿，健脾和胃	茵陈术附汤加减
	脾虚湿滞证	健脾和血，利湿退黄	黄芪建中汤加减
黄疸消退后调治	湿热留恋证	清热利湿	茵陈四苓散加减
	肝脾不调证	调和肝脾，理气助运	柴胡疏肝散或归芍六君子汤加减
	气滞血瘀证	疏肝理气，活血化瘀	逍遥散合鳖甲煎丸

考点 8★　积证的概念

积证是以<u>腹内结块，或痛或胀，结块固定不移，痛有定处</u>为主要表现的一类病证。

考点 9★★　积证的病机

<u>积证的病位主要在于肝、脾、胃、肠。基本病机为气机阻滞，瘀血内结。</u>

考点 10★★★　积与聚的主症特点和病机的异同点

积证与聚证都以腹内结块、腹痛为主症，常相兼为病。然病机与主症皆有不同。<u>积证病在血分，多属脏病，病机以痰凝血瘀为主。</u>积证的主症为腹内结块，触之有形，固定不移，痛有定处，刺痛为主。<u>聚证病在气分，多属腑病，病机为气机阻滞。</u>聚证的主症为腹内结块聚散无常，痛无定处，胀痛为主。积证多为逐渐形成，结块大多由小渐大，由软渐硬，继而疼痛逐渐加剧，病史较长，病情较重。聚证病史较短，病情较轻。

考点 11★★　积证的辨证论治

辨证分型	治法	代表方剂
气滞血阻证	理气活血，通络消积	大七气汤加减
瘀血内结证	祛瘀软坚	膈下逐瘀汤加减
正虚瘀阻证	补益气血，活血化瘀	八珍汤合化积丸加减

考点 12★　聚证的概念

聚证是以腹内结块，或胀或痛，聚散无常，痛无定处为主要临床表现的一类病证。

考点 13★★　聚证的病机

聚证的病位主要在于肝脾。基本病机为气机逆乱。

考点 14★★　聚证的辨证论治

辨证分型	治法	代表方剂
肝郁气滞证	疏肝解郁，行气散结	逍遥散加减
食滞痰阻证	理气化痰，导滞通便	六磨汤加减

考点 15★★　鼓胀的概念

鼓胀是指以腹部胀大如鼓为主证的疾病，临床以腹大胀满，绷急如鼓，皮色苍黄，脉络显露为特征，故名鼓胀。

考点 16★★　鼓胀的病机

鼓胀的病位主要在肝、脾，久则及肾。<u>基本病机为肝、脾、肾受损，气滞、血瘀、水停腹中。</u>病理因素为气滞、血瘀、水湿。病理性质为本虚标实。

考点 17★★　鼓胀的辨证论治

辨证分型		治法	代表方剂
气滞湿阻证		疏肝理气，运脾利湿	柴胡疏肝散合胃苓汤加减
水湿困脾证		温中健脾，行气利水	实脾散加减
湿热蕴结证		清热利湿，攻下逐水	中满分消丸加减
肝脾血瘀证		活血化瘀，行气利水	调营饮加减
脾肾阳虚证		温补脾肾，化气利水	附子理苓汤加减
肝肾阴虚证		滋肾柔肝，养阴利水	六味地黄丸合一贯煎加减
变证	黄疸	清热解毒，利湿退黄	甘露消毒丹
	出血	泻火解毒，凉血止血	犀角地黄汤
	神昏	清热解毒，醒脑开窍	清营汤合安宫牛黄丸加减

考点 18★　疟疾的概念

疟疾是以寒战、壮热、头痛、汗出、休作有时为主症的疾病。

考点 19★★　疟疾的病因病机

本病的发生，主要是感受"疟邪"，但其发病与正虚抗邪能力下降有关。疟疾的主要病机为疟邪入侵，伏于半表半里之间，内搏五脏，横连募原，出与营卫相搏，正邪相争则疟病发作；至正胜邪退，与营卫相离，疟邪伏藏，则发作停止；当疟邪再次与营卫相搏时，则再次发作。本病的病变部位在少阳，所谓"疟不离少阳"。

考点 20★★　疟疾的辨证论治

辨证分型		治法	代表方剂
正疟		祛邪截疟，和解表里	柴胡截疟饮或截疟七宝饮加减
温疟		清热解表，和解祛邪	白虎加桂枝汤或白虎加人参汤加减
寒疟		和解表里，温阳达邪	柴胡桂枝干姜汤合截疟七宝饮加减
瘴疟	热瘴	解毒除瘴，清热保津	清瘴汤加减
	冷瘴	解毒除瘴，芳化湿浊	加味不换金正气散
劳疟		益气养血，扶正祛邪	何人饮加减

考点 21★　瘿病的概念

瘿病是以颈前喉结两旁结块肿大为主要临床特征的一类疾病。

考点 22★　瘿病的病机

瘿病的基本病机是气滞、痰凝、血瘀壅结颈前。病变部位主要在肝脾，与心有关。病理因素有气滞、痰浊、瘀血。

考点 23★★　瘿病与瘰疬

瘿病与瘰疬均可在颈项部出现肿块。但二者的具体部位及肿块的性状不同。瘿病肿块在颈部正前方，肿块一般较大。瘰疬的病变部位在颈项的两侧或颌下，肿块一般较小，每个约黄豆大，个数多少不等。

考点 24★★　瘿病的辨证论治

辨证分型	治法	代表方剂
气郁痰阻证	理气舒郁，化痰消瘿	四海舒郁丸加减
痰结血瘀证	理气活血，化痰消瘿	海藻玉壶汤加减
肝火旺盛证	清肝泻火，消瘿散结	栀子清肝汤合消瘰丸加减
心肝阴虚证	滋阴降火，宁心柔肝	天王补心丹或一贯煎加减

第六单元　肾系病证

考点 1★★　水肿的病机

水肿的病位在肺、脾、肾，关键在肾。基本病机为肺失通调，脾失转输，肾失开阖，三焦气化不利，水液泛滥肌肤。

考点 2★★★　辨阴水阳水

水肿首先须辨阳水、阴水。阳水，起病较快，病程较短，病因多为风邪、湿毒、水气、湿热。肿多由头面开始，自上而下，继及全身，肿处皮肤绷急光亮，按之凹陷即起，见表、实、热证，患者一般情况较好，无正气大亏之象。阴水，起病较慢，病程较长，病因多为饮食劳倦、先天或后天因素所致的脏腑亏损。肿多由下而上，继及全身，肿处皮肤松弛，按之凹陷不易恢复，甚则按之如泥，见里、虚、寒证，患者一般情况较差，脏腑功能明显受损。

考点 3★　水肿的治疗原则

发汗、利尿、泻下逐水为治疗水肿的三条基本原则。

考点4★★★　水肿的辨证论治

辨证分型		治法	代表方剂
阳水	风水相搏证	疏风清热，宣肺行水	越婢加术汤加减
	湿毒浸淫证	宣肺解毒，利湿消肿	麻黄连翘赤小豆汤合五味消毒饮加减
	水湿浸渍证	运脾化湿，通阳利水	五皮饮合胃苓汤加减
	湿热壅盛证	分利湿热	疏凿饮子加减
阴水	脾阳亏虚证	健脾温阳，行气利水	实脾饮加减
	肾阳衰微证	温肾助阳，化气行水	济生肾气丸合真武汤加减
	瘀水互结证	活血祛瘀，化气行水	桃红四物汤合五苓散

考点5★　淋证的概念

淋证是指<u>小便频数短涩</u>，<u>淋沥刺痛</u>，小腹拘急或痛引腰腹为主症的病证。

考点6★★　淋证的病机

<u>淋证的病位在膀胱与肾，与肝脾相关。基本病机为湿热蕴结下焦，肾与膀胱气化不利。</u>

考点7★★★　六种淋证的主症特征

热淋起病多急，或伴发热，小便赤热，尿时灼痛。

石淋，以尿出砂石为主症，小便窘急刺痛，或腰腹绞痛难忍。

气淋，少腹满闷胀痛，小便艰涩疼痛，或少腹坠胀，尿后余沥不尽。

血淋尿色鲜红或淡红或夹血块而痛。膏淋小便涩痛，尿液浑浊如脂膏或米泔水。

劳淋，久患淋证，遇劳倦、房事即加重或诱发，小便涩痛不显著，余沥不尽，腰痛缠绵。

考点 8★★　淋证与癃闭的鉴别

淋证与癃闭都有小便量少、排尿困难之症状，但淋证尿频而尿痛，且每日排尿总量多为正常，癃闭则无尿痛，每日排尿量少于正常，严重时甚至无尿。

考点 9★★　血淋与尿血的鉴别

血淋与尿血都有小便出血，尿色红赤，甚至溺出纯血等症状。其鉴别要点是有无尿痛。痛者为血淋，不痛者为尿血。

考点 10★★★　淋证的辨证论治

辨证分型	治法	代表方剂
热淋	清热利湿通淋	八正散加减
石淋	清热利湿，排石通淋	石韦散加减
血淋	清热通淋，凉血止血	小蓟饮子加减
气淋	理气疏导，通淋利尿	沉香散加减
膏淋	清热利湿，分清泄浊	程氏萆薢分清饮加减
劳淋	补脾益肾	无比山药丸加减

考点 11★★　癃闭的概念

癃闭以小便量少，排尿困难，甚则小便闭塞不通为主症。其中又以小便不畅，点滴而短少，病势较缓者称为癃；小便闭塞，点滴不通，病势较急者称为闭。

考点 12★★　癃闭的主要病机

癃闭的病位主要在膀胱与肾，与三焦、肺、脾、肝密切相关。基本病机为肾与膀胱气化功能失调，尿液生成或排泄障碍。病理因素有湿热、热毒、气滞及瘀血。

考点 13★★★　癃闭的辨证论治

癃闭首辨虚实。

辨证分型	治法	代表方剂
膀胱湿热证	清利湿热，通利小便	八正散加减
肺热壅盛证	清泄肺热，通利水道	清肺饮加减
肝郁气滞证	疏利气机，通利小便	沉香散加减
浊瘀阻塞证	行瘀散结，通利水道	代抵当丸加减
脾气不升证	升清降浊，化气行水	补中益气汤合春泽汤加减
肾阳衰惫证	温补肾阳，化气利水	济生肾气丸加减

考点 14★　阳痿的概念

阳痿是指成年男子性交时，由于阴茎痿软不举，或举而不坚，或坚而不久，无法进行正常性生活的病证。

考点 15★　阳痿的病机

阳痿的基本病机为肝、肾、心、脾受损，气血阴阳亏虚，阴络失荣，或邪气郁阻，经络失畅导致宗筋不用而成。病位在宗筋，病变脏腑主要在肝、肾、心、脾。

考点 16★★　阳痿的辨证论治

阳痿首辨虚实。

辨证分型	治法	代表方剂
命门火衰证	温肾填精，壮阳起痿	赞育丸加减
心脾亏虚证	补益心脾，益气起痿	归脾汤加减
肝郁不舒证	疏肝解郁，行气起痿	柴胡疏肝散加减
惊恐伤肾证	益肾宁神	启阳娱心丹加减
湿热下注证	清利湿热	龙胆泻肝汤加减

第七单元 气血津液病证

考点1★ 郁证的概念

郁证是由于情志不舒、气机郁滞所致，以心情抑郁、情绪不宁、胸部满闷、胁肋胀痛，或易怒喜哭，或咽中如有异物梗塞等为主要临床表现的一类病证。脏躁、梅核气等病证属于本病范畴。

考点2★★ 郁证的基本病机

郁证的基本病机为气机失常，脏腑阴阳气血失调。郁证的发病与肝最为密切，其次涉及心、脾、肾。

考点3★★★ 郁证的辨证论治

辨证分型	治法	代表方剂
肝气郁结证	疏肝解郁，理气畅中	柴胡疏肝散加减
气郁化火证	疏肝解郁，清肝泻火	丹栀逍遥散加减
痰气郁结证（梅核气）	行气开郁，化痰散结	半夏厚朴汤加减
心神失养证（脏躁）	甘润缓急，养心安神	甘麦大枣汤加减
心脾两虚证	健脾养心，补益气血	归脾汤加减
心肾阴虚证	滋养心肾	天王补心丹合六味地黄丸加减

考点4★ 血证的概念

凡血液不循常道，或上溢于口鼻诸窍，或下泄于前后二阴，或渗出于肌肤所形成的一类出血性疾患，统称为血证。

考点5★★ 便血之远血与近血的鉴别

远血其位在胃、小肠，血与粪便相混，血色如黑漆色或暗紫色。近血来自乙状结肠、直肠、肛门，血便分开，或便外裹血，色多鲜红或暗红。

考点6★★ 紫斑与出疹、丹毒的鉴别

1. 紫斑与出疹相鉴别 紫斑与出疹均有局部肤色的改变，紫斑呈点状者应与出疹时的疹点区别。紫斑隐于皮内，压之不褪色，触之不碍手；疹高出于皮肤，压之褪色，摸之碍手。二者成因、病位均有不同。

2. 紫斑与丹毒相鉴别 丹毒属外科皮肤病，以皮肤色红如丹得名，轻者压之褪色，重者压之不褪色，但其局部皮肤灼热肿痛与紫斑有别。

考点7★ 血证的治疗原则

血证的治疗可归纳为治火、治气、治血三个原则。

考点8★★★ 血证的辨证论治

辨证分型		治法	代表方剂
鼻衄	热邪犯肺证	清泄肺热，凉血止血	桑菊饮加减
	胃热炽盛证	清胃泻火，凉血止血	玉女煎加减
	肝火上炎证	清肝泻火，凉血止血	龙胆泻肝汤加减
	气血亏虚证	补气摄血	归脾汤加减
齿衄	胃火炽盛证	清胃泻火，凉血止血	加味清胃散合泻心汤加减
	阴虚火旺证	滋阴降火，凉血止血	六味地黄丸合茜根散加减
咳血	燥热伤肺证	清热润肺，宁络止血	桑杏汤加减
	肝火犯肺证	清肝泻肺，凉血止血	泻白散合黛蛤散加减
	阴虚肺热证	滋阴润肺，宁络止血	百合固金汤加减
吐血	胃热壅盛证	清胃泻火，化瘀止血	泻心汤合十灰散加减
	肝火犯胃证	泻肝清胃，凉血止血	龙胆泻肝汤加减
	气虚血溢证	健脾益气摄血	归脾汤加减

续表

辨证分型		治法	代表方剂
便血	肠道湿热证	清化湿热，凉血止血	地榆散合槐角丸加减
	热灼胃络证	清胃止血	泻心汤合十灰散加减
	气虚不摄证	益气摄血	归脾汤加减
	脾胃虚寒证	健脾温中，养血止血	黄土汤加减
尿血	下焦湿热证	清热利湿，凉血止血	小蓟饮子加减
	肾虚火旺证	滋阴降火，凉血止血	知柏地黄丸加减
	脾不统血证	补中健脾，益气摄血	归脾汤加减
	肾气不固证	补益肾气，固摄止血	无比山药丸加减
紫斑	血热妄行证	清热解毒，凉血止血	犀角地黄汤合十灰散加减
	阴虚火旺证	滋阴降火，宁络止血	茜根散加减
	气不摄血证	补气摄血	归脾汤加减

考点9★★★　痰饮的分类

按痰饮停积的部位来分：

（1）痰饮　心下满闷，呕吐清水痰涎，胃肠沥沥有声，形体昔肥今瘦，属饮停胃肠。

（2）悬饮　胸胁饱满，咳唾引痛，喘促不能平卧，或有肺痨病史，属饮流胁下。

（3）溢饮　身体疼痛而沉重，甚则肢体浮肿，当汗出而不汗出，或伴咳喘，属饮溢肢体。

（4）支饮　咳逆倚息，短气不得平卧，其形如肿，属饮邪支撑胸肺。

考点10★★　痰饮的基本病机

痰饮的病位在三焦、肺、脾、肾，以脾首当其冲。基本病机为肺、脾、肾三脏功能失调，三焦气化失宣，津液停积机体某部位而成。

考点 11★★★　　痰饮的辨证论治

痰饮的治疗原则为温化。

辨证分型		治法	代表方剂
痰饮	脾阳虚弱证	温脾化饮	苓桂术甘汤合小半夏加茯苓汤加减
	饮留胃肠证	攻下逐饮	甘遂半夏汤或己椒苈黄丸加减
悬饮	邪犯胸肺证	和解宣利	柴枳半夏汤加减
	饮停胸胁证	泻肺祛饮	椒目瓜蒌汤合十枣汤或控涎丹加减
	络气不和证	理气和络	香附旋覆花汤加减
	阴虚内热证	滋阴清热	沙参麦冬汤合泻白散加减
溢饮	表寒里饮证	发表化饮	小青龙汤加减
支饮	寒饮伏肺证	宣肺化饮	小青龙汤加减
	脾肾阳虚证	温脾补肾，以化水饮	金匮肾气丸合苓桂术甘汤加减

考点 12★★★　　消渴的概述及病因病机

消渴是以多饮、多食、多尿、乏力、消瘦或尿有甜味为主要临床表现的一种疾病。

消渴的病位主要在肺、胃、肾，尤以肾为关键。基本病机为阴津亏损，燥热偏盛，而以阴虚为本，燥热为标。

考点 13★★★　　消渴的辨证论治

治疗大法：清热润燥，养阴生津。

辨证分型		治法	代表方剂
上消	肺热津伤证	清热润肺，生津止渴	消渴方加减
中消	胃热炽盛证	清胃泻火，养阴增液	玉女煎加减
	气阴亏虚证	益气健脾，生津止渴	七味白术散加减
下消	肾阴亏虚证	滋阴固肾	六味地黄丸加减
	阴阳两虚证	滋阴温阳，补肾固涩	金匮肾气丸加减

考点 14★★★　　汗证的辨证论治

辨证分型	治法	代表方剂
肺卫不固证	益气固表	玉屏风散加减
心血不足证	养血补心	归脾汤加减
阴虚火旺证	滋阴降火	当归六黄汤加减
邪热郁蒸证	清肝泄热，化湿和营	龙胆泻肝汤加减

考点 15★★　　内伤发热与外感发热的鉴别要点

内伤发热起病缓慢，病程较长，多为低热，或自觉发热，而体温并不升高，表现为高热者较少。不恶寒，或虽有怯冷，但得衣被则温。常兼见头晕、神疲、自汗、盗汗、脉弱等症状。一般有气、血、阴、阳亏虚或气郁、血瘀、湿阻的病史，或有反复发热史。无感受外邪所致的头身疼痛、鼻塞、流涕、脉浮等表证。

外感发热的特点是因感受外邪而起，起病较急，病程较短，发热初期大多伴有恶寒，其恶寒得衣被而不减。发热的热度大多较高，发热的类型随病种的不同而有所差异。初起常兼有头身疼痛、鼻塞、流涕、咳嗽、脉浮等表证。外感发热由感受外邪，正邪相争所致，属实证者居多。

考点 16★★★　　内伤发热的辨证论治

辨证分型	治法	代表方剂
阴虚发热	滋阴清热	清骨散加减
血虚发热	益气养血	归脾汤加减
气虚发热	益气健脾，甘温除热	补中益气汤加减
阳虚发热	温补阳气，引火归原	金匮肾气丸加减
气郁发热	疏肝理气，解郁泄热	丹栀逍遥散加减
血瘀发热	活血化瘀	血府逐瘀汤加减
痰湿郁热	燥湿化痰，清热和中	黄连温胆汤合中和汤加减

考点 17★★　虚劳的病机

虚劳的病损部位主要在五脏，尤以脾、肾为主。病理性质为气、血、阴、阳的亏虚。

考点 18★★　虚劳的辨证论治

辨证分型		治法	代表方剂
气虚	肺气虚证	补益肺气	补肺汤加减
	心气虚证	益气养心	七福饮加减
	脾气虚证	健脾益气	加味四君子汤加减
	肾气虚证	益气补肾	大补元煎加减
血虚	心血虚证	养血宁心	养心汤加减
	肝血虚证	补血养肝	四物汤加减
阴虚	肺阴虚证	养阴润肺	沙参麦冬汤加减
	心阴虚证	滋阴养心	天王补心丹加减
	脾胃阴虚证	养阴和胃	益胃汤加减
	肝阴虚证	滋养肝阴	补肝汤加减
	肾阴虚证	滋补肾阴	左归丸加减
阳虚	心阳虚证	益气温阳	保元汤加减
	脾阳虚证	温中健脾	附子理中汤加减
	肾阳虚证	温补肾阳	右归丸加减

考点 19★★　癌病的诊断

脑瘤患者常以头痛、呕吐、视力障碍、肢体活动不利为主；肺癌患者以顽固性干咳或痰中带血，以及胸痛、气急、发热多见；肝癌患者可见右胁疼痛、乏力、纳差、黄疸等；大肠癌患者可有大便习惯改变，如腹泻或便秘等；肾癌患者可有腰部不适、尿血等。

病变局部可有坚硬、表面不平的肿块，肿块进行性增大，伴乏力、纳差、疼痛，或不明原因发热及消瘦，并进行性加重，多为癌病诊断的主要参考依据。

考点 20★★　癌病的辨证论治

辨证分型	治法	代表方剂
气郁痰瘀证	行气解郁，化痰祛瘀	越鞠丸合化积丸加减
热毒炽盛证	清热凉血，解毒散瘀	犀角地黄汤合犀黄丸加减
湿热郁毒证	清热利湿，解毒散结	龙胆泻肝汤合五味消毒饮加减
瘀毒内阻证	化瘀软坚，理气止痛	血府逐瘀汤加减
气阴两虚证	益气养阴，扶正抗癌	生脉地黄汤加减
气血两虚证	益气养血，扶正抗癌	十全大补丸加减

考点 21★★　厥证的概念

厥证是以突然昏倒，不省人事，或伴有四肢逆冷为主要临床表现的一种急性病证。病情轻者，一般在短时内苏醒，醒后无偏瘫、失语及口眼㖞斜等后遗症；病情重者，昏厥时间较长，甚至一厥不复而导致死亡。

考点 22★★　厥证的病因病机

1. 常见病因　情志内伤（恼怒致厥为多），饮食不节（过度饥饿或暴饮暴食），亡血失津，体虚劳倦。

2. 基本病机　病位在心、肝，涉及脑（清窍），与肺、脾、肾密切相关。基本病机为气机逆乱，升降乖戾，气血阴阳不相顺接。

考点 23★★　厥证的辨证论治

厥证首辨病因，次辨虚实，再辨气血。

辨证分型		治法	代表方剂
气厥	实证	开窍，顺气，解郁	通关散合五磨饮子加减
	虚证	补气，回阳，醒神	急用生脉注射液、参附注射液，继用四味回阳饮加减
血厥	实证	平肝潜阳，理气通瘀	羚角钩藤汤或通瘀煎加减
	虚证	补养气血	急用独参汤灌服，继服人参养荣汤加减
痰厥		行气豁痰	导痰汤加减

第八单元 肢体经络病证

考点1★★★ 痹证与痿证的鉴别

痹证与痿证的鉴别要点首先在于痛与不痛，痹证以关节疼痛为主，而痿证则为肢体力弱，无疼痛症状。其次要观察肢体的活动障碍情况，痿证是无力运动，痹证是因痛而影响活动。再者，部分痿证初起即有肌肉萎缩，而痹证则是由于疼痛甚或关节僵直不能活动，日久废而不用导致肌肉萎缩。

考点2★★ 痹证的辨证要点

痹证痛处游走不定者为行痹，属风邪盛；痛势较甚，痛有定处，遇寒加重者为痛痹，属寒邪盛；关节酸痛、重着、漫肿者为着痹，属湿邪盛；关节肿胀，肌肤焮红，灼热疼痛为热痹，属热邪盛。关节疼痛日久，肿胀局限，或见皮下结节者为痰；关节肿胀，僵硬，疼痛不移，肌肤紫暗或瘀斑等为瘀。

考点3★★★ 痹证的辨证论治

辨证分型		治法	代表方剂
风寒湿痹	行痹	祛风通络，散寒除湿	防风汤加减
	痛痹	温经散寒，祛风除湿	乌头汤加减
	着痹	除湿通络，祛风散寒	薏苡仁汤加减

辨证分型	治法	代表方剂
风湿热痹	清热通络，祛风除湿	白虎加桂枝汤或宣痹汤加减
痰瘀痹阻证	化痰行瘀，蠲痹通络	双合汤加减
寒热错杂证	温经散寒，清热除湿	桂枝芍药知母汤加减
气血虚痹证	益气养血，和营通络	黄芪桂枝五物汤
肝肾虚痹证	补益肝肾，舒筋活络	独活寄生汤加减

考点4★★　痿证的概念

痿证是肢体筋脉弛缓，软弱无力，不能随意运动，或伴有肌肉萎缩的一种病证。临床以下肢痿弱较为常见，亦称"痿躄"。"痿"是指机体痿弱不用；"躄"是指下肢软弱无力，不能步履。

考点5★★　痿证的主要病机

痿证病变部位在筋脉、肌肉，与肝、肾、肺、脾、胃关系最为密切。各种外感、内伤致病因素，引起五脏受损，精津不足，气血亏耗，进而肌肉筋脉失养，而发为痿证。

考点6★★　"治痿独取阳明"的理论与方法

在治疗上，《素问·痿论》提出"治痿独取阳明"，重视补益脾胃、清胃火、祛湿热，以调理脾胃。

考点7★★★　痿证的辨证论治

辨证分型	治法	代表方剂
肺热津伤证	清热润燥，养阴生津	清燥救肺汤加减
湿热浸淫证	清热利湿，通利经脉	加味二妙散加减
脾胃虚弱证	补中益气，健脾升清	参苓白术散合补中益气汤加减
肝肾亏损证	补益肝肾，滋阴清热	虎潜丸加减
脉络瘀阻证	益气养营，活血行瘀	圣愈汤合补阳还五汤加减

考点 8★★　颤证的概念

颤证是以头部或肢体摇动颤抖，不能自制为主要临床表现的一种病证。

考点 9★★　颤证的病机

颤证的基本病机为肝风内动，筋脉失养。其病位在筋脉，与肝、肾、脾等脏关系密切。病理因素为风、火、痰、瘀。病理性质总属本虚标实。

考点 10★★　颤证的辨证论治

辨证分型	治法	代表方剂
风阳内动证	镇肝息风，舒筋止颤	天麻钩藤饮合镇肝熄风汤加减
痰热风动证	清热化痰，平肝息风	导痰汤合羚角钩藤汤加减
气血亏虚证	益气养血，濡养筋脉	人参养荣汤
髓海不足证	填精补髓，育阴息风	龟鹿二仙膏合大定风珠加减
阳气虚衰证	补肾助阳，温煦筋脉	地黄饮子

考点 11★★　腰痛的病机

腰痛病位在腰，与肾、足少阴肾经、足太阳膀胱经及任、督、带脉等相关。基本病机为筋脉痹阻，腰府失养。

考点 12★★★　腰痛的辨证论治

辨证分型		治法	代表方剂
寒湿腰痛		散寒行湿，温经通络	甘姜苓术汤
湿热腰痛		清热利湿，舒筋止痛	四妙丸
瘀血腰痛		活血化瘀，通络止痛	身痛逐瘀汤
肾虚腰痛	肾阴虚	滋补肾阴，濡养筋脉	左归丸
	肾阳虚	补肾壮阳，温煦经脉	右归丸

中医外科学

第一单元 中医外科疾病的病因病机

考点1★★ 中医外科疾病的致病因素

1. 外感六淫致病：风寒暑湿燥火，尤以"热毒""火毒"最为常见。

2. 情志内伤致病。

3. 饮食不节致病。

4. 外来伤害致病：跌仆损伤，沸水、火焰、寒冻及金刃竹木创伤。

5. 劳伤虚损致病：劳力、劳神、房事过度或妇女生育过多等。

6. 感受特殊之毒致病：虫毒、蛇毒、疯犬毒、药毒、食物毒、疫毒等。

7. 痰饮瘀血致病。

考点2★ 中医外科疾病的发病机理

邪正盛衰、气血凝滞、经络阻塞、脏腑失和。

第二单元　中医外科疾病辨证

考点1★★★　阴阳辨证

	阳证	阴证
发病缓急	急性发作	慢性发作
皮肤颜色	红活焮赤	紫暗或皮色不变
皮肤温度	灼热	不热或微热
肿胀形势	高肿突起	平坦下陷
肿胀范围	根脚收束，肿胀局限	根脚散漫，肿胀不局限
肿块硬度	软硬适度，溃后渐消	坚硬如石或柔软如棉
疼痛感觉	疼痛剧烈	隐痛或不痛或抽痛
病位深浅	皮肉	筋骨
脓液稀稠	脓质稠厚	脓质稀薄
病程长短	病程较短	病程较长
全身症状	初期常伴形寒发热、口渴、纳呆、大便秘结、小便短赤、溃后渐消	初期无明显症状，酿脓时有虚热、气虚症状，溃后尤甚
预后	易消、易溃、易敛，预后多顺（良好）	难消、难溃、难敛，预后多逆（不良）

考点2★　部位辨证

1. 发于上部疾病的病因多为风温、风热。
2. 发于中部疾病的病因多为气郁、火郁。
3. 发于下部疾病的病因多为寒湿、湿热。

考点3★　经络辨证（十二经脉气血多少与外科疾病的关系）

手足阳明经为多气多血之经；手足太阳、厥阴经为多血少气之经；手足少阳、少阴、太阴经为多气少血之经。

考点4★★★　局部辨证之辨肿

1. 热肿　肿而色红，皮薄光泽，焮热疼痛，肿势急剧。见于阳证疮疡。

2. 寒肿　肿而不硬，皮色不泽，苍白或紫暗，皮肤清冷，常伴有酸痛，得暖则舒。见于冻疮、脱疽等。

3. 风肿　发病急骤，漫肿宣浮，或游走无定，不红微热，或轻微疼痛。见于痄腮、大头瘟等。

4. 湿肿　皮肉重垂胀急，深按凹陷，如烂棉不起，浅则光亮如水疱，破流黄水，浸淫皮肤。见于股肿、湿疮。

5. 痰肿　肿势软如棉，或硬如馒，大小不一，形态各异，无处不生，不红不热，皮色不变。见于瘰疬、脂瘤等。

6. 气肿　皮紧内软，按之凹陷，松手即起，似皮下藏气，富有弹性，不红不热，或随喜怒消长。见于气瘿、乳癖等。

7. 瘀血肿　肿而胀急，病程较快，色初暗褐，后转青紫，逐渐变黄至消退，也有血肿染毒、化脓而肿。见于皮下血肿等。

8. 脓肿　肿势高突，皮肤光亮，焮红灼热，剧烈跳痛，按之应指。见于外痈、肛痈等。

考点5★★★　局部辨证之辨痛

1. 热痛　皮色焮红，灼热疼痛，遇冷则痛减。见于阳证疮疡。

2. 寒痛　皮色不红，不热，酸痛，得温则痛缓。见于脱疽、寒痹等。

3. 风痛　痛无定处，忽彼忽此，走注甚速，遇风则剧。见于行痹等。

4. 气痛　攻痛无常，时感抽掣，喜缓怒甚。见于乳癖等。

5. 湿痛　痛而酸胀，肢体沉重，按之出现可凹水肿或见糜烂流滋。见于臁疮、股肿等。

6. 痰痛　疼痛轻微，或隐隐作痛，皮色不变，压之酸痛。见于脂瘤、肉瘤。

7. 化脓痛 痛势急胀，痛无止时，<u>如同鸡啄，按之中软应指</u>。见于疮疡成脓期。

8. 瘀血痛 初起隐痛、胀痛，皮色不变或皮色暗褐，或见皮肤青紫瘀斑。见于创伤或创伤性皮下出血。

考点6★★★　局部辨证之辨痒

1. 风胜 走窜无定，遍体作痒，抓破血溢，随破随收，不致化腐，多为干性。见于牛皮癣、白疕、瘾疹等。

2. 湿胜 浸淫四窜，黄水淋漓，最易沿表皮蚀烂，越腐越痒，多为湿性。见于急性湿疮，或有传染性，如脓疱疮。

3. 热胜 皮肤瘾疹，焮红灼热作痒，或只发于裸露部位，或遍布全身，甚则糜烂滋水淋漓，结痂成片，常不传染。见于接触性皮炎。

4. 虫淫 浸淫蔓延，黄水频流，状如虫行皮中，其痒尤甚，最易传染。见于手足癣、疥疮等。

5. 血虚 皮肤变厚、干燥、脱屑，很少糜烂流滋水。见于牛皮癣、慢性湿疮。

考点7★★★　确认成脓的方法

①按触法。②透光法，适用于指、趾部甲下辨脓。③点压法，适用于指、趾部脓液很少时。④穿刺法，适用于脓液不多且位于组织深部时，用按触法辨脓有困难者。⑤B超，可比较准确地确定脓肿部位，并判断脓肿大小，引导穿刺或切开排脓。

考点8★★　辨溃疡

1. 辨溃疡色泽 <u>阳证溃疡，色泽红活鲜润，疮面脓液稠厚黄白，腐肉易脱，新肉易生，疮口易收，知觉正常</u>；阴证溃疡，疮面色泽灰暗，脓液清稀，或时流血水，腐肉不脱，或新肉不生，疮口经久难敛，疮面不知痛痒。如疮顶突然陷黑无脓，四周皮肤暗红，肿势扩散，多为疔疮走黄。如疮面腐肉已尽，而脓水灰薄，新肉不生，状如镜面，光白板亮，为虚陷。

2. 辨溃疡形态

化脓性溃疡，疮面边沿整齐，周围皮肤微有红肿，一般口大底小，内有少量脓性分泌物。

压迫性溃疡（缺血性溃疡），初期皮肤暗紫，很快变黑并坏死，滋水、液化、腐烂，脓液有臭味，可深及筋膜、肌肉、骨膜，多见于褥疮。

疮痨性溃疡，疮口多呈凹陷形或潜行空洞或漏管，疮面肉色不鲜，脓水清稀，并夹有败絮状物，疮口愈合缓慢或反复溃破，经久难愈。

岩性溃疡，疮面多呈翻花如岩穴，有的在溃疡底部见有珍珠样结节，内有紫黑坏死组织，渗流血水，伴腥臭味。

梅毒性溃疡，多呈半月形，边缘整齐，坚硬削直如凿，略微内凹，基底面高低不平，存有稀薄臭秽分泌物。

第三单元　中医外科疾病治法

考点1★★★　外科内治法三个总则消、托、补的定义和适应证

1. 消法　适用于尚未成脓的初期肿疡和非化脓性肿块性疾病，以及各种皮肤疾病。

2. 托法　适用于外疡中期，即成脓期。可分为补托和透托两种方法。

补托法用于正虚毒盛，不能托毒外达，疮形平塌，根脚散漫不收，难溃难腐的虚证。

透托法用于毒气虽盛而正气未衰者，促其早日脓出毒泄，肿消痛减。

3. 补法　适用于溃疡后期，是使疮口早日愈合的治疗法则。

考点 2★★　膏药、油膏的临床应用

1. 膏药　适用于一切外科疾病初起、成脓、溃后各个阶段。太乙膏、千捶膏均用于红肿热痛明显之阳证疮疡。阳和解凝膏用于疮形不红不热，漫肿无头之阴证疮疡未溃者。咬头膏具有腐蚀性，功能蚀破疮头，适用于肿疡脓成，不能自破，以及不愿接受手术切开排脓者。

2. 油膏　现称软膏。适用于肿疡、溃疡，皮肤病糜烂结痂渗液不多，以及肛门疾病等。金黄膏、玉露膏适用于疮疡阳证。冲和膏适用于半阴半阳证。回阳玉龙膏适用于阴证。

溃疡期可选用生肌玉红膏、红油膏、生肌白玉膏。生肌玉红膏适用于一切溃疡，腐肉未脱，新肉未生之时，或经久不能收口者。红油膏适用于一切溃疡。生肌白玉膏适用于溃疡腐肉已净，疮口不敛者，以及乳头皲裂、肛裂等。

考点 3★　切开法的适应证及用法

选择脓腔最低点或最薄弱处进刀。一般疮疡宜循经直切；乳房部应以乳头为中心，放射状切开；面部脓肿应尽量沿皮肤自然纹理切开；手指脓肿，应从侧方切开；关节区附近的脓肿，切口尽量避免越过关节；关节区脓肿，一般施行横切口、弧形切口或"S"形切口；肛旁低位脓肿，应以肛管为中心行放射状切开。

考点 4★★　砭镰法、挑治法、挂线法、结扎法的适应证及用法

1. 砭镰法　适用于急性阳证疮疡，如下肢丹毒、红丝疔、疖疮痈肿初起、外伤瘀血肿痛、痔疮肿痛等。

2. 挑治法　适用于内痔出血、肛裂、脱肛、肛门瘙痒、颈部多发性疖肿等。

3. 挂线法　适用于疮疡溃后，脓水不净，虽经内服、外敷等治疗无效而形成漏管或窦道者，或疮口过深，或生于血络丛集处，

而不宜切开手术者。

4. 结扎法 又名缠扎法。适用于瘤、赘疣、痔、脱疽等。血瘤、岩肿当禁忌使用。

考点5★ 引流法、垫棉法、药筒拔法、熏法、熨法、溻渍法的适应证及用法

1. 引流法

（1）**药线引流** 外黏药物法适用于溃疡疮口过深过小，脓水不易排出者。内裹药物法适用于溃疡已成漏管或窦道者。

（2）**导管引流** 适用于附骨疽、流痰、流注等脓腔较深、脓液不易畅流者，或腹腔手术后。

（3）**扩创引流** 是应用手术的方法来进行引流。适用于痈、有头疽等脓肿溃后有袋脓者，瘰疬溃后形成空腔或脂瘤染毒化脓等，经其他引流、垫棉法等无效者。

2. 垫棉法 适用于溃疡脓出不畅有袋脓者，或疮孔窦道形成脓水不易排尽者，或溃疡脓腐已尽，新肉已生，但皮肉一时不能黏合者。

3. 药筒拔法

4. 熏法

5. 熨法

6. 溻渍法

第四单元　疮疡

考点1★　疖的定义

疖是指发生在肌肤浅表部位、范围较小的急性化脓性疾病。根据病因、证候不同，又可分暑疖（有头疖、无头疖）、蝼蛄疖、疖病等。

考点2★★　疖的特点

1. 肿势局限，范围多在 3cm 左右。
2. 突起根浅，色红、灼热、疼痛，易脓、易溃、易敛。

考点3★　疖的临床表现

1. 有头疖　患处皮肤上有一红色结块，范围约 3cm，灼热疼痛，突起根浅，中心有一脓头，出脓即愈。

2. 无头疖　皮肤上有一红色结块，范围约 3cm，无脓头，表面灼热，触之疼痛，2~3 天化脓，溃后多迅速愈合。

3. 蝼蛄疖　多发于儿童头部。一种是坚硬型，疮形肿势虽小，但根脚坚硬，溃破出脓而坚硬不退，疮口愈合后还会复发，常为一处未愈，他处又生。一种是多发型，疮大如梅李，相联三五枚，溃破脓出而不易愈合，日久头皮窜空，如蝼蛄串穴之状。

4. 疖病　好发于项后发际、背部、臀部，几个到几十个，反复发作，缠绵不愈。也可在身体各处散发疖肿，一处将愈，他处续发，或间隔周余、月余再发。消渴病、习惯性便秘或营养不良者易患本病。

考点4★★★　疖的辨证论治

1. 内治

辨证分型	治法	代表方剂
热毒蕴结证	清热解毒	五味消毒饮、黄连解毒汤加减
暑热浸淫证	清暑化湿解毒	清暑汤加减
体虚毒恋，阴虚内热证	养阴清热解毒	仙方活命饮合增液汤加减
体虚毒恋，脾胃虚弱证	健脾和胃，清化湿热	五神汤合参苓白术散加减

2. 外治　蝼蛄疖宜行"十"字切开。

考点5★★　疔的定义、特点与种类

疔是一种发病迅速、易于变化而危险性较大的急性化脓性疾

病，多发于颜面和手足等处。

其特点是疮形虽小，但根脚坚硬，状如钉丁，病情变化迅速，易毒邪走散。

发于颜面部的疔疮，易走黄而有生命危险；发于手足部的疔疮，易损筋伤骨而影响功能。

考点 6★★　颜面疔疮的辨证论治

辨证分型	治法	代表方剂
热毒蕴结证	清热解毒	五味消毒饮、黄连解毒汤加减
火毒炽盛证	凉血清热解毒	犀角地黄汤、黄连解毒汤、五味消毒饮加减

考点 7★★　手足部疔疮的临床表现

①蛇眼疔初起时多局限于指甲一侧边缘的近端处。②蛇头疔初起指端部。③蛇肚疔发于指腹部。④托盘疔初起整个手掌肿胀高突。⑤足底疔初起足底部疼痛。

考点 8★★★　手足部疔疮成脓期切开引流的要求

宜及早切开排脓。一般应尽可能循经直开。

1. 蛇眼疔宜沿甲旁 0.2cm 挑开引流。

2. 蛇头疔宜在指掌面一侧做纵行切口，必要时可对口引流。

3. 蛇肚疔宜在手指侧面做纵行切口，切口长度不得超过上下指关节面。

4. 托盘疔应依掌横纹切开，切口应够大，保持引流通畅。

考点 9★★　红丝疔的定义、特点

红丝疔是发于四肢，皮肤有红丝显露，迅速向上走窜的急性感染性疾病。

特点：先有手足疔疮或皮肤破损，红肿热痛，继则患肢内侧皮肤出现红丝一条或数条，迅速向躯干方向走窜，可伴恶寒发热等症状，邪毒重者可内攻脏腑，发生走黄。

考点 10★★　红丝疔的治疗

1. 内治

辨证分型	治法	代表方剂
火毒入络证	清热解毒	五味消毒饮加减
火毒入营证	凉血清营，解毒散结	犀角地黄汤、黄连解毒汤、五味消毒饮加减

2. 外治　红丝细者，宜用砭镰法。

考点 11★★　痈的特点

①局部光软无头，红肿疼痛（少数初起皮色不变）。②结块范围多在 6～9cm。③发病迅速，易肿、易脓、易溃、易敛。④或伴有恶寒、发热、口渴等症状。

考点 12★★★　痈的辨证论治

辨证分型	治法	代表方剂
火毒凝结证	清热解毒，行瘀活血	仙方活命饮加减
热胜肉腐证	和营清热，透脓托毒	仙方活命饮合五味消毒饮加减
气血两虚证	益气养血，托毒生肌	托里消毒散加减

考点 13★★　颈痈的特点与治疗

1. 特点　颈痈是发生在颈部两侧的急性化脓性疾病。多见于儿童，冬春易发，初起时局部肿胀、灼热、疼痛而皮色不变，结块边界清楚，具有明显的风温外感症状。

2. 内治

辨证分型	治法	代表方剂
风热痰毒证	散风清热，化痰消肿	牛蒡解肌汤或银翘散加减

3. 外治　初起用金黄膏外敷，脓成应切开排脓。

考点 14★★ 发的概念与特点及辨证论治

发是病变范围较痈大的急性化脓性疾病,相当于西医的蜂窝组织炎。

特点:①初起无头,红肿蔓延成片。中央明显,四周较淡,边界不清。②灼热疼痛,有的3~5日后中央色褐腐溃,周围湿烂。③全身症状明显。

常见结喉处的锁喉痈、生于臀部的臀痈、生于手背的手发背、生于足背的足发背。

辨证分型		治法	代表方剂
锁喉痈	痰热蕴结证	散风清热,化痰解毒	普济消毒饮加减
	热盛肉腐证	清热化痰,和营托毒	仙方活命饮加减
	热伤胃阴证	清养胃阴	益胃汤加减
臀痈	湿火蕴结证	清热解毒,和营化湿	黄连解毒汤合仙方活命饮加减
	湿痰凝滞证	和营活血,利湿化痰	桃红四物汤合仙方活命饮加减
	气血两虚证	调补气血	八珍汤加减

考点 15★★ 有头疽的概念与特点

有头疽是发生于肌肤间的急性化脓性疾病。相当于西医的痈。

特点:①初起皮肤上即有粟粒样脓头,焮热、红肿、胀痛,迅速向深部及周围扩散。②脓头相继增多,溃烂后状如莲蓬、蜂窝,范围常超过9~12cm,大者可在 30cm 以上。③好发于项后、背部等皮肤厚韧之处。④多见于中老年人及消渴病患者,并容易发生内陷。

考点 16★★★ 有头疽的辨证论治

辨证分型	治法	代表方剂
火毒凝结证	清热泻火,和营托毒	黄连解毒汤合仙方活命饮加减
湿热壅滞证	清热化湿,和营托毒	仙方活命饮加减

辨证分型	治法	代表方剂
阴虚火炽证	滋阴生津，清热托毒	竹叶黄芪汤加减
气虚毒滞证	扶正托毒	八珍汤合仙方活命饮加减

考点 17★★★　丹毒的概念、特点及不同部位丹毒的病名

1. 概念　丹毒是患部皮肤突然发红成片、色如涂丹的急性感染性疾病，西医也称丹毒。

2. 特点　①病起突然，恶寒发热。②局部皮肤忽然变赤，色如丹涂脂染，焮热肿胀，边界清楚，迅速扩大。③数日内可逐渐痊愈，但容易复发。

3. 不同部位丹毒的病名　①生于躯干部者，称内发丹毒。②发于头面部者，称抱头火丹。③发于小腿足部者，称流火。④新生儿多生于臀部，称赤游丹毒。

考点 18★★★　丹毒的辨证论治

辨证分型	治法	代表方剂
风热毒蕴证	疏风清热解毒	普济消毒饮加减
肝脾湿火证	清肝泻火利湿	柴胡清肝汤、龙胆泻肝汤或化斑解毒汤加减
湿热毒蕴证	利湿清热解毒	五神汤合萆薢渗湿汤加减
胎火蕴毒证	凉血清热解毒	犀角地黄汤合黄连解毒汤加减

考点 19★★　走黄与内陷的概念及病因病机

1. 走黄的概念及病因病机

（1）**走黄的概念**　走黄是疔疮火毒炽盛，早期失治，毒势未能及时控制，走散入营，内攻脏腑而引起的一种全身性危急疾病。其特点是疮顶忽然凹陷，色黑无脓，肿势迅速扩散，伴见心烦作躁、神志昏愦等七恶证。

（2）走黄的病因病机　主要在于火毒炽盛，毒入营血，内攻脏腑。生疗之后，早期失治，毒势不得控制，或挤压碰伤，过早切开，毒邪扩散，或误食辛热之品及酒肉鱼腥等发物，或艾灸疮头，更增火毒，均可促使疗毒发散，入营入血，内攻脏腑而成。

2. 内陷的概念及病因病机

（1）内陷的概念　内陷为疮疡阳证疾患过程中，因正气内虚，火毒炽盛，导致毒邪走散，正不胜邪，毒不外泄，反陷入里，客于营血，内传脏腑的一种危急疾病。其特点是肿疡隆起的疮顶忽然凹陷，或溃疡脓腐未净而忽然干枯无脓，或脓净红活的疮面忽然变光白板亮，同时伴邪盛热极或正虚邪盛或阴阳两竭的全身证候。

（2）内陷的病因病机　内陷发生的根本原因在于正气内虚，火毒炽盛，加之失治或治疗不当，以致正不胜邪，反陷入里，客于营血，内犯脏腑。

考点 20★★　瘰疬的特点

多见于体弱儿童或青年人，多为女性，好发于颈部及耳后，起病缓慢，初起时结核如豆，不红不痛，逐渐增大，融合成串，溃后脓水清稀，夹有败絮样物，此愈彼溃，经久难愈，形成窦道，愈后形成凹陷性疤痕。本病相当于西医学的颈部淋巴结结核。

考点 21★★　瘰疬的辨证论治

证候分型	治法	代表方剂
气滞痰凝证	疏肝理气，化痰散结	逍遥散合二陈汤加减。或选用内消瘰疬丸、小金丸（胶囊）
阴虚火旺证	滋阴降火	知柏地黄汤加减
气血两虚证	益气养血	香贝养荣汤加减

第五单元 乳房疾病

考点1★★ 乳房与脏腑经络的关系

"男子乳头属肝，乳房属肾；女子乳头属肝，乳房属胃"。所以，乳房疾病与肝、胃、肾经及冲任二脉有密切联系。

考点2★★★ 乳房肿块触诊

1. 检查顺序 应先检查健侧乳房，再检查患侧。

2. 检查方法 四指并拢，将指腹平放乳上轻柔触摸，切勿用手指去抓捏，否则会将捏起的腺体组织错误地认为是乳腺肿块。

3. 触摸顺序 先触按整个乳房，然后按照一定次序触摸乳房的四个象限，具体顺序为内上、外上、外下、内下象限，继而触摸乳晕部分，注意有无液体从乳头溢出。最后触摸腋窝、锁骨下及锁骨上区域。

4. 时间选择 最好在月经来潮的第7~10天，这是乳房生理最平稳的时期，有病变容易被发现。

考点3★ 乳痈的病因病机与临床表现

1. 病因病机 乳汁淤积，最常见；肝郁胃热；感受外邪。

2. 临床表现 多见于产后3~4周的哺乳期妇女。

初起乳房局部肿胀疼痛，皮色不红或微红，皮肤不热或微热。成脓期患乳肿块逐渐增大，局部疼痛加重，或有雀啄样疼痛，皮色焮红，皮肤灼热。溃后若脓出通畅，则肿消痛减，寒热渐退，疮口逐渐愈合。溃后不畅，则肿势不消，痛不减，热不退。

考点4★★★　乳痈的辨证论治

辨证分型	治法	代表方剂
气滞热壅证	疏肝清胃，通乳消肿	瓜蒌牛蒡汤加减
热毒炽盛证	清热解毒，托里透脓	透脓散加味
正虚毒恋证	益气和营托毒	托里消毒散加减

考点5★★　乳痈成脓期切开术的要求

脓肿形成时，应在波动感及压痛最明显处及时切开排脓。切口应按乳络方向并与脓腔基底大小一致，切口位置应选择较脓肿稍低的部位，使引流通畅而不致袋脓，应避免手术损伤乳络形成乳漏。若脓肿小而浅者，可用针吸穿刺抽脓或用火针刺脓。

考点6★★　粉刺性乳痈的概念与特点

粉刺性乳痈即西医学的浆细胞性乳腺炎。其特点是多在非哺乳期或非妊娠期发病，常有乳头凹陷或溢液，初起肿块多位于乳晕部，化脓溃破后脓中夹有脂质样物质，易反复发作，形成漏管，经久难愈，全身炎症反应较轻。

考点7★★★　乳癖的概念与特点

1. 概念　乳癖是乳腺组织的既非炎症也非肿瘤的良性增生性疾病。相当于西医的乳腺增生病。

2. 特点

（1）单侧或双侧乳房疼痛并出现肿块。

（2）乳痛和肿块与月经周期及情志变化密切相关。

（3）乳房肿块大小不等，形态不一，边界不清，质地不硬，活动度好。大多位于乳房的外上象限，也可见于其他象限。

（4）本病好发于25~45岁的中青年妇女，其发病率占乳房疾病的75%，是临床上最常见的乳房疾病。

考点 8★★★　乳癖的辨证论治

辨证分型	治法	代表方剂
肝郁痰凝证	疏肝解郁，化痰散结	逍遥蒌贝散加减
冲任失调证	调摄冲任	二仙汤合四物汤加减

考点 9★★★　乳核的定义、特点与临床表现

1. 定义　乳核是发生在乳房部的最常见的良性肿瘤。相当于西医的乳腺纤维腺瘤。

2. 特点　好发于 20~25 岁的青年妇女。

3. 临床表现　乳中结核，形如丸卵，边界清楚，表面光滑，推之活动。肿块一般无疼痛感，少数可有轻微胀痛，但与月经无关。一般生长缓慢，妊娠期可迅速增大，应排除恶变可能。

考点 10★★★　乳核的辨证论治

辨证分型	治法	代表方剂
肝气郁结证	疏肝解郁，化痰散结	逍遥散加减
血瘀痰凝证	疏肝活血，化痰散结	逍遥散合桃红四物汤加减

考点 11★★★　乳岩的定义、特点与发病情况

1. 定义　乳岩是指乳房部的恶性肿瘤。相当于西医的乳腺癌。

2. 特点　乳房部出现无痛、无热、皮色不变而质地坚硬的肿块，推之不移，表面不光滑，凹凸不平，或乳头溢血，晚期溃烂，凸如泛莲。

3. 发病情况　是女性最常见的恶性肿瘤之一。无生育史或无哺乳史的妇女、月经过早来潮或绝经晚的妇女、有乳腺癌家族史的妇女，乳腺癌的发病率相对较高。

考点 12★★　乳岩的辨证论治

原则上以手术治疗为主，中医药治疗多用于晚期患者。

辨证分型	治法	代表方剂
肝郁痰凝证	疏肝解郁，化痰散结	神效瓜蒌散合开郁散加减
冲任失调证	调摄冲任，理气散结	二仙汤合开郁散加减
正虚毒盛证	调补气血，清热解毒	八珍汤加减
气血两亏证	补益气血，宁心安神	人参养荣汤加味
脾虚胃弱证	健脾和胃	参苓白术散或理中汤加减

考点 13★★★　乳岩与乳癖、乳核的鉴别

鉴别要点 ＼ 病名	乳腺纤维腺瘤（乳核）	乳腺癌（乳岩）	乳腺增生病（乳癖）
好发年龄	20~30 岁	40~60 岁	30~45 岁
肿块特点	大多为单个，也可以有多个，圆形或椭圆形，边缘清楚，表面光滑，质地坚实，生长比较缓慢	多为单个，形状不规则，边缘不清楚，质地坚硬，生长速度较快	常为多个，双侧乳房散在分布，形状多样，呈片状、结节状，边缘不清，质地软或韧，或有囊性感
疼痛	无	少数病例有疼痛	明显胀痛，多有周期性，或与情绪变化有关
与皮肤及周围组织粘连情况	无粘连	极易粘连，皮肤呈"酒窝"征或"橘皮样变"	无粘连
活动度	活动度好，用手推动时有滑脱感	早期活动度可，中期及晚期肿块固定	可活动
乳头及分泌物情况	乳头正常，无分泌物	乳头可缩回或被牵拉，可有分泌物溢出，呈血性或水样，多为单孔	乳头正常，部分有分泌物溢出或挤压后有，多为乳汁样或浆液样，常为双侧多孔
淋巴结肿大情况	无	可有同侧腋窝淋巴结肿大，质地硬，活动度差	无

第六单元　瘿

考点1★★　气瘿的临床表现

1. 女性发病率较男性略高。一般多发生在青春期，在流行地区常见于入学年龄的儿童。

2. 初起时无明显不适感，甲状腺呈弥漫性肿大，腺体表面较平坦，质软不痛，皮色如常，腺体随吞咽动作而上下移动。

考点2★★★　气瘿的内治法

气瘿以疏肝解郁，化痰软坚为主要内治法。为肝郁气滞证，代表方剂为四海舒郁丸加减。

考点3★　肉瘿的概念、特点

肉瘿相当于西医的甲状腺腺瘤或囊肿，属甲状腺的良性肿瘤。

特点：①颈前喉结一侧或两侧结块，柔韧而圆，如肉之团。②随吞咽动作而上下移动，发展缓慢。③好发于青年女性及中年人。

考点4★　肉瘿的辨证论治

辨证分型	治法	代表方剂
气滞痰凝证	理气解郁，化痰软坚	逍遥散合海藻玉壶汤加减
气阴两虚证	益气养阴，软坚散结	生脉散合海藻玉壶汤加减

考点5★★　慢性淋巴细胞性甲状腺炎的特点

慢性淋巴细胞性甲状腺炎又称桥本甲状腺炎，是一种自身免疫性疾病。其临床特点是起病隐匿，发展缓慢，病程较长；主要表现为甲状腺肿大，多数为弥漫性，质地韧；大多发展成甲减，也可伴有甲亢。

考点6★★　慢性淋巴细胞性甲状腺炎的辨证论治

证候分型	治法	代表方剂
肝气郁滞证	疏肝理气，软坚散结	柴胡疏肝散加减
血瘀痰结证	活血祛瘀，化痰散结	桃红四物汤加减
气阴两虚证	益气养阴，化痰散结	生脉散合消瘰丸加减；或知柏地黄汤加减
脾肾阳虚证	温补脾肾，散寒化瘀	金匮肾气丸合阳和汤加减

考点7★★　石瘿的含义与特点

瘿病坚硬如石不可移动者称为石瘿，相当于西医的甲状腺癌。其特点是结喉两侧结块，坚硬如石，高低不平，推之不移。

考点8★　石瘿的辨证论治

辨证分型	治法	代表方剂
痰瘀内结证	解郁化痰，活血消坚	海藻玉壶汤合桃红四物汤加减
瘀热伤阴证	和营养阴	通窍活血汤合养阴清肺汤加减

第七单元　瘤、岩

考点1★★　脂瘤的诊断

本病好发于青春期。多见于头面部、臀部、背部等皮脂腺、汗腺丰富的部位，生长缓慢，一般无明显自觉症状。肿块呈圆形或椭圆形，边界清楚，与皮肤无粘连，表皮紧张，中央导管开口处呈青黑色小孔，挤压后可有粉渣样内容物溢出，有臭味。脂瘤染毒后可有局部红肿、增大、疼痛、破溃流脓等。

考点2★★ 脂瘤的辨证论治

1. 内治

辨证分型	治法	代表方剂
痰气凝结证	理气化痰散结	二陈汤合四七汤加减
痰湿化热证	清热化湿，和营解毒	龙胆泻肝汤合仙方活命饮加减

2. 外治 将脂瘤完整手术切除，是最有效、最根本的治疗方法。

考点3★ 血瘤的概念及辨证论治

血瘤是指体表血络扩张，纵横丛集而形成的肿瘤，相当于西医的血管瘤。常见的有毛细血管瘤和海绵状血管瘤。其特点为<u>病变局部色泽鲜红或暗紫，或呈局限性柔软肿块，边界不清，触之如海绵状</u>。

辨证分型	治法	代表方剂
心肾火毒证	清心泻火，凉血解毒	芩连二母丸合凉血地黄汤加减
肝经火旺证	清肝泻火，祛瘀解毒	丹栀逍遥散合清肝芦荟丸加减
脾统失司证	健脾益气，化湿解毒	顺气归脾丸加减

考点4★★ 筋瘤的定义

筋瘤是以筋脉色紫、盘曲突起、状如蚯蚓、形成团块为主要表现的浅表静脉病变。相当于西医的下肢静脉曲张。

考点5★★ 筋瘤的辨证论治

证候分型	治法	代表方剂
劳倦伤气证	补中益气，活血舒筋	补中益气汤加减
寒湿凝筋证	暖肝散寒，益气通脉	暖肝煎合当归四逆汤加减
外伤瘀滞证	活血化瘀，和营消肿	活血散瘀汤加减

考点6★★　肉瘤的概念及临床表现特点

肉瘤是发于皮里膜外，由脂肪组织过度增生而形成的良性肿瘤，相当于西医的脂肪瘤。

特点：①软似棉，肿似馒。②皮色不变，不紧不宽。③如肉之隆起。

考点7★★　失荣的定义

失荣是发于颈部及耳之前后的岩肿，因其晚期气血亏乏，面容憔悴，形体消瘦，状如树木枝叶发枯，失去荣华而命名。相当于西医的颈部淋巴结转移癌和原发性恶性肿瘤。多见于40岁以上的男性，属古代外科四大绝症之一。

考点8★　失荣的病因病机

足少阳胆经循行耳之前后，肝与胆相表里，故失荣的发生与肝、胆关系密切。

考点9★★　失荣的辨证论治

辨证分型	治法	代表方剂
气郁痰结证	理气解郁，化痰散结	化痰开郁方
阴毒结聚证	温阳散寒，化痰散结	阳和汤加减
瘀毒化热证	清热解毒，化痰散瘀	五味消毒饮合化坚二陈丸加减
气血两亏证	补益气血，解毒化瘀	八珍汤合四妙勇安汤加减

第八单元　皮肤及性传播疾病

考点1★★　热疮的诊断及辨证论治

1. 诊断　本病好发于皮肤黏膜交界处，常见于口角、唇缘、鼻孔周围、面颊及外阴等部位。皮损初起为红斑，灼热而痒，继而形成针头大小簇集成群的水疱，内含透明浆液，破裂后露出糜烂面，逐渐干燥，结痂脱落而愈，留有轻微色素沉着。病程 1~2 周，易反复发作。

2. 内治

辨证分型	治法	代表方剂
肺胃热盛证	疏风清热	辛夷清肺饮合竹叶石膏汤加减
湿热下注证	清热利湿	龙胆泻肝汤加减
阴虚内热证	养阴清热	增液汤加减

3. 外治 可用金黄散等。

考点 2★★★ 蛇串疮的概念与特点

蛇串疮是一种皮肤上出现成簇水疱，多呈带状分布，痛如火燎的急性疱疹性皮肤病。相当于西医的带状疱疹，又名缠腰火丹。

特点：①皮肤上出现红斑、水疱或丘疱疹。累累如串珠，排列成带状，沿一侧周围神经分布区出现。②局部刺痛，或伴臀核肿大。③多数患者愈后很少复发，极少数患者可多次发病。

考点 3★★★ 蛇串疮的辨证论治

辨证分型	治法	代表方剂
肝经郁热证	清泻肝火，解毒止痛	龙胆泻肝汤加减
脾虚湿蕴证	健脾利湿，解毒止痛	除湿胃苓汤加减
气滞血瘀证	理气活血，通络止痛	柴胡疏肝散合桃红四物汤加减

考点 4★★ 不同疣的特点与好发部位

1. 发于手背、手指、头皮等处者，称千日疮、疣目、枯筋箭或瘊子（相当于西医的寻常疣）。

2. 发于颜面、手背、前臂等处者，称扁瘊（相当于西医的扁平疣）。

3. 发于胸背部有脐窝的赘疣，称鼠乳（相当于西医的传染性软疣）。

4. 发于足跖部者，称跖疣（相当于西医的掌跖疣）。

5. 发于颈周围及眼睑部位，呈细软丝状突起者，称丝状疣或线瘊。

考点5★　寻常疣、扁平疣的辨证论治

	辨证分型	治法	代表方剂
寻常疣	风热血燥证	养血活血，清热解毒	治瘊方加减
	湿热血瘀证	清化湿热，活血化瘀	马齿苋合剂加减
扁平疣	风热蕴结证	疏风清热，解毒散结	马齿苋合剂加减
	热瘀互结证	活血化瘀，清热散结	桃红四物汤加减

考点6★★★　头癣、手足癣、体癣和花斑癣的特点

1. 头癣

（1）白秃疮　相当于西医的白癣。皮损特征为在头皮有圆形或不规则的覆盖灰白鳞屑的斑片。

（2）肥疮　相当于西医的黄癣，是头癣中最常见的一种。皮损特征为有黄癣痂堆积，有特殊的鼠尿臭，久之毛囊被破坏而成永久性脱发。

2. 手足癣

（1）鹅掌风　相当于西医的手癣。初起为掌心或指缝水疱，或掌部皮肤角化脱屑、水疱。水疱多透明如晶，散在或簇集，瘙痒难忍。

（2）脚湿气　相当于西医的足癣。主要发生在趾缝，也见于足底。以皮下水疱、趾间浸渍糜烂、渗流滋水、角化过度、脱屑、瘙痒等为特征。

3. 体癣　皮损多呈钱币状、圆形，故名圆癣，亦称铜钱癣。发于股胯、外阴等处者，称阴癣（股癣）。皮损特征为环形、多环

形，边界清楚，中心消退，外围扩张的斑块。

4. 花斑癣 俗称汗斑，好发于多汗体质青年，可在家庭中互相传染。好发于颈项、躯干，尤其是多汗部位及四肢近心端。皮损为大小不一、边界清楚的圆形或不规则的无炎症性斑块；色淡褐、灰褐至深褐色，或轻度色素减退；或附少许糠秕状细鳞屑，常融合成片；有轻微痒感，复发率高。

考点7★ 白屑风的概念与特点

白屑风因皮肤油腻，出现红斑，覆有鳞屑而得名，是发生在皮脂溢出部位的慢性炎症性皮肤病。相当于西医的脂溢性皮炎。表现为头发、皮肤多脂发亮，油腻，瘙痒，出现红斑、白屑，脱而复生。以青壮年为多见，乳儿期亦有发生。

考点8★ 白屑风的辨证论治

辨证分型	治法	代表方剂
风热血燥证	祛风清热，养血润燥	消风散合当归饮子加减
肠胃湿热证	健脾除湿，清热止痒	参苓白术散合茵陈蒿汤

考点9★★ 油风的概念与特点

油风是一种头发突然发生斑块状脱落的慢性皮肤病。因头发脱落之处头皮光亮而得名，又称"鬼舐头""鬼剃头"。相当于西医的斑秃。

特点：突然发生斑片状脱发，脱发区皮肤变薄，多无自觉症状。可发生于任何年龄，多见于青年，男女均可发病。

考点10★★ 油风的辨证论治

辨证分型	治法	代表方剂
血热风燥证	凉血息风，养阴护发	四物汤合六味地黄汤加减
气滞血瘀证	通窍活血，祛瘀生发	通窍活血汤加减

续表

辨证分型	治法	代表方剂
气血两虚证	益气补血	八珍汤加减
肝肾不足证	滋补肝肾	七宝美髯丹加减

考点 11★★　粉刺的临床特点

　　丘疹、脓疱等皮疹多发于颜面、前胸、后背等处，常伴有<u>皮脂溢出</u>。多见于青春期男女。本病相当于西医学的痤疮。

考点 12★★　粉刺的辨证论治

证候分型	治法	代表方剂
肺经风热证	疏风清肺	枇杷清肺饮加减
肠胃湿热证	清热除湿解毒	茵陈蒿汤加减
痰湿瘀滞证	除湿化痰，活血散结	二陈汤合桃红四物汤加减

考点 13★★★　湿疮的概念与特点

　　湿疮是一种过敏性炎症性皮肤病，相当于西医的湿疹。

　　特点：对称分布，多形性损害，剧烈瘙痒，渗出倾向，反复发作，易成慢性。急性湿疮以丘疱疹为主，炎症明显，易渗出；慢性湿疮以苔藓样变为主，易反复发作。

考点 14★★★　湿疮的辨证论治

辨证分型	治法	代表方剂
湿热蕴肤证	清热利湿止痒	龙胆泻肝汤合萆薢渗湿汤加减
脾虚湿蕴证	健脾利湿止痒	除湿胃苓汤或参苓白术散加减
血虚风燥证	养血润肤，祛风止痒	当归饮子或四物消风饮加减

考点 15★★　　婴儿湿疮的辨证论治

辨证分型	治法	代表方剂
胎火湿热证	凉血清火，利湿止痒	消风导赤汤加减
脾虚湿蕴证	健脾利湿	小儿化湿汤加减

考点 16★　　接触性皮炎的辨证论治

辨证分型	治法	代表方剂
风热蕴肤证	疏风清热止痒	消风散加减
湿热毒蕴证	清热祛湿，凉血解毒	龙胆泻肝汤合化斑解毒汤加减
血虚风燥证	养血润燥，祛风止痒	当归饮子合消风散加减

考点 17★　　药毒的临床表现

1. 发病前有用药史。

2. 有一定的潜伏期，第一次发病多在用药后 5~20 天，重复用药常在 24 小时内发生，短者甚至在用药后瞬间或数分钟内发生。

3. 突然发病，自觉灼热瘙痒，重者伴有发热、倦怠、纳差、大便干燥、小便黄赤等全身症状。

4. 皮损形态多样，颜色鲜艳，分布为全身性、对称性，可泛发或仅限于局部。

考点 18★　　药毒的辨证论治

辨证分型	治法	代表方剂
湿毒蕴肤证	清热利湿，解毒止痒	萆薢渗湿汤加减
热毒入营证	清热凉血，解毒护阴	清营汤加减
气阴两虚证	益气养阴清热	增液汤合益胃汤加减

考点 19★　　瘾疹的临床表现

1. 发病突然，皮损可发生于任何部位。

2. 形态不一、大小不等的红色或白色风团，境界清楚，一般迅速消退，不留痕迹。

3. 不断成批出现，时隐时现。

4. 如侵犯消化道黏膜，可伴有恶心呕吐、腹痛、腹泻等症状；喉头和支气管受累时可导致喉头水肿及呼吸困难，甚至窒息。

考点 20★★　瘾疹的辨证论治

辨证分型	治法	代表方剂
风寒束表证	疏风散寒止痒	麻黄桂枝各半汤加减
风热犯表证	疏风清热止痒	消风散加减
胃肠湿热证	疏风解表，通腑泄热	防风通圣散加减
血虚风燥证	养血祛风，润燥止痒	当归饮子加减

考点 21★★★　牛皮癣的皮损特点

牛皮癣特点：①皮损多呈圆形或多角形的扁平丘疹，融合成片。②剧烈瘙痒。③搔抓后皮损肥厚，皮沟加深，皮嵴隆起，极易形成苔藓样变。

考点 22★★　牛皮癣的辨证论治

辨证分型	治法	代表方剂
肝郁化火证	疏肝理气，清肝泻火	龙胆泻肝汤加减
风湿蕴肤证	祛风利湿，清热止痒	消风散加减
血虚风燥证	养血润燥，息风止痒	当归饮子加减

考点 23★★★　白疕（寻常型）的皮损特点

白疕：皮损初起为红色丘疹或斑丘疹，边界清楚，表面覆盖多层干燥银白色鳞屑，刮除鳞屑则露出发亮的半透明的薄膜，为薄膜现象。再刮除薄膜，出现多个筛状出血点，为点状出血现象。相当于西医的银屑病。

考点 24★★ 白疕（寻常型）的辨证论治

辨证分型	治法	代表方剂
血热内蕴证	清热凉血，解毒消斑	犀角地黄汤加减
血虚风燥证	养血滋阴，润肤息风	当归饮子加减
气血瘀滞证	活血化瘀，解毒通络	桃红四物汤加减
湿毒蕴阻证	清利湿热，解毒通络	萆薢渗湿汤加减
火毒炽盛证	清热泻火，凉血解毒	清瘟败毒饮加减

考点 25★★ 淋病的诊断

有不洁性交或间接接触传染史。潜伏期一般为 2~10 天，平均 3~5 天。

1. 男性淋病 一般症状和体征较明显。

急性淋病表现为尿道口红肿、发痒及轻度刺痛，继而有稀薄黏液流出，引起排尿不适，24 小时后症状加剧。排尿开始时尿道外口刺痛或灼热痛，排尿后疼痛减轻。尿道口溢脓，开始为浆液性分泌物，以后逐渐出现黄色黏稠的脓性分泌物。

慢性淋病表现为尿痛轻微，排尿时仅感尿道灼热或轻度刺痛，尿道外口仅见少量稀薄浆液性分泌物。

2. 女性淋病 可无症状，或症状不明显。

考点 26★★★ 淋病的辨证论治

辨证分型	治法	代表方剂
湿热毒蕴证（急性淋病）	清热利湿，解毒化浊	龙胆泻肝汤加减
阴虚毒恋证（慢性淋病）	滋阴降火，利湿祛浊	知柏地黄丸加减

考点 27★★ 淋病的西医治疗

抗生素治疗选用青霉素类和壮观霉素（淋必治）。

考点 28★★　梅毒的诊断

一般有不洁性交史，或性伴侣有梅毒病史。

1. 一期梅毒 主要表现为疳疮（硬下疳）。

2. 二期梅毒 主要表现为杨梅疮。

3. 三期梅毒 亦称晚期梅毒，主要表现为杨梅结毒，常侵犯多个脏器。

考点 29★★★　梅毒的辨证论治

辨证分型	治法	代表方剂
肝经湿热证	清热利湿，解毒驱梅	龙胆泻肝汤加减
血热蕴毒证	凉血解毒，泄热散瘀	清营汤合桃红四物汤加减
毒结筋骨证	活血解毒，通络止痛	五虎汤加减
肝肾亏损证	滋补肝肾，填髓息风	地黄饮子加减
心肾亏虚证	养心补肾，祛瘀通阳	苓桂术甘汤加减

第九单元　肛门直肠疾病

考点 1★★★　痔的分类

1. 内痔 是发生于齿线上，好发于膀胱截石位 3、7、11 点处，以便血、坠胀、肿块脱出为主要临床表现。

2. 外痔 是发生于齿线下，以自觉坠胀、疼痛和有异物感为主要临床表现。

3. 混合痔

考点 2★★★　内痔的分期

Ⅰ期内痔 痔核小，无痔核脱出，以便血为主。

Ⅱ期内痔 痔核较大，便时痔核能脱出肛外，便后能自行回纳，便血或多或少。

Ⅲ期内痔 便血少或不出血，痔核大，便时痔核经常脱出肛外，甚至行走、咳嗽、喷嚏、站立时也会脱出，不能自行回纳，须用手推回，或平卧、热敷后才能回纳。

Ⅳ期内痔 痔核脱出，不能及时回纳，嵌顿于外，因充血、水肿和血栓形成，以致肿痛、糜烂和坏死，即嵌顿性内痔。

考点3★ 内痔的治疗

1. 内治

辨证分型	治法	代表方剂
风伤肠络证	清热凉血祛风	凉血地黄汤加减
湿热下注证	清热利湿止血	脏连丸加减
气滞血瘀证	清热利湿，祛风活血	止痛如神汤加减
脾虚气陷证	补中益气	补中益气汤加减

2. 外治 适用于各期内痔及术后。①熏洗法。②外敷法。③塞药法。④枯痔法。⑤挑治法。

3. 注射疗法

适应证 Ⅰ、Ⅱ、Ⅲ期内痔；内痔兼有贫血者；混合痔的内痔部分。

4. 结扎疗法

胶圈套扎法 适应证：Ⅱ、Ⅲ期内痔及混合痔的内痔部分。

考点4★★ 血栓性外痔的诊断与治疗

1. 诊断 多发于截石位3、9点，病前有便秘、饮酒或用力负重等诱因。肛门部突然剧烈疼痛，肛缘皮下有一触痛性肿物，排便、坐下、行走，甚至咳嗽等动作均可使疼痛加剧。

2. 辨证论治

辨证分型	治法	代表方剂
血热瘀结证	清热凉血，散瘀消肿	凉血地黄汤合活血散瘀汤加减

考点5★★　肛痈的定义及特点

　　肛痈是指肛管直肠周围间隙发生急、慢性感染而形成的脓肿。相当于西医学的肛门直肠周围脓肿。

　　<u>特点：多发病急骤，疼痛剧烈，伴高热，破溃后多形成肛漏。发病男性多于女性，尤以青壮年为多，主要表现为肛门周围疼痛、肿胀、有结块，伴有不同程度的发热、倦怠等全身症状。</u>

考点6★★★　肛痈的治疗

1. 辨证论治

辨证分型	治法	代表方剂
热毒蕴结证	清热解毒	仙方活命饮、黄连解毒汤加减
火毒炽盛证	清热解毒透脓	透脓散加减
阴虚毒恋证	养阴清热，祛湿解毒	青蒿鳖甲汤合三妙丸加减

2. 手术方法

（1）脓肿一次切开法　适用于浅部脓肿。

（2）一次切开挂线法　适用于高位脓肿。

（3）分次手术　适用于体质虚弱或不愿住院治疗的深部脓肿。

考点7★★★　肛漏的临床表现与分类

1. 临床表现　①反复流脓。②疼痛。③瘙痒。

2. 分类　以外括约肌深部画线为标志，漏管经过此线以上者为高位，在此线以下者为低位。其分类如下：①低位单纯性肛漏：只有一个漏管，并通过外括约肌深层以下，内口在肛窦附近。②低位复杂性肛漏：漏管在外括约肌深层以下，有两个以上外口，或两条以上管道，内口在肛窦部位。③<u>高位单纯性肛漏</u>：仅有一条管道，漏管穿过外括约肌深层以上，内口位于肛窦部位。④<u>高位复杂性肛漏</u>：有两个以上外口及管道有分支窦道，其主管道通过外括约肌深层以上，有一个或两个以上内口。

考点8★★★　肛漏切开疗法和挂线疗法的适应证

1. 切开疗法　适用于<u>低位单纯性肛漏和低位复杂性肛漏</u>。对高位肛漏切开时，必须配合挂线疗法，以免造成肛门失禁。

2. 挂线疗法　适用于距离肛门 4cm 以内，有内外口的低位肛漏，亦作为复杂性肛漏切开疗法或切除疗法的辅助方法。

考点9★★　肛裂的定义与特点

肛管的皮肤全层纵行裂开并形成感染性溃疡者称肛裂。临床上以<u>肛门周期性疼痛、出血、便秘</u>为主要特点。中医将本病称为"钩肠痔""裂痔"等。

早期肛裂　发病时间较短，仅在肛管皮肤见一个小的溃疡，创面浅而色鲜红，边缘整齐而有弹性。

考点10★　肛裂的辨证论治

辨证分型	治法	代表方剂
血热肠燥证	清热润肠通便	凉血地黄汤合脾约麻仁丸
阴虚津亏证	养阴清热润肠	润肠汤
气滞血瘀证	理气活血，润肠通便	六磨汤加减

考点11★　肛裂手术治疗的不同方法及其适应证

1. 扩肛法　适用于早期肛裂，无结缔组织外痔、肛乳头肥大等合并症者。

2. 切开疗法　适用于陈旧性肛裂，伴有结缔组织外痔、肛乳头肥大等。

3. 肛裂侧切术 适用于不伴有结缔组织外痔、皮下漏等的陈旧性肛裂。

4. 纵切横缝法 适用于陈旧性肛裂伴有肛管狭窄者。

考点 12★★★　直肠脱垂的分度

1. 一度脱垂 为直肠黏膜脱出，脱出物淡红色，长3~5cm，触之柔软，无弹性，不易出血，便后可自行回纳。

2. 二度脱垂 为直肠全层脱出，脱出物长5~10cm，呈圆锥状，淡红色，表面为环状而有层次的黏膜皱襞，触之较厚，有弹性，肛门松弛，便后有时要用手回复。

3. 三度脱垂 直肠及部分乙状结肠脱出，长达10cm以上，呈圆柱形，触之很厚，肛门松弛无力。

考点 13★　脱肛的辨证论治

辨证分型	治法	代表方剂
脾虚气陷证	补气升提，收敛固涩	补中益气汤加减
湿热下注证	清热利湿	萆薢渗湿汤加减

考点 14★　脱肛的注射疗法

1. 黏膜下注射法 适用于一、二度直肠脱垂，以治疗一度直肠脱垂效果最好。

2. 直肠周围注射法 适用于二、三度直肠脱垂。

考点 15★　息肉痔的概念

息肉痔是指直肠内黏膜上的赘生物，是一种常见的直肠良性肿瘤。其临床特点为肿物蒂小质嫩，其色鲜红，便后出血。分为单发性和多发性两种，前者多见于儿童，后者多见于青壮年。

考点 16★★　息肉痔的治疗

1. 内治

辨证分型	治法	代表方剂
风伤肠络证	清热凉血，祛风止血	槐角丸加减
气滞血瘀证	活血化瘀，软坚散结	少腹逐瘀汤加减
脾气亏虚证	补益脾胃	参苓白术散加减

2. 外治　灌肠法适用于多发性息肉。

3. 其他疗法

（1）结扎法　适用于低位带蒂息肉。

（2）套扎法　适用于低位带蒂息肉。

（3）内镜下息肉切除术　适用于中高位直肠及结肠息肉。

（4）直肠结肠切除术　对高位多发性腺瘤，必要时可考虑。

考点 17★★　锁肛痔的主要症状及常用检查方法

1. 主要症状　初期表现为直肠黏膜或肛门皮肤有一突起小硬结，无明显症状，病情进一步发展可出现一系列症状。①便血是直肠癌最常见的早期症状。②排便习惯改变也是直肠癌常见的早期症状。③大便变形。④转移征象。

2. 常用检查方法　直肠指检是诊断直肠癌最重要的方法。

考点 18★★　锁肛痔的治疗

1. 内治

辨证分型	治法	代表方剂
湿热蕴结证	清热利湿	槐角地榆丸加减
气滞血瘀证	行气活血	桃红四物汤合失笑散加减
气阴两虚证	益气养阴，清热解毒	四君子汤合增液汤加减

2. 外治 灌肠疗法；敷药法。

3. 其他疗法 手术适用于癌肿局限在直肠壁或肛管，或只有局部淋巴结转移的患者。

第十单元　泌尿男性疾病

考点1★★　子痈的概念及特点

中医称睾丸和附睾为肾子。子痈是指睾丸及附睾的化脓性疾病。临证中分急性子痈与慢性子痈，以睾丸或附睾肿胀疼痛为特点。相当于西医的急、慢性附睾炎或睾丸炎。

考点2★★　子痈的辨证论治

辨证分型	治法	代表方剂
湿热下注证	清热利湿，解毒消肿	枸橘汤或龙胆泻肝汤加减
气滞痰凝证	疏肝理气，化痰散结	橘核丸加减

考点3★★　子痰的含义、特点

子痰是发于肾子的疮痨性疾病。

特点：附睾有慢性硬结，逐渐增大，形成脓肿，溃破后脓液稀薄如痰，并夹有败絮样物质，易成窦道，经久不愈。相当于西医的附睾结核。

考点4★　子痰的辨证论治

辨证分型	治法	代表方剂
浊痰凝结证	温经通络，化痰散结	阳和汤加减，配服小金丹
阴虚内热证	养阴清热，除湿化痰，佐以透脓解毒	滋阴除湿汤合透脓散加减
气血两亏证	益气养血，化痰消肿	十全大补汤加减，兼服小金丹

考点5★★　尿石症的诊断

1. 上尿路结石　上尿路结石包括肾和输尿管结石，典型的临床症状是突然发作的腰或腰腹部绞痛和血尿。疼痛为阵发性，并沿输尿管向下放射到下腹部、外阴部和大腿内侧。检查时肾区有叩击痛或压痛。

2. 膀胱结石　膀胱结石的典型症状为排尿中断并引起疼痛，放射至阴茎头和远端尿道。

3. 尿道结石　主要表现为排尿困难，排尿费力，呈点滴状，或出现尿流中断及急性尿潴留。排尿时疼痛明显，可放射至阴茎头部，后尿道结石可伴有会阴和阴囊部疼痛。

考点6★★　尿石症的辨证论治

结石横径小于1cm，且表面光滑，无肾功能损害者，可采用中药排石。

辨证分型	治法	代表方剂
湿热蕴结证	清热利湿，通淋排石	三金排石汤加减
气血瘀滞证	理气活血，通淋排石	金铃子散合石韦散加减
肾气不足证	补肾益气，通淋排石	济生肾气丸加减

考点7★★★　精浊的辨证论治

临床以辨证论治为主，抓住肾虚（本）、湿热（标）、瘀滞（变）三个基本病理环节。

辨证分型	治法	代表方剂
湿热蕴结证	清热利湿	八正散或龙胆泻肝汤加减
气滞血瘀证	活血祛瘀，行气止痛	前列腺汤加减
阴虚火旺证	滋阴降火	知柏地黄汤加减
肾阳虚损证	补肾助阳	济生肾气丸加减

考点 8★★　精癃的辨证论治

辨证分型	治法	代表方剂
湿热下注证	清热利湿，消癃通闭	八正散加减
脾肾气虚证	补脾益气，温肾利尿	补中益气汤加减
气滞血瘀证	行气活血，通窍利尿	沉香散加减
肾阴亏虚证	滋补肾阴，通窍利尿	知柏地黄丸加减
肾阳不足证	温补肾阳，通窍利尿	济生肾气丸加减

考点 9★★★　精浊与精癃鉴别表

鉴别要点 ＼ 病名	精浊	精癃
西医病名	前列腺炎	前列腺增生症
好发年龄	中青年男性	50 岁以上的老年男性
临床症状	①尿频、尿急、尿痛、尿不尽、尿道灼热、腰骶、腹股沟、下腹及会阴部等处坠胀隐痛。②晨起尿末或大便时尿道偶见少量白色分泌物。③阳痿、早泄、遗精或射精痛等。④头晕、耳鸣、失眠多梦、腰酸乏力等	①进行性尿频，以夜间为明显，并伴排尿困难，尿线变细。②可出现假性尿失禁。③急性尿潴留，严重者可引起肾功能损伤。④可并发尿路感染、膀胱结石、疝气或脱肛等
直肠指检	前列腺正常大小，或稍大或稍小，轻度压痛，质软或软硬不均	前列腺常增大，表面光滑，中等硬度，富有弹性，中央沟变浅或消失
前列腺液检查	①白细胞在 10 个以上。②卵磷脂小体减少或消失	可无异常

第十一单元　周围血管疾病

考点1★★　臁疮的特点

臁疮多由久站或过度负重而致小腿筋脉横解，青筋显露，瘀停脉络，久而化热，或小腿皮肤破损染毒，湿热下注而成，疮口经久不愈。相当于西医的下肢慢性溃疡。

考点2★★　臁疮的辨证论治

辨证分型	治法	代表方剂
湿热下注证	清热利湿，和营解毒	二妙丸合五神汤加减
气虚血瘀证	益气活血，祛瘀生新	补阳还五汤合四妙汤加减

考点3★★　青蛇毒的临床表现

发病多见于筋瘤后期，部位以四肢多见（尤其多见于下肢），次为胸腹壁等处。最常见类型：四肢血栓性浅静脉炎。

1. 初期（急性期）　在浅层脉络（静脉）径路上出现条索状柱，患处疼痛，皮肤发红，触之较硬，扪之发热，按压疼痛明显，肢体沉重，一般无全身症状。

2. 后期（慢性期）　患处遗有一条索状物，其色黄褐，按之如弓弦，可有按压疼痛，或结节破溃形成臁疮。

考点4★　青蛇毒的辨证论治

辨证分型	治法	代表方剂
湿热瘀阻证	清热利湿，解毒通络	二妙散合茵陈赤豆汤加减
血瘀湿阻证	活血化瘀，行气散结	活血通脉汤加减
肝郁蕴结证	疏肝解郁，活血解毒	柴胡清肝汤或复元活血汤

考点 5★★　股肿的含义与特点

股肿是指血液在深静脉血管内发生异常凝固，而引起静脉阻塞、血液回流障碍的疾病。相当于西医的下肢深静脉血栓形成，以往称血栓性深静脉炎。

特点：表现为肢体肿胀、疼痛、局部皮温升高和浅静脉怒张四大症状，好发于下肢髂股静脉和股腘静脉，可并发肺栓塞和肺梗塞而危及生命。

考点 6★★　股肿的辨证论治

辨证分型	治法	代表方剂
湿热下注证	清热利湿，活血化瘀	四妙勇安汤加味
血脉瘀阻证	活血化瘀，通络止痛	活血通脉汤加减
气虚湿阻证	益气健脾，祛湿通络	参苓白术散加味

考点 7★★　脱疽的特点

好发于四肢末端，以下肢多见，初起患肢末端发凉，怕冷，苍白，麻木，可伴间歇性跛行，继则疼痛剧烈，日久患趾（指）坏死变黑，甚至趾（指）节脱落。

考点 8★★★　脱疽的辨证论治

辨证分型	治法	代表方剂
寒湿阻络证	温阳散寒，活血通络	阳和汤加减
血脉瘀阻证	活血化瘀，通络止痛	桃红四物汤加减
湿热毒盛证	清热利湿，解毒活血	四妙勇安汤加减
热毒伤阴证	清热解毒，养阴活血	顾步汤加减
气阴两虚证	益气养阴	黄芪鳖甲汤加减

考点9★★　脱疽的手术疗法

1. 坏死组织清除术（清创术）　待坏死组织与健康组织分界清楚，近端炎症控制后，可行坏死组织清除术，骨断面宜略短于软组织断面，术后需每日局部换药治疗。

2. 坏死组织切除缝合术　坏死组织与正常组织分界清楚，且近端炎症控制，血运改善，可取分界近端切口，行趾（指）切除缝合术或半足切除缝合术。

3. 截肢术　当坏死延及足背及踝部，可行小腿截肢术，坏疽发展至踝以上者，可行膝上截肢术。

4. 植皮术　点状或邮票状植皮术适用于创面过大，难以自行愈合，但经治疗后血液循环改善，感染已被控制，肉芽新鲜者。

第十二单元　其他外科疾病

考点1★★★　烧伤面积的计算方法

1. 手掌法　伤员本人五指并拢时，一只手掌的面积占体表面积的1%。此法常用于小面积或散在烧伤的计算。

2. 中国九分法　将全身体表面积分为11个9等份。成人头、面、颈部为9%；双上肢为2×9%；躯干前后包括外阴部为3×9%；双下肢包括臀部为5×9%+1%。

考点2★★★　烧伤深度的分类

分度	深度	创面表现	创面无感染的愈合过程
Ⅰ度（红斑）	达表皮角质层	红肿热痛，感觉过敏，表面干燥	2～3天后脱屑痊愈，无瘢痕

续表

分度		深度	创面表现	创面无感染的愈合过程
Ⅱ度（水疱）	浅Ⅱ度	达真皮浅层，部分生发层健在	剧痛，感觉过敏，有水疱，基底部呈均匀红色，潮湿，局部肿胀	1~2周愈合，无瘢痕，有色素沉着
	深Ⅱ度	达真皮深层，有皮肤附件残留	痛觉消失，有水疱，基底苍白，间有红色斑点，潮湿	3~4周愈合，可有瘢痕
Ⅲ度（焦痂）		达皮肤全层，甚至伤及皮下组织、肌肉和骨骼	痛觉消失，无弹力，坚硬如皮革样，蜡白、焦黄或炭化，干燥。干后皮下静脉阻塞如树枝状	2~4周焦痂脱落，形成肉芽创面，除小面积外，一般均进行植皮才能愈合，可形成瘢痕和瘢痕挛缩

考点3★★　冻疮的临床表现

Ⅰ度（红斑性冻疮）　损伤在表皮层。局部皮肤红斑、水肿，自觉发热、瘙痒或灼痛。

Ⅱ度（水疱性冻疮）　损伤达真皮层。皮肤红肿更加显著，有水疱或大疱形成，疱内液体色黄或呈血性。疼痛较剧烈，对冷、热、针刺感觉不敏感。

Ⅲ度（腐蚀性冻疮）　损伤达全皮层或深及皮下组织，创面由苍白变为黑褐色，皮肤温度极低，触之冰冷，痛觉迟钝或消失。

Ⅳ度（坏死性冻疮）　损伤深达肌肉、骨骼。表现类似Ⅲ度冻疮。局部组织坏死，分为干性坏疽和湿性坏疽。

考点4★　严重全身冻疮的急救和复温方法

1. 急救　迅速使患者脱离寒冷环境，可立即浸入40℃左右温水中，待融化后脱下或剪开衣服。必要时还应施行人工呼吸和抗休克等各种对症处理。

2. 复温方法

（1）对冻僵患者立即施行局部或全身快速复温，用 38~42℃ 恒热温水浸泡伤肢或全身，体温迅速提高至接近正常，以指（趾）甲床出现潮红有温热感为止，不宜过久。

（2）可予姜汤、糖水、茶水等温热饮料。但不宜给予含酒精饮料，以免散热。

（3）早期复温过程中，严禁用雪搓、用火烤或冷水浴等。在急救时，如一时无法获得热水，可将冻肢置于救护者怀中或腋下复温。

考点 5★★★ 有毒蛇与无毒蛇的区别

有毒蛇咬伤后，患部有粗大而深的毒牙痕，一般有2~4个毒牙痕。无毒蛇咬伤后牙痕呈锯齿状或弧形，数目多，浅小，大小一致，间距密。

考点 6★★ 破伤风的分期及临床表现

1. 潜伏期

2. 前驱期 下颌微感紧张酸胀，咀嚼无力，张口略感不便。

3. 发作期 典型的发作症状是全身或局部肌肉强直性痉挛和阵发性抽搐。肌肉强直性痉挛首先从头面部开始，进而延展至躯干四肢。其顺序为咀嚼肌、面肌、颈项肌、背腹肌、四肢肌群、膈肌和肋间肌。

4. 后期

考点 7★★ 肠痈的诊断要点

转移性右下腹痛和右下腹局限性压痛。

考点 8★★★　肠痈的辨证论治

辨证分型	治法	代表方剂
瘀滞证	行气活血，通腑泄热	大黄牡丹汤合红藤煎剂加减
湿热证	通腑泄热，解毒利湿透脓	复方大柴胡汤加减
热毒证	通腑排脓，养阴清热	大黄牡丹汤合透脓散加减

中医执业医师资格考试
医学综合考点速记突破胜经
（下册）

田 磊 编著

全国百佳图书出版单位
中国中医药出版社
·北 京·

图书在版编目（CIP）数据

中医执业医师资格考试医学综合考点速记突破胜经：
全二册 / 田磊编著 . -- 北京：中国中医药出版社，
2025. 3. --（执业医师资格考试医学综合考点速记突破
胜经丛书）.

ISBN 978-7-5132-9214-6

Ⅰ . R2

中国国家版本馆 CIP 数据核字第 2025A60W63 号

中国中医药出版社出版

北京经济技术开发区科创十三街 31 号院二区 8 号楼
邮政编码　100176
传真　010-64405721
北京盛通印刷股份有限公司印刷
各地新华书店经销

开本 880 × 1230　1/32　印张 19.75　字数 549 千字
2025 年 3 月第 1 版　2025 年 3 月第 1 次印刷
书号　ISBN 978 – 7 – 5132 – 9214 – 6

定价　79.00 元
网址　www.cptcm.com

服 务 热 线　010-64405510
购 书 热 线　010-89535836
维 权 打 假　010-64405753

微信服务号　zgzyycbs
微商城网址　https://kdt.im/LIdUGr
官 方 微 博　http://e.weibo.com/cptcm
天猫旗舰店网址　https://zgzyycbs.tmall.com

如有印装质量问题请与本社出版部联系（010-64405510）

执业医师资格考试医学综合考点速记突破胜经丛书

编 委 会

主　编　田　磊
副主编　孔　丽　居传水
编　委　张　峦　倪偲维　曲　歌
　　　　杨　媛　胡丽鸽　张　超

前　言

执业医师资格考试是行业准入考试，是评价申请医师资格者是否具备从事医师工作所必需的专业知识与技能的考试。其考察知识面广，难度较高，每年总通过率多低于30%。因此，执业医师考试是所有医学生成为一名真正大夫之前都必须经过的一个严格的考验。

通过多年的执业医师考培经历，我发现很多考生之所以无法顺利通过执业医师资格考试，并不一定是努力不足，他们不能拿到执业医师证的一个最重要原因是对执业医师考试缺乏必要的了解，不知道哪些知识是考试重点。

另外，就是考试科目多。以中西医结合执业医师考试为例，考试涉及的科目就有15门，涵盖了中医学基础、中医经典、中西医临床、西医综合、医学人文等多个方面的内容，基本上医学生本科5年所学的主干课程都要考到，时间短，任务重，如果不了解考试的重点，眉毛胡子一把抓，想通过考试，比登天还难。

针对以上两个方面的原因，为了帮助广大考生顺利通过执业医师考试，我们特编写了这套"执业医师资格考试医学综合考点速记突破胜经丛书"，本套丛书突出应试教育模式，具有如下特色：

精　内容精。笔者认真研究历年执业医师资格考试考题发现这样一个规律，重要的知识点总是反复地被考到，只是可能会变化一下形式。大约90%的考题出自60%的知识点，而剩余40%的知识点很少考到甚至从未考到过。根据这种情况，结合笔者多年执业医师资格考试辅导经验，我们将执业医师资格考试的全部知识点进行分类，去粗取精，去掉很少出考题的 40% 的知识点。而对于常出考题的 60% 的知识点，我们也尽可能用精练的语言表达其知识内涵，省略与考试无关的语言。

准 考点选择准确。本书所载考点是笔者通过近十年执业医师资格考试辅导经验筛选出来的，均为执业医师资格考试常考考点。并且，笔者根据其考题出现的频率，将筛选出来的考点分为三类，用"★"号进行标记：★★★表明本考点最为重要；★★表明重要性次之；★最次。只要将本书所载考点弄懂、记准 80% 以上，就能通过执业医师资格考试。

简 简化复习过程。执业医师资格考试涉及科目内容极多，绝大多数的医考辅导书籍页数在 1000 页以上，字数达 200 万，需要考生自己在厚厚的书籍里去搜寻考点，费时费力，且复习效果欠佳。本书将复杂的医考内容以考点形式呈现，考试会考什么，考生要学什么，一目了然。并且，本书字数较少，篇幅较小，仅相当于其他辅导书籍篇幅的 1/10，而核心考点却能全部覆盖。用本书来备战执业医师资格考试，极大简化了执业医师资格考试的复习过程。

便 便有两层意思。一是方便记忆。本书将考试大纲中较杂乱的内容用表格的方式展现，对于考生头痛的记忆性内容，如中药、方剂、针灸等科目则配有记忆的口诀、歌诀，方便考生的学习和记忆。二是方便携带。本书内容精简，为大 32 开本，可随身携带，考生可以在等公交车、排队等零碎的时间用本书学习，也许等公交车时记下的一个考点就能决定你今年是否能拿到执业医师资格证书。

我相信，只要考生认真学习，在本书的帮助下一定能够顺利通过执业医师资格考试，成为一名名副其实的医生！

田 磊

2025 年 2 月

目 录

中 医 学 基 础

西 医 综 合

中医妇科学

第一单元　女性生殖器官

考点1★★　女性生殖器官的别称

外阴别称阴户、四边。

阴道亦称产道。

宫颈口别称子门、子户。

考点2★★　女性生殖器官的功能

胞宫的生理功能：产生、排出月经，孕育、分娩胎儿，排出余血浊液，分泌生理性带下。

第二单元　女性生殖生理

考点1★★★　月经的生理

月经初潮年龄为13~15岁。月经周期为28~30天。经期（又称为行经期）为3~7天。月经量为20~60mL。

正常月经质色描述：经色暗红，质地不稀不稠，不凝固，无血块，无特殊臭气。

特殊的月经现象：①并月：身体无病，但月经定期2个月来潮一次。②居经：或称季经，身体无病，但月经定期3个月来潮一次。③避年：身体无病，但月经1年来潮一次。④暗经：月经终生不潮但却能受孕。⑤激经：又称盛胎或垢胎，受孕初期仍能按月经周期有少量出血而无损于胎儿者。

考点2★★★　月经产生的机理

1. 脏腑与月经　五脏与月经都有关系，但与月经产生密切相关的是<u>肾、肝、脾，其中以肾为主导</u>。

2. 天癸与月经　天癸，男女都有，是肾中精气充盛到一定程度时体内出现的具有促进人体生长、发育、生殖功能的一种精微物质。天癸来源于先天肾气，靠后天水谷精微不断滋养，逐渐成熟，后又随肾气的虚衰而竭止。

3. 气血与月经

4. 经络与月经　与妇女的生理、病理有关的经络有奇经八脉当中的冲、任、督、带。其中<u>冲、任、督均起源于胞中，"一源而三歧"</u>。

考点3★★★　妊娠的生理现象

①<u>月经停闭</u>。②<u>脉滑</u>。③妊娠反应。④子宫增大。⑤乳房变化：乳房自孕早期开始增大、发胀。乳头增大变黑，易勃起。乳晕加大变黑，乳晕外周有散在褐色小结节状隆起。⑥下腹膨隆。

考点4★★★　预产期的计算方法

从末次月经的第1天算起，月数加9（或减3），日数加7（阴历则加14）。

第三单元　妇科疾病的证治概要

考点1★★★　妇科疾病的病因

1. 寒、热、湿邪

2. 情志因素　以怒、思、恐尤甚。

3. 生活因素　①房劳多产。②饮食不节。③劳逸失常。④跌仆损伤。⑤调摄失宜。

4. 体质因素

考点 2★★　妇科疾病的病机

1. **脏腑功能失常**
2. **气血失调**
3. **冲任督带损伤**
4. **胞宫、胞脉、胞络受损**
5. **肾-天癸-冲任-胞宫轴失调**

第四单元　月经病

考点 1★　月经先期的概述

月经周期提前 7 天以上，甚至十余日一行，连续出现两个周期以上者，称为"月经先期"，亦称"经期超前"或"经早"。

考点 2★★★　月经先期的辨证论治

证候分型		治法	代表方剂
气虚证	脾气虚证	补脾益气，摄血调经	补中益气汤
	肾气虚证	补益肾气，固冲调经	固阴煎
血热证	阳盛血热证	清热凉血调经	清经散
	阴虚血热证	养阴清热调经	两地汤
	肝郁血热证	疏肝清热，凉血调经	丹栀逍遥散

考点 3★　月经后期的概述

月经周期延长 7 天以上，甚至 3~5 个月一行，称为"月经后期"。

考点 4★★★ 月经后期的辨证论治

证候分型		治法	代表方剂
肾虚证		益精养血，补肾调经	当归地黄饮
血虚证		补血填精，益气调经	大补元煎
血寒证	虚寒证	温阳散寒，养血调经	温经汤（《金匮要略》）
	实寒证	温经散寒，活血调经	温经汤（《妇人大全良方》）
气滞证		理气行滞，和血调经	乌药汤
痰湿证		燥湿化痰，理气调经	苍附导痰丸

考点 5★ 月经先后无定期的概述

月经周期时或提前、时或延长 7 天以上，交替不定且连续 3 个周期以上者，称为"月经先后无定期"。

考点 6★★★ 月经先后无定期的辨证论治

证候分型	治法	代表方剂
肝郁证	疏肝解郁，和血调经	逍遥散
肾虚证	补肾益气，养血调经	固阴煎

考点 7★★ 月经过多的辨证论治

证候分型	治法	代表方剂
气虚证	补气摄血固冲	举元煎
血热证	清热凉血，固冲止血	保阴煎加减
血瘀证	活血化瘀止血	失笑散加减

考点 8★★　月经过少的辨证论治

证候分型	治法	代表方剂
肾虚证	补肾益精，养血调经	归肾丸
血虚证	养血益气调经	滋血汤
血瘀证	活血化瘀调经	桃红四物汤
痰湿证	化痰燥湿调经	苍附导痰丸

考点 9★　经期延长的概述

月经周期正常，行经时间超过 7 天以上，甚或淋漓半月方净者，称为"经期延长"。

考点 10★★★　经期延长的辨证论治

证候分型	治法	代表方剂
气虚证	补气摄血，固冲调经	举元煎加减
虚热证	养阴清热止血	两地汤合二至丸
血瘀证	活血祛瘀止血	桃红四物汤合失笑散加味
湿热蕴结证	清热祛湿，止血调经	固经丸

考点 11★　经间期出血的概述

月经周期基本正常，在两次月经之间，即氤氲之时，发生周期性少量阴道出血者，称为"经间期出血"。

考点 12★★★　经间期出血的辨证论治

证候分型	治法	代表方剂
肾阴虚证	滋肾养阴，固冲止血	两地汤合二至丸或加减一阴煎
脾气虚证	健脾益气，固冲摄血	归脾汤

续表

证候分型	治法	代表方剂
湿热证	清利湿热，固冲止血	清肝止淋汤加减
血瘀证	化瘀止血	逐瘀止血汤

考点 13★★　崩漏的概述

妇女经血非时暴下，或淋漓不尽，称为"<u>崩漏</u>"，前者称为"崩中"，后者称为"漏下"。<u>经期延长达 2 周以上者</u>，应属崩漏范畴。

考点 14★★　崩漏的病因病机

主要病机是<u>冲任不固，不能制约经血</u>，使子宫藏泻失常，引起崩漏的常见原因有<u>肾虚、脾虚、血热和血瘀</u>。

考点 15★★★　崩漏的治疗原则和方法

崩漏的治疗原则为"<u>急则治其标，缓则治其本</u>"，灵活运用<u>塞流、澄源、复旧三法</u>。

考点 16★★★　崩漏的辨证论治

证候分型		治法	代表方剂
脾虚证		补气升阳，止血调经	举元煎合安冲汤加减
肾虚证	肾阳虚证	温肾固冲，止血调经	右归丸加减
	肾阴虚证	滋肾益阴，止血调经	左归丸合二至丸
血热证	虚热证	养阴清热，止血调经	上下相资汤
	实热证	清热凉血，止血调经	清热固经汤
血瘀证		活血化瘀，止血调经	四草汤加减

考点 17★★　闭经的概述

女子年逾<u>16 周岁</u>，月经尚未来潮，或月经来潮后又中断 6 个月以上者，称为"闭经"，前者为原发性闭经，后者为继发性闭经。

考点 18★ 闭经的病因病机

闭经的发病机理，有虚、实两个方面，虚者由于精亏血少，冲任血海空虚，源断其流，无血可下；实者由于血流不通，冲任受阻，血海阻隔，经血不得下行而致闭经。

考点 19★★★ 闭经的辨证论治

证候分型	治法	代表方剂
气血虚弱证	益气养血调经	人参养荣汤
肾气亏损证	补肾益气，调理冲任	大补元煎加减
阴虚血燥证	养阴清热调经	加减一阴煎加减
气滞血瘀证	理气活血，祛瘀通经	血府逐瘀汤
痰湿阻滞证	燥湿化痰，活血调经	苍附导痰丸
寒凝血瘀证	温经散寒，活血通经	温经汤（《妇人大全良方》）

考点 20★ 痛经的概述

凡在经期或经行前后，出现周期性小腹疼痛，或痛引腰骶，甚至剧痛晕厥者，称为"痛经"，亦称"经行腹痛"。

考点 21★ 痛经的病因病机

病位在子宫、冲任，以"不通则痛"或"不荣则痛"为主要病机。

考点 22★★★ 痛经的辨证论治

证候分型	治法	代表方剂
气滞血瘀证	理气行滞，化瘀止痛	膈下逐瘀汤
寒凝血瘀证	温经散寒，化瘀止痛	少腹逐瘀汤

续表

证候分型	治法	代表方剂
湿热瘀阻证	清热除湿，化瘀止痛	清热调血汤加减或银甲丸
气血虚弱证	益气养血，调经止痛	圣愈汤
肝肾亏损证	补养肝肾，调经止痛	益肾调经汤或调肝汤

考点 23★★　经行乳房胀痛的辨证论治

证候分型	治法	代表方剂
肝气郁结证	疏肝理气，通络止痛	柴胡疏肝散
肝肾亏虚证	滋肾养肝，通络止痛	一贯煎
胃虚痰滞证	健胃祛痰，活血止痛	四物汤合二陈汤

考点 24★★　经行头痛的辨证论治

证候分型	治法	代表方剂
肝火证	清热平肝，息风止痛	羚角钩藤汤
血瘀证	活血化瘀，通窍止痛	通窍活血汤
痰湿中阻证	燥湿化痰，通络止痛	半夏白术天麻汤加减
血虚证	养血益气，活络止痛	八珍汤加减

考点 25★★　经行感冒的辨证论治

证候分型	治法	代表方剂
风寒证	解表散寒，和血调经	荆穗四物汤
风热证	疏风清热，和血调经	桑菊饮加减
邪入少阳证	和解表里	小柴胡汤

考点 26★★　经行身痛的辨证论治

证候分型	治法	代表方剂
血虚证	养血益气，柔筋止痛	当归补血汤加减
血瘀证	活血通络，散寒止痛	趁痛散

考点 27★★★　经行泄泻的辨证论治

证候分型	治法	代表方剂
脾气虚证	健脾益气，除湿止泻	参苓白术散
肾阳虚证	温肾扶阳，暖土固肠	健固汤合四神丸

考点 28★★★　经行浮肿的辨证论治

证候分型	治法	代表方剂
脾肾阳虚证	温肾化气，健脾利水	肾气丸合苓桂术甘汤
气滞湿阻证	理气行滞，化湿消肿	八物汤加减

考点 29★　经行吐衄的概述

每逢经期前后，或正值行经之时，出现周期性衄血或吐血者，亦称"倒经""逆经"。

考点 30★★★　经行吐衄的辨证论治

证候分型	治法	代表方剂
肝经郁火证	清肝调经	清肝引经汤
肺肾阴虚证	滋阴养肺	顺经汤

考点 31★　经行口糜的概述

每值临经前或经行时，口舌糜烂，如期反复发作者，称"经行口糜"。

考点 32★★　经行口糜的辨证论治

证候分型	治法	代表方剂
阴虚火旺证	滋阴降火	知柏地黄汤
胃热熏蒸证	清胃泄热	凉膈散

考点 33★　经行风疹块的辨证论治

证候分型	治法	代表方剂
血虚证	养血祛风	当归饮子
风热证	疏风清热	消风散

考点 34★　经行发热的辨证论治

证候分型	治法	代表方剂
肝肾阴虚证	滋养肝肾，养阴清热	两地汤
气血虚弱证	补益气血，甘温除热	补中益气汤
瘀热壅阻证	化瘀清热	血府逐瘀汤加减

考点 35★　经行情志异常的辨证论治

证候分型	治法	代表方剂
心血不足证	补血养心，安神定志	甘麦大枣汤合养心汤加减
肝经郁热证	清肝泄热，解郁安神	丹栀逍遥散加减
痰火上扰证	清热化痰，宁心安神	生铁落饮加减

考点 36★★　绝经前后诸证的概述

　　妇女在绝经前后，围绕着月经紊乱或绝经而出现烘热汗出、烦躁易怒、潮热面红、眩晕耳鸣、心悸失眠、腰背酸楚、面浮肢肿、情志不宁等症状，称"绝经前后诸证"，又称"经断前后诸证"。本病相当于西医学的围绝经期综合征。

考点 37★　绝经前后诸证的病机

肾阴阳平衡失调导致本病，另外，肾阴阳失调，常涉及其他脏腑，尤以心、肝、脾为主。

考点 38★★★　绝经前后诸证的辨证论治

证候分型	治法	代表方剂
肾阴虚证	滋养肾阴，佐以潜阳	左归丸加减
肾阳虚证	温肾扶阳	右归丸加减
肾阴阳俱虚证	阴阳双补	二仙汤加减
心肾不交证	滋阴补血，养心安神	天王补心丹

考点 39★★　经水早断的概述

女性40岁之前出现月经停止3个周期以上或6个月以上，伴潮热汗出、性欲低下、性交痛、心烦失眠、不孕等症状，称为"经水早断"。

考点 40★★　经水早断的辨证论治

证候分型	治法	代表方剂
肝肾阴虚证	滋补肝肾，养血调经	左归丸或百灵育阴汤
肾虚肝郁证	补肾疏肝，理气调经	一贯煎或百灵调肝汤
脾肾阳虚证	温肾健脾，养血调经	毓麟珠
心肾不交证	清心降火，补肾调经	黄连阿胶汤
肾虚血瘀证	补肾益气，活血调经	肾气丸合失笑散
气血虚弱证	补气养血，和营调经	人参养荣汤

考点 41★　经断复来的概述

经断复来是指绝经期妇女月经停止1年或1年以上，又再次出现子宫出血，亦称为"年老经水复行"或"妇人经断复来"。

考点 42★★　经断复来的辨证论治

证候分型	治法	代表方剂
气虚证	补气养血，固冲止血	安老汤
肾阴虚证	滋阴清热，安冲止血	知柏地黄丸加减
湿热下注证	清热利湿，凉血止血	易黄汤加减
血热证	清热凉血，固冲止血	益阴煎加减
湿毒瘀结证	利湿解毒，化瘀止血	萆薢渗湿汤合桂枝茯苓丸加减

第五单元　带下病

考点 1★★　带下过多的病机

湿邪伤及任带二脉。

考点 2★★★　带下过多的辨证论治

证候分型	治法	代表方剂
脾虚证	健脾益气，升阳除湿	完带汤
肾阳虚证	温肾培元，固涩止带	内补丸
阴虚夹湿证	滋肾益阴，清热利湿	知柏地黄汤
湿热下注证	清利湿热，佐以解毒杀虫	止带方
热毒蕴结证	清热解毒	五味消毒饮加减

考点 3★　带下过少的病因病机

本病的主要病机是阴液不足，不能渗润阴道，常见病因是肝肾亏损，血瘀津亏。

考点 4★★   带下过少的辨证论治

证候分型	治法	代表方剂
肝肾亏损证	滋补肝肾，养精益血	左归丸加减
血瘀津亏证	补血益精，活血化瘀	小营煎加减

第六单元　妊娠病

考点 1★★   妊娠病的治疗原则

胎元正常：治病与安胎并举。

胎元异常：速下胎以益母。

考点 2★★   妊娠期间用药的注意事项

1. 凡峻下、滑利、祛瘀、破血、耗气、散气及一切有毒药品，都应慎用或禁用。

2. "衰其大半而止"。

考点 3★   妊娠恶阻的概述

妊娠早期出现恶心呕吐，头晕厌食，甚至食入即吐者，称"妊娠恶阻"。

考点 4★★★   妊娠恶阻的病因病机

病机：冲气上逆，胃失和降。

病因：脾胃虚弱，肝胃不和，气阴两虚。

考点5★★★　妊娠恶阻的辨证论治

证候分型	治法	代表方剂
脾胃虚弱证	健脾和胃，降逆止呕	香砂六君子汤
肝胃不和证	清肝和胃，降逆止呕	橘皮竹茹汤或苏叶黄连汤加减
痰滞证	化痰除湿，降逆止呕	青竹茹汤

考点6★　异位妊娠的概述

孕卵在子宫体腔以外着床发育，称为异位妊娠，以输卵管妊娠最为常见。

考点7★★　异位妊娠的诊断

1. 主要症状　停经、阴道不规则出血、腹痛等，或有腹部包块、晕厥、休克。

2. 辅助检查　包括妇科检查、尿妊娠试验、B超、后穹隆穿刺等。

考点8★★★　异位妊娠的辨证论治

证候分型		治法	代表方剂
未破损期		活血化瘀，消癥杀胚	宫外孕Ⅱ号方加减
已破损期	休克型	益气固脱，活血化瘀	生脉散合宫外孕Ⅰ号方
	不稳定型	活血祛瘀，佐以益气	宫外孕Ⅰ号方
	包块型	活血祛瘀消癥	宫外孕Ⅱ号方

考点9★★　胎漏、胎动不安的概述及鉴别

妊娠期间，阴道少量出血，时出时止，或淋漓不断，而无腰酸、腹痛、小腹下坠者，称为"胎漏"，也称"胞漏""漏胎"。妊娠期间出现腰酸、腹痛、小腹下坠，或伴有少量阴道出血者，

称"胎动不安"。

考点 10★　胎漏、胎动不安的病因病机

病机：<u>冲任损伤，胎元不固</u>。

考点 11★★★　胎漏、胎动不安的辨证论治

证候分型	治法	代表方剂
肾虚证	固肾安胎，佐以益气	寿胎丸加减
血热证	清热凉血，养血安胎	保阴煎加减
气血虚弱证	补气养血，固肾安胎	胎元饮加减
跌仆伤胎证	补气和血，安胎	圣愈汤合寿胎丸
癥瘕伤胎证	祛瘀消癥，固冲安胎	桂枝茯苓丸合寿胎丸

考点 12★★　堕胎、小产的概述

凡妊娠 12 周内，胚胎自然殒堕者，称为"堕胎"。妊娠 12~28 周内，胎儿已成形而自然殒堕者，称为"小产"，亦称"半产"。

考点 13★★　堕胎、小产的辨证论治

证候分型	治法	代表方剂
胎堕难留证	祛瘀下胎	脱花煎或生化汤加减
胎堕不全证	益气祛瘀	脱花煎加减

考点 14★★　滑胎的概述

凡堕胎或小产连续发生 3 次或 3 次以上者，称为"滑胎"，又称"数堕胎"。

考点 15★★　滑胎的病机

滑胎的主要机理为<u>母体冲任损伤和胎元不健</u>。

考点 16★★★　　滑胎的辨证论治

证候分型		治法	代表方剂
肾虚证	肾气不足证	补肾健脾，固冲安胎	补肾固冲丸
	肾阳亏虚证	温补肾阳，固冲安胎	肾气丸合寿胎丸
	肾精亏虚证	补肾填精，固冲安胎	育阴汤
气血虚弱证		益气养血，固冲安胎	泰山磐石散
血热证		清热养血，滋肾安胎	保阴煎合二至丸
血瘀证		祛瘀消癥，固冲安胎	桂枝茯苓丸合寿胎丸

考点 17★★　　鬼胎的概述

妊娠数月，腹部异常增大，隐隐作痛，阴道反复流血，或下水泡者，称为"鬼胎"，亦称"伪胎"。西医学的葡萄胎、侵蚀性葡萄胎，可参照本病辨证治疗。

考点 18★★　　鬼胎的辨证论治

证候分型	治法	代表方剂
气血虚弱证	益气养血，活血下胎	救母丹
气滞血瘀证	理气活血，祛瘀下胎	荡鬼汤
寒湿瘀滞证	散寒除湿，逐水化瘀下胎	芫花散
痰浊凝滞证	化痰除湿，行气下胎	平胃散

考点 19★　　胎萎不长的概述

妊娠 4~5 个月后，孕妇腹形与宫体增大明显小于正常妊娠月份，胎儿存活而生长迟缓者，称为"胎萎不长"。

考点 20★★　胎萎不长的辨证论治

证候分型	治法	代表方剂
气血虚弱证	补气益血养胎	胎元饮
脾肾不足证	补益脾肾，养胎长胎	寿胎丸合四君子汤
血寒宫冷证	温肾扶阳，养血育胎	长胎白术散加减
血热证	滋阴清热，养血育胎	保阴煎
血瘀证	祛瘀消癥，固冲育胎	桂枝茯苓丸合寿胎丸

考点 21★★　子满的概述

妊娠 5~6 个月后出现腹大异常，胸膈满闷，甚则遍身俱肿，喘息不得卧者，称"子满"，又称"胎水肿满"。

考点 22★★　子满的辨证论治

治法：健脾利水，养血安胎。
代表方剂：鲤鱼汤加减或当归芍药散。

考点 23★　子肿的概述

妊娠中晚期，孕妇出现肢体面目肿胀者称"子肿"，又称"妊娠肿胀"。

考点 24★★　子气、子满、皱脚、脆脚的含义

①自膝至足肿，小水长者，故名曰子气。②两脚肿而肤厚者，名曰皱脚。③两脚肿而皮薄者，名曰脆脚。

考点 25 ★★★　　子肿的辨证论治

证候分型	治法	代表方剂
脾虚证	健脾除湿，行水消肿	白术散
肾虚证	补肾温阳，化气利水	真武汤或肾气丸
气滞证	理气行滞，化湿消肿	天仙藤散或正气天香散

考点 26 ★★　　子晕的概述

　　子晕又称"妊娠眩晕"，是指妊娠期出现以头晕目眩，状若眩冒为主症，甚或眩晕欲厥者。子晕有轻重之分，若发生在妊娠中后期，多属重症，往往伴有视物模糊、恶心欲吐、头痛等，多为子痫先兆。

考点 27 ★★　　子晕的辨证论治

证候分型	治法	代表方剂
阴虚肝旺证	滋阴补肾，平肝潜阳	杞菊地黄丸加减
脾虚肝旺证	健脾化湿，平肝潜阳	半夏白术天麻汤加减
气血虚弱证	调补气血	八珍汤加减

考点 28 ★★　　子痫的概述

　　子痫又称"子冒""妊娠痫证"，其主要症状是妊娠晚期或临产前及新产后，突然发生眩晕倒仆，昏不知人，两目上视，牙关紧闭，四肢抽搐，全身强直，须臾醒，醒复发，甚至昏迷不醒。

考点 29 ★★　　妊娠小便淋痛的病因病机

病因：总因于热。
基本病机：热灼膀胱，气化失司，水道不利。

考点 30★★　妊娠小便淋痛的辨证论治

证候分型	治法	代表方剂
阴虚津亏证	滋阴清热，润燥通淋	知柏地黄丸加减
心火偏亢证	清心泻火，润燥通淋	导赤散加减
湿热下注证	清热利湿，润燥通淋	加味五苓散

考点 31★★　妊娠小便不通的概述

妊娠期间，小便不通，甚至小腹胀急疼痛，心烦不得卧，称为"妊娠小便不通"，又称"转胞"或"胞转"。常见于妊娠中晚期。

考点 32★★　妊娠小便不通的辨证论治

证候分型	治法	代表方剂
肾虚证	温肾补阳，化气行水	肾气丸加减
气虚证	补中益气，导溺举胎	益气导溺汤

考点 33★★　妊娠咳嗽的辨证论治

证候分型		治法	代表方剂
阴虚证		养阴润肺，止咳安胎	百合固金汤
痰饮证		健脾除湿，化痰止咳	六君子汤
痰火证		清热降火，化痰止咳	清金化痰汤
外感证	风寒证	祛风散寒，宣肺止咳	桔梗散
	风热证	疏风清热，宣肺止咳	桑菊饮

第七单元 产后病

考点1★★★ 产后几个"三"

1. **三冲** 冲心、冲胃、冲肺。
2. **三病** 病痉，病郁冒，大便难。
3. **三急** 呕吐、盗汗、泄泻。
4. **三审** 先审小腹痛与不痛，以辨有无恶露停滞；次审大便通与不通，以验津液的盛衰；再审乳汁行与不行和饮食多少，以察胃气的强弱。
5. **三禁** 禁大汗以防亡阳；禁峻下以防亡阴；禁通利小便以防亡津液。

考点2★★ 产后血晕的概述

产妇分娩后突然头晕眼花，不能起坐，或心胸满闷，恶心呕吐，痰涌气急，心烦不安，甚则神昏口噤，不省人事，称为"产后血晕"。本病为产后危重急症之一。

考点3★ 产后发热的概述

在产褥期间，出现发热持续不退，或突然高热寒战，并伴有其他症状者，称为"产后发热"。

考点4★★★ 产后发热的辨证论治

证候分型	治法	代表方剂
感染邪毒证	清热解毒，凉血化瘀	五味消毒饮合失笑散加减或解毒活血汤加减
外感证	养血祛风，疏解表邪	荆防四物汤加减
血瘀证	活血化瘀，和营除热	生化汤加味
血虚证	补血益气，和营退热	八珍汤加减

考点 5★　产后腹痛的概述

产妇在产褥期内，发生与分娩或产褥有关的小腹疼痛，称为"产后腹痛"。

考点 6★★　产后腹痛的辨证论治

证候分型	治法	代表方剂
气血两虚证	补血益气，缓急止痛	肠宁汤
瘀滞子宫证	活血化瘀，温经止痛	生化汤
热结证	泻热逐瘀，活血止痛	大黄牡丹汤

考点 7★　产后身痛的概述

产妇在产褥期内，出现肢体或关节酸楚、疼痛、麻木、重着者，称"产后身痛"，俗称"产后风"。

考点 8★★★　产后身痛的辨证论治

证候分型	治法	代表方剂
血虚证	养血益气，温经止痛	黄芪桂枝五物汤加减
外感证	养血祛风，散寒除湿	独活寄生汤
血瘀证	养血活血，化瘀祛湿	身痛逐瘀汤加减
肾虚证	补肾养血，强腰壮骨	养荣壮肾汤加减

考点 9★★　产后恶露不绝的概述

产后血性恶露持续 2 周以上仍淋漓不断者，称为"恶露不绝"，又称"恶露不尽"。

考点 10★★★　产后恶露不绝的辨证论治

证候分型	治法	代表方剂
气虚证	补气摄血固冲	补中益气汤加减
血瘀证	活血化瘀止血	生化汤加减
血热证	养阴清热止血	保阴煎加减

考点 11★　缺乳的概述

产妇在哺乳期内，<u>乳汁甚少或无乳可下</u>，称为"缺乳"，又称"乳汁不行""乳汁不足"。

考点 12★★★　缺乳的辨证论治

证候分型	治法	代表方剂
气血虚弱证	补气养血，佐以通乳	通乳丹
肝郁气滞证	疏肝解郁，通络下乳	下乳涌泉散
痰浊阻滞证	健脾化痰通乳	苍附导痰丸合漏芦散

考点 13★★　乳汁自出的辨证论治

证候分型	治法	代表方剂
气虚失摄证	补气养血，佐以固摄	补中益气汤
肝经郁热证	疏肝解郁，清热敛乳	丹栀逍遥散

考点 14★★　产后自汗、盗汗的辨证论治

证候分型	治法	代表方剂
气虚证	益气固表，和营止汗	黄芪汤
阴虚证	益气养阴，生津敛汗	生脉散

考点 15★★　　产后大便难的辨证论治

证候分型	治法	代表方剂
血虚津亏证	滋阴养血，润肠通便	四物汤
脾肺气虚证	补脾益肺，润肠通便	润燥汤
阳明腑实证	通腑泄热，养血通便	玉烛散

考点 16★★　　产后情志异常的辨证论治

证候分型	治法	代表方剂
心血不足证	养血滋阴，补心安神	天王补心丹
肝气郁结证	疏肝解郁，镇静安神	逍遥散
血瘀证	活血化瘀，镇静安神	癫狂梦醒汤

考点 17★★　　产后小便不通的辨证论治

证候分型	治法	代表方剂
气虚证	补气升清，化气行水	补中益气汤加减
肾虚证	温补肾阳，化气行水	济生肾气丸或金匮肾气丸
气滞证	疏肝理气，行水利尿	木通散
血瘀证	活血化瘀，行气利水	加味四物汤或小蓟饮子

考点 18★　　产后小便淋痛的概述

　　产后出现尿频、尿急、淋沥涩痛等症状称"产后小便淋痛"，又称"产后淋""产后溺淋"。

考点19★★　产后小便淋痛的辨证论治

证候分型	治法	代表方剂
湿热蕴结证	清热利湿通淋	加味五淋散加减，或八正散，或分清饮
肾阴亏虚证	滋肾养阴通淋	知柏地黄汤
肝经郁热证	疏肝清热通淋	沉香散

第八单元　妇科杂病

考点1★★　癥瘕的概述

妇女下腹结块，或胀，或痛，或满，或异常出血者，称为癥瘕。癥，有形可征，固定不移，痛有定处。瘕，假聚成形，聚散无常，推之可移，痛无定处。

考点2★★★　癥瘕的辨证论治

证候分型	治法	代表方剂
气滞血瘀证	行气活血，化瘀消癥	香棱丸或大黄䗪虫丸
寒凝血瘀证	温经散寒，祛瘀消癥	少腹逐瘀汤
痰湿瘀结证	化痰除湿，活血消癥	苍附导痰丸合桂枝茯苓丸
湿热瘀阻证	清热利湿，化瘀消癥	大黄牡丹汤
肾虚血瘀证	补肾活血，消癥散结	肾气丸合桂枝茯苓丸
气虚血瘀证	补气活血，化瘀消癥	理冲汤

考点3★★　盆腔炎性疾病的概述

下腹部或全腹部疼痛难忍，高热伴恶寒或寒战，头痛，带下量多或赤白兼杂，甚至如脓血，可伴有腹胀、腹泻、尿频、尿急等症状。

考点 4★★★ 盆腔炎性疾病的辨证论治

证候分型	治法	代表方剂
热毒炽盛证	清热解毒，凉血消痈	五味消毒饮合大黄牡丹汤
湿毒壅盛证	解毒利湿，活血止痛	银翘红酱解毒汤
湿热蕴结证	清热利湿，活血止痛	仙方活命饮

考点 5★★ 盆腔炎性疾病后遗症的概述

下腹部疼痛或坠胀痛，痛连腰骶，常在劳累、性交后及月经前后加重。可伴有低热起伏、易疲劳、劳则复发、带下增多、月经不调、不孕等。

考点 6★★★ 盆腔炎性疾病后遗症的辨证论治

证候分型	治法	代表方剂
湿热瘀结证	清热利湿，化瘀止痛	银甲丸
气滞血瘀证	疏肝行气，化瘀止痛	膈下逐瘀汤
寒湿瘀滞证	祛寒除湿，化瘀止痛	少腹逐瘀汤合桂枝茯苓丸
气虚血瘀证	益气健脾，化瘀止痛	理冲汤
肾虚血瘀证	温肾益气，化瘀止痛	温胞饮合失笑散

考点 7★★ 不孕症的概述

凡女子婚后未避孕，有正常性生活，同居 1 年，而未受孕者，称原发性不孕。曾有过妊娠，而后未避孕，又连续 1 年以上未再受孕者，称继发性不孕。

考点8★★★　不孕症的辨证论治

<table>
<thead>
<tr><th colspan="2">证候分型</th><th>治法</th><th>代表方剂</th></tr>
</thead>
<tbody>
<tr><td rowspan="3">肾虚证</td><td>肾气虚证</td><td>补肾益气，调补冲任</td><td>毓麟珠</td></tr>
<tr><td>肾阳虚证</td><td>温肾助阳，调补冲任</td><td>温胞饮或右归丸</td></tr>
<tr><td>肾阴虚证</td><td>滋肾养血，调补冲任</td><td>养精种玉汤</td></tr>
<tr><td colspan="2">肝气郁结证</td><td>疏肝解郁，理血调经</td><td>开郁种玉汤</td></tr>
<tr><td colspan="2">瘀滞胞宫证</td><td>活血化瘀，调经助孕</td><td>少腹逐瘀汤加减</td></tr>
<tr><td colspan="2">痰湿内阻证</td><td>燥湿化痰，理气调经</td><td>苍附导痰丸</td></tr>
</tbody>
</table>

考点9★　阴痒的概述

　　妇女外阴及阴道瘙痒，甚则痒痛难忍，坐卧不宁，或伴有带下增多等，称为"阴痒"。

考点10★★★　阴痒的辨证论治

<table>
<thead>
<tr><th>证候分型</th><th>治法</th><th>代表方剂</th></tr>
</thead>
<tbody>
<tr><td>肝经湿热证</td><td>清热利湿，杀虫止痒</td><td>龙胆泻肝汤或萆薢渗湿汤，外用蛇床子散</td></tr>
<tr><td>肝肾阴虚证</td><td>滋阴补肾，清肝止痒</td><td>知柏地黄汤加减</td></tr>
<tr><td>湿虫滋生证</td><td>清热利湿，解毒杀虫</td><td>萆薢渗湿汤</td></tr>
</tbody>
</table>

考点11★　阴疮的概述

　　女子阴户生疮，结块红肿，或化脓腐烂，黄水淋漓，局部肿痛，甚则溃疡如虫蚀状者，称"阴疮"，又称"阴蚀""阴蚀疮"。

考点12★★　阴疮的辨证论治

<table>
<thead>
<tr><th>证候分型</th><th>治法</th><th>代表方剂</th></tr>
</thead>
<tbody>
<tr><td>热毒证</td><td>清热利湿，解毒消疮</td><td>龙胆泻肝汤</td></tr>
<tr><td>寒湿证</td><td>温经散寒，除湿消疮</td><td>阳和汤或托里消毒散</td></tr>
</tbody>
</table>

考点 13★　阴挺的概述

子宫从正常位置沿阴道下降，宫颈外口达坐骨棘水平以下，甚至子宫全部脱于阴道口以外，称"阴挺"。常合并阴道前壁和后壁膨出，也称"阴脱""产肠不收""阴菌"等。本病相类于西医的"子宫脱垂"。

考点 14★★★　子宫脱垂的诊断与分度

根据患者平卧并用力向下屏气时子宫下降的程度，将子宫脱垂分为 3 度。

Ⅰ度　轻型，宫颈外口距处女膜缘<4cm，未达处女膜缘；重型，宫颈已达处女膜缘，阴道口可见宫颈。

Ⅱ度　轻型，宫颈脱出阴道口，宫体仍在阴道内；重型，宫颈及部分宫体脱出阴道口。

Ⅲ度　宫颈与宫体全部脱出于阴道口外。

考点 15★★★　子宫脱垂的辨证论治

证候分型	治法	代表方剂
气虚证	补中益气，升阳举陷	补中益气汤加减
肾虚证	补肾固脱，益气升提	大补元煎加减

考点 16★★　阴吹的概述

妇人阴道中时时出气，或气出有声，状如矢气者，称为"阴吹"。

考点 17★★　阴吹的辨证论治

证候分型	治法	代表方剂
气虚证	补中益气，升清降浊	补中益气汤
胃燥证	泻热润燥，通腑导滞	麻子仁丸
气郁证	疏肝解郁，行气导滞	逍遥散
痰湿证	健脾化湿，行气祛痰	橘半桂苓枳姜汤

第九单元 计划生育

考点1★ 宫内节育器的适应证和禁忌证

1. 适应证 已婚育龄妇女，愿意选用而无禁忌证者均可放置。

2. 禁忌证 ①妊娠或可疑妊娠者。②生殖道急性炎症。③人工流产、分娩或剖宫产后疑有妊娠组织物残留或潜在感染可能者。④宫颈过松、重度裂伤、重度狭窄等。⑤生殖器官肿瘤、畸形，宫腔过大或过小，重度子宫脱垂等。⑥严重的全身疾患。⑦近3个月内有月经不调、阴道不规则流血。⑧有铜过敏史者，禁用带铜节育器。

考点2★★ 人工流产的适应证和禁忌证

1. 适应证 ①妊娠10周内要求终止妊娠而无禁忌证者。②妊娠10周内因各种疾病不宜继续妊娠者。

2. 禁忌证 ①生殖器官炎症，如阴道炎、宫颈炎、盆腔炎等；②各种疾病的急性期，或严重的全身性疾病不能耐受手术者；③妊娠剧吐酸中毒尚未纠正者；④术前相隔4小时两次体温在37.5℃以上者。

考点3★★★ 人工流产的并发症

①人流综合征。②子宫穿孔。③人流不全。④宫颈或宫颈管内口粘连。⑤术后感染。

考点4★★ 药物流产的适应证

18~40岁的健康育龄妇女；正常宫内妊娠7周以内；自愿要求药物终止妊娠的健康妇女；高危人流对象；对手术流产有恐惧心理者。

中医儿科学

第一单元　总论

考点1★★　年龄分期的标准和特点

1. 胎儿期　从男女生殖之精相合而受孕，直至分娩断脐，胎儿出生。

2. 新生儿期　从出生后脐带结扎开始，至生后满28天。此期应注意保暖。

3. 婴儿期　出生后至满1周岁为婴儿期，其中包括新生儿期。此期容易发生肺系疾病、脾系疾病及各种传染病。

4. 幼儿期　1周岁后至满3周岁为幼儿期。此期易于发生中毒、烫伤等意外事故。

5. 学龄前期　3周岁后到入小学前（6~7岁）为学龄前期，学龄前期儿童容易发生意外伤害，应注意防护。

6. 学龄期　6~7周岁入小学至青春期来临（女12岁，男13岁）称学龄期。此期应注意防止近视和龋齿。

7. 青春期　一般女孩自11~12岁到17~18岁，男孩自13~14岁到18~20岁。青春期体格发育出现第二次高峰，容易出现各种身心疾病，应做好此时期的生理卫生教育。

考点2★★★　常用体格发育生理常数

1. 体重正常值及临床意义　出生时体重约为3.25kg，出生后前半年平均每月增长约0.7kg，后半年平均每月增长约0.5kg，生后第2年体重增加2.5~3.5kg，以后平均每年增加约2kg。临床可用以下公式推算小儿体重：

3~12 个月	体重（kg）=（月龄+9）/2
1~6 岁	体重（kg）= 8+年龄×2
7~12 岁	体重（kg）=（年龄×7-5）/2

2. 身长测定方法及正常值　出生时身长约为 50cm。生后第一年增长约 25cm，其中前 3 个月约增长 12cm。第二年身长增长约 10cm。2 周岁后至青春期，每年身高增长约 7cm。

推算 2 岁后至 12 岁儿童的身高：

身高（cm）= 75+7×年龄

3. 囟门闭合时间　前囟应在小儿出生后的 12~18 个月闭合。后囟在部分小儿出生时就已闭合，未闭合者应在出生后 2~4 个月内闭合。

4. 头围和胸围的正常值　新生儿头围约为 34cm，1 周岁时约 46cm，2 周岁时约 48cm。新生儿胸围约 32cm，1 岁时约 44cm，接近头围。

5. 乳牙萌出时间及数目正常值　生后 4~10 个月乳牙开始萌出，乳牙在 2~2.5 岁出齐。2 岁以内乳牙颗数可用以下公式推算：

乳牙数＝月龄-4（或 6）

6. 呼吸、脉搏、血压与年龄增长的关系　小儿呼吸、脉搏的正常频率，随着年龄增长而逐渐减低；小儿血压的正常值，随着年龄增长而逐渐增高。

收缩压（mmHg）= 80+2×年龄

舒张压（mmHg）= 收缩压×2/3

考点 3★　小儿运动发育规律

小儿动作发育遵循一定的规律，发育顺序是<u>由上向下、由粗到细、由不协调到协调</u>。

粗动作发育过程可归纳为"<u>二抬四撑六会坐，七滚八爬周会走</u>"。

考点4★★★　小儿生理病理特点

1. 小儿生理的基本特点　①脏腑娇嫩，形气未充（稚阴稚阳）。②生机蓬勃，发育迅速（纯阳）。

2. 小儿病理的基本特点　①发病容易，传变迅速。②脏气清灵，易趋康复。

考点5★★　察指纹

指纹的辨证纲要，可以归纳为"<u>浮沉分表里，红紫辨寒热，淡滞定虚实，三关测轻重</u>"。

考点6★★★　小儿的中药用量

新生儿用成人量的1/6，乳婴儿用成人量的1/3，幼儿用成人量的1/2，学龄前期儿童用成人量的2/3，学龄期儿童接近成人用量。

考点7★★　新生儿的特殊生理现象

新生儿两侧颊部各有一个脂肪垫隆起，称为"<u>螳螂子</u>"。新生儿上腭中线和齿龈部位有散在黄白色、碎米大小隆起颗粒，称为"<u>马牙</u>"。女婴生后3~5天乳房隆起如蚕豆到鸽蛋大小。女婴生后5~7天阴道有少量流血，持续1~3天自止者，是为<u>假月经</u>。此外，还有<u>新生儿生理性黄疸</u>等。这些均属于新生儿的特殊生理状态。

考点8★★★　母乳喂养的优点及断乳时间

<u>1. 生后6个月之内以母乳为主要食品者，称为母乳喂养。</u>
母乳喂养的优点：
（1）母乳中含有最适合婴儿生长发育的各种营养素，易于消化和吸收。

（2）母乳中含有丰富的免疫活性物质，可增强婴儿抗感染能力。

（3）母乳温度及泌乳速度适宜，新鲜无细菌污染，简便经济。

（4）母乳喂养有利于增进母子感情。

（5）产后哺乳可促进母体子宫收缩复原，推迟月经复潮，不易怀孕，减少乳母患乳腺癌和卵巢肿瘤的可能性。

2.12 个月左右为最合适的断母乳时间。

考点9★★　添加辅食的原则

由少到多，由稀到稠，由细到粗，由一种到多种，在婴儿健康、消化功能正常时逐步添加。

第二单元　新生儿疾病

考点1★★　胎怯的概述

胎怯，是指新生儿体重低下，身材短小，脏腑形气均未充实的一种病证，又称"胎弱"，以低出生体重儿多见。

考点2★　胎怯的病因病机

胎怯的病因为先天禀赋不足，病变脏腑关键在肾、脾两脏。

胎怯的关键病机是肾脾两虚。

考点3★★★　胎怯的辨证论治

治疗以补肾培元为基本原则。

证候分型	治法	代表方剂
肾精薄弱证	益精充髓，补肾温阳	补肾地黄丸
脾肾两虚证	健脾益肾，温运脾阳	保元汤

考点4★ 硬肿症的概述

硬肿症是由于寒冷或多种疾病引起的<u>皮肤和皮下脂肪组织硬化及水肿，常伴有低体温及多器官功能损伤的综合征</u>。在寒冷的冬春季节多见，<u>多发生在生后7~10天的新生儿，以胎怯儿多见</u>。

考点5★★ 硬肿症的病机

<u>阳气虚衰、寒凝血涩</u>是本病的主要病机。

考点6★★★ 硬肿症的辨证论治

证候分型	治法	代表方剂
寒凝血涩证	温经散寒，活血通络	当归四逆汤
阳气虚衰证	益气温阳，通经活血	参附汤

考点7★ 胎黄的概述

胎黄以婴儿出生后皮肤、面目出现黄疸为特征，因与胎禀因素有关，故称"胎黄"或"胎疸"。相当于西医学的新生儿黄疸。

考点8★★★ 胎黄的病变脏腑

胎黄的病变脏腑在<u>肝胆、脾胃</u>。

考点9★★★ 胎黄的诊断

1. 生理性黄疸 生理性黄疸大多在生后2~3天出现，4~6天达高峰，足月儿在生后2周消退，早产儿可持续至3~4周。黄疸程度较轻（足月儿血清总胆红素≤221μmol/L，早产儿≤257μmol/L）。除有轻微食欲不振外，一般无其他临床症状。

2. 病理性黄疸 <u>出现早</u>（在生后24小时内即出现黄疸），<u>发展快</u>（血清总胆红素每日上升幅度>85μmol/L或每小时上升幅度>8.5μmol/L），<u>程度重</u>（足月儿血清总胆红素>221μmol/L，早产儿

>257μmol/L），消退迟（黄疸持续时间，足月儿>2周，早产儿>4周）或消退后复现，3周后仍不消退。伴随各种临床症状。

考点 10★★★　胎黄的辨证论治

证候分型		治法	代表方剂
常证	湿热郁蒸证	清热利湿退黄	茵陈蒿汤
	寒湿阻滞证	温中化湿退黄	茵陈理中汤
	气滞血瘀证	行气化瘀消积	血府逐瘀汤
变证	胎黄动风证	平肝息风，利湿退黄	羚角钩藤汤
	胎黄虚脱证	大补元气，温阳固脱	参附汤合生脉散

考点 11★★　胎黄的光照治疗

1. 最好选择蓝光。

2. 尽量裸露，用黑布遮盖保护眼睛和生殖器。

3. 光疗时不显性失水增加，因此光疗时液体入量应增加15%~20%。

4. 光疗时可出现发热、腹泻、皮疹、青铜症等，停止光疗可痊愈。

第三单元　肺系病证

考点 1★★　小儿感冒的概述

感冒是感受外邪引起的一种疾病，以发热、鼻塞流涕、打喷嚏、咳嗽为主要临床特征，是儿科最常见的疾病。小儿具有肺脏娇嫩、脾常不足、肝火易亢的生理特点，患感冒后易出现夹痰、夹滞、夹惊的兼夹证。

考点 2★★★　小儿感冒的辨证论治

证候分型		治法	代表方剂
主证	风寒感冒证	辛温解表，疏风散寒	荆防败毒散
	风热感冒证	辛凉解表，疏风清热	银翘散
	暑邪感冒证	清暑解表，化湿和中	新加香薷饮
	时邪感冒证	清瘟解毒	银翘散合普济消毒饮
兼证	感冒夹痰证	风寒夹痰者，辛温解表，宣肺化痰；风热夹痰者，辛凉解表，清肺化痰	在疏风解表基础上，风寒夹痰者加二陈汤、三拗汤；风热夹痰者加桑菊饮、黛蛤散
	感冒夹滞证	解表兼以消食导滞	在疏风解表基础上加用保和丸
	感冒夹惊证	解表兼以清热镇惊	在疏风解表基础上加用镇惊丸

考点 3★　乳蛾的概述

乳蛾以咽痛、喉核红肿，甚则溃烂化脓为特征。本病属西医学"扁桃体炎"范畴。常由链球菌感染引起。多见于 4 岁以上小儿。

考点 4★★　乳蛾的辨证论治

证候分型	治法	代表方剂
风热搏结证	疏风清热，利咽消肿	银翘马勃散
热毒炽盛证	清热解毒，利咽消肿	牛蒡甘桔汤
肺胃阴虚证	养阴润肺，软坚利咽	养阴清肺汤

考点 5★　咳嗽的病因病机

主要外因为感受风邪，主要内因为肺脾虚弱。病变部位在肺，常涉及脾，基本病机为肺失宣肃。

考点6★★★　咳嗽的辨证论治

基本治疗原则为宣肃肺气。

证候分型		治法	代表方剂
外感咳嗽	风寒咳嗽证	疏风散寒，宣肺止咳	杏苏散、金沸草散
	风热咳嗽证	疏风解热，宣肺止咳	桑菊饮
	风燥咳嗽证	疏风清肺，润燥止咳	清燥救肺汤、桑杏汤
内伤咳嗽	痰热咳嗽证	清热化痰，宣肺止咳	清金化痰汤、清气化痰汤
	痰湿咳嗽证	燥湿化痰，宣肺止咳	二陈汤
	气虚咳嗽证	健脾补肺，益气化痰	六君子汤
	阴虚咳嗽证	滋阴润燥，养阴清肺	沙参麦冬汤

考点7★★　肺炎喘嗽的概述

肺炎喘嗽是小儿时期常见的一种肺系疾病，临床以发热、咳嗽、痰壅、气喘，肺部闻及中细湿啰音，X线胸片见炎性阴影为主要表现，重者可见张口抬肩、呼吸困难、面色苍白、口唇青紫等。

考点8★★★　肺炎喘嗽的病机

本病病位在肺，病机为肺气郁闭，痰热是其病理产物。

考点9★★★　肺炎喘嗽的辨证论治

肺炎喘嗽治疗，以宣肺开闭、化痰平喘为基本原则。

证候分型		治法	代表方剂
常证	风寒闭肺证	辛温宣肺，化痰止咳	华盖散
	风热闭肺证	辛凉宣肺，化痰止咳	麻杏石甘汤
	痰热闭肺证	清热涤痰，开肺定喘	麻杏石甘汤合葶苈大枣泻肺汤
	毒热闭肺证	清热解毒，泻肺开闭	黄连解毒汤合麻杏石甘汤
	阴虚肺热证	养阴清肺，润肺止咳	沙参麦冬汤
	肺脾气虚证	补肺益气，健脾化痰	人参五味子汤

	证候分型	治法	代表方剂
变证	心阳虚衰证	温补心阳，救逆固脱	参附龙牡救逆汤
	邪陷厥阴证	平肝息风，清心开窍	羚角钩藤汤合牛黄清心丸

考点 10★　哮喘的概述

哮喘是小儿时期常见的肺系疾病。<u>临床以反复发作，发作时喘促气急、喉间哮鸣、呼吸困难、张口抬肩、摇身撷肚为主要特征。</u>

考点 11★★　哮喘的病机

哮喘的病机关键在<u>痰伏于肺，形成凤根，遇触即发。</u>

考点 12★★★　哮喘的辨证论治

	证候分型	治法	代表方剂
发作期	寒性哮喘	温肺散寒，涤痰定喘	小青龙汤合三子养亲汤
	热性哮喘	清肺涤痰，止咳平喘	麻杏石甘汤合苏葶丸
	外寒内热证	解表清里，止咳定喘	大青龙汤
	肺实肾虚证	泻肺平喘，补肾纳气	偏于肺实者，用苏子降气汤；偏于肾虚者，用都气丸合射干麻黄汤
缓解期	肺脾气虚证	补肺固表，健脾益气	玉屏风散合人参五味子汤
	脾肾阳虚证	温补脾肾，固摄纳气	金匮肾气丸
	肺肾阴虚证	养阴清热，敛肺补肾	麦味地黄丸

考点 13★　反复呼吸道感染的概述

反复呼吸道感染指<u>呼吸道感染（包括上呼吸道感染和下呼吸道感染）年发病在一定次数以上者。以感冒、乳蛾、咳嗽、肺炎喘嗽在一段时间内反复感染、经久不愈为主要临床特征。</u>反复感染患儿称为复感儿。

考点 14★★★ 反复呼吸道感染的诊断

按不同年龄每年呼吸道感染的次数诊断。

年龄（岁）	上呼吸道感染	下呼吸道感染	
		气管支气管炎	肺炎
0~2	7	3	2
2⁺~5	6	2	2
5⁺~14	5	2	2

考点 15★★★ 反复呼吸道感染的辨证论治

证候分型	治法	代表方剂
肺脾气虚证	补肺固表，健脾益气	玉屏风散合六君子汤
营卫失调证	调和营卫，益气固表	黄芪桂枝五物汤
脾肾两虚证	温补肾阳，健脾益气	金匮肾气丸合理中丸
肺脾阴虚证	养阴润肺，益气健脾	生脉散合沙参麦冬汤
肺胃实热证	清泻肺胃	凉膈散

第四单元 脾系病证

考点 1★ 鹅口疮的概述

鹅口疮是以口腔、舌上蔓生白屑为主要临床特征的一种口腔疾病。因其状如鹅口，故称鹅口疮。因其色白如雪片，故又名"雪口"。

考点 2★★★ 鹅口疮的辨证论治

证候分型	治法	代表方剂
心脾积热证	清心泻脾	清热泻脾散
虚火上浮证	滋阴降火	知柏地黄丸

考点 3★　口疮的概述

小儿口疮，以齿龈、舌体、两颊、上颚等处出现<u>黄白色溃疡，疼痛流涎，或伴发热</u>为特征。若满口糜烂，色红作痛者，称为口糜；溃疡只发生在口唇两侧，称为燕口疮。

考点 4★★★　口疮的辨证论治

证候分型	治法	代表方剂
风热乘脾证	疏风散火，清热解毒	银翘散
心火上炎证	清心凉血，泻火解毒	泻心导赤散
虚火上浮证	滋阴降火，引火归原	六味地黄丸加肉桂

考点 5★　泄泻的概述

泄泻是以大便次数增多，粪质稀薄或如水样为特征的一种小儿常见病。本病一年四季均可发生，<u>以夏秋季节发病率为高</u>。2 岁以下小儿发病率高。

考点 6★★★　泄泻的辨证论治

泄泻的治疗，以运脾化湿为基本原则。

证候分型		治法	代表方剂
常证	湿热泻证	清肠解热，化湿止泻	葛根黄芩黄连汤
	风寒泻证	疏风散寒，化湿和中	藿香正气散
	伤食泻证	运脾和胃，消食化滞	保和丸
	脾虚泻证	健脾益气，助运止泻	参苓白术散
	脾肾阳虚泻证	温补脾肾，固涩止泻	附子理中汤合四神丸
变证	气阴两伤证	益气养阴	人参乌梅汤
	阴竭阳脱证	回阳固脱	生脉散合参附龙牡救逆汤

考点 7★★　厌食的概述

厌食是小儿时期的一种常见病证，临床以<u>较长时期厌恶进食，食量减少</u>为特征。

考点 8★★　厌食的病因病机

<u>其病变脏腑主要在脾胃。</u>病机为<u>脾胃不和，纳化失职。</u>

考点 9★★★　厌食的辨证论治

厌食的治疗，以运脾开胃为基本原则。

证候分型	治法	代表方剂
脾失健运证	调和脾胃，运脾开胃	不换金正气散
脾胃气虚证	健脾益气，佐以助运	异功散
脾胃阴虚证	滋脾养胃，佐以助运	养胃增液汤

考点 10★　积滞的概述

积滞是指小儿<u>内伤乳食，停聚中焦，积而不化，气滞不行</u>所形成的一种胃肠疾患。以不思乳食，<u>食而不化，脘腹胀满，嗳气酸腐，大便溏薄或秘结酸臭</u>为特征。

考点 11★★　积滞的病因病机

积滞病位在<u>脾、胃，</u>病机关键为<u>乳食停聚中脘，积而不化，气滞不行。</u>

考点 12★★★　积滞与厌食的鉴别

积滞以不思乳食，食而不化，<u>脘腹胀满，</u>嗳气酸腐，大便溏泄或便秘，气味酸臭为特征。厌食为长期食欲不振，厌恶进食，<u>一般无脘腹胀满、大便酸臭等症状。</u>

考点 13★★★　积滞的辨证论治

本病治疗以<u>消食化积、理气行滞</u>为基本原则。

证候分型	治法	代表方剂
乳食内积证	消乳化食，和中导滞	乳积者，选消乳丸；食积者，选保和丸
脾虚夹积证	健脾助运，消食化滞	健脾丸

考点 14★★　疳证的概述

疳证是由喂养不当或多种疾病影响，导致脾胃受损，气液耗伤而形成的一种慢性疾病。临床以<u>形体消瘦，面色无华，毛发干枯，精神萎靡或烦躁，饮食异常</u>为特征。

考点 15★★★　疳证的病因病机

疳证的病变部位主要在<u>脾、胃</u>，基本病理改变为<u>脾胃受损，气血津液耗伤</u>。

考点 16★★★　疳证的辨证论治

证候分型		治法	代表方剂
常证	疳气证	调脾健运	资生健脾丸
	疳积证	消积理脾	肥儿丸
	干疳证	补益气血	八珍汤
兼证	眼疳证	养血柔肝，滋阴明目	石斛夜光丸
	口疳证	清心泻火，滋阴生津	泻心导赤散
	疳肿胀证	健脾温阳，利水消肿	防己黄芪汤合五苓散

考点 17★　腹痛的概述

小儿腹痛是小儿时期常见的一种病证，是指小儿胃脘以下、脐周及耻骨以上部位发生的疼痛，具体可分为胃脘以下、脐部以上的大腹痛；脐周部位的脐腹痛；脐部以下正中部位的小腹痛；

脐部以下小腹两侧或一侧的少腹痛。

考点 18★★　腹痛的病因病机

　　小儿腹痛的发病原因较多，或因腹部中寒，或因乳食积滞，或因胃肠结热，或因素体脾胃虚寒，或因瘀血内阻所致。病位主要在脾、胃、大肠，亦与肝有关。其总的病机为气机不畅，气血运行受阻。

考点 19★★★　腹痛的辨证论治

证候分型	治法	代表方剂
腹部中寒证	温中散寒，理气止痛	养脏汤
乳食积滞证	消食导滞，行气止痛	香砂平胃散
胃肠结热证	通腑泄热，行气止痛	大承气汤
脾胃虚寒证	温中理脾，缓急止痛	小建中汤合理中丸
气滞血瘀证	活血化瘀，行气止痛	少腹逐瘀汤

考点 20★★　便秘的概述及病因病机

　　便秘指大便干燥坚硬，秘结不通，排便时间间隔延长，或虽有便意但排出困难的病证。

　　便秘的病因包括饮食因素、情志因素、正虚因素及热病伤津。主要病位在大肠，与脾、肝、肾三脏相关，病机关键是大肠传导功能失常。

考点 21★★★　便秘的辨证论治

证候分型	治法	代表方剂
食积便秘证	消积导滞通便	枳实导滞丸
燥热便秘证	清热润肠通便	麻子仁丸
气滞便秘证	理气导滞通便	六磨汤
气虚便秘证	益气润肠通便	黄芪汤
血虚便秘证	养血润肠通便	润肠丸

考点 22★★　营养性缺铁性贫血的概述

营养性缺铁性贫血，是由于体内<u>铁缺乏</u>致使血红蛋白合成减少而引起的一种<u>小细胞低色素性贫血</u>。

考点 23★　贫血的病因病机

<u>贫血的病变主要在脾、肾、心、肝。血虚不荣</u>是主要病理基础。

考点 24★★　贫血的诊断

①<u>有明确的缺铁病史</u>。②皮肤黏膜逐渐苍白或苍黄，以<u>口唇、口腔黏膜及甲床</u>最为明显。③<u>贫血为小细胞低色素性</u>。

考点 25★★★　贫血的辨证论治

证候分型	治法	代表方剂
脾胃虚弱证	健运脾胃，益气养血	六君子汤
心脾两虚证	补脾养心，益气生血	归脾汤
肝肾阴虚证	滋养肝肾，益精生血	左归丸
脾肾阳虚证	温补脾肾，益阴养血	右归丸

考点 26★★　铁剂治疗

<u>一般用硫酸亚铁口服</u>，同时服维生素 C 有助吸收。服用至血红蛋白达正常水平后 <u>2 个月左右</u>再停药。

第五单元　心肝病证

考点 1★★　夜啼的概述

婴儿白天能安静入睡，入夜则啼哭不安，时哭时<u>止</u>，或每夜定时啼哭，甚则通宵达旦，称为夜啼。多见于新生儿及婴儿。

考点 2★ 夜啼的病因

本病主要因脾寒、心热、惊恐所致。

考点 3★★★ 夜啼的辨证论治

证候分型	治法	代表方剂
脾寒气滞证	温脾散寒，行气止痛	乌药散合匀气散
心经积热证	清心导赤，泻火安神	导赤散
惊恐伤神证	定惊安神，补气养心	远志丸

考点 4★ 汗证的概述

汗证是指小儿在安静状态下，正常环境中，全身或局部出汗过多，甚则大汗淋漓的一种病证。多见于 5 岁以内的小儿。

考点 5★★★ 汗证的辨证论治

证候分型	治法	代表方剂
肺卫不固证	益气固表	玉屏风散合牡蛎散
营卫失调证	调和营卫	黄芪桂枝五物汤
气阴亏虚证	益气养阴	生脉散、当归六黄汤
湿热迫蒸证	清热泻脾	泻黄散

考点 6★★ 病毒性心肌炎的概述

病毒性心肌炎是指由病毒感染引起的以局限性或弥漫性心肌炎性病变为主的疾病。以神疲乏力、面色苍白、心悸、气短、肢冷、多汗为临床特征。本病发病以 3~10 岁小儿为多。

考点7★★★　病毒性心肌炎的辨证论治

证候分型	治法	代表方剂
风热犯心证	清热解毒，宁心复脉	银翘散
湿热侵心证	清热化湿，宁心复脉	葛根黄芩黄连汤
气阴亏虚证	益气养阴，宁心复脉	炙甘草汤合生脉散
心阳虚弱证	温振心阳，宁心复脉	桂枝甘草龙骨牡蛎汤
痰瘀阻络证	豁痰化瘀，宁心通络	瓜蒌薤白半夏汤合失笑散

考点8★★　注意缺陷多动障碍的概述

　　注意缺陷多动障碍又称轻微脑功能障碍综合征，是一种较常见的儿童时期行为障碍性疾病，以注意力不集中，自我控制差，动作过多，情绪不稳，冲动任性，伴有学习困难，但智力正常或基本正常为主要临床特征。本病男孩多于女孩，多见于学龄期儿童。

考点9★★★　注意缺陷多动障碍的辨证论治

　　以调和阴阳为治疗原则。

证候分型	治法	代表方剂
肝肾阴虚证	滋养肝肾，平肝潜阳	杞菊地黄丸
心脾两虚证	养心安神，健脾益气	归脾汤合甘麦大枣汤
痰火内扰证	清热泻火，化痰宁心	黄连温胆汤

考点10★★★　抽动障碍的概述

　　抽动障碍主要表现为不自主、无目的、反复、快速的一个部位或多部位肌群运动抽动和发声抽动，并可伴发其他行为症状，包括注意力不集中、多动、自伤和强迫障碍等。起病在2~12岁，发病无季节性，男孩发病率较女孩高约3倍。

考点 11★ 抽动障碍的病因病机

多由五志过极，风痰内蕴而引发。病位主要在肝，与肺、心、脾、肾密切相关。肝风内动是本病主要病理特征。

考点 12★★★ 抽动障碍的辨证论治

抽动障碍的治疗，以息风止动为基本原则。

证候分型	治法	代表方剂
外风引动证	疏风解表，息风止动	银翘散
肝亢风动证	平肝潜阳，息风止动	天麻钩藤饮
痰火扰神证	清热化痰，息风止动	黄连温胆汤
脾虚肝旺证	扶土抑木，调和肝脾	缓肝理脾汤
阴虚风动证	滋水涵木，柔肝息风	大定风珠

考点 13★★ 惊风概述

惊风是小儿时期常见的急重病证，临床以发热及抽搐、神昏为主要症状。惊风是一个证候，可发生在许多疾病中。一般以1~5岁的儿童发病率最高。临床抽搐时的主要表现可归纳为八种，即搐、搦、掣、颤、反、引、窜、视，古人称之为惊风八候。

考点 14★★ 急惊风的概述

急惊风以痰、热、惊、风四种证候具备，临床以高热、抽风、神昏为主要表现，多由外感时邪、内蕴湿热和暴受惊恐而引发。

考点 15★★★ 急惊风的辨证论治

急惊风的治疗以清热、豁痰、镇惊、息风为基本法则。

证候分型	治法	代表方剂
风热动风证	疏风清热，息风定惊	银翘散
气营两燔证	清气凉营，息风开窍	清瘟败毒饮
邪陷心肝证	清心开窍，平肝息风	羚角钩藤汤
湿热疫毒证	清热化湿，解毒息风	黄连解毒汤合白头翁汤
惊恐惊风证	镇惊安神，平肝息风	琥珀抱龙丸

考点 16★　慢惊风的概述

慢惊风来势缓慢，抽搐无力，时作时止，反复难愈，常伴昏迷、瘫痪等。

考点 17★　慢惊风的病因病机

慢惊风多由脾胃虚弱，土虚木亢；或脾肾阳虚，失于温煦；或热病伤阴，不能濡养筋脉所致。

慢惊风病位在脾、肾、肝，性质以虚为主。

考点 18★★★　慢惊风的辨证论治

证候分型	治法	代表方剂
脾虚肝亢证	温中健脾，缓肝理脾	缓肝理脾汤
脾肾阳衰证	温补脾肾，回阳救逆	固真汤合逐寒荡惊汤
阴虚风动证	育阴潜阳，滋肾养肝	大定风珠

考点 19★★　痫病的概述

痫病是以突然仆倒，昏不识人，口吐涎沫，两目上视，肢体抽搐，惊掣啼叫，喉中发出异声，片刻即醒，醒后一如常人为特征，具有反复发作特点的一种疾病。本病多发生于 4 岁以上的儿童。

考点 20★　痫病的病位

病位主要在心、肝、脾、肾。病机关键为痰气逆乱，蒙蔽心窍，引动肝风。

考点 21★★★　痫病的辨证论治

证候分型	治法	代表方剂
惊痫证	镇惊安神	镇惊丸
痰痫证	豁痰开窍	涤痰汤
风痫证	息风止痉	定痫丸
瘀血痫证	化瘀通窍	通窍活血汤
脾虚痰盛证	健脾化痰	六君子汤
脾肾两虚证	补益脾肾	河车八味丸

第六单元　肾系病证

考点 1★　水肿的概述

小儿水肿是由多种病证引起的体内水液潴留，泛滥肌肤，引起面目、四肢甚则全身浮肿及小便短少，严重的可伴有胸水、腹水为主要表现的常见病证。

考点 2★★　水肿的病因病机

水肿的基本病机为水液泛滥。

考点 3★★★　水肿的诊断

1. 急性肾小球肾炎　本病发病前 1~4 周多有呼吸道或皮肤感染、丹痧等链球菌感染或其他急性感染史。急性起病，主要症状为浮肿及尿量减少，血尿，高血压。

2. 肾病综合征 单纯性肾病诊断标准：①全身水肿。②大量蛋白尿。③低蛋白血症。④高脂血症。其中以大量蛋白尿和低蛋白血症为必备条件。

考点4★★★ 水肿的辨证论治

证候分型		治法	代表方剂
常证	风水相搏证	疏风宣肺，利水消肿	麻黄连翘赤小豆汤合五苓散
	湿热内侵证	清热利湿，凉血止血	五味消毒饮合小蓟饮子
	肺脾气虚证	益气健脾，利水消肿	参苓白术散合玉屏风散
	脾肾阳虚证	温肾健脾，利水消肿	真武汤
	气阴两虚证	益气养阴，利水消肿	六味地黄丸加黄芪
变证	水凌心肺证	泻肺逐水，温阳扶正	己椒苈黄丸合参附汤
	邪陷心肝证	平肝息风，泻火利水	龙胆泻肝汤合羚角钩藤汤
	水毒内闭证	辛开苦降，解毒利尿	温胆汤合附子泻心汤

考点5★ 尿频的概述

尿频是以小便频数为特征的疾病。多发于学龄前儿童，尤以婴幼儿发病率最高，女孩多于男孩。

考点6★★★ 尿频的辨证论治

证候分型	治法	代表方剂
湿热下注证	清热利湿，通利膀胱	八正散
脾肾气虚证	温补脾肾，升提固摄	缩泉丸
阴虚内热证	滋阴补肾，清热降火	知柏地黄丸

考点7★ 遗尿的概述

遗尿又称尿床，是指5周岁以上的小儿睡中小便自遗，醒后方觉的一种病证。

考点8★★★　　遗尿的辨证论治

证候分型	治法	代表方剂
肺脾气虚证	补肺益脾，固涩膀胱	补中益气汤合缩泉丸
肾气不足证	温补肾阳，固涩膀胱	菟丝子散
心肾失交证	清心滋肾，安神固脬	交泰丸合导赤散
肝经湿热证	清热利湿，泻肝止遗	龙胆泻肝汤

考点9★★　　五迟、五软的概述

　　五迟、五软是小儿生长发育障碍的病证。五迟指立迟、行迟、发迟、语迟、齿迟；五软指头项软、口软、手软、足软、肌肉软。

考点10★★★　　五迟、五软的辨证论治

证候分型	治法	代表方剂
肝肾亏损证	补肾填髓，养肝强筋	加味六味地黄丸
心脾两虚证	健脾养心，补益气血	调元散
痰瘀阻滞证	涤痰开窍，活血通络	通窍活血汤合二陈汤

第七单元　传染病

考点1★★★　　麻疹的概述

　　麻疹是由麻疹时邪引起的急性出疹性传染病。临床以发热恶寒，咳嗽咽痛，鼻塞流涕，泪水汪汪，口腔两颊近白齿处可见麻疹黏膜斑，周身皮肤依序布发红色斑丘疹，皮疹消退时皮肤有糠状脱屑和色素沉着斑等为特征。本病一年四季都有发生，但好发于冬春季节，且常可引起流行。好发年龄为6个月至5岁。

考点 2★★★　麻疹的辨证论治

<u>治疗麻疹首辨顺证、逆证。</u>

证候分型		治法	代表方剂
顺证	邪犯肺卫证	辛凉透表，清宣肺卫	宣毒发表汤
	邪入肺胃证	清凉解毒，透疹达邪	清解透表汤
	阴津耗伤证	养阴益气，清解余邪	沙参麦冬汤
逆证	邪毒闭肺证	宣肺开闭，清热解毒	麻杏石甘汤
	邪毒攻喉证	清热解毒，利咽消肿	清咽下痰汤
	邪陷心肝证	平肝息风，清心开窍	羚角钩藤汤

考点 3★　奶麻的概述

奶麻，又称假麻，西医学称为幼儿急疹，是由人疱疹病毒 6 型感染而引起的一种急性出疹性传染病，临床以<u>持续高热 3~5 天，热退疹出</u>为特征。好发年龄为 6~18 个月，3 岁以后少见。一年四季都可发病，多见于冬春两季。

考点 4★　奶麻的病因病位

奶麻的发病原因为感受幼儿急疹时邪。<u>其主要病变在肺、脾。</u>

考点 5★★★　奶麻的辨证论治

证候分型	治法	代表方剂
邪郁肌表证	疏风清热，宣透邪毒	银翘散
毒透肌肤证	清热生津，以助康复	银翘散合养阴清肺汤

考点 6★★　风痧的概述

风痧即风疹，是由外感风痧时邪引起的一种急性出疹性传染病。临床以<u>轻度发热，咳嗽，全身皮肤出现细沙样玫瑰色斑丘疹，</u>

耳后、枕部髎核肿大为主要特征。一年四季均可发生，但好发于冬春季节。多见于1~5岁的小儿。

考点7★★★　风疹的辨证论治

证候分型	治法	代表方剂
邪犯肺卫证	疏风清热透疹	银翘散
邪入气营证	清气凉营解毒	透疹凉解汤

考点8★★　丹痧的概述

丹痧是因感受痧毒疫疬之邪所引起的急性时行疾病。临床以发热，咽喉肿痛或伴腐烂，全身布发猩红色皮疹，疹后脱屑脱皮为特征。本病主要发生于冬春季节。各年龄均可发病，以2~8岁的儿童发病率较高。本病又称为"烂喉痧""烂喉丹痧"。

考点9★★★　麻疹、奶麻、风疹、丹痧的鉴别诊断

病名	麻疹	奶麻	风疹	丹痧
病原	麻疹病毒	人疱疹病毒6型	风疹病毒	乙型溶血性链球菌
初期症状	发热，咳嗽，流涕，泪水汪汪	突然高热，一般情况好	发热，咳嗽，流涕，枕部淋巴结肿大	发热，咽喉红肿化脓、疼痛
出疹与发热的关系	发热3~4天出疹，出疹时发热更高	发热3~4天出疹，热退疹出	发热1~2天出疹	发热数小时至1天出疹，出疹时热高
特殊体征	麻疹黏膜斑	无	耳后、枕部淋巴结肿大	环口苍白圈，草莓舌，帕氏线
周围血象	白细胞计数下降，淋巴细胞升高	白细胞计数下降，淋巴细胞升高	白细胞计数下降，淋巴细胞升高	白细胞计数升高，中性粒细胞升高

考点 10★★★　丹痧的辨证论治

丹痧以清热解毒，清利咽喉为基本治疗原则。

证候分型	治法	代表方剂
邪侵肺卫证	辛凉宣透，清热利咽	解肌透痧汤
毒炽气营证	清气凉营，泻火解毒	凉营清气汤
痧后阴伤证	养阴生津，清热润喉	沙参麦冬汤

考点 11★★★　水痘的概述

水痘是由<u>水痘时邪</u>引起的一种传染性强的出疹性疾病。以<u>发热、皮肤黏膜分批出现瘙痒性皮疹，丘疹、疱疹、结痂同时存在</u>为主要特征。本病一年四季均可发生，以<u>冬春二季</u>发病率高。任何年龄皆可发病，但以 <u>6~9 岁儿童</u>为多见。本病一般预后良好，<u>一次感染水痘大多可获终生免疫</u>。

考点 12★★★　水痘的诊断

皮疹分批出现，此起彼落，在同一时期，丘疹、疱疹、干痂往往同时并见。

考点 13★★★　水痘的辨证论治

水痘以<u>清热解毒利湿</u>为治疗原则。

证候分型	治法	代表方剂
邪伤肺卫证	疏风清热，利湿解毒	银翘散
邪炽气营证	清气凉营，解毒化湿	清胃解毒汤

考点 14★★　手足口病的概述

手足口病是由感受手足口病时邪引起的发疹性传染病，临床以<u>发热及手足肌肤、口咽部发生疱疹</u>为特征。本病以<u>夏秋季节为</u>

多见。常见于 5 岁以下小儿。

考点 15★★★　手足口病的诊断

1. 发病前 1~2 周有手足口病患儿接触史。
2. 主要表现为口腔及手足部发生疱疹。
3. 血常规可见白细胞计数正常，淋巴细胞和单核细胞比值相对增高。

考点 16★★★　手足口病的辨证论治

手足口病以清热祛湿解毒为治疗原则。

证候分型	治法	代表方剂
邪犯肺脾证	宣肺解表，清热化湿	甘露消毒丹
湿热蒸盛证	清热凉营，解毒祛湿	清瘟败毒饮

考点 17★★　痄腮的概述

痄腮是由痄腮时邪引起的一种急性传染病，西医称之为流行性腮腺炎。以发热、耳下腮部肿胀疼痛为主要临床特征。冬春两季易于流行。好发于 3 岁以上儿童，2 岁以下婴幼儿少见。

考点 18★　痄腮的病机

痄腮的主要病机为邪毒壅阻足少阳经脉，与气血相搏，凝滞于耳下腮部。

考点 19★★　痄腮的诊断与鉴别诊断

1. 诊断　发热，以耳垂为中心的腮部肿痛。白细胞计数可正常，淋巴细胞可相对增加。

2. 鉴别诊断　与化脓性腮腺炎相鉴别。化脓性腮腺炎中医名发颐。腮腺肿大多为一侧，表皮泛红，疼痛剧烈，拒按，按压腮部可见口腔内腮腺管口有脓液溢出，无传染性，血白细胞计数及中性粒细胞增高。

考点 20★★★　痄腮的辨证论治

证候分型		治法	代表方剂
常证	邪犯少阳证	疏风清热，散结消肿	柴胡葛根汤
	热毒蕴结证	清热解毒，软坚散结	普济消毒饮
变证	邪陷心肝证	清热解毒，息风开窍	清瘟败毒饮
	毒窜睾腹证	清肝泻火，活血止痛	龙胆泻肝汤

考点 21★★　顿咳的概述

顿咳是小儿时期感受时行邪毒引起的肺系传染病，临床以<u>阵发性痉挛性咳嗽和咳后伴有特殊的鸡鸣样吸气性吼声</u>为特征。本病一年四季都可发生，但主要发生于冬春季节。5 岁以下小儿最易发病。

考点 22★　顿咳的病因病机

本病主要病因病机为<u>外感时行邪毒侵入肺系，夹痰胶结气道，导致肺失肃降。病变脏腑以肺为主</u>。

考点 23★★★　顿咳的辨证论治

证候分型	治法	代表方剂
邪犯肺卫证	疏风祛邪，宣肺止咳	三拗汤
痰火阻肺证	清热泻肺，涤痰镇咳	桑白皮汤合葶苈大枣泻肺汤
气阴耗伤证	养阴润肺，健脾益气	肺阴亏虚证用沙参麦冬汤，肺脾气虚证用人参五味子汤

第八单元　虫证

考点1★　蛔虫病的概述

蛔虫病是感染蛔虫卵引起的小儿常见肠道寄生虫病，以脐周疼痛，时作时止，饮食异常，大便下虫，或粪便镜检有蛔虫卵为主要特征。成虫寄生小肠，劫夺水谷精微，妨碍正常的消化吸收，严重者影响儿童生长发育。

考点2★★　蛔虫病的辨证论治

证候分型	治法	代表方剂
肠虫证	驱蛔杀虫，调理脾胃	使君子散
蛔厥证	安蛔定痛，继则驱虫	乌梅丸
虫瘕证	行气通腑，散蛔驱虫	驱蛔承气汤

考点3★　蛲虫病的概述

蛲虫病是由蛲虫寄生人体所致的小儿常见肠道寄生虫病，以夜间肛门及会阴附近奇痒并见到蛲虫为特征。蛲虫患儿是唯一的传染源。

第九单元　其他疾病

考点1★★★　夏季热的概述

夏季热是婴幼儿在暑天发生的特有的季节性疾病。临床以长期发热、口渴、多饮、多尿、少汗或汗闭为特征。本病多见于6个月至3岁的婴幼儿，有严格的发病季节，多集中在6、7、8三个月。

考点 2★★　夏季热的辨证论治

证候分型	治法	代表方剂
暑伤肺胃证	清暑益气，养阴生津	王氏清暑益气汤
上盛下虚证	温补肾阳，清心护阴	温下清上汤

考点 3★　紫癜的概述

　　紫癜是小儿常见的出血性疾病之一，<u>以血液溢于皮肤、黏膜之下，出现瘀点瘀斑，压之不褪色为其临床特征</u>。

考点 4★★★　紫癜的诊断与鉴别诊断

　　1. 过敏性紫癜　<u>紫癜多见于下肢伸侧及臀部、关节周围，为高出皮肤的鲜红色至深红色丘疹、红斑或荨麻疹，大小不一，多呈对称性</u>，分批出现，血小板计数正常。

　　2. 免疫性血小板减少症　<u>瘀点多为针尖样大小，一般不高出皮面，多不对称</u>。血小板计数显著减少。

考点 5★★★　紫癜的辨证论治

证候分型	治法	代表方剂
风热伤络证	疏风清热，凉血安络	银翘散
血热妄行证	清热解毒，凉血止血	犀角地黄汤
气不摄血证	健脾养心，益气摄血	归脾汤
阴虚火旺证	滋阴降火，凉血止血	知柏地黄丸

考点 6★★　皮肤黏膜淋巴结综合征的概述

　　皮肤黏膜淋巴结综合征又称川崎病，是一种以<u>全身血管炎性病变</u>为主要病理特点的急性发热、出疹性疾病。以<u>持续发热、多形红斑、球结膜充血、草莓舌和颈淋巴结肿大、手足硬肿</u>为主要临床表现。本病好发于婴幼儿，男女比例为（1.3~1.5）：1。

考点 7★★　皮肤黏膜淋巴结综合征的辨证论治

证候分型	治法	代表方剂
卫气同病证	辛凉透表，清热解毒	银翘散
气营两燔证	清气凉营，解毒化瘀	清瘟败毒饮
气阴两伤证	益气养阴，清解余热	沙参麦冬汤

考点 8★★　维生素 D 缺乏性佝偻病的概述

维生素 D 缺乏性佝偻病简称佝偻病，是由于儿童体内维生素 D 不足，致使钙磷代谢失常的一种慢性营养性疾病，以正在生长的骨骺端软骨板不能正常钙化，造成骨骼病变为其特征。本病主要见于 2 岁以内的婴幼儿。

考点 9★　维生素 D 缺乏性佝偻病的病机

本病病机主要是脾肾虚亏，常累及心、肺、肝。

考点 10★★★　维生素 D 缺乏性佝偻病的辨证论治

证候分型	治法	代表方剂
肺脾气虚证	健脾补肺	人参五味子汤
脾虚肝旺证	健脾助运，平肝息风	益脾镇惊散
肾精亏损证	补肾填精，佐以健脾	补肾地黄丸

考点 11★★　传染性单核细胞增多症的概述

传染性单核细胞增多症（简称传单）是由传单时邪（EB 病毒）引起的急性传染病。临床表现多样，以发热、咽峡炎、淋巴结肿大、肝脾肿大、外周血中淋巴细胞增多并出现异型淋巴细胞增多为特征。

考点 12★★　传染性单核细胞增多症的辨证论治

证候分型	治法	代表方剂
邪犯肺胃证	疏风清热，宣肺利咽	银翘散
气营两燔证	清气凉营，解毒化痰	普济消毒饮
痰热流注证	清热化痰，通络散瘀	清肝化痰丸
湿热蕴滞证	清热解毒，行气化湿	甘露消毒丹
正虚邪恋证	益气生津，兼清余热	气虚邪恋，用竹叶石膏汤；阴虚邪恋，用青蒿鳖甲汤、沙参麦冬汤

针 灸 学

第一单元 经络系统

考点1★★ 十二经脉与脏腑器官的联络

经脉名称	属络的脏腑	联络的器官
手太阴肺经	属肺，络大肠，还循胃口	喉咙
手阳明大肠经	属大肠，络肺	入下齿中，夹口、鼻
足阳明胃经	属胃，络脾	起于鼻，入上齿，夹口环唇，循喉咙
足太阴脾经	属脾，络胃，流注心中	夹咽，连舌本，散舌下
手少阴心经	属心，络小肠，上肺	夹咽，系目系
手太阳小肠经	属小肠，络心，抵胃	循咽，至目内外眦，入耳中，抵鼻
足太阳膀胱经	属膀胱，络肾	起于目内眦，至耳上角，入络脑
足少阴肾经	属肾，络膀胱，上贯肝，入肺中，络心	循喉咙，夹舌本
手厥阴心包经	属心包，络三焦	
手少阳三焦经	属三焦，络心包	系耳后，出耳上角，入耳中，至目锐眦
足少阳胆经	属胆，络肝	起于目锐眦，下耳后，入耳中，出耳前
足厥阴肝经	属肝，络胆，夹胃，注肺	过阴器，连目系，环唇内

考点2★★★　十二经脉的流注次序与交接部位

第二单元　特定穴

考点1★★★　五输穴

1. 五输穴　十二经脉分布在肘、膝关节以下的井、荥、输、经、合穴，简称五输穴。

《灵枢·九针十二原》："所出为井，所溜为荥，所注为输，所行为经，所入为合。"

2. 临床应用　井穴多用于急救，点刺十二井穴可抢救昏迷；荥穴主要用于热证，如胃火牙痛选胃经的荥穴内庭可以清泄胃火；输穴多用于治疗关节疼痛；合穴多用于治疗相关脏腑病证。

《难经》："井主心下满，荥主身热，输主体重节痛，经主喘咳寒热，合主逆气而泄。"

3. 五输穴歌诀

肺经少商鱼际先，太渊经渠尺泽牵。

大肠商阳和二间，三间阳溪曲池见。

胃经厉兑内庭闲，陷谷解溪三里连。

脾经隐白大都坚，太白商丘阴陵建。

心经少冲少府前，神门灵道少海联。

小肠少泽前谷尖，后溪阳谷小海迁。

膀胱至阴通谷便，束骨昆仑委中点。

肾经涌泉然谷浅，太溪复溜阴谷陷。

心包中冲劳宫殿，大陵间使曲泽恋。

三焦关冲液门面，中渚支沟天井现。

胆经窍阴侠溪边，临泣阳辅阳陵辨。

肝经大敦与行间，太冲中封曲泉遣。

注：十二经按流注次序编写，穴位按井、荥、输、经、合顺序编写。

4. 五输穴五行配属表

（1）阴经经脉五输穴

经脉	五输穴				
	井（木）	荥（火）	输（土）	经（金）	合（水）
肺经（金）	少商	鱼际	太渊	经渠	尺泽
心包经（相火）	中冲	劳宫	大陵	间使	曲泽
心经（火）	少冲	少府	神门	灵道	少海
脾经（土）	隐白	大都	太白	商丘	阴陵泉
肝经（木）	大敦	行间	太冲	中封	曲泉
肾经（水）	涌泉	然谷	太溪	复溜	阴谷

（2）阳经经脉五输穴

经脉	五输穴				
	井（金）	荥（水）	输（木）	经（火）	合（土）
大肠经（金）	商阳	二间	三间	阳溪	曲池
三焦经（相火）	关冲	液门	中渚	支沟	天井
小肠经（火）	少泽	前谷	后溪	阳谷	小海
胃经（土）	厉兑	内庭	陷谷	解溪	足三里
胆经（木）	足窍阴	侠溪	足临泣	阳辅	阳陵泉
膀胱经（水）	至阴	足通谷	束骨	昆仑	委中

考点2★★ 原穴、络穴

1. 原穴 十二经脉在腕踝关节附近各有一重要经穴，是脏腑原气经过和留止的部位。

2. 络穴 络脉从本经别出的部位。

3. 原穴歌诀

肺渊包陵心神门，大肠合谷焦阳池。

小肠之原腕骨穴，足之三阴三原太。

胃原冲阳胆丘墟，膀胱之原京骨取。

4. 十五络穴歌诀

络穴共有十五种，肺缺膀飞心里通。

任鸠督长脾大包，包内焦外脾孙公。

大偏小正胃丰隆，肝蠡胆光肾大钟。

5. 十二经原穴与络穴表

经脉	原穴	络穴	经脉	原穴	络穴
手太阴肺经	太渊	列缺	手阳明大肠经	合谷	偏历
手厥阴心包经	大陵	内关	手少阳三焦经	阳池	外关
手少阴心经	神门	通里	手太阳小肠经	腕骨	支正
足太阴脾经	太白	公孙	足阳明胃经	冲阳	丰隆
足厥阴肝经	太冲	蠡沟	足少阳胆经	丘墟	光明
足少阴肾经	太溪	大钟	足太阳膀胱经	京骨	飞扬

考点3★ 郄穴

1. 郄穴 十二经脉和奇经八脉中的阴跷脉、阳跷脉、阴维脉、阳维脉之经气深聚的部位称为郄穴。

2. 分布特点和组成 郄穴大多分布在四肢肘膝关节以下。十二经脉各有一个郄穴，阴阳跷脉及阴阳维脉也各有一个郄穴，合称为十六郄穴。

3. 临床应用 郄穴多用于治疗本经循行部位及所属脏腑的<u>急</u>

性病证。一般来说，<u>阴经郄穴多治疗血证，阳经郄穴多治疗急性痛证</u>。

4. 十六郄穴歌诀

郄义即孔隙，本属气血集。

肺向孔最取，大肠温溜别。

胃经是梁丘，脾属地机穴。

心则取阴郄，小肠养老列。

膀胱金门守，肾向水泉施。

心包郄门刺，三焦会宗持。

胆郄在外丘，肝经中都是。

阳跷跗阳走，阴跷交信期。

阳维阳交穴，阴维筑宾知。

5. 十六郄穴表

经脉	郄穴	经脉	郄穴
手太阴肺经	孔最	手阳明大肠经	温溜
手厥阴心包经	郄门	手少阳三焦经	会宗
手少阴心经	阴郄	手太阳小肠经	养老
足太阴脾经	地机	足阳明胃经	梁丘
足厥阴肝经	中都	足少阳胆经	外丘
足少阴肾经	水泉	足太阳膀胱经	金门
阴维脉	筑宾	阳维脉	阳交
阴跷脉	交信	阳跷脉	跗阳

考点4★★★ 背俞穴、募穴

1. 背俞穴 背俞穴是脏腑之气输注于腰背部的腧穴。

2. 募穴 募穴是脏腑之气结聚于胸腹部的腧穴。

3. 临床应用 ①主要用于治疗相关脏腑的病变。②治疗与对应脏腑经络相联属的组织器官的疾患。《素问·阴阳应象大论》中有"从阴引阳，从阳引阴"等论述，认为脏病（阴病）多与背俞穴（阳部）相关，腑病（阳病）多与募穴（阴部）联系。

4. 十二背俞穴歌诀

三椎肺俞厥阴四，心五肝九十胆俞。

十一脾俞十二胃，十三三焦椎旁居。

肾俞却与命门平，十四椎外穴是真。

大肠十六小十八，膀胱俞与十九平。

5. 十二募穴歌诀

天枢大肠肺中府，关元小肠巨阙心。

中极膀胱京门肾，胆日月肝期门寻。

脾募章门胃中脘，气化三焦石门针。

心包募穴何处取，胸前膻中觅浅深。

6. 背俞穴、募穴表

脏腑	背俞穴	募穴	脏腑	背俞穴	募穴
肺	肺俞	中府	大肠	大肠俞	天枢
心包	厥阴俞	膻中	三焦	三焦俞	石门
心	心俞	巨阙	小肠	小肠俞	关元
脾	脾俞	章门	胃	胃俞	中脘
肝	肝俞	期门	胆	胆俞	日月
肾	肾俞	京门	膀胱	膀胱俞	中极

考点5★★ 下合穴

1. 下合穴 六腑之气下合于足三阳经的六个腧穴。

2. 下合穴歌诀

胃经下合足三里，上下巨虚大小肠。

膀胱委中胆阳陵，三焦下合属委阳。

考点6★★★　八会穴

1. 八会穴　指脏、腑、气、血、筋、脉、骨、髓等精气所会聚的腧穴。

2. 八会穴歌诀

气会膻中血膈俞，脏会章门骨大杼。

筋会阳陵脉太渊，腑会中脘髓绝骨。

考点7★★★　八脉交会穴

1. 八脉交会穴　十二经脉与奇经八脉相通的八个腧穴。均位于腕踝部的上下。

2. 八脉交会穴歌诀

公孙冲脉胃心胸，内关阴维下总同。

临泣胆经连带脉，阳维目锐外关逢。

后溪督脉内眦颈，申脉阳跷络亦通。

列缺任脉连肺系，阴跷照海膈喉咙。

3. 八脉交会穴表

所属经脉	穴名	所通经脉	相配合主治
手太阴肺经	列缺	任脉	肺、咽喉、胸膈疾病
足少阴肾经	照海	阴跷脉	
手太阳小肠经	后溪	督脉	耳、目内眦、颈项、肩部疾病
足太阳膀胱经	申脉	阳跷脉	
足太阴脾经	公孙	冲脉	心、胸、胃疾病
手厥阴心包经	内关	阴维脉	
足少阳胆经	足临泣	带脉	耳后、目外眦、颊、颈、肩部疾病
手少阳三焦经	外关	阳维脉	

第三单元　腧穴的定位方法

考点1★★★　骨度分寸定位法

部位	起止点	折量寸	度量法
头部	前发际正中至后发际正中	12	直寸
	眉间（印堂）至前发际正中	3	直寸
	第七颈椎棘突下（大椎）至后发际正中	3	直寸
	两额角发际（头维）之间	9	横寸
	耳后两乳突（完骨）之间	9	横寸
胸腹胁部	胸骨上窝（天突）至剑突尖	9	直寸
	剑突尖至脐中	8	直寸
	两肩胛骨喙突内侧缘之间	12	横寸
	两乳头之间	8	横寸
背腰部	肩胛骨内侧缘至后正中线	3	横寸
上肢部	腋前纹头至肘横纹（平尺骨鹰嘴）	9	直寸
	腋后纹头至尺骨鹰嘴（平肘横纹）	9	直寸
	肘横纹（平尺骨鹰嘴）至腕掌（背）侧远端横纹	12	直寸
下肢部	耻骨联合上缘至髌底	18	直寸
	髌底至髌尖	2	直寸
	髌尖（平膝中）至内踝尖	15	直寸
	胫骨内侧髁下方（阴陵泉）至内踝尖	13	直寸
	股骨大转子至腘横纹（平髌尖）	19	直寸
	臀沟至腘横纹	14	直寸
	腘横纹（平髌尖）至外踝尖	16	直寸
	内踝尖至足底	3	直寸

注：前后发际不明者，依据眉间（印堂）至前发际正中至第7颈椎棘突下（大椎），直寸，18寸，确定头部腧穴的纵向距离。

考点2★★　　手指同身寸定位法

指依据患者本人手指所规定的分寸以量取腧穴的定位方法，又称指量法。

1. 中指同身寸　以患者中指中节桡侧两端纹头间的距离作为1寸。

2. 拇指同身寸　以患者拇指指间关节的宽度作为1寸。

3. 横指同身寸　又称"一夫法"。令患者将食指、中指、无名指及小指四指相并，以中指中节横纹为标准，其四指的宽度作为3寸。

第四单元　手太阴肺经、腧穴

考点1★　　主治概要

1. 胸、肺、咽喉部等与肺脏有关病证　咳嗽，气喘，咽喉肿痛，咯血，胸痛等。

2. 经脉循行部位的其他病证　肩背痛，肘臂挛痛，手腕痛等。

考点2★★★　　手太阴肺经腧穴定位

1. 中府　在胸部，横平第1肋间隙，锁骨下窝外侧，前正中线旁开6寸。

2. 尺泽　在肘区，肘横纹上，肱二头肌腱桡侧缘凹陷中。

3. 孔最　在前臂前区，腕掌侧远端横纹上7寸，尺泽与太渊连线上。

4. 列缺　在前臂，腕掌侧远端横纹上1.5寸，拇短伸肌腱与拇长展肌腱之间，拇长展肌腱沟的凹陷中。简便取穴法：两手虎口自然平直交叉，一只手食指按在另一只手桡骨茎突上，指尖下凹陷中是穴。

5. 太渊　在腕前区，桡骨茎突与舟状骨之间，拇长展肌腱尺侧凹陷中。

6. 鱼际 在手外侧，第 1 掌骨桡侧中点赤白肉际处。

7. 少商 在手指，拇指末节桡侧，指甲根角侧上方 0.1 寸。

考点 3★★★ 常用腧穴的主治病证

穴位名称	肺系病证	穴位局部病证	特殊主治
中府	√	√	
尺泽	√	√	急性吐泻，腹痛、小儿惊风等急症
孔最	√	√	善治咳血；痔疮出血
列缺	√	√	外感头痛、牙痛、项部强痛、口眼㖞斜等头面部疾患
太渊	√	√	无脉症；胸痛，缺盆中痛
鱼际	√	√	小儿疳积；外感发热
少商	√	√	中暑，发热；昏迷，癫狂

第五单元 手阳明大肠经、腧穴

考点 1★ 主治概要

1. 头面五官病 头痛，齿痛，咽喉肿痛，鼻衄，口眼㖞斜，耳聋等。

2. 神志病 昏迷，癫狂等。

3. 肠腑病 腹胀，腹痛，肠鸣，泄泻等。

4. 皮肤病 瘾疹，痤疮，风疹，湿疹，荨麻疹等。

5. 热病 发热，热病汗出等。

6. 经脉循行部位的其他病证 手臂、肩部酸痛麻木，上肢不遂等。

考点 2★★★ 手阳明大肠经腧穴定位

1. 合谷 在手背，第 2 掌骨桡侧的中点处。

2. 阳溪 在腕区，腕背侧远端横纹桡侧，桡骨茎突远端，解剖学"鼻烟窝"凹陷中。

3. 偏历 在前臂，腕背侧远端横纹上 3 寸，阳溪与曲池连线上。

4. 手三里 在前臂，肘横纹下 2 寸，阳溪与曲池连线上。

5. 曲池 在肘区，尺泽与肱骨外上髁连线中点处。

6. 肩髃 在三角肌区，肩峰外侧缘前端与肱骨大结节两骨间凹陷中。

7. 扶突 在胸锁乳突肌区，横平喉结，胸锁乳突肌前、后缘中间。

8. 迎香 在面部，鼻翼外缘中点旁，鼻唇沟中。

考点3★★★ 常用腧穴的主治病证

穴位名称	肠胃病	头面五官病	热病	穴位局部病证	特殊主治
合谷	√	√	√		发热恶寒等外感病证；无汗或多汗；经闭、滞产等妇产科病证；上肢疼痛、不遂；皮肤病证；小儿惊风，痉证；针麻常用穴
阳溪		√		√	
偏历	√	√		√	水肿，小便不利
手三里	√	√		√	
曲池	√	√	√	√	癫狂；瘾疹、湿疹、瘰疬等皮外科疾患；头痛、眩晕
肩髃				√	瘾疹；瘰疬
扶突				√	颈部手术针麻用穴
迎香		√		√	胆道蛔虫病

第六单元 足阳明胃经、腧穴

考点1★ 主治概要

1. 胃肠病 胃痛，呕吐，腹痛，肠鸣，腹胀，泄泻，便秘等。

2. 头面五官病 目赤肿痛，头痛、眩晕、面痛、口㖞、齿痛、近视、眼睑瞤动。

3. 神志病 癫狂，谵语，吐舌等。

4. 热病

5. 经脉循行部位的其他病证 下肢痿痹，中风瘫痪，足背肿痛，乳痈等。

考点2★★★ 足阳明胃经腧穴定位

1. 承泣 在面部，眼球与眶下缘之间，瞳孔直下。

2. 四白 在面部，眶下孔处。

3. 地仓 在面部，口角旁开0.4寸（指寸）。

4. 颊车 在面部，下颌角前上方1横指（中指）。

5. 下关 在面部，颧弓下缘中央与下颌切迹之间凹陷中。

6. 头维 在头部，额角发际直上0.5寸，头正中线旁开4.5寸。

7. 人迎 在颈部，横平喉结，胸锁乳突肌前缘，颈总动脉搏动处。

8. 梁门 在上腹部，脐中上4寸，前正中线旁开2寸。

9. 天枢 在腹部，横平脐中，前正中线旁开2寸。

10. 归来 在下腹部，脐中下4寸，前正中线旁开2寸。

11. 梁丘 在股前区，髌底上2寸，股外侧肌与股直肌肌腱之间。

12. 足三里 在小腿外侧，犊鼻下3寸，犊鼻与解溪连线上。

13. 上巨虚 在小腿外侧，犊鼻下6寸，犊鼻与解溪连线上。

14. 条口 在小腿外侧，犊鼻下8寸，犊鼻与解溪连线上。

15. 下巨虚 在小腿外侧，犊鼻下9寸，犊鼻与解溪连线上。

16. 丰隆 在小腿外侧，外踝尖上8寸，胫骨前肌的外缘。

17. 解溪 在踝区，踝关节前面中央凹陷中，当㧟长伸肌腱与趾长伸肌腱之间。

18. 内庭 在足背，第2、3趾间，趾蹼缘后方赤白肉际处。

19. 厉兑 在足趾，第2趾末节外侧，趾甲根角侧后方0.1寸（指寸）。

考点3★★★ 常用腧穴的主治病证

穴位名称	肠胃病	神志病、热病	穴位局部病证	特殊主治
承泣			√	
四白			√	
地仓			√	
颊车			√	
下关			√	
头维			√	
人迎			√	高血压
梁门	√		√	
天枢	√		√	妇科疾患
归来	√		√	妇科疾患
梁丘	√		√	乳痈、乳痛等乳疾
足三里	√	√	√	气喘，痰多；乳痈；虚劳诸证，为强壮保健要穴
上巨虚	√		√	
条口	√		√	肩臂痛
下巨虚	√		√	乳痈
丰隆	√	√	√	咳嗽、痰多等痰饮病证；头痛、眩晕等头部病证
解溪	√	√	√	头痛、眩晕等头部病证

续表

穴位名称	肠胃病	神志病、热病	穴位局部病证	特殊主治
内庭	√	√	√	齿痛、咽喉肿痛、鼻衄等五官病证
厉兑		√		齿痛、咽喉肿痛、鼻衄等五官病证

第七单元　足太阴脾经、腧穴

考点1★　主治概要

1. 脾胃病　胃痛，呕吐，腹痛，泄泻，痢疾，腹满，腹胀，食不化等。

2. 妇科病　月经不调，痛经、闭经、崩漏等。

3. 前阴病　阴挺，遗尿，癃闭，疝气，阳痿等。

4. 经脉循行部位的其他病证　下肢痿痹，胸胁胀痛，足踝肿痛等。

考点2★★★　足太阴脾经腧穴定位

1. 隐白　在足趾，大趾末节内侧，趾甲根角侧后方0.1寸（指寸）。

2. 太白　在跖区，第1跖趾关节近端赤白肉际凹陷中。

3. 公孙　在跖区，第1跖骨底的前下缘赤白肉际处。

4. 三阴交　在小腿内侧，内踝尖上3寸，胫骨内侧缘后际。

5. 地机　在小腿内侧，阴陵泉下3寸，胫骨内侧缘后际。

6. 阴陵泉　在小腿内侧，胫骨内侧髁下缘与胫骨内侧缘之间的凹陷中。

7. 血海　在股前区，髌底内侧端上2寸，股内侧肌隆起处。

8. 大横　在腹部，脐中旁开4寸。

9. 大包　在胸外侧区，第6肋间隙，在腋中线上。

考点3★★★　常用腧穴的主治病证

穴位名称	脾胃病	妇科病	神志病	穴位局部病证	特殊主治
隐白	√	√	√		尿血、便血等出血证；惊风
太白	√			√	体重节痛
公孙	√		√		逆气里急、气上冲心（奔豚气）等冲脉病证
三阴交	√	√	√	√	遗精、阳痿、遗尿等生殖泌尿系统疾患；阴虚诸证；湿疹、荨麻疹等皮肤病
地机	√	√		√	小便不利、水肿、遗精
阴陵泉	√	√		√	祛湿要穴；泌尿、男科病证
血海		√		√	瘾疹、湿疹、丹毒等血热性皮肤病
大横					肥胖症
大包			√		气喘；全身疼痛，四肢无力等肌肉病证

第八单元　手少阴心经、腧穴

考点1★　主治概要

1. 心系病证　心痛、心悸、怔忡等。

2. 神志病证　癫狂痫、癔症、不寐等。

3. 经脉循行部位的其他病证　肩臂疼痛，胸胁疼痛，肘臂挛痛，小指疼痛等。

考点2★★★　手少阴心经腧穴定位

1. 极泉　在腋区，腋窝中央，腋动脉搏动处。

2. 少海 在肘前区，横平肘横纹，肱骨内上髁前缘。

3. 通里 在前臂前区，腕掌侧远端横纹上 1 寸，尺侧腕屈肌腱的桡侧缘。

4. 阴郄 在前臂前区，腕掌侧远端横纹上 0.5 寸，尺侧腕屈肌腱的桡侧缘。

5. 神门 在腕前区，腕掌侧远端横纹尺侧端，尺侧腕屈肌腱的桡侧缘。

6. 少冲 在手指，小指末节桡侧，指甲根角侧上方 0.1 寸（指寸）。

考点3★★★　常用腧穴的主治病证

穴位名称	心病、神志病	穴位局部病证	特殊主治
极泉	√	√	瘰疬；上肢针麻用穴
少海	√	√	头项痛，瘰疬
通里	√	√	舌强不语、暴喑
阴郄	√		骨蒸盗汗；吐血、衄血等血证
神门	√		胸胁痛
少冲	√		热病；目赤；胸胁痛

第九单元　手太阳小肠经、腧穴

考点1★　主治概要

1. 头面五官病 头痛，眩晕，目翳，耳鸣，耳聋，咽喉肿痛等。

2. 神志病 癫、狂、痫等。

3. 热病

4. 经脉循行部位的其他病证 肩臂酸痛、肘臂疼痛、颈项强痛、小指麻木疼痛等。

考点2★★★　手太阳小肠经腧穴定位

1. 少泽　在手指，小指末节尺侧，指甲根角侧上方0.1寸（指寸）。

2. 后溪　在手内侧，第5掌指关节尺侧近端赤白肉际凹陷中。

3. 养老　在前臂后区，腕背横纹上1寸，尺骨头桡侧凹陷中。

4. 支正　在前臂后区，腕背侧远端横纹上5寸，尺骨尺侧与尺侧腕屈肌之间。

5. 天宗　在肩胛区，肩胛冈中点与肩胛骨下角连线的上1/3与下2/3交点凹陷中。

6. 颧髎　在面部，颧骨下缘，目外眦直下凹陷中。

7. 听宫　在面部，耳屏正中与下颌骨髁状突之间的凹陷中。

考点3★★★　常用腧穴的主治病证

穴位名称	头面五官病	神志病、热病	穴位局部病证	特殊主治
少泽	√	√	√	乳痈、乳少等乳疾
后溪	√	√	√	疟疾
养老	√		√	急性腰痛
支正	√	√	√	疣症
天宗			√	气喘；乳痈、乳癖等乳房病证
颧髎	√			
听宫	√	√		

第十单元　足太阳膀胱经、腧穴

考点1★　主治概要

1. 脏腑病证　十二脏腑及其相关组织器官病证。

2. 神志病 癫、狂、痫等。

3. 头面五官病 头痛、鼻塞、鼻衄、目视不明等。

4. 经脉循行部位的其他病证 项、背、腰、下肢痹痛等。

考点 2★★★　足太阳膀胱经腧穴定位

1. 睛明 在面部，目内眦内上方眶内侧壁凹陷中。

2. 攒竹 在面部，眉头凹陷中，额切迹处。

3. 天柱 在颈后区，横平第 2 颈椎棘突上际，斜方肌外缘凹陷中。

4. 大杼 在脊柱区，第 1 胸椎棘突下，后正中线旁开 1.5 寸。

5. 风门 在脊柱区，第 2 胸椎棘突下，后正中线旁开 1.5 寸。

6. 肺俞 在脊柱区，第 3 胸椎棘突下，后正中线旁开 1.5 寸。

7. 心俞 在脊柱区，第 5 胸椎棘突下，后正中线旁开 1.5 寸。

8. 膈俞 在脊柱区，第 7 胸椎棘突下，后正中线旁开 1.5 寸。

9. 肝俞 在脊柱区，第 9 胸椎棘突下，后正中线旁开 1.5 寸。

10. 胆俞 在脊柱区，第 10 胸椎棘突下，后正中线旁开 1.5 寸。

11. 脾俞 在脊柱区，第 11 胸椎棘突下，后正中线旁开 1.5 寸。

12. 胃俞 在脊柱区，第 12 胸椎棘突下，后正中线旁开 1.5 寸。

13. 肾俞 在脊柱区，第 2 腰椎棘突下，后正中线旁开 1.5 寸。

14. 大肠俞 在脊柱区，第 4 腰椎棘突下，后正中线旁开 1.5 寸。

15. 膀胱俞 在骶区，横平第 2 骶后孔，骶正中嵴旁开 1.5 寸。

16. 次髎 在骶区，正对第 2 骶后孔中。

17. 承扶 在股后区，臀沟的中点。

18. 委阳 在膝部，腘横纹上，股二头肌腱的内侧缘。

19. 委中 在膝后区，腘横纹中点。

20. 膏肓 在脊柱区，第4胸椎棘突下，后正中线旁开3寸。

21. 志室 在腰区，第2腰椎棘突下，后正中线旁开3寸。

22. 秩边 在骶区，横平第4骶后孔，骶正中嵴旁开3寸。

23. 承山 在小腿后区，腓肠肌两肌腹与肌腱交角处。

24. 飞扬 在小腿后区，昆仑穴直上7寸，腓肠肌外下缘与跟腱移行处。

25. 昆仑 在踝区，外踝尖与跟腱之间的凹陷中。

26. 申脉 在踝区，外踝尖直下，外踝下缘与跟骨之间凹陷中。

27. 束骨 在跖区，第5跖趾关节的近端，赤白肉际处。

28. 至阴 在足趾，小趾末节外侧，趾甲根角侧后方0.1寸（指寸）。

考点3★★★ 常用腧穴的主治病证

穴位名称	十二脏腑及其相关组织器官病证	神志病	头面五官病	穴位局部病证	特殊主治
睛明			√	√	急性腰痛、坐骨神经痛；心悸、怔忡等心疾
攒竹			√	√	呃逆，急性腰扭伤
天柱		√	√	√	热病
大杼				√	咳嗽、发热
风门				√	感冒、发热、咳嗽、头痛、哮喘等外感病证及肺系病证
肺俞	√				盗汗、骨蒸潮热等阴虚病证；皮肤瘙痒、瘾疹
心俞	√		√		咳嗽、吐血；盗汗；遗精、白浊等男科病证

穴位 名称	十二脏腑及 其相关组织 器官病证	神志病	头面五 官病	穴位局 部病证	特殊主治
膈俞					胃痛；呕吐、呃逆、气喘等上逆 之证；瘾疹、皮肤瘙痒；潮热、 盗汗；血证
肝俞	√	√	√	√	
胆俞	√				肺痨、潮热
脾俞	√			√	黄疸、水肿
胃俞	√				
肾俞	√			√	月经不调、带下、不孕等妇科病 证；前阴病；消渴
大肠俞	√			√	
膀胱俞	√			√	腹泻、便秘
次髎				√	妇科、男科、前阴病证
承扶				√	痔疾
委阳				√	腹满、癃闭
委中				√	腹痛、急性吐泻；丹毒等血热病 证；泌尿系病证
膏肓				√	咳嗽、气喘、肺痨等肺虚病证； 盗汗、健忘、遗精等虚劳诸疾
志室				√	遗精、阳痿等肾虚病证
秩边				√	便秘、痔疾、阴痛等前后阴病证
承山				√	痔疾、便秘；腹痛、疝气
飞扬			√	√	痔疾
昆仑		√	√		滞产
申脉		√	√	√	嗜睡、不寐和眼睑开合不利等病证
束骨		√	√	√	
至阴			√		胎位不正、滞产

第十一单元 足少阴肾经、腧穴

考点1★ 主治概要

1. 头和五官病 头痛，目眩，咽喉肿痛，齿痛，耳聋，耳鸣等。

2. 妇科病、前阴病 月经不调，遗精，阳痿，小便频数等。

3. 经脉循行部位的其他病证 下肢厥冷，内踝肿痛等。

考点2★★★ 足少阴肾经腧穴定位

1. 涌泉 在足底，屈足卷趾时足心最凹陷中。

2. 然谷 在足内侧，足舟骨粗隆下方，赤白肉际处。

3. 太溪 在踝区，内踝尖与跟腱之间的凹陷中。

4. 大钟 在跟区，内踝后下方，跟骨上缘，跟腱附着部前缘凹陷中。

5. 照海 在踝区，内踝尖下1寸，内踝下缘边际凹陷中。

6. 复溜 在小腿内侧，内踝尖上2寸，跟腱前缘。

7. 肓俞 在腹部，脐中旁开0.5寸。

考点3★★★ 常用腧穴的主治病证

穴位名称	泌尿生殖系统疾病及肾病	妇科病	头面五官病	穴位局部病证	特殊主治
涌泉	√		√	√	昏厥、中暑、小儿惊风、癫狂痫等急症及神志疾患；奔豚气
然谷	√	√		√	咯血、咽喉肿痛；消渴、泄泻；小儿脐风、口噤
太溪	√	√	√	√	咳喘、咳血、胸痛等肺疾

续表

穴位名称	泌尿生殖系统疾病及肾病	妇科病	头面五官病	穴位局部病证	特殊主治
大钟	√			√	痴呆；咽痛、咳血、气喘
照海	√	√	√		失眠、癫痫等神志疾患；便秘
复溜	√			√	腹胀、腹泻；癃闭、水肿；汗证
肓俞		√		√	疝气

第十二单元 手厥阴心包经、腧穴

考点1★ 主治概要

1. 心胸、神志病 心痛，心悸，心烦，胸闷，癫狂痫等。

2. 胃腑病证 胃痛，呕吐等。

3. 经脉循行部位的其他病证 上臂内侧痛，肘臂挛麻，腕痛，掌中热等。

考点2★★★ 手厥阴心包经腧穴定位

1. 天池 在胸部，第4肋间隙，前正中线旁开5寸。

2. 曲泽 在肘前区，肘横纹上，肱二头肌腱的尺侧缘凹陷中。

3. 郄门 在前臂前区，腕掌侧远端横纹上5寸，掌长肌腱与桡侧腕屈肌腱之间。

4. 间使 在前臂前区，腕掌侧远端横纹上3寸，掌长肌腱与桡侧腕屈肌腱之间。

5. 内关 在前臂前区，腕掌侧远端横纹上2寸，掌长肌腱与桡侧腕屈肌腱之间。

6. 大陵 在腕前区，腕掌侧远端横纹中，掌长肌腱与桡侧腕屈肌腱之间。

7. 劳宫 在掌区，横平第3掌指关节近端，第2、3掌骨之间偏于第 3 掌骨。简便取穴法：半握拳，中指尖下是穴。

8. 中冲 在手指，中指末端最高点。

考点 3★★★ 常用腧穴的主治病证

穴位 名称	心胸、 神志病	胃腑 病证	穴位局 部病证	特殊主治
天池	√		√	瘰疬
曲泽	√	√	√	热病、中暑
郄门	√			疔疮；咯血、衄血等血证
间使	√	√	√	热病，疟疾
内关	√	√	√	中风，眩晕，偏头痛；胁痛，胁下痞块
大陵	√	√	√	
劳宫	√	√		中风昏迷、中暑等急症；鹅掌风
中冲				中风昏迷、中暑、昏厥、小儿惊风等急症；舌 下肿痛；高热

第十三单元 手少阳三焦经、腧穴

考点 1★ 主治概要

1. 头面五官病 头、目、耳、颊、咽喉病等。

2. 热病

3. 经脉循行部位的其他病证 胁肋痛，肩臂外侧痛，上肢挛急、麻木、不遂等。

考点 2★★★ 手少阳三焦经腧穴定位

1. 关冲 在手指，第 4 指末节尺侧，指甲根角侧上方 0.1 寸（指寸）。

2. 中渚　在手背，第 4、5 掌骨间，第 4 掌指关节近端凹陷中。

3. 阳池　在腕后区，腕背侧远端横纹上，指伸肌腱的尺侧缘凹陷中。

4. 外关　在前臂后区，腕背侧远端横纹上 2 寸，尺骨与桡骨间隙中点。

5. 支沟　在前臂后区，腕背侧远端横纹上 3 寸，尺骨与桡骨间隙中点。

6. 肩髎　在三角肌区，肩峰角与肱骨大结节两骨间凹陷中。

7. 翳风　在颈部，耳垂后方，乳突下端前方凹陷中。

8. 角孙　在头部，耳尖正对发际处。

9. 耳门　在耳区，耳屏上切迹与下颌骨髁突之间的凹陷中。

10. 丝竹空　在面部，眉梢凹陷处。

考点3★★★　常用腧穴的主治病证

穴位名称	头面五官病	热病	穴位局部病证	特殊主治
关冲	√	√		
中渚	√	√	√	疟疾
阳池	√		√	消渴
外关	√	√	√	瘰疬，胁肋痛；疟疾，伤风感冒
支沟	√	√		便秘，暴喑，瘰疬，胁肋痛；落枕
肩髎			√	风疹
翳风	√			瘰疬
角孙	√		√	
耳门	√		√	
丝竹空	√			癫痫

第十四单元　足少阳胆经、腧穴

考点1★　主治概要

1. 头面五官病　侧头、目、耳、咽喉病等。

2. 肝胆病　黄疸、口苦、胁痛等。

3. 神志病　癫狂等。

4. 热病

5. 经脉循行部位的其他病证　胁肋痛，下肢痹痛、麻木、不遂等。

考点2★★★　足少阳胆经腧穴定位

1. 瞳子髎　在面部，目外眦外侧0.5寸凹陷中。

2. 听会　在面部，耳屏间切迹与下颌骨髁状突之间的凹陷中。

3. 率谷　在头部，耳尖直上入发际1.5寸。

4. 完骨　在头部，耳后乳突的后下方凹陷中。

5. 阳白　在头部，眉上1寸，瞳孔直上。

6. 头临泣　在头部，前发际上0.5寸，瞳孔直上。

7. 风池　在颈后区，枕骨之下，胸锁乳突肌上端与斜方肌上端之间的凹陷中。

8. 肩井　在肩胛区，第7颈椎棘突与肩峰最外侧点连线的中点。

9. 日月　在胸部，第7肋间隙中，前正中线旁开4寸。

10. 带脉　在侧腹部，第11肋骨游离端垂线与脐水平线的交点上。

11. 环跳　在臀区，股骨大转子最凸点与骶管裂孔连线的外1/3与内2/3交点处。

12. 风市　在股外侧，腘横纹上9寸，髂胫束后缘。直立垂手，掌心贴于大腿时，中指尖所指凹陷中。

13. 阳陵泉 在小腿外侧,腓骨头前下方凹陷中。

14. 光明 在小腿外侧,外踝尖上 5 寸,腓骨前缘。

15. 悬钟 在小腿外侧,外踝尖上 3 寸,腓骨前缘。

16. 丘墟 在踝区,外踝的前下方,趾长伸肌腱的外侧凹陷中。

17. 足临泣 在足背,第 4、5 跖骨底结合部的前方,第 5 趾长伸肌腱外侧凹陷中。

18. 侠溪 在足背,第 4、5 跖骨间,趾蹼缘后方赤白肉际处。

19. 足窍阴 在足趾,第 4 趾末节外侧,趾甲根角侧后方 0.1 寸(指寸)。

考点 3★★★ 常用腧穴的主治病证

穴位名称	头面五官病	肝胆病	神志病、热病	穴位局部病证	特殊主治
瞳子髎	√			√	
听会	√			√	
率谷	√			√	小儿急、慢惊风
完骨	√			√	不寐
阳白	√			√	
头临泣	√		√		小儿惊风
风池	√	√		√	恶寒发热、口眼㖞斜等外风所致的病证
肩井	√			√	难产、乳痈、乳汁不下等妇产科及乳房疾患;瘰疬
日月		√			
带脉				√	月经不调、经闭、赤白带下等妇科经带病证;疝气
环跳				√	风疹
风市				√	遍身瘙痒
阳陵泉		√		√	小儿惊风
光明	√				乳房胀痛、乳少等乳疾

续表

穴位名称	头面五官病	肝胆病	神志病、热病	穴位局部病证	特殊主治
悬钟		√		√	中风、颈椎病等骨、髓病；颈项强痛、偏头痛、咽喉肿痛
丘墟		√		√	疟疾；偏头痛
足临泣	√	√		√	月经不调、乳痈；瘰疬；疟疾
侠溪	√	√	√		乳痈
足窍阴	√	√	√		

第十五单元　足厥阴肝经、腧穴

考点1★　主治概要

1. 肝胆病　黄疸，胸胁胀痛，呕逆，中风、头痛、眩晕、惊风等。

2. 妇科病、前阴病　月经不调、痛经、崩漏、带下、遗尿、小便不利等。

3. 经脉循行部位的其他病证　下肢痹痛、麻木、不遂等。

考点2★★★　足厥阴肝经腧穴定位

1. 大敦　在足趾，大趾末节外侧，趾甲根角侧后方0.1寸（指寸）。

2. 行间　在足背，第1、2趾间，趾蹼缘后方赤白肉际处。

3. 太冲　在足背，第1、2跖骨间，跖骨底结合部前方凹陷中，或触及动脉搏动处。

4. 蠡沟　在小腿内侧，内踝尖上5寸，胫骨内侧面的中央。

5. 曲泉　在膝部，腘横纹内侧端，半腱肌肌腱内缘凹陷中。

6. 章门　在侧腹部，第11肋游离端的下际。

7. 期门 在胸部，第6肋间隙，前正中线旁开4寸。

考点3★★★ 常用腧穴的主治病证

穴位名称	肝胆病	泌尿生殖妇科疾病	穴位局部病证	特殊主治
大敦		√		癫痫；疝气，少腹痛
行间	√	√		头痛、目眩、青盲、目赤肿痛等头面五官热性病证
太冲	√	√	√	目赤肿痛、青盲、咽喉干痛、耳鸣、耳聋等头面五官热性病证
蠡沟		√	√	
曲泉		√	√	
章门	√			腹胀、泄泻等胃肠病证
期门	√			奔豚气，乳痈

第十六单元　督脉、腧穴

考点1★　主治概要

1. 脏腑病 五脏六腑相关病证。

2. 神志病 癫狂痫等。

3. 热病

4. 头面五官病 头痛，口喝，面肿等。

5. 经脉循行部位的其他病证 腰骶、背项疼痛等。

考点2★★　督脉腧穴定位

1. 腰阳关 在脊柱区，第4腰椎棘突下凹陷中，后正中线上。

2. 命门 在脊柱区，第2腰椎棘突下凹陷中，后正中线上。

3. 至阳 在脊柱区，第7胸椎棘突下凹陷中，后正中线上。

4. **身柱**　在脊柱区，第3胸椎棘突下凹陷中，后正中线上。

5. **大椎**　在脊柱区，第7颈椎棘突下凹陷中，后正中线上。

6. **哑门**　在颈后区，第2颈椎棘突上际凹陷中，后正中线上。

7. **风府**　在颈后区，枕外隆凸直下，两侧斜方肌之间凹陷中。

8. **百会**　在头部，前发际正中直上5寸。

9. **上星**　在头部，前发际正中直上1寸。

10. **神庭**　在头部，前发际正中直上0.5寸。

11. **印堂**　在头部，两眉毛内侧端中间的凹陷中。

12. **素髎**　在面部，鼻尖的正中央。

13. **水沟**　在面部，人中沟的上1/3与中1/3交点处。

考点 3★★★　常用腧穴的主治病证

穴位名称	脏腑病	神志病	经脉循行部位	特殊主治
腰阳关			√	月经不调、赤白带下等妇科病证；遗精、阳痿等男科病证
命门	√		√	月经不调、赤白带下、痛经、经闭、不孕等妇科病证；遗精、阳痿等男科病证
至阳	√		√	咳嗽，气喘
身柱		√	√	疔疮发背，外感病证
大椎		√	√	外感病证；热病，骨蒸潮热；风疹、痤疮；咳嗽、气喘等肺失宣降证
哑门		√	√	暴喑、舌强不语
风府		√	√	中风、眩晕、发热、项强等内、外风证；目痛、鼻衄等五官病证
百会		√	√	脱肛、阴挺、胃下垂等气虚下陷证
上星		√	√	热病、疟疾
神庭		√	√	
印堂		√	√	产后血晕、子痫、小儿惊风

续表

穴位名称	脏腑病	神志病	经脉循行部位	特殊主治
素髎			√	惊厥、昏迷、晕厥、脱证等急症
水沟		√	√	昏迷、晕厥、中风等急症，急救要穴之一；闪挫腰痛，脊背强痛

第十七单元　任脉、腧穴

考点1★　主治概要

1. 脏腑病　腹部、胸部相关脏腑病。

2. 妇科病、男科病及前阴病　月经不调，痛经，带下，遗精，阳痿，小便不利，遗尿等。

3. 神志病　癫痫，失眠等。

4. 虚证　部分腧穴有强壮作用，主治虚劳、虚脱等证。

5. 经脉循行部位的其他病证　颈、头、胸、腹的局部病证。

考点2★★★　任脉腧穴定位

1. 中极　在下腹部，脐中下4寸，前正中线上。

2. 关元　在下腹部，脐中下3寸，前正中线上。

3. 气海　在下腹部，脐中下1.5寸，前正中线上。

4. 神阙　在脐区，脐中央。

5. 下脘　在上腹部，脐中上2寸，前正中线上。

6. 建里　在上腹部，脐中上3寸，前正中线上。

7. 中脘　在上腹部，脐中上4寸，前正中线上。

8. 上脘　在上腹部，脐中上5寸，前正中线上。

9. 膻中　在胸部，横平第4肋间隙，前正中线上。

10. 天突　在颈前区，胸骨上窝中央，前正中线上。

11. 廉泉 在颈前区，喉结上方，舌骨上缘凹陷中，前正中线上。

12. 承浆 在面部，颏唇沟的正中凹陷处。

考点3★★★ 常用腧穴的主治病证

穴位名称	脏腑病	泌尿生殖妇科疾病	神志病	虚证	穴位局部病证	特殊主治
中极		√			√	
关元	√	√		√	√	保健要穴
气海	√	√		√	√	保健要穴
神阙	√	√		√	√	保健要穴
下脘	√				√	
建里	√				√	水肿
中脘	√		√		√	黄疸
上脘	√		√		√	
膻中	√				√	胸肺气机不畅病证；胃气上逆证
天突	√				√	瘿气、梅核气、暴喑
廉泉					√	
承浆			√		√	暴喑

第十八单元 毫针刺法

考点1★★ 进针方法

1. 指切进针法 适用于短针的进针。

2. 夹持进针法 适用于长针的进针。

3. 舒张进针法 主要用于皮肤松弛部位腧穴的进针。

4. 提捏进针法 主要用于皮肉浅薄部位腧穴的进针，如印堂穴。

考点 2★★　行针手法

1. 基本手法　包括提插法和捻转法两种。

2. 辅助手法　包括循法、弹法、刮法、摇法、飞法、震颤法。

考点 3★★★　针刺补泻

1. 捻转补泻

（1）补法　捻转角度小，用力轻，频率慢，操作时间短，拇指向前用力重、向后用力轻者为补法。

（2）泻法　捻转角度大，用力重，频率快，操作时间长，拇指向后用力重、向前用力轻者为泻。

2. 提插补泻

（1）补法　先浅后深，重插轻提，提插幅度小，频率慢，操作时间短。

（2）泻法　先深后浅，轻插重提，提插幅度大，频率快，操作时间长。

3. 疾徐补泻

（1）补法　进针时徐徐刺入，疾速出针。

（2）泻法　进针时疾速刺入，徐徐出针。

4. 迎随补泻

（1）补法　进针时，针尖随着经脉循行去的方向刺入。

（2）泻法　进针时，针尖迎着经脉循行来的方向刺入。

5. 呼吸补泻

（1）补法　患者呼气时进针，吸气时出针。

（2）泻法　患者吸气时进针，呼气时出针。

6. 开阖补泻

（1）补法　出针后迅速闭按针孔。

（2）泻法　出针时摇大针孔而不按。

7. 平补平泻

进针得气后，均匀地捻转、提插后即可出针。

第十九单元　灸法

考点★★★　间接灸

1. 隔姜灸　温胃止呕、散寒止痛。常用于因寒而致的呕吐、腹痛及风寒痹痛等病证。

2. 隔蒜灸　清热解毒、杀虫。多用于治疗瘰疬、肺痨及肿疡初起等病证。

3. 隔盐灸　回阳、救逆、固脱。多用于治疗伤寒阴证或吐泻并作、中风脱证等病证。

4. 隔附子饼灸　温补肾阳。多用于治疗命门火衰而致的阳痿、早泄或疮疡久溃不敛等病证。

第二十单元　内科病证的针灸治疗

考点1★★★　头痛

<u>主穴</u>　百会、风池、阿是穴、合谷。
<u>趣记</u>　风是百合。

考点2★★　面痛

<u>主穴</u>　攒竹、四白、下关、地仓、合谷、太冲、内庭。
<u>趣记</u>　竹太白内下谷仓。

考点3★★★　腰痛

<u>主穴</u>　大肠俞、阿是穴、委中。
<u>趣记</u>　大常委。

考点 4 ★★★　痹证

　　<u>主穴</u>　阿是穴，局部经穴。

　　<u>配穴</u>　①行痹配膈俞、血海。②痛痹配肾俞、关元。③着痹配阴陵泉、足三里。④热痹配大椎、曲池。

考点 5 ★★　坐骨神经痛

　　<u>主穴</u>

　　1. 足太阳经证　腰夹脊、秩边、委中、承山、昆仑、阿是穴。

　　<u>趣记</u>　陈昆为治腰。

　　2. 足少阳经证　腰夹脊、环跳、阳陵泉、悬钟、丘墟、阿是穴。

　　<u>趣记</u>　环球要宣扬。

考点 6 ★★★　中风

　　1. 中经络

　　<u>主穴</u>　水沟、内关、三阴交、极泉、尺泽、委中。

　　<u>趣记</u>　关中三尺泉水。

　　2. 中脏腑

　　（1）闭证　水沟、十二井穴、太冲、丰隆、劳宫。

　　<u>趣记</u>　十二井水冲龙宫。

　　（2）脱证　关元、神阙。

考点 7 ★★★　眩晕

　　1. 实证

　　<u>主穴</u>　百会、风池、太冲、内关。

　　<u>趣记</u>　白痴冲关，眩晕。

　　2. 虚证

　　<u>主穴</u>　百会、风池、肝俞、肾俞、足三里。

　　<u>趣记</u>　肝肾二叔会三里池。

考点 8★★★　面瘫

<u>主穴</u>　攒竹、阳白、四白、颧髎、颊车、地仓、翳风、合谷、太冲。

<u>趣记</u>　谷地煮四车冲锋阳泉。

考点 9★★★　痿证

<u>主穴</u>

1. 上肢　肩髃，曲池，外关，合谷，颈、胸段夹脊穴。

<u>趣记</u>　关谷夹鱼吃。

2. 下肢　髀关、足三里、阳陵泉、悬钟、三阴交、解溪、腰部夹脊穴。

<u>趣记</u>　要结交关里钟灵。

考点 10★★★　痫病

1. 发作期

<u>主穴</u>　水沟、百会、后溪、内关、太冲。

<u>趣记</u>　冲水会溪内。

2. 间歇期

<u>主穴</u>　印堂、鸠尾、间使、太冲、丰隆、腰奇。

<u>趣记</u>　唐太监骑龙尾。

考点 11★★★　不寐

<u>主穴</u>　百会、安眠、神门、三阴交、照海、申脉。

<u>趣记</u>　三百海参安神。

考点 12★★　郁证

<u>主穴</u>　百会、印堂、水沟、内关、神门、太冲。

<u>趣记</u>　水神冲关拜堂。

考点 13★　痴呆

<u>主穴</u>　百会、印堂、四神聪、内关、太溪、悬钟。

<u>趣记</u>　会堂内有四神，太玄。

考点 14★★★　心悸

<u>主穴</u>　内关、神门、郄门、心俞、巨阙。

<u>趣记</u>　巨阙叔关二门。

考点 15★★★　感冒

<u>主穴</u>　列缺、合谷、风池、大椎、太阳。

<u>趣记</u>　大谷池缺太阳。

考点 16★★★　咳嗽

1. 外感咳嗽

<u>主穴</u>　肺俞、列缺、合谷。

<u>趣记</u>　肺外列谷。

2. 内伤咳嗽

<u>主穴</u>　肺俞、太渊、三阴交。

<u>趣记</u>　肺内太阴。

考点 17★★★　哮喘

1. 实证

<u>主穴</u>　列缺、尺泽、肺俞、中府、定喘。

<u>趣记</u>　肺喘缺中泽。

2. 虚证

<u>主穴</u>　肺俞、膏肓、肾俞、太渊、太溪、足三里、定喘。

<u>趣记</u>　肺肾二叔搞定三太太。

考点 18★★★　呕吐

<u>主穴</u>　中脘、足三里、内关。

趣记 中关足。

考点 19★★★ 胃痛

主穴 中脘、足三里、内关。
趣记 中关足。

考点 20★★★ 泄泻

1. 急性泄泻
主穴 天枢、上巨虚、阴陵泉、水分。
趣记 泉水上天。

2. 慢性泄泻
主穴 神阙、天枢、足三里、公孙。
趣记 公孙天神住山里。

考点 21★★★ 便秘

主穴 天枢、大肠俞、上巨虚、支沟。
趣记 天上大沟。

考点 22★★ 癃闭

1. 实证
主穴 中极、膀胱俞、秩边、阴陵泉、三阴交。
趣记 三中旁边泉。

2. 虚证
主穴 关元、脾俞、肾俞、三焦俞、秩边。
趣记 三叔审批边关。

考点 23★★ 消渴

主穴 胃脘下俞、肺俞、脾俞、肾俞、太溪、三阴交。
趣记 三消四叔交太溪。

第二十一单元　妇儿科病证的针灸治疗

考点1★★★　月经不调

1. 月经先期

<u>主穴</u>　关元、三阴交、血海。

<u>趣记</u>　先交关元血。

2. 月经后期

<u>主穴</u>　气海、三阴交、归来。

<u>趣记</u>　后交归来气。

3. 月经先后无定期

<u>主穴</u>　关元、三阴交、肝俞。

<u>趣记</u>　先后交肝元。

考点2★★★　痛经

1. 实证

<u>主穴</u>　中极、次髎、地机、三阴交、十七椎。

<u>趣记</u>　三十七次中地。

2. 虚证

<u>主穴</u>　关元、足三里、三阴交、次髎、十七椎。

<u>趣记</u>　三三次元椎。

考点3★★★　崩漏

1. 实证

<u>主穴</u>　关元、三阴交、隐白。

<u>趣记</u>　三百元治实崩。

2. 虚证

<u>主穴</u>　气海、三阴交、肾俞、足三里。

<u>趣记</u>　三三肾海治虚崩。

考点 4★★　绝经前后诸证

主穴　肾俞、肝俞、太溪、气海、三阴交。

趣记　肝肾二叔气三太。

考点 5★★　带下病

主穴　带脉、中极、白环俞、三阴交、阴陵泉。

趣记　泉中三白带。

考点 6★★★　缺乳

主穴　乳根、膻中、肩井、少泽。

趣记　膻中井少乳。

考点 7★★★　遗尿

主穴　关元、中极、膀胱俞、三阴交。

趣记　关中三叔。

考点 8★★　注意缺陷多动障碍

主穴　印堂、四神聪、太溪、风池、神门、内关。

趣记　四神关门戏池塘。

第二十二单元　皮外伤科病证的针灸治疗

考点 1★★★　瘾疹

主穴　曲池、合谷、血海、膈俞、委中。

趣记　哥去海河中。

考点 2★★★　蛇串疮

主穴　局部阿是穴、相应夹脊穴。

配穴 ①肝经火毒配行间、侠溪。②脾经湿热配阴陵泉、血海。③瘀血阻络配血海、合谷。④便秘配天枢。⑤心烦配神门。

考点3★ 神经性皮炎

主穴 阿是穴、曲池、合谷、血海、膈俞。

趣记 阿哥去海河。

考点4★★ 乳癖

主穴 膻中、乳根、屋翳、期门、足三里、太冲。

趣记 乳中污气太充足。

考点5★★ 颈椎病

主穴 颈夹脊、天柱、风池、曲池、悬钟、阿是穴。

趣记 阿静注重曲风。

考点6★★★ 落枕

主穴 外劳宫、天柱、阿是穴、后溪、悬钟。

趣记 后天选老公。

考点7★★ 漏肩风

主穴 肩髃、肩髎、肩贞、阿是穴、阳陵泉、条口透承山。

趣记 四条山泉见了真鱼。

考点8★★ 扭伤

主穴 阿是穴、扭伤局部经穴。

腰部：阿是穴、大肠俞、腰痛点、委中。

颈部：阿是穴、风池、绝骨、后溪。

肩部：阿是穴、肩髃、肩髎、肩贞。

肘部：阿是穴、曲池、小海、天井。

腕部：阿是穴、阳溪、阳池、阳谷。

髋部：阿是穴、环跳、秩边、居髎。

膝部：阿是穴、膝眼、膝阳关、梁丘。

踝部：阿是穴、申脉、解溪、丘墟。

考点9★ 肘劳

<u>主穴</u> 阿是穴。

<u>配穴</u> ①手阳明经证配曲池、手三里。②手太阳经证配阳谷、小海。③手少阳经证配外关、天井。

第二十三单元 五官科病证的针灸治疗

考点1★★ 目赤肿痛

<u>主穴</u> 睛明、太阳、风池、合谷、太冲。

<u>趣记</u> 何故太阳净明，风太冲。

考点2★★★ 耳鸣耳聋

1. 实证

<u>主穴</u> 听会、翳风、中渚、侠溪。

<u>趣记</u> 侠溪听中医。

2. 虚证

<u>主穴</u> 听宫、翳风、太溪、肾俞。

<u>趣记</u> 深宫太医。

考点3★★ 鼻衄

<u>主穴</u> 迎香、印堂、风池、合谷、足三里。

<u>趣记</u> 故里迎池塘。

考点4★★★ 牙痛

<u>主穴</u> 合谷、颊车、下关。

趣记　何故下车。

考点5★★★　咽喉肿痛

1. 实证

主穴　廉泉、少商、合谷、尺泽、关冲。

趣记　何故斥责关少廉。

2. 虚证

主穴　太溪、照海、列缺、鱼际。

趣记　溪海缺鱼。

考点6★　近视

主穴　睛明、承泣、风池、光明。

趣记　成名风光。

配穴　①心脾两虚配心俞、脾俞、神门、足三里。②肝肾不足配肝俞、肾俞、太溪、太冲。

第二十四单元　急症及其他病证的针灸治疗

考点1★★　晕厥

主穴　水沟、内关、涌泉。

配穴　①虚证配气海、关元。②实证配合谷、太冲。

趣记　晕厥泉水内。

考点2★★　内脏绞痛

1. 心绞痛

主穴　内关、郄门、阴郄、膻中。

趣记　关中二郄。

2. 胆绞痛

<u>主穴</u> 胆囊穴、阳陵泉、胆俞、日月。

<u>趣记</u> 二胆日月泉。

3. 肾绞痛

<u>主穴</u> 肾俞、膀胱俞、中极、三阴交。

<u>趣记</u> 身旁三中。

考点 3★ 肥胖症

<u>主穴</u> 中脘、曲池、天枢、阴陵泉、丰隆、太冲。

<u>趣记</u> 阴天去冲中锋。

附★★★ 常用配穴

1. 肝阳上亢证 太溪配太冲（或行间、侠溪）。

2. 痰湿证 中脘、丰隆、阴陵泉、头维、公孙。

3. 瘀血证 血海、膈俞、三阴交（妇科多用）。

4. 血虚证 脾俞、足三里。

5. 气虚证 气海、足三里。

6. 肝郁气滞证 太冲、行间、章门、侠溪。

7. 肾虚证 肾俞、太溪。

8. 胃热证 内庭。

9. 肝火证 行间。

10. 外感热证 大椎、曲池。

11. 脾胃虚弱证 脾俞、胃俞。

12. 肝肾亏虚证 肝俞、肾俞。

13. 心胆气虚证 心俞、胆俞。

14. 风寒证 风门。

西医综合

诊断学基础

第一单元 症状学

考点1★ 感染性发热的病因

临床最多见，各种病原体所引起的急、慢性感染均能引起感染性发热。常见病因见下表：

病原体	常见疾病
病毒	病毒性上呼吸道感染、病毒性肝炎、流行性乙型脑炎、脊髓灰质炎、麻疹、流行性感冒、流行性腮腺炎、水痘等
细菌	伤寒、结核病、布鲁菌病、细菌性心内膜炎、肺炎链球菌肺炎、猩红热、急性细菌性痢疾、丹毒、流行性脑脊髓膜炎等
支原体	肺炎支原体肺炎
立克次体	斑疹伤寒、恙虫病
螺旋体	钩端螺旋体病、回归热
真菌	念珠菌病、隐球菌病
寄生虫	疟疾、急性血吸虫病、阿米巴肝病

考点2★★★ 发热的热型和临床意义

	体温曲线	常见疾病
稽留热	持续于39℃以上，达数日或数周，24小时波动范围不超过1℃	肺炎链球菌肺炎、伤寒、斑疹伤寒高热期

	体温曲线	常见疾病
弛张热	体温在 39℃ 以上，但波动幅度大，24 小时内体温波动在 2℃ 以上，最低时一般仍高于正常水平	败血症、风湿热、重症肺结核、化脓性炎症
间歇热	高热期与无热期交替出现，即体温骤升达高峰后持续数小时，又迅速降至正常水平，无热期（间歇期）可持续 1 日至数日，如此反复发作	疟疾、急性肾盂肾炎
回归热	骤然升至 39℃ 以上，持续数日后又骤然下降至正常水平，高热期与无热期各持续若干日后即有规律地交替一次	回归热、霍奇金淋巴瘤
波状热	逐渐升高达 39℃ 或以上，数天后逐渐下降至正常水平，数天后再逐渐升高，如此反复多次	布鲁菌病
不规则热	发热无一定规律	结核病、风湿热、支气管肺炎、渗出性胸膜炎、感染性心内膜炎

考点 3★　头痛的问诊要点及临床意义

1. 头痛的性质　三叉神经痛表现为颜面部发作性电击样疼痛；舌咽神经痛的特点是咽后部发作性疼痛并向耳及枕部放射；血管性头痛为搏动样头痛。

2. 头痛伴呕吐　见于脑膜炎、脑炎、脑肿瘤等引起的颅内压增高。

考点 4★★★　胸痛的问诊要点及临床意义

	性质
心绞痛	压榨样痛，可伴有窒息感
心肌梗死	疼痛更为剧烈并有恐惧、濒死感

续表

	性质
干性胸膜炎	尖锐刺痛或撕裂痛，伴呼吸时加重，屏气时消失
肺梗死	突然剧烈刺痛或绞痛，常伴有呼吸困难与发绀

考点 5★★★　腹痛的问诊要点及临床意义

1. 部位　急性阑尾炎早期疼痛在脐周或上腹部，数小时后转移至右下腹；小肠绞痛位于脐周；结肠疾病疼痛多位于下腹或左下腹；膀胱炎、盆腔炎症及异位妊娠破裂引起的疼痛在下腹部。

2. 性质与程度　消化性溃疡常有慢性、周期性、节律性中上腹隐痛或灼痛，如突然呈剧烈的刀割样、烧灼样持续性疼痛，可能并发急性穿孔；胆石症、泌尿道结石及肠梗阻时呈剧烈绞痛；剑突下钻顶样痛是胆道蛔虫梗阻的特征；肝癌疼痛多呈进行性锐痛；慢性肝炎与淤血性肝肿大多为持续性胀痛。

考点 6★★★　咳嗽与咳痰的问诊要点及临床意义

1. 音色　犬吠样——喉头炎症水肿或气管受压；鸡鸣样吼声——百日咳；金属调咳嗽——可由纵隔肿瘤或支气管癌直接压迫气管。

2. 痰的性质与量　粉红色泡沫痰是肺水肿的特征。

考点 7★★　咯血的病因

1. 支气管疾病　常见于支气管扩张症、支气管肺癌、支气管内膜结核和慢性支气管炎等。

2. 肺部疾病　如肺结核、肺炎链球菌肺炎、肺脓肿等。肺结核为我国最常见的咯血原因。

3. 心血管疾病　如风湿性心脏病二尖瓣狭窄所致的咯血等。

4. 其他　如血小板减少症、白血病、血友病、肺出血型钩端螺旋体病、流行性出血热等。

考点 8★★★　呼吸困难的临床表现

1. 肺源性呼吸困难

	表现	常见于
吸气性	三凹征	急性喉炎，喉水肿，喉痉挛，白喉，喉癌，气管异物，支气管肿瘤或气管受压等
呼气性	伴有广泛哮鸣音	支气管哮喘、喘息型慢性支气管炎、慢性阻塞性肺疾病
混合性	吸气与呼气均感费力	重症肺炎、重症肺结核、大面积肺不张、大块肺梗死、大量胸腔积液和气胸

2. 心源性呼吸困难　夜间阵发性呼吸困难。左心衰竭时，因肺淤血常出现阵发性呼吸困难，多在夜间入睡后发生。发作时，患者被迫坐起喘气和咳嗽，重者面色青紫、大汗、呼吸有哮鸣声、咳浆液性粉红色泡沫样痰，两肺底湿啰音，心率增快，此种呼吸又称为心源性哮喘。常见于高血压性心脏病、冠状动脉粥样硬化性心脏病、风湿性心瓣膜病、心肌炎等引起的左心衰竭。

3. 几种特殊原因导致的不同呼吸改变

		对呼吸的影响	临床意义
中毒性呼吸困难	代酸	深大而规则——Kussmaul 呼吸	尿毒症、糖尿病酮症酸中毒
	药物及毒物中毒	慢——潮式呼吸	吗啡、巴比妥类、有机磷杀虫剂中毒
中枢性呼吸困难		慢、深	脑出血、颅内压增高、颅脑外伤
精神或心理性呼吸困难		浅、快	癔症、抑郁症

考点 9★★　水肿的临床表现

1. 心源性水肿　特点是下垂性水肿。

2. 肾源性水肿　特点为早晨起床后眼睑或颜面水肿。

3. 肝源性水肿 常伴有肝功能受损及门静脉高压等表现，可见肝掌、蜘蛛痣等。

4. 营养不良性水肿 患者往往有贫血、乏力、消瘦等营养不良的表现。

5. 内分泌源性水肿 见于甲状腺功能减退症等黏液性水肿，特点是非凹陷性。

考点10★★ 恶心与呕吐的病因

1. 反射性呕吐 消化系统疾病，胃源性呕吐，如急慢性胃炎、消化性溃疡、胃肿瘤、幽门梗阻、功能性消化不良等引起的呕吐常与进食有关，多伴有恶心先兆，吐后感轻松；肠源性呕吐见于急性肠炎、急性阑尾炎、肠梗阻等，肠梗阻者常伴腹痛、肛门停止排便排气；急慢性肝炎、急慢性胆囊炎、胆石症、胆道蛔虫、急性胰腺炎、急性腹膜炎等呕吐的特点是有恶心先兆，呕吐后不觉轻松。

2. 中枢性呕吐

（1）中枢神经系统疾病 ①脑血管疾病：如高血压脑病、脑栓塞、脑出血、椎-基底动脉供血不足等。②颅内感染：如脑炎、脑膜炎、脑脓肿、脑寄生虫等。

（2）全身疾病 ①感染。②内分泌与代谢紊乱：如早孕反应、甲状腺危象、Addison病危象、糖尿病酮症酸中毒、尿毒症水和电解质及酸碱平衡紊乱等。③其他：如休克、缺氧、中暑、急性溶血等。

（3）药物反应与中毒 如洋地黄、吗啡、雌激素、雄激素、环磷酰胺，以及有机磷中毒、毒蕈中毒、酒精中毒、食物中毒等。

考点11★★★ 呕血与黑便的病因

1. 食管疾病

2. 胃及十二指肠疾病 最常见的原因是消化性溃疡。

3. 肝、胆、胰的疾病

4. 全身性疾病 上消化道大出血前四位的病因是：消化性溃疡、食管与胃底静脉曲张破裂、急性胃黏膜病变及胃癌。

考点 12★★ 上消化道出血量的估计

临床或检查结果	估计出血量
大便隐血试验阳性	5mL 以上
黑便	50mL 以上
呕血	胃内蓄积血量达 250～300mL
头昏、眼花、口干、乏力、皮肤苍白、心悸不安、出冷汗，甚至昏倒	一次达 500～800mL
周围循环衰竭	800mL 以上

考点 13★★ 呕血与黑便的伴随症状

1. 伴慢性、周期性、节律性上腹痛，见于消化性溃疡。

2. 伴蜘蛛痣、肝掌、黄疸、腹壁静脉曲张、腹水、脾肿大，见于肝硬化门静脉高压。

3. 伴皮肤黏膜出血，见于血液病及急性传染病。

4. 伴右上腹痛、黄疸、寒战高热，见于急性梗阻性化脓性胆管炎。

考点 14★★★ 各型黄疸的实验室检查特点

1. 溶血性黄疸 血清总胆红素增多，以非结合胆红素为主，结合胆红素基本正常或轻度增高，尿胆原增多，尿胆红素阴性，大便颜色变深。具有溶血性贫血的改变，如贫血、网织红细胞增多、血红蛋白尿、骨髓红细胞系增生旺盛等。

2. 肝细胞性黄疸 血清结合及非结合胆红素均增多。尿中尿胆原通常增多，尿胆红素阳性。大便颜色通常改变不明显。有转氨酶升高等肝功能受损的表现。

3. 胆汁淤积性黄疸（阻塞性黄疸） 血清结合胆红素明显增

多。尿胆原减少或阴性，尿胆红素阳性。尿色深，大便颜色变浅。反映胆道梗阻的指标改变，如血清碱性磷酸酶总胆固醇增高等。

考点 15★★　抽搐的伴随症状

抽搐伴随症状	可能的疾病
不伴意识丧失	破伤风、狂犬病、低钙抽搐、癔症性抽搐等
高热	颅内与全身的感染性疾病、小儿高热惊厥
高血压	高血压脑病、高血压脑出血、妊娠高血压综合征
脑膜刺激征	各种脑膜炎及蛛网膜下腔出血
瞳孔散大、意识丧失、大小便失禁	癫痫强直-阵挛发作
肢体偏瘫	脑血管疾病及颅内占位

考点 16★★★　意识障碍的临床表现

1. 嗜睡　是最轻的意识障碍，患者处于病理的睡眠状态，表现为持续性的睡眠状态。

2. 昏睡　是一种比嗜睡重的意识障碍。患者处于熟睡状态，不易被唤醒。

3. 昏迷　意识丧失，任何强大的刺激都不能被唤醒，是最严重的意识障碍。

4. 意识模糊　轻度意识障碍，意识障碍程度较嗜睡重。

5. 谵妄　谵妄是一种以兴奋性增高为主的急性高级神经中枢活动失调状态。

考点 17★　意识障碍的问诊要点及临床意义

伴发热	先发热后有意识障碍，见于脑膜炎、脑炎、败血症等；先有意识障碍后发热，见于脑出血、蛛网膜下腔出血、脑肿瘤、脑外伤等
伴呼吸缓慢	见于吗啡、巴比妥类、有机磷杀虫剂等中毒及颅内高压等

续表

伴瞳孔散大	见于脑疝、脑外伤，颠茄类、酒精、氰化物等中毒，癫痫，低血糖昏迷等
伴瞳孔缩小	见于脑桥出血，吗啡类、巴比妥类及有机磷杀虫剂等中毒
伴高血压	见于高血压脑病、脑梗死、脑出血、尿毒症等
伴心动过缓	见于颅内高压症、房室传导阻滞、甲状腺功能减退症、吗啡类中毒等
伴脑膜刺激征	见于各种脑膜炎、蛛网膜下腔出血等

第二单元　检体诊断

考点1★★　叩诊的方法及常见叩诊音

	生理情况	病理状态
清音	正常肺部的叩诊音	
浊音	肺的边缘所覆盖的心脏或肝脏部分	肺组织含气量减少（如肺炎）
鼓音	胃泡区及腹部	肺空洞、气胸或气腹
过清音		阻塞性肺疾病
实音	心脏、肝脏	大量胸腔积液或肺实变

考点2★　嗅诊常见异常气味及临床意义

痰液	血腥味，见于大咯血患者
	痰液恶臭，提示支气管扩张症或肺脓肿
脓液	恶臭味考虑气性坏疽的可能
呕吐物	粪臭味见于肠梗阻
	酒味见于饮酒或醉酒等
	浓烈的酸味见于幽门梗阻或狭窄等

续表

	浓烈的酒味见于酒后或醉酒
	刺激性蒜味见于有机磷农药中毒
呼气味	烂苹果味见于糖尿病酮症酸中毒
	氨味见于尿毒症
	肝腥（臭）味见于肝性脑病

考点3★　体温测量

1. 口腔温度　正常值为 <u>36.3~37.2℃</u>。口测法温度虽较可靠，但对婴幼儿及意识障碍者则不宜使用。

2. 肛门温度　<u>正常值为 36.5~37.7℃</u>。肛门温度较口腔温度高 0.3~0.5℃。适用于小儿及神志不清的患者。

3. 腋下温度　正常值为 <u>36~37℃</u>。腋测法较安全、方便，不易发生交叉感染。

考点4★★★　血压测量

根据《中国高血压防治指南》（2024 年修订版），血压水平的定义和分类标准见下表：

分类	收缩压（mmHg）		舒张压（mmHg）
正常血压	<120	和	<80
正常高值	120~139	和/或	80~89
高血压	≥140	和/或	≥90
1 级高血压（轻度）	140~159	和/或	90~99
2 级高血压（中度）	160~179	和/或	100~109
3 级高血压（重度）	≥180	和/或	≥110
单纯收缩期高血压	≥140	和	<90

<u>脉压增大和减小</u>。脉压 >40mmHg 称为脉压增大，见于<u>主动脉瓣关闭不全</u>、动脉导管未闭、动静脉瘘、高热、甲状腺功能亢进

症、严重贫血、动脉硬化等。脉压<30mmHg 称为脉压减小，见于主动脉瓣狭窄、心力衰竭、休克、心包积液、缩窄性心包炎等。

考点 5★★★　面容与表情

	急性病容	慢性病容	甲亢面容	黏液性水肿面容	二尖瓣面容	伤寒面容	苦笑面容	满月面容	肢肥大症面容
关键词	面色潮红	面色晦暗	眼球突出，目光闪烁	睑厚面宽，颜面浮肿	双颊紫红	表情淡漠，无欲状态	牙关紧闭，面肌痉挛	面圆如满月，伴痤疮	头颅增大，耳鼻增大，脸面变长
见于	肺炎、急性化脓性阑尾炎、流脑	肝硬化、恶性肿瘤、严重肺结核等消耗性疾病	甲亢	甲减	风心病、二狭	伤寒、脑脊髓膜炎、脑炎	破伤风	库欣综合征、长期应用肾上腺皮质激素的患者	肢端肥大症

考点 6★★　体位检查

1. 自动体位　见于正常人、轻病或疾病早期。

2. 被动体位　见于极度衰弱或意识丧失的患者。

3. 强迫体位

体位	仰卧位	俯卧位	侧卧位	坐位（端坐呼吸）	辗转体位	角弓反张位	蹲位
见于	急性腹膜炎	脊柱疾病	一侧胸膜炎及大量胸腔积液	心肺功能不全	胆绞痛、肾绞痛、肠绞痛	破伤风及小儿脑膜炎	发绀型先天性心脏病

考点7★★★　步态检查

步态	痉挛性偏瘫步态（划圈样）	剪刀步态	醉酒步态	慌张步态	蹒跚步态（鸭步）	共济失调步态	间歇性跛行	跨阈步态
见于	急性脑血管疾病后遗症	脑瘫或截瘫患者	小脑病变、酒精中毒	震颤麻痹	佝偻病、大骨节病、进行性肌营养不良、先天性双髋关节脱位	小脑或脊髓后索病变，如脊髓痨	闭塞性动脉硬化、高血压动脉硬化	腓总神经麻痹

考点8★★★　皮疹、皮下出血、蜘蛛痣检查

1. 皮疹的检查

	表现	见于
斑疹	局部皮肤发红，不高出皮肤	麻疹初起、斑疹伤寒、丹毒、风湿性多形性红斑
丘疹	直径小于1cm，除局部颜色改变外还隆起皮面	药物疹、湿疹、猩红热、麻疹
斑丘疹	丘疹周围合并皮肤发红的底盘	药物疹、湿疹、猩红热、风疹
玫瑰疹	鲜红色的圆形斑疹，压之褪色，松开时复现	伤寒或副伤寒
荨麻疹	边缘清楚的红色或苍白色的瘙痒性皮肤损害	过敏

2. 皮下出血的检查

瘀点	紫癜	瘀斑	血肿
<2mm	3~5mm	>5mm	片状出血伴皮肤显著隆起

3. 蜘蛛痣　蜘蛛痣出现部位多在上腔静脉分布区，如面、

颈、手背、上臂、前胸和肩部等处。蜘蛛痣的发生与雌激素增多有关，常见于慢性肝炎、肝硬化，是肝脏对体内雌激素的灭活能力减弱所致。健康妇女在妊娠期间、月经前或月经期偶尔也可出现蜘蛛痣。

考点9★★　浅表淋巴结肿大的临床意义

1. 局限性淋巴结肿大　①左锁骨上窝淋巴结：腹腔脏器癌（胃癌、肝癌、结肠癌等）转移。②右锁骨上窝：胸腔脏器癌（肺癌）。③颈部：鼻咽癌。④腋下：乳腺癌。

2. 全身淋巴结肿大　常见于传单、淋巴细胞性白血病。

考点10★★　头颅形状、大小检查

通常以头围来表示头颅的大小。

1. 小颅　婴幼儿前囟过早闭合可引起小头畸形，同时伴有智力发育障碍（痴呆症）。

2. 方颅　前额左右突出，头顶平坦呈方颅畸形，见于小儿佝偻病、先天性梅毒。

3. 巨颅　额、头顶、颞和枕部膨大呈圆形，颜面部相对很小，头皮静脉明显怒张。

由于颅内高压，压迫眼球，形成双目下视、巩膜外露的特殊面容，称为落日现象，见于脑积水。

考点11★★★　眼部检查

1. 眼睑闭合不全　双侧眼睑闭合不全常见于甲状腺功能亢进症；单侧眼睑闭合不全常见于面神经麻痹。

2. 瞳孔大小

（1）缩小（<2mm）　常见于虹膜炎，有机磷农药中毒，毒蕈中毒，吗啡、氯丙嗪、毛果芸香碱等药物影响。

（2）扩大（>5mm）　见于外伤、青光眼绝对期、视神经萎缩、完全失明、濒死状态、颈交感神经刺激和阿托品、可卡因等

药物影响。

3. 双侧瞳孔大小不等 脑外伤、脑肿瘤、脑疝及中枢神经梅毒。

4. 瞳孔对光反射迟钝或消失 见于昏迷患者。

考点 12★★★　颈部血管检查

1. 颈静脉怒张 右心衰竭、缩窄性心包炎、心包积液及上腔静脉梗阻。颈静脉搏动见于三尖瓣关闭不全。

2. 颈动脉搏动（安静状态下明显搏动） 甲亢、高血压、主闭或严重贫血。

考点 13★★★　甲状腺检查

甲状腺肿大分为三度：①Ⅰ度：不能看出但能触及。②Ⅱ度：既可看出肿大又能触及，但在胸锁乳突肌以内区域。③Ⅲ度：肿大超出胸锁乳突肌外缘。

考点 14★★★　气管检查

1. 将气管推向健侧 大量胸腔积液、气胸或纵隔肿瘤及单侧甲状腺肿大。

2. 将气管拉向患侧 肺不张、肺硬化、胸膜粘连。

考点 15★　胸部体表标志及分区

1. 胸骨角 两侧胸骨角分别与左、右第 2 肋软骨相连接，通常以此作为标记来计数前胸壁上的肋骨和肋间隙。

2. 第 7 颈椎棘突 为背部颈、胸交界部的骨性标志，其下即为第 1 胸椎棘突。

3. 肩胛下角 被检查者取直立位，两手自然下垂时，肩胛下角平第 7 肋骨或第 7 肋间隙，或相当于第 8 胸椎水平。

考点 16★★　肺和胸膜视诊

1. 呼吸加深的诊断学意义 严重代谢性酸中毒时，患者出现节律匀齐，深而大（吸气慢而深，呼气短促），不感呼吸困难的呼吸，称为库斯莫尔（Kussmaul）呼吸，又称酸中毒大呼吸，见于尿毒症、糖尿病酮症酸中毒等疾病。

2. 呼吸节律的诊断学意义

（1）潮式呼吸　常见于脑炎、脑膜炎、颅内压增高、脑干损伤等。

（2）间停呼吸　又称比奥（Biot）呼吸，常为临终前的危急征象。

考点 17★★★　肺和胸膜触诊

语音震颤改变的意义：

语音震颤	见于
增强	1. 肺实变：肺炎链球菌肺炎、肺梗死、肺结核、肺脓肿及肺癌。 2. 压迫性肺不张：胸腔积液上方受压而萎瘪的肺组织及受肿瘤压迫的肺组织。 3. 较浅而大的肺空洞：肺结核、肺脓肿、肺肿瘤所致的空洞。
减弱或消失	1. 肺泡内含气量增多：如阻塞性肺气肿及支气管哮喘发作时。 2. 支气管阻塞：如阻塞性肺不张、气管内分泌物增多。 3. 胸壁距肺组织距离加大：如胸腔积液、气胸、胸膜高度增厚及粘连、胸壁水肿或高度肥厚、胸壁皮下气肿。 4. 体质衰弱。 5. 大量胸腔积液、严重气胸时，语颤可消失

考点 18★★　肺部叩诊

1. 正常肺部叩诊音　正常肺部叩诊音呈清音。

2. 肺部定界叩诊　①肺下界下移见于阻塞性肺气肿、腹腔内脏下垂。②肺下界上移见于肺不张、肺萎缩、胸腔积液、气胸。

3. 肺部病理性叩诊音的意义

（1）浊音或实音　①肺组织含气量减少或消失：如肺炎、肺结核、肺梗死、肺不张、肺水肿、肺硬化。②肺内不含气的病变：

如肺肿瘤、肺包囊虫病、未穿破的肺脓肿。③胸膜腔病变：如胸腔积液、胸膜增厚粘连等。④胸壁疾病：如胸壁水肿、肿瘤等。

（2）鼓音 ①气胸。②直径大于3cm的浅表肺大疱、肺空洞，如空洞型肺结核、液化破溃了的肺脓肿或肺肿瘤。

（3）过清音 阻塞性肺气肿、支气管哮喘发作。

考点19★★★ 啰音听诊

1. 干啰音 干啰音是支气管有病变的表现。如两肺都出现干啰音，见于急慢性支气管炎、支气管哮喘、支气管肺炎、心源性哮喘等。局限性干啰音是由局部支气管狭窄所致，常见于支气管局部结核、肿瘤、异物或黏稠分泌物附着。局部而持久的干啰音见于肺癌早期或支气管内膜结核。

2. 湿啰音（水泡音） 湿啰音是肺与支气管有病变的表现。湿啰音两肺散在性分布，常见于支气管炎、支气管肺炎、血行播散型肺结核、肺水肿；两肺底分布，多见于肺淤血、肺水肿早期及支气管肺炎；一侧或局限性分布，常见于肺炎、肺结核、支气管扩张症、肺脓肿、肺癌及肺出血等。

考点20★ 胸膜摩擦音听诊

胸膜摩擦音在吸气和呼气时皆可听到，一般以吸气末或呼气开始时较为明显。屏住呼吸时胸膜摩擦音消失，可借此与心包摩擦音区别。胸膜摩擦音是干性胸膜炎的重要体征，主要见于以下几种情况：①胸膜炎症：如结核性胸膜炎、化脓性胸膜炎以及其他原因引起的胸膜炎症。②原发性或继发性胸膜肿瘤。③肺部病变累及胸膜：如肺炎、肺梗死等。④胸膜高度干燥：如严重脱水等。⑤其他：如尿毒症等。

考点 21 ★★★　呼吸系统常见疾病的体征（肺实变、肺气肿、胸腔积液、肺不张及气胸）

1. 肺实变

（1）视诊　两侧胸廓对称，患侧呼吸动度可局限性减弱或消失。

（2）触诊　气管居中，患侧语音震颤增强。

（3）叩诊　患侧呈实音。

（4）听诊　患侧肺泡呼吸音消失，可听到病理性支气管呼吸音，支气管语音增强。

2. 阻塞性肺气肿

（1）视诊　胸廓呈桶状，两侧呼吸动度减弱。

（2）触诊　气管居中。语音震颤减弱。

（3）叩诊　两肺过清音，严重者心界叩不出；肺下界下降，肺下界移动度减低。

（4）听诊　两肺肺泡呼吸音减弱，呼气延长，听觉语音减弱，心音较遥远。

3. 胸腔积液

（1）视诊　患侧胸廓饱满，呼吸动度减弱或消失。

（2）触诊　气管移向对侧，患侧语音震颤减弱或消失。

（3）叩诊　患侧叩诊浊音或实音。

（4）听诊　患侧呼吸音减弱或消失，液面上方可听到病理性支气管呼吸音。

4. 阻塞性肺不张

（1）视诊　患侧胸廓下陷，肋间隙变窄，呼吸动度减弱或消失。

（2）触诊　气管移向患侧，语颤减弱或消失。

（3）叩诊　患侧呈浊音或实音。

（4）听诊　呼吸音消失，听觉语音减弱或消失。

5. 气胸

（1）视诊　患侧胸廓饱满，肋间隙增宽，呼吸动度减弱或消失。

（2）触诊　气管移向对侧，患侧语音震颤减弱或消失。

（3）叩诊　患侧呈鼓音。左侧气胸时，心界叩不出；右侧气胸时，肝浊音界下移。

（4）听诊　患侧呼吸音减弱或消失。

考点 22★★★　心脏视诊

1. 心前区隆起　①某些先天性心脏病，如法洛四联症、肺动脉瓣狭窄。②儿童时期患慢性风湿性心脏病伴右心室增大。

2. 心尖搏动

（1）心尖搏动的位置改变　①左心室增大时，心尖搏动向左下移位。②右心室增大时，心尖搏动向左移位。③肺不张、粘连性胸膜炎时，心尖搏动移向患侧。④胸腔积液、气胸时，心尖搏动移向健侧。⑤大量腹水、肠胀气、腹腔巨大肿瘤或妊娠等，心尖搏动位置向外上移位。

（2）心尖搏动强度及范围的改变　<u>左心室肥大、甲亢、重症贫血、发热等疾病时心尖搏动增强；心包积液、左侧气胸或胸腔积液、阻塞性肺气肿等，心尖搏动减弱甚或消失</u>；负性心尖搏动见于粘连性心包炎、显著右心室肥大者。

考点 23★★★　心脏触诊

1. 心脏常见震颤的临床意义

时期	部位	临床意义
收缩期	胸骨右缘第2肋间	主动脉瓣狭窄
	胸骨左缘第2肋间	肺动脉瓣狭窄
	胸骨左缘第3、4肋间	室间隔缺损
舒张期	心尖部	二尖瓣狭窄
连续性	胸骨左缘第2肋间及其附近	动脉导管未闭

2. 心包摩擦感 心包摩擦感通常在心前区或<u>胸骨左缘第3、4肋间最易触及</u>，以收缩期明显。坐位稍前倾或深呼气末更易触及。

考点 24★★★ 心脏叩诊

1. 叩诊方法 采用间接叩诊法，沿肋间隙从外向内、自下而上叩诊，板指与肋间隙平行并紧贴胸壁。叩诊心脏左界时，从心尖搏动外2~3cm处由外向内进行叩诊。如心尖搏动不明显，则自第6肋间隙左锁骨中线外的清音区开始，然后按肋间隙逐渐上移，至第2肋间隙为止；叩诊心脏右界时，自肝浊音界的上一肋间隙开始，逐一叩诊至第2肋间隙。

2. 心脏浊音界改变的临床意义

（1）左心室增大 心脏浊音界向左下扩大，心脏浊音区呈<u>靴形</u>，见于<u>主闭及高血压性心脏病</u>。

（2）左心房增大或合并肺动脉段扩大 心脏浊音区外形呈<u>梨形</u>，见于二尖瓣狭窄。

（3）心包积液 坐位时心脏浊音界呈<u>烧瓶形</u>。

（4）左、右心室增大 心界向两侧扩大，成为普大型心脏，见于扩张型心肌病等。

考点 25★★★ 心脏瓣膜听诊区

听诊区	最响部位
二尖瓣	心尖搏动最强处，又称心尖区
三尖瓣	胸骨下端左缘，即胸骨左缘第4、5肋间处
主动脉瓣	胸骨右缘第2肋间
主动脉瓣第二听诊区	胸骨左缘第3、4肋间（主动脉关闭不全时，舒张期杂音在此最响）
肺动脉瓣	胸骨左缘第2肋间

考点 26★★　心音听诊

1. 正常心音　正常心音有 4 个，成年人可以听到 S_1 和 S_2，儿童和部分青少年可听到 S_3，一般听不到 S_4。

2. 心音改变

（1）P_2 增强见于肺动脉高压、二尖瓣狭窄、左心功能不全、室间隔缺损、动脉导管未闭、肺心病；P_2 减弱见于肺动脉瓣狭窄或关闭不全。

（2）心音性质改变。心肌有严重病变时，心肌收缩力明显减弱，致使 S_1 失去其原有特征而与 S_2 相似，同时因心搏加速使舒张期明显缩短致收缩期与舒张期时间几乎相等，此时听诊 S_1、S_2 酷似钟摆的"滴答"声，称为钟摆律。如钟摆律时心率超过 120 次/分，酷似胎儿心音，称为胎心律，提示病情严重。以上两者可见于大面积急性心肌梗死和重症心肌炎等。

（3）心音分裂。①第一心音分裂：当左、右心室收缩明显不同步时，可出现 S_1 分裂，在二、三尖瓣听诊区都可听到，但以胸骨左下缘较清楚，多见于二尖瓣狭窄等，偶见于儿童及青少年。②第二心音分裂：临床上较常见，由主、肺动脉瓣关闭明显不同步所致，在肺动脉瓣区听诊较明显。可见于青少年，尤以深吸气时更明显。临床上最常见的 S_2 分裂，见于右室排血时间延长，肺动脉瓣关闭明显延迟（如完全性右束支传导阻滞、肺动脉瓣狭窄、二尖瓣狭窄等），或左心室射血时间缩短，主动脉关闭时间提前（如二尖瓣关闭不全、室间隔缺损等）时。

3. 奔马律及开瓣音

（1）舒张早期奔马律最常见，是病理性第三心音，又称 S_3 奔马律或室性奔马律，在心尖部容易听到。舒张早期奔马律的出现，提示心脏有严重的器质性病变，见于各种原因的心力衰竭、急性心肌梗死、重症心肌炎等。

（2）开瓣音（二尖瓣开放拍击音）见于二尖瓣狭窄而瓣膜弹性尚好时，是二尖瓣分离术适应证的重要参考条件。

考点 27★★★　各瓣膜区常见杂音听诊

1. 最响部位与病变部位的关系

最响部位	提示病变部位
心尖部	二尖瓣
胸骨下剑突偏左或偏右处	三尖瓣
主动脉瓣区	主动脉瓣
肺动脉瓣区	肺动脉瓣
胸骨左缘 3、4 肋间	室间隔缺损

2. 杂音的性质与所提示的病变

杂音性质	提示病变
心尖区粗糙的吹风样收缩期杂音	二尖瓣关闭不全
心尖区柔和而高调的吹风样杂音	相对性二尖瓣关闭不全
心尖区舒张中晚期隆隆样杂音	二尖瓣狭窄的特征性杂音
主动脉瓣第二听诊区叹气样舒张期杂音	主动脉瓣关闭不全
胸骨左缘第 2 肋间及其附近机器声样连续性杂音	动脉导管未闭
听诊时杂音如海鸥鸣或鸽鸣样	感染性心内膜炎及梅毒性主动脉瓣关闭不全

考点 28★　心包摩擦音

在心前区或胸骨左缘第 3、4 肋间处较易听到，患者坐位稍前倾，深呼气后屏住呼吸时易于听到，见于急性心包炎。

考点 29★★　血管检查

名称	特点	意义
水冲脉	脉搏骤起骤落急促而有力	常见于主闭、贫血及甲亢

续表

名称	特点	意义
交替脉	节律正常强弱交替出现	高血压心脏病、急性心肌梗死、主闭
重搏脉	正常脉搏后均有一次较弱的脉搏可触及	败血症、低血容量休克
奇脉	吸气时脉搏减弱或消失	心包积液、缩窄性心包炎，是心包填塞重要体征
无脉	脉搏消失	严重休克及多发性大动脉炎

周围血管征 包括头部随脉搏呈节律性点头运动、颈动脉搏动明显、毛细血管搏动征、水冲脉、枪击音与杜氏双重杂音，均由脉压增大所致，常见于主闭、贫血及甲亢。

考点30★★★ 循环系统常见疾病的体征

病变	视诊（心尖搏动）	触诊（心尖搏动）	叩诊	听诊
二狭	二尖瓣面容，心尖搏动略向左移	向左移，心尖部触及舒张期震颤	梨形	心尖部 S_1 亢进，较局限的递增型隆隆样舒张中晚期杂音，可伴开瓣音，P_2 亢进、分裂，肺动脉瓣区格-斯杂音
二闭	向左下移位	向左下移位，常呈抬举性	心浊音界向左下扩大	心尖部 S_1 减弱，心尖部有 3/6 级或以上较粗糙的吹风样全收缩期杂音，范围广泛，常向左腋下及左肩胛下角传导
主狭	向左下移位	向左下移位，呈抬举性，主动脉瓣区收缩期震颤	心浊音界向左下扩大	心尖部 S_1 减弱，A_2 减弱，主动脉瓣区可听到高调、粗糙的递增-递减型收缩期杂音，向颈部传导

续表

病变	视诊 （心尖搏动）	触诊 （心尖搏动）	叩诊	听诊
主闭	颜面较苍白，颈动脉搏动明显，向左下移位且范围较广，点头运动	向左下移位并呈抬举性，周围血管征阳性	心浊音界向左下扩大，靴形	心尖部 S_1 减弱，A_2 减弱或消失，主动脉瓣第二听诊区叹气样递减型舒张期杂音，可向心尖部传导

考点 31★　腹部视诊

1. 全腹膨隆　①腹内积气：可见于肠梗阻、肠麻痹、胃肠穿孔。②腹腔积液：大量积液可形成蛙腹，常见于肝硬化门脉高压症、右心衰竭、缩窄性心包炎。结核性腹膜炎，肿瘤浸润时，称为尖腹。③腹腔巨大肿块：以巨大卵巢囊肿最常见。

2. 腹部凹陷　严重者呈舟状腹，见于恶性肿瘤、结核、糖尿病、甲亢等慢性消耗性疾病。

考点 32★★★　腹部触诊

1. 腹壁紧张度　①弥漫性腹肌紧张多见于胃肠道穿孔或实质脏器破裂所致的急性弥漫性腹膜炎，此时腹壁常强直，硬如木板，故称为板状腹。②局限性腹肌紧张多系局限性腹膜炎所致，如右下腹腹壁紧张多见于急性阑尾炎，右上腹腹壁紧张多见于急性胆囊炎；腹膜慢性炎症时，触诊如揉面团一样，称为揉面感，常见于结核性腹膜炎、癌性腹膜炎。

2. 压痛

（1）**广泛性压痛**　见于弥漫性腹膜炎。

（2）**局限性压痛**　常见的固定的压痛点有：①阑尾点：又称麦氏点，位于右髂前上棘与脐连线中外 1/3 交界处，考虑急性阑尾炎。②胆囊点：位于右侧腹直肌外缘与肋弓交界处，考虑胆囊病变。

3. 反跳痛 反跳痛表示炎症已波及腹膜壁层，腹膜紧张伴压痛、反跳痛称为腹膜刺激征，是急性腹膜炎的可靠体征。

4. 液波震颤 检查时患者仰卧，医师用手掌面贴于患者一侧腹壁，另一手四指并拢屈曲，用指端迅速叩击对侧腹壁，如腹腔内有大量游离液体（3000mL 以上），则贴于腹壁的手掌可感到液波的冲击，称为液波震颤或波动感。为防止腹壁本身的震动传至对侧，可让另一人将手掌尺侧缘轻压于患者脐部腹中线上，即可阻止腹壁震动的传导。

考点 33★★★ 腹内脏器触诊

1. 胆囊触诊

（1）墨菲征阳性 在深吸气时发炎的胆囊下移时碰到用力按压的拇指引起疼痛，患者因疼痛而突然屏气，又称胆囊触痛征。见于急性胆囊炎。

（2）库瓦济埃征阳性 当胰头癌压迫胆总管导致阻塞，出现黄疸进行性加深，胆囊显著肿大，但无压痛，又称无痛性胆囊增大征阳性。

2. 脾脏触诊 临床上常将脾肿大分为三度：①轻度：脾脏在肋下不超过 2cm。②中度：超过 2cm 但在脐水平线以上。③高度：超过脐水平线或前正中线，又称巨脾。

考点 34★ 肝脏叩诊

病理情况下，肝浊音界向上移位见于右肺不张、气腹及鼓肠等；肝浊音界向下移位见于阻塞性肺气肿、右侧张力性气胸等。肝浊音界扩大见于肝炎、肝脓肿、肝淤血、肝癌和多囊肝等；肝浊音界缩小见于急性肝坏死、晚期肝硬化和胃肠胀气等；肝浊音界消失，代之以鼓音，是急性胃肠穿孔的重要征象，亦可见于人工气腹。肝炎、肝脓肿时可出现肝区叩击痛。

考点 35★★ 胃泡鼓音区和移动性浊音叩诊

1. 胃泡鼓音区 胃泡鼓音区上界为膈及肺下缘，下界为肋弓，左界为脾脏，右界为肝左缘。此区明显扩大见于幽门梗阻；明显缩小见于胸腔积液、心包积液、脾肿大及肝左叶肿大等。此区鼓音消失见于急性胃扩张或溺水者。

2. 移动性浊音　当腹腔内有 1000mL 以上游离液体时，患者仰卧位叩诊，脐部呈鼓音，腹部两侧呈浊音；侧卧位时，叩诊上侧腹部转为鼓音，下侧腹部呈浊音。这种因体位不同而出现浊音区变动的现象称为移动性浊音阳性，见于肝硬化门静脉高压症、右心衰竭、肾病综合征、严重营养不良以及渗出性腹膜炎（如结核性或自发性）等引起的腹水。

考点 36★★　腹部听诊

1. 肠鸣音　①肠鸣音亢进，多见于机械性肠梗阻。②肠鸣音消失，多见于急性腹膜炎或麻痹性肠梗阻。

2. 振水音　见于胃扩张、幽门梗阻及胃液分泌过多。

考点 37★★★　腹部常见疾病的体征

1. 肝硬化　黄疸、蜘蛛痣、肝掌，肝脏轻度肿大/缩小，质硬，脾大、移动性浊音阳性，腹壁静脉曲张。

2. 急性腹膜炎　腹膜刺激征（腹壁紧张、压痛及反跳痛）。胃肠穿孔时，叩诊肝浊音区缩小或消失，听诊肠鸣音减弱或消失。

3. 肠梗阻　腹壁紧张，有压痛。

（1）绞窄性肠梗阻有反跳痛。

（2）机械性肠梗阻时听诊肠鸣音亢进，呈金属性音调。

（3）麻痹性肠梗阻时听诊肠鸣音减弱或消失。

考点 38★★　肛门、直肠指诊

1. 有剧烈触痛，多见于肛裂与感染。

2. 触痛并有波动感，多见于肛门、直肠周围脓肿。

3. 柔软光滑而有弹性包块，多见于直肠息肉。

4. 质地坚硬、表面凹凸不平的包块，多见于直肠癌。

5. 指套带有黏液、脓液或血液，多见于炎症并有组织破坏。

考点 39★　脊柱检查

1. 脊柱弯曲度　①脊柱后凸：多发生于胸段，见于佝偻病、脊柱结核、强直性脊柱炎、脊柱退行性变等。②脊柱前凸：多发生于腰段，见于大量腹水、腹腔巨大肿瘤、髋关节结核及髋关节后脱位等。③脊柱侧凸：姿势性侧凸的特点为弯曲度多不固定，如平卧或向前弯腰时可使侧弯消失，多见于儿童发育期坐立位姿势不良、椎间盘突出症、脊髓灰质炎等；器质性侧凸时，改变体位不能使侧凸得到纠正，见于佝偻病、脊椎损伤、胸膜肥厚等。

2. 脊柱压痛与叩击痛　正常人脊柱无压痛与叩击痛，若某一部位有压痛与叩击痛，提示该处有病变，如脊椎结核、脊椎骨折、脊椎肿瘤、椎间盘突出等。

考点 40★★　四肢、关节检查

1. 匙状甲（反甲）　常见于缺铁性贫血，偶见于风湿热。

2. 杵状指（趾）　常见于支气管扩张症、支气管肺癌、慢性肺脓肿、脓胸以及发绀型先天性心脏病、亚急性感染性心内膜炎等。

3. 指关节变形　以类风湿关节炎引起的梭形关节最常见。

考点 41★★　中枢性和周围性面神经麻痹的鉴别

	面部表现	口角
中枢性	病灶对侧颜面下部肌肉麻痹	歪向病灶侧
周围性	病灶同侧全部面肌瘫痪	歪向病灶对侧

考点 42★★★　感觉功能检查、感觉障碍及其常见类型

1. 末梢型　表现为肢体远端对称性完全性感觉缺失，呈手套状、袜子状分布，多见于多发性神经炎。

2. 神经根型 感觉障碍范围与某种神经根的节段分布一致，呈节段型或带状，在躯干呈横轴走向，在四肢呈纵轴走向。疼痛较剧烈，常伴有放射痛或麻木感，见于椎间盘突出症、颈椎病、髓外肿瘤和神经根炎等。

3. 内囊型 表现为病灶对侧半身感觉障碍、偏瘫、同向偏盲，常称为<u>三偏征</u>，常见于脑血管疾病。

考点 43★★ 运动功能检查

1. 肌力 肌力是指肢体随意运动时肌肉收缩的力量。肌力分级分为 6 级：

0 级：无肢体活动，也无肌肉收缩，为完全性瘫痪。

1 级：可见肌肉收缩，但无肢体活动。

2 级：肢体能在床面上做水平移动，但不能抬起。

3 级：肢体能抬离床面，但不能抵抗阻力。

4 级：能做抵抗阻力的动作，但较正常差。

5 级：正常肌力。

其中，0 级为全瘫，1~4 级为不完全瘫痪（轻瘫），5 级为正常肌力。

2. 肌张力 肌张力是肌肉在松弛状态下的紧张度和被动运动时的阻力。张力过低或缺失见于周围神经、脊髓灰质前角及小脑病变。<u>折刀样张力过高见于锥体束损害，铅管样肌张力过高及齿轮样肌张力过高见于锥体外系损害，如帕金森病。</u>

3. 不自主运动

（1）震颤 ①静止性震颤：帕金森病。②动作性震颤：小脑病变。③扑翼样震颤：肝性脑病。

（2）舞蹈症 儿童脑风湿病变。

（3）手足搐搦 低钙血症和碱中毒。

考点 44★★★ 神经反射检查

<u>浅反射</u> 腹壁反射：<u>上部腹壁反射消失说明病变在胸髓 7~8</u>

节；中部腹壁反射消失说明病变在胸髓9~10节；下部腹壁反射消失说明病变在胸髓11~12节；一侧腹壁反射消失，多见于同侧锥体束病损；上、中、下腹壁反射均消失见于昏迷或急腹症患者。肥胖者、老年人、经产妇也可见腹壁反射消失。

	神经反射	临床意义
病理反射	巴宾斯基征	锥体束病变，其中巴宾斯基征意义最大
	奥本海姆征	
	戈登征	
	查多克征	
	霍夫曼征	
脑膜刺激征	颈强直	见于各种脑膜炎、蛛网膜下腔出血。
	凯尔尼格征	颈强直也可见于颈椎病、颈部肌肉病变。
	布鲁津斯基征	凯尔尼格征也可见于坐骨神经痛、腰骶神经根炎
拉塞格征		腰椎间盘突出症、坐骨神经痛、腰骶神经根炎等

第三单元　实验室诊断

考点1★　血红蛋白测定和红细胞计数，红细胞形态变化

1. 红细胞及血红蛋白减少　以血红蛋白为标准，成年男性 Hb <130g/L，成年女性 Hb<115g/L，即为贫血。临床上根据血红蛋白减低程度将贫血分为4级：①轻度：Hb<参考值低限但>90g/L。②中度：Hb 90~60g/L。③重度：Hb 60~30g/L。④极重度：Hb<30g/L。

（1）生理性减少　见于妊娠中、后期，6个月至2岁的婴幼儿，老年人。

（2）病理性减少　①红细胞生成减少：骨髓造血功能障碍。②红细胞破坏过多。③红细胞丢失过多：如各种失血性贫血等。

2. 红细胞及血红蛋白增多　单位容积循环血液中血红蛋白量、

红细胞数高于参考值高限。诊断标准：成年男性 Hb>180g/L，RBC>6.5×10^{12}/L；成年女性 Hb>170g/L，RBC>6.0×10^{12}/L。

（1）相对性增多　因血浆容量减少，血液浓缩所致，见于严重腹泻、频繁呕吐、糖尿病酮症酸中毒等。

（2）绝对性增多　①继发性：组织缺氧所致，生理性见于新生儿及高原生活者，病理性见于严重的慢性心、肺疾病，如阻塞性肺疾病、肺源性心脏病。②原发性：见于真性红细胞增多症。

考点2★★　白细胞计数及白细胞分类，中性粒细胞核象变化

白细胞计数：成人（3.5~9.5）×10^9/L。成人白细胞数>9.5×10^9/L 称为白细胞增多，<3.5×10^9/L 称为白细胞减少。白细胞计数的增减主要受中性粒细胞数量的影响。

1. 中性粒细胞增多　生理性增多见于新生儿、妊娠后期、分娩、剧烈运动或劳动后。病理性增多分为反应性增多和异常增生性增多两种。

反应性增多见于：①急性感染：化脓性感染最常见。②严重组织损伤。③急性大出血及急性溶血。④急性中毒：如代谢性酸中毒（尿毒症、糖尿病酮症酸中毒）。⑤恶性肿瘤。

异常增生性增多见于：①急、慢性髓细胞白血病。②骨髓增殖性疾病。

2. 中性粒细胞减少　中性粒细胞绝对值<1.5×10^9/L 称为粒细胞减少症；<0.5×10^9/L 称为粒细胞缺乏症。病理性减少见于：单核-巨噬细胞系统功能亢进，如脾功能亢进。

3. 中性粒细胞核象变化

（1）核左移　常见于感染，特别是急性化脓性感染，也可见于急性大出血、急性溶血反应、急性中毒等。核左移伴白细胞计数增高，称为再生性左移。表示机体反应性强，骨髓造血功能旺盛。核左移而白细胞计数不增高，甚至减少，称为退行性左移，表示机体反应性低下，骨髓造血功能减低，见于再生障碍性贫血、

粒细胞缺乏症。

（2）核右移　常伴有白细胞计数减少，为骨髓造血功能减低或缺乏造血物质所致。常见于巨幼细胞贫血、恶性贫血。在感染的恢复期出现一过性核右移是正常现象；若在疾病进展期突然出现核右移，提示预后不良。

考点 3★　血小板计数

正常成人血小板计数的参考值是（125～350）×10^9/L。

考点 4★★　血清蛋白测定

血清总蛋白及白蛋白减低见于肝脏疾病：①慢性肝病：如慢性肝炎、肝硬化、肝癌时可有白蛋白减少，球蛋白增加，A/G 比值减低。②A/G 比值倒置：表示肝功能严重损害，如重度慢性肝炎、肝硬化。

考点 5★★　尿胆红素定性试验

1. 参考值　正常定性为阴性。

2. 临床意义　尿胆红素定性试验阳性提示血液中 CB 增高。肝细胞性黄疸为阳性；阻塞性黄疸为强阳性；溶血性黄疸为阴性。

考点 6★★★　3 种类型黄疸实验室检查鉴别表

类型	总胆红素（STB）	结合胆红素（CB）	非结合胆红素（UCB）	CB/STB	尿胆原	尿胆红素
溶血性黄疸	↑↑	轻度↑或正常	↑↑↑	<20%	(+++)	(−)
阻塞性黄疸	↑↑↑	↑↑↑	轻度↑或正常	>50%	(−)	(+++)
肝细胞性黄疸	↑↑	↑↑	↑↑	20%～50%	(+)	(++)

考点 7★★★　　血清酶及同工酶检查

1. 血清氨基转移酶测定

（1）肝脏疾病

1）急性病毒性肝炎时，ALT 与 AST 均显著升高，以 ALT 升高更加明显。

2）急性重症肝炎 AST 明显升高，但在病情恶化时，黄疸进行性加深，酶活性反而降低，即出现"胆-酶分离"现象，提示肝细胞严重坏死，预后不良。

（2）心肌梗死　急性心肌梗死后 6~8 小时，AST 增高。

2. 碱性磷酸酶及其同工酶测定　胆道阻塞：各种肝内、外胆道阻塞性疾病，如胰头癌、胆道结石、原发性胆汁性肝硬化、肝内胆汁淤积等，ALP 明显升高，以 ALP_1 为主。尤其是癌性梗阻时，100% 出现 ALP_1，且 $ALP_1 > ALP_2$。

考点 8★　　甲、乙、丙型病毒性肝炎标志物检查

1. 甲型肝炎病毒标志物检查

（1）抗-HAV IgM 阳性说明机体正在感染 HAV，感染 1 周后产生，是早期诊断甲肝的特异性指标。

（2）抗-HAV IgG 阳性，其是保护性抗体，一般在感染 HAV 3 周后出现在血清中，且持久存在，是获得免疫力的标志，提示既往感染，可作为流行病学调查的指标。

2. 乙型肝炎病毒标志物检查

检测项目	阳性（+）意义
HBsAg（表面抗原）	感染 HBV 的标志，见于 HBV 携带者或乙肝患者
抗-HBs（表面抗体）	注射过乙肝疫苗或曾感染过 HBV，目前 HBV 已被清除者——保护性抗体
HBeAg（e 抗原）	有 HBV 复制，传染性强
抗-HBe（e 抗体）	HBV 大部分被清除或抑制，传染性降低
抗-HBc（核心抗体）	曾经或正在感染 HBV，是诊断急性乙肝和判断病毒复制的重要指标

3. 丙型肝炎病毒标志物检查

（1）HCV-RNA 阳性见于 HCV 感染，提示 HCV 复制活跃，传染性强。HCV-RNA 阴性而抗-HCV IgG 阳性，提示既往有 HCV 感染。

（2）抗-HCV 阳性是诊断 HCV 感染的重要依据。

（3）抗-HCV IgM 阳性是诊断丙型肝炎的早期指标之一，是病毒复制指标。

（4）抗-HCV IgG 阳性表明已有 HCV 感染，输血后 80%~90% 的肝炎患者出现阳性。

考点 9★★　肾小球功能检测

1. 内生肌酐清除率（Ccr）测定

（1）Ccr 是测定肾小球滤过功能最常用的方法，也是反映肾小球滤过功能的主要指标。

（2）临床意义为判断肾小球损害的敏感指标，能较早地反映肾小球滤过功能。

2. 血清尿素氮测定　临床意义：反映肾小球滤过功能，但不是敏感的特异性指标。

考点 10★★★　昼夜尿比密试验（莫氏试验）

莫氏试验可了解肾脏的稀释-浓缩功能，是反映远端肾小管和集合管功能状态的敏感试验。

考点 11★★★　糖代谢类检查

1. 空腹血糖（FPG）测定

（1）参考值　空腹血糖：葡萄糖氧化酶法 3.9~6.1mmol/L。

（2）FPG 增高　生理性增高见于餐后 1~2 小时、高糖饮食、剧烈运动、情绪激动等。病理性增高见于：①各型糖尿病。②内分泌疾病：如甲状腺功能亢进症、肢端肥大症、巨人症、嗜铬细胞瘤、肾上腺皮质功能亢进症、胰高血糖素瘤等。③应激性因素：

如颅脑外伤、急性脑血管病、中枢神经系统感染、心肌梗死、大面积烧伤等。④肝脏和胰腺疾病：如严重肝损害、坏死性胰腺炎、胰腺癌等。⑤其他：如呕吐、脱水、缺氧、麻醉等。

（3）FPG减低　生理性减低见于饥饿、长时间剧烈运动等。病理性减低见于：①胰岛素分泌过多：如胰岛β细胞增生或肿瘤、胰岛素用量过大、口服降糖药等。②对抗胰岛素的激素缺乏：如生长激素、肾上腺皮质激素、甲状腺激素缺乏等。③肝糖原储存缺乏：如重型肝炎、肝硬化、肝癌等严重肝病。④急性酒精中毒。⑤消耗性疾病：如严重营养不良、恶病质等。

2. 血清糖化血红蛋白检测

（1）参考值　HbA_1 5%~8%，HbA_1c 4%~6%。

（2）临床意义　反映的是近2~3个月的平均血糖水平。

考点12★　　血脂测定

1. 血清总胆固醇（TC）测定

（1）TC增高　TC增高是冠心病的危险因素之一，常见于动脉粥样硬化所致的心、脑血管疾病及糖尿病。

（2）TC降低　见于严重肝脏疾病，如急性重型肝炎、肝硬化等；甲状腺功能亢进症。

2. 血清三酰甘油（TG）测定

（1）TG增高　是动脉粥样硬化的危险因素之一，常见于动脉粥样硬化症、冠心病。

（2）TG减低　见于甲状腺功能亢进症、严重肝脏疾病等。

3. 血清脂蛋白测定

（1）HDL-C（高密度脂蛋白）具有抗动脉粥样硬化作用（好东西）。

（2）LDL-C（低密度脂蛋白）升高是动脉粥样硬化的潜在危险因素（坏东西）。

考点13★★★　　血、尿淀粉酶（AMS）测定

1. 参考值　碘-淀粉比色法：血清800~1800U/L，尿液1000~

12000U/L。

2. 临床意义 急性胰腺炎发病后 2~3 小时血清 AMS 开始增高，12~24 小时达高峰，2~5 天后恢复正常。如达 3500U/L 应怀疑此病，超过 5000U/L 即有诊断价值。尿 AMS 于发病后 12~24 小时开始增高。

考点 14★★★ 心肌蛋白检测（cTnT、cTnI）

1. 心肌肌钙蛋白 T（cTnT）测定

（1）诊断 AMI cTnT 是诊断 AMI 的确定性标志物。对诊断 AMI 的特异性优于 CK-MB 和 LDH；对亚急性及非 Q 波性心肌梗死或 CK-MB 无法诊断的心肌梗死患者更有诊断价值。

（2）判断微小心肌损伤 用于判断不稳定型心绞痛是否发生了微小心肌损伤，这种心肌损伤只有检测 cTnT 才能确诊。

2. 心肌肌钙蛋白 I（cTnI）测定 ①诊断 AMI。②用于判断是否有微小心肌损伤，如不稳定型心绞痛、急性心肌炎。

考点 15★★ 血清甲胎蛋白（AFP）测定

AFP 是目前诊断原发性肝细胞癌最特异的标志物。在排除妊娠、活动性肝病和生殖系胚胎源性肿瘤的基础上，血清 AFP ≥ 400μg/L 可作为诊断肝癌的条件之一，或 AFP ≥ 200μg/L 持续 8 周，应高度怀疑肝癌，需结合影像检查等明确诊断。

考点 16★★ 尿液一般性状检查

1. 尿量

（1）多尿 尿量>2500mL/24h 者称为多尿。

（2）少尿或无尿 尿量<400mL/24h（或 17mL/h）者称为少尿；尿量<100mL/24h 者，称为无尿。

2. 颜色和透明度

小便颜色或性状	见于
血尿	泌尿系统炎症、结石、肿瘤、结核等；也可见于血液系统疾病，如血小板减少症、血友病等
血红蛋白尿（浓茶色或酱油色）	蚕豆病、阵发性睡眠性血红蛋白尿、血型不合的输血反应及恶性疟疾
胆红素尿	肝细胞性及阻塞性黄疸
乳糜尿	丝虫病
脓尿和菌尿	泌尿系统感染，如肾盂肾炎、膀胱炎

3. 气味 ①烂苹果样气味，见于糖尿病酮症酸中毒。②蒜臭味，见于有机磷中毒。

4. 比重 正常人尿比重波动在 $1.015\sim1.025$。

（1）增高 见于急性肾炎、糖尿病、肾病综合征及肾前性少尿等。

（2）减低 见于慢性肾炎、慢性肾衰竭、尿崩症等。

考点 17★★★ 尿液化学检查

1. 尿蛋白 尿蛋白呈阳性或定量检查>150mg/24h 者，称为蛋白尿。

（1）生理性蛋白尿 见于剧烈运动、寒冷、精神紧张等，为暂时性，尿中蛋白含量少。

（2）病理性蛋白尿 ①肾小球性蛋白尿：见于肾小球肾炎、肾病综合征等。②肾小管性蛋白尿：见于肾盂肾炎、间质性肾炎等。

2. 尿酮体 正常人定性检查尿酮体为阴性。尿酮体阳性见于糖尿病酮症酸中毒、妊娠剧吐、重症不能进食等脂肪分解增强的疾病。

考点 18★★　尿液显微镜检查

1. 细胞　①镜下血尿：尿外观无血色，红细胞>3/HP。②镜下脓尿：白细胞或脓细胞>5/HP。

2. 管型　①红细胞管型：见于急性肾炎、慢性肾炎急性发作。②透明管型：正常人也可偶有；肾实质病变时，明显增多。③蜡样管型：肾小管病变严重，预后不良。

考点 19★★★　粪便一般性状检查

大便颜色或性状	提示疾病
水样或粥样	感染性或非感染性腹泻，如急性胃肠炎、甲状腺功能亢进症
米泔样	霍乱
黏液脓样或脓血便	痢疾、溃疡性结肠炎、直肠癌
果酱样	阿米巴痢疾
鲜血便	肠道下段出血，如痔疮、肛裂、直肠癌等
柏油样	上消化道出血
灰白色	阻塞性黄疸
细条状	直肠癌
绿色粪便	消化不良
冻状便	肠易激综合征、慢性菌痢
羊粪样便	老年人及经产妇排便无力者

考点 20★　隐血试验

正常为阴性。阳性见于消化性溃疡活动期、胃癌、钩虫病、消化道炎症、出血性疾病等。消化道癌症呈持续阳性，消化性溃疡呈间断阳性。

考点 21★　痰液检查

痰颜色	可能的疾病
红色	肺结核、支气管扩张、肺癌
粉红色泡沫痰	急性肺水肿
铁锈色	肺炎链球菌肺炎
咖啡色	阿米巴肺脓肿

考点 22★★　渗出液与漏出液的鉴别要点

渗出液与漏出液鉴别的基本规律：

1. 从总体而言，漏出液都是"<、阴性"，渗出液都是">、阳性"。

2. 例外——葡萄糖，渗出液低于正常血糖水平（为什么？因为被细菌消耗了）。

	漏出液	渗出液
原因	非炎症所致	炎症、肿瘤或物理、化学刺激
外观	淡黄、浆液性	不定，可为黄色、脓性、血性、乳糜性
透明度	透明或微混	多浑浊
比重	<1.015	>1.018
凝固	不自凝	能自凝
黏蛋白定性	阴性	阳性
蛋白质定量	25g/L 以下	30g/L 以上
葡萄糖定量	与血糖相近	常低于血糖水平
细胞计数	常<$100×10^6$/L	常>$500×10^6$/L
细胞分类	以淋巴细胞为主	不同病因，分别以中性粒细胞或淋巴细胞为主
细菌检查	阴性	可找到病原菌
乳酸脱氢酶	<200U/L	>200U/L

考点 23★★　常见中枢神经系统疾病的脑脊液特点

	压力（mmH₂O）	外观	细胞数（×10⁶/L）及分类	蛋白质定性	葡萄糖（mmol/L）	细菌
正常	侧卧位 80~180	无色透明	0~8 个，多为淋巴细胞	阴性	2.5~4.5	无
化脓性脑膜炎	↑↑↑	浑浊，脓性，可有脓块	显著增加，中性粒细胞为主	+++ 以上	↓↓↓	有致病菌
结核性脑膜炎	↑↑	微浊，毛玻璃样，静置后有薄膜形成	增加，以淋巴细胞为主	++	↓↓	抗酸染色可找到结核杆菌
病毒性脑膜炎	↑	清澈或微浊	增加，以淋巴细胞为主	+	正常	无

第四单元　心电图诊断

考点 1★★★　心电图各波段的意义

每个心动周期在心电图上可表现为四个波（P 波、QRS 波群、T 波和 U 波）、三个段（PR 段、ST 段和 TP 段）、两个间期（PR 间期和 QT 间期）和一个 J 点（即 QRS 波群终末与 ST 段起始的交接点）。

P 波：为心房除极波，反映左、右心房除极过程中的电位和时间变化。

PR 段：是电激动过程在房室交界区所产生的微弱电位变化，一般呈零电位，显示为等电位线（基线）。

PR 间期：自 P 波的起点至 QRS 波群的起点，反映激动从窦房结发出后经心房、房室交界、房室束、束支及浦肯野纤维网传到心室肌所需要的时间。

QRS 波群：为左、右心室除极波，反映左、右心室除极过程中的电位和时间变化。

ST 段：从 QRS 波群终点至 T 波起点的一段平线，反映心室早期缓慢复极的电位和时间变化。

T 波：为心室复极波，反映心室晚期快速复极的电位和时间变化。

QT 间期：从 QRS 波群的起点至 T 波终点，代表左、右心室除极与复极全过程的时间。

U 波：为 T 波后的一个小波，产生机制未明。

考点 2★★　心电图各波段正常范围及变化的临床意义

1. P 波　正常 P 波在多数导联呈钝圆形，有时可有切迹，但切迹双峰之间的距离<0.04s。窦性 P 波在 aVR 导联倒置，Ⅰ、Ⅱ、aVF、$V_4 \sim V_6$ 导联直立，其余导联可直立、低平、双向或倒置。正常 P 波的时间≤0.11s；电压在肢导联<0.25mV，胸导联<0.2mV。

2. PR 间期　正常成年 PR 间期为0.12～0.20s。

3. QRS 波群

（1）时间　正常成人 QRS 波群时间为0.06～0.10s，V_1 导联 R 峰时间<0.03s，V_5 导联 R 峰时间<0.05s。QRS 波群时间或 R 峰时间延长，见于心室肥大、心室内传导阻滞及预激综合征。

（2）形态与电压　如果 6 个肢体导联中，每个 QRS 波群中向上及向下波电压的绝对值之和都小于 0.5mV 或/和每个胸导联 QRS 波群中向上及向下波电压的绝对值之和都小于 0.8mV，称为低电压，多见于肺气肿、心包积液、全身水肿、心肌梗死、心肌病、黏液性水肿、缩窄性心包炎等，也见于少数正常人。

（3）Q 波　正常人除 aVR 导联可呈 QS 或 Qr 型外，其他导联 Q 波的振幅不得超过同导联 R 波的1/4。Q 波时限一般≤0.03s，Ⅲ

导联可达 0.04s。正常情况下，V_1、V_2 导联不应有 q 波，但可呈 QS 型，V_3 导联极少有 q 波。超过正常范围的 Q 波称为异常 Q 波，常见于心肌梗死。

4. ST 段 正常情况下，ST 段表现为一等电位线。在任何导联，ST 段下移不应超过 0.05mV；ST 段抬高在 V_2、V_3 导联男性不超过 0.2mV，女性不超过 0.15mV，其他导联均不应超过 0.1mV。

考点 3★★ 心房、心室肥大

1. 心房肥大的心电图表现

（1）右心房肥大 P 波尖，肢体导联上幅度 ≥0.25mV，Ⅱ、Ⅲ、aVF 最为明显；胸导联 V_1、V_2 的 P 波振幅 ≥0.15mV，也称"肺性 P 波"。

（2）左心房肥大 P 波增宽，时间 ≥0.12s，双峰间距 ≥0.04s，以 Ⅰ、Ⅱ、aVL 导联上最为显著，也称"二尖瓣型 P 波"。

2. 心室肥大

（1）左心室肥大 ①QRS 波群电压增高，R_{V_5} 或 R_{V_6} >2.5mV；R_{V_5} 或 R_{V_6} +S_{V_1} >3.5mV（女性）或 >4.0mV（男性）。②心电轴左偏。③QRS 波群时间延长到 0.10～0.11s，V_5 或 V_6 导联 R 峰时间 >0.05s。④ST - T 改变，以 R 波为主的导联中，ST 段下移 ≥0.05mV，T 波低平、双向或倒置。

左室肥大常见于高血压心脏病、二尖瓣关闭不全、主动脉瓣病变、心肌病等。

（2）右心室肥大 ①QRS 波群形态改变，V_1R/S>1，V_5R/S<1，V_1 或 V_3R 的 QRS 波群呈 RS、rSR′、R 或 qR 型。②心电轴右偏 ≥+90°，重症可 >+110°。③R_{V_1} +S_{V_5} >1.05mV，aVR 导联的 R/Q 或 R/S>1，R_{aVR} >0.5mV。④V_1 或 V_3R 等右胸导联 ST-T 下移 >0.05mV，T 波低平、双向或倒置。

右室肥大常见于慢性肺源性心脏病、风心病二尖瓣狭窄、先天性心脏病等。

考点4★★★ 心肌梗死及心肌缺血

1. 基本图形

（1）缺血型 T 波改变 缺血发生于心内膜面，T 波高而直立；若发生于心外膜面，出现对称性 T 波倒置，称"冠状 T 波"。

（2）损伤型 ST 段改变 面向损伤心肌的导联出现 ST 段明显抬高，可形成单相曲线。

（3）坏死型 Q 波出现 面向坏死区的导联出现异常 Q 波（宽度≥0.03s，深度≥1/4R）或者呈 QS 波。

2. 心肌梗死的图形演变及分期

（1）进展期 心肌梗死数分钟后出现 T 波高耸，ST 段斜行上移或弓背向上抬高，时间在 6 小时以内。

（2）急性期 心肌梗死后 6 小时至 7 天。ST 段逐渐升高呈弓背型，并可与 T 波融合成单向曲线，此时可出现异常 Q 波，继而 ST 段逐渐下降，直立的 T 波开始倒置，并逐渐加深。此期坏死型 Q 波、损伤型 ST 段抬高及缺血性 T 波倒置可同时并存。

（3）愈合期 心肌梗死后 7~28 天，抬高的 ST 段基本恢复至基线，坏死型 Q 波持续存在，缺血型 T 波由倒置较深逐渐变浅。

（4）陈旧期 急性心肌梗死后数月或数年。ST 段和 T 波不再变化，常遗留下坏死的 Q 波，常持续存在终生，亦可能逐渐缩小。

3. 心肌梗死的定位诊断

部位	特征性 ECG 改变导联	对应性改变导联
前间壁	$V_1 \sim V_3$	
前壁	$V_3 \sim V_5$	
广泛前壁	$V_1 \sim V_6$	
下壁	Ⅱ、Ⅲ、aVF	Ⅰ、aVF
右室	$V_3R \sim V_5R$	多伴下壁梗死

第五单元 影像诊断

考点1★★ MRI诊断的临床应用

MRI高度的软组织分辨能力，不用对比剂就能清楚显示心脏、血管、体内腔道、肌肉、韧带以及脏器之间的关系等，是颅脑、体内脏器、脊髓、骨与关节软骨、肌肉、滑膜、韧带等部位病变的首选检查方法。

考点2★★★ 呼吸系统常见病的影像学表现

1. 慢性支气管炎 X线表现：肺纹理增多、增粗、扭曲，肺纹理伸展至肺野外带。

2. 慢性阻塞性肺疾病 早期X线可无明显变化，随后出现肺纹理增多、紊乱等非特异性改变。主要X线征象为肺过度充气，肺野透亮度增高，双肺外周纹理纤细稀少，胸腔前后径增大，肋骨走行变平，横膈位置低平，心脏狭长，严重者可有肺大疱的影像学改变。

3. 支气管扩张症 确诊主要靠胸部CT检查，尤其是高分辨力CT（HRCT）。柱状扩张时可见"轨道征"或"印戒征"；囊状扩张时可见葡萄串样改变；扩张的支气管腔内充满黏液栓时，可见"指状征"。

4. 肺炎链球菌性肺炎 X线表现：

（1）实变期 均匀性密度增高的片状阴影，病变范围呈肺段性或大叶性分布，在大片密实阴影中常可见到透亮的含气支气管影，即支气管充气征。

（2）消散期 实变区密度逐渐减退，表现为散在性的斑片状影，大小不等，继而可见到增粗的肺纹理，最后可完全恢复正常。

5. 肺结核

（1）原发型肺结核 表现为原发综合征及胸内淋巴结结核。

①原发综合征：是由肺内原发灶、淋巴管炎及淋巴结炎三者组成的哑铃状双极现象。②胸内淋巴结结核：表现为肺门和/或纵隔淋巴结肿大而突向肺野。

（2）血行播散型肺结核

1）急性粟粒型肺结核：大小一致、密度均等、均匀分布的粟粒样阴影。

2）亚急性或慢性血行播散型肺结核：X线可见以两上、中肺野为主的大小不一、密度不同、分布不均的多种性质（渗出、增殖、钙化、纤维化、空洞等）病灶。

（3）继发性肺结核 包括浸润型肺结核（成人最常见）、慢性纤维空洞型肺结核。病变多在肺尖和锁骨下区开始，X线可见渗出、增殖、播散、纤维和空洞等多种性质的病灶同时存在。慢性纤维空洞型肺结核X线主要表现为两肺上部多发厚壁的慢性纤维病变及空洞，周围有广泛的纤维索条影及散在的新老病灶，常伴有明显的胸膜增厚，病变的肺因纤维化而萎缩，出现肺不张征象，上叶萎缩使肺门影向上移位，下肺野血管纹理牵引向上及下肺叶的代偿性肺气肿，使膈肌下降、平坦，肺纹理被拉长呈垂柳状。

考点3★★★ 消化系统疾病影像学检查及常见疾病的影像学表现

1. 食管静脉曲张 X线钡剂造影可见：食管中下段黏膜皱襞明显增宽、迂曲，呈蚯蚓状或串珠状充盈缺损，管壁边缘呈锯齿状。

2. 食管癌 X线钡剂造影可见：①正常皱襞消失、中断、破坏，表面杂乱不规则。②管腔狭窄。③腔内充盈缺损。④不规则的龛影，早期较浅小，较大者表现为长径与食管长轴一致的长形龛影。⑤受累食管呈局限性僵硬。

3. 消化性溃疡

（1）胃溃疡 上消化道钡剂造影可见：直接征象：龛影，多见于胃小弯；龛影口周围有一圈黏膜水肿造成的透明带，这种黏膜水肿带是良性溃疡的特征性表现。胃溃疡引起的功能性改变包括：①<u>痉挛性改变</u>。②分泌增加。③胃蠕动增强或减弱。

（2）十二指肠溃疡 溃疡多见于球部，易造成球部变形。球部龛影或球部变形是十二指肠溃疡的直接征象。间接征象：①<u>激惹征</u>。②幽门痉挛，开放延迟。③胃分泌增多和胃张力及蠕动方面的改变。④球部固定压痛。

4. 胃癌 上消化道钡剂造影可见：①充盈缺损。②胃腔狭窄，胃壁僵硬。③龛影：多见于溃疡型癌，龛影形状不规则。④<u>黏膜皱襞破坏、消失或中断</u>。⑤肿瘤区蠕动消失。

5. 胃肠道穿孔 最多见于胃或十二指肠穿孔，立位 X 线透视或腹部平片可见两侧<u>膈下有弧形或半月形透亮气体影</u>。

6. 肠梗阻 典型 X 线表现为梗阻上段肠管扩张，积气、积液，<u>立位</u>或侧位水平位摄片可见肠管扩张，<u>呈阶梯状气液平面</u>。梗阻以下的肠管闭合，无气体或仅有少量气体。

考点4★★ 泌尿系结石影像学表现

约90%的肾、输尿管、膀胱结石可由 X 线平片显示，称为<u>阳性结石</u>；疑为肾或输尿管结石时，首选腹部平片检查；必要时，选用 CT。

肾结石 X 线征象：发生于单侧或双侧，可单个或多个，主要位于肾盂或肾盏内。阳性结石 X 线平片可见圆形、卵圆形或桑椹状致密影，密度高而均匀或浓淡不等，或呈分层状。阴性结石平片不能显影，造影可见肾盂内圆形或卵圆形密度减低影或充盈缺损，还可引起肾盂、肾盏积水扩张等。

内　科　学
（师承或确有专长人员不测试）

第一单元　呼吸系统疾病

考点1★★　慢性阻塞性肺疾病的病因

1. 吸烟　是 COPD 最重要的环境发病因素。

2. 下呼吸道感染　是 COPD 发病与病情进展的重要因素。

考点2★★　慢性阻塞性肺疾病的临床表现及并发症

1. 症状　①慢性咳嗽。②咳痰。③气短及呼吸困难为 COPD 的典型症状，多表现为<u>呼气性呼吸困难。</u>

2. 体征　早期可无异常体征，随着疾病的进展出现<u>桶状胸</u>，呼吸变浅，频率增快，双肺语颤减弱，叩诊呈过清音，心浊音界缩小，肺下界和肝浊音界下移，呼吸音减弱，呼气延长，部分患者可闻及湿啰音和/或散在的干啰音。

3. 并发症　①慢性呼吸衰竭。②自发性气胸。③慢性肺心病。

考点3★★★　慢性阻塞性肺疾病的诊断

COPD 的诊断主要依据长期吸烟等高危因素史，结合临床症状、体征及肺功能检查结果等综合确定。<u>不完全可逆的气流受限是 COPD 诊断的必备条件</u>，吸入支气管扩张剂后，$FEV_1/FVC < 70\%$，即可诊断，并根据 $FEV_1\%$ 预计值下降的程度进行气流阻塞严重程度的分级。

GOLD1 级（轻度）：$FEV_1/FVC < 70\%$，$FEV_1\% \geqslant 80\%$ 预计值。

GOLD2 级 （中度）：$FEV_1/FVC<70\%$，$80\%>FEV_1\%\geqslant50\%$预计值。

GOLD3 级 （重度）：$FEV_1/FVC<70\%$，$50\%>FEV_1\%\geqslant30\%$预计值。

GOLD4 级 （极重度）：$FEV_1/FVC<70\%$，$FEV_1\%<30\%$预计值。

考点 4★★　慢性阻塞性肺疾病的治疗

1. 支气管扩张剂　<u>是控制 COPD 患者症状的主要治疗措施</u>，如 β_2 肾上腺素受体激动剂等。

2. 控制感染　选用敏感抗菌药物控制感染是急性加重期重要的治疗措施。

考点 5★★　慢性肺源性心脏病的临床表现

1. 肺、心功能代偿期（缓解期）

（1）肺部原发疾病表现　①长期慢性咳嗽、咳痰或喘息病史，逐渐出现乏力、呼吸困难，活动后心悸、气促加重。②肺气肿体征。③肺部听诊常有干、湿啰音。

（2）肺动脉高压和右心室肥大体征　①<u>肺动脉瓣区第二心音亢进（提示肺动脉高压）</u>。②三尖瓣区出现收缩期杂音，剑突下触及心脏收缩期搏动。③可出现颈静脉充盈，肝淤血肿大等。

2. 肺、心功能失代偿期（急性加重期）　多由急性呼吸道感染所诱发。除上述症状加重外，相继出现呼吸衰竭和心力衰竭（<u>以右心衰竭为主</u>）。

考点 6★★　慢性肺源性心脏病的并发症

<u>①肺性脑病为慢性肺心病首要死亡原因</u>。②酸碱失衡及电解质紊乱，以呼酸最常见。③心律失常。④休克。⑤消化道出血。⑥其他，如功能性肾衰竭、弥漫性血管内凝血等。

考点 7★★★　慢性肺源性心脏病的诊断

在慢性呼吸系统疾病的基础上，一旦发现有肺动脉高压、右心室肥大的体征或右心功能不全的征象，同时排除其他引起右心病变的心脏病，即可诊断本病。若出现呼吸困难、发绀或神经精神症状，为肺心病呼吸衰竭表现；如出现下肢或全身水肿、腹胀、肝大触痛、颈静脉怒张、肝颈静脉反流征阳性，提示右心衰竭，为急性加重期的主要诊断依据。

考点8★★★　慢性肺源性心脏病肺、心功能失代偿期的治疗

1. 控制感染<u>为治疗慢性肺心病的关键措施</u>。
2. 改善呼吸功能，纠正呼吸衰竭。
3. 控制心力衰竭。
4. 控制心律失常。
5. 短期应用糖皮质激素，有利于纠正呼吸衰竭和心力衰竭。
6. 抗凝治疗。
7. 并发症的处理。

考点9★★★　支气管哮喘的临床表现

1. 典型表现　主要表现为发作性伴哮鸣音的呼气性呼吸困难，其发作常与吸入外源性变应原有关，<u>大多呈季节性</u>，春秋易发且日轻夜重。严重哮喘发作，表现为呼吸困难、发绀、大汗淋漓、四肢湿冷、脉细数，两肺满布哮鸣音，有时<u>哮鸣音反可减弱或消失</u>，此时病情危急，可导致呼吸衰竭甚至死亡。

2. 胸闷变异性哮喘或咳嗽变异性哮喘　发作性胸闷或顽固性咳嗽。

考点10★★　支气管哮喘的诊断

1. 反复发作的喘息、气急、胸闷或咳嗽，多与接触变应原、冷空气、物理及化学性刺激、病毒性上呼吸道感染、运动等有关。
2. 发作时在双肺可闻及散在或弥漫性、以呼气相为主的哮鸣音，呼气相延长。
3. 上述症状可经治疗缓解或自行缓解。

4. 除外其他疾病所引起的喘息、气急、胸闷和咳嗽。

5. 下列 3 项中至少 1 项阳性：①支气管激发试验阳性。②支气管舒张试验阳性。③PEF 平均每日昼夜变异率>10% 或 PEF 周变异率>20%。

考点 11★★ 支气管哮喘的药物治疗

1. β₂ 受体激动剂 常用吸入制剂：①短效 β₂ 受体激动剂（SABA）：常用沙丁胺醇、特布他林气雾剂；②长效 β₂ 受体激动剂：常用沙美特罗气雾剂、福莫特罗干粉吸入剂等。与吸入性糖皮质激素联合是目前最常用的哮喘控制性药物。

2. 糖皮质激素 是控制哮喘最有效的药物。吸入性糖皮质激素（ICS）是目前哮喘长期治疗的首选药物。

考点 12★★ 肺炎链球菌肺炎的诊断

1. 症状与体征 起病急，寒战，高热，胸痛，咳铁锈色痰。肺实变时有患侧呼吸运动减弱、触觉语颤增强、叩诊呈浊音、听诊呼吸音减低或消失，并可出现支气管呼吸音。

2. X 线检查 早期仅见肺纹理增粗、紊乱。肺实变期呈肺叶、肺段分布的密度均匀阴影，并在实变阴影中可见支气管充气征，肋膈角可有少量胸腔积液征。

3. 确诊有赖于病原菌检查

考点 13★★ 肺炎链球菌肺炎的治疗

首选青霉素 G。对青霉素过敏者，可用红霉素或阿奇霉素、林可霉素等。

考点 14★★ 肺炎支原体肺炎的诊断

咳嗽多为阵发性刺激性呛咳，咳少量黏液痰。发热可持续 2~3 周，体温恢复正常后，可仍有咳嗽，偶伴有胸骨后疼痛。需要综合临床症状、X 线表现及血清学检查结果作出诊断。培养分离出肺炎支原体虽然对诊断有决定性意义，但需要时间长，技术要求高。血清学检测有一定的参考价值，尤其血清抗体有 4 倍增高者。

考点 15★　肺炎支原体肺炎的治疗

本病有自限性，多数病例不经治疗可自愈。抗感染治疗<u>大环内酯类抗菌药为首选</u>，常用红霉素、罗红霉素、阿奇霉素等。

考点 16★★★　原发性支气管肺癌的临床表现

1. 由原发癌肿引起的症状　①咳嗽，为常见的早期症状，<u>多呈刺激性干咳</u>，或有少量黏液痰。②咯血。③胸闷、气急。④局限性喘鸣。⑤发热。⑥体重下降。

2. 肺外胸内扩散症状　位于肺尖部的肺癌称肺上沟瘤（Pancoast 癌），常压迫颈交感神经引起<u>同侧瞳孔缩小、眼睑下垂、眼球内陷、额部少汗等 Horner 综合征</u>。

考点 17★★　原发性支气管肺癌的检查

<u>胸部 X 线检查</u>为常规检查方法。<u>支气管镜检查</u>是确诊肺癌的重要方法，中央型肺癌确诊率可达 90% 左右，周围型确诊率偏低。

考点 18★★★　原发性支气管肺癌的诊断

早期诊断极为重要。影像学、细胞学和病理学检查是肺癌诊断的必要手段。一般经<u>肺部 CT 确定癌肿部位</u>，然后经<u>组织学检查确定诊断及病理学分型</u>。

考点 19★　原发性支气管肺癌的治疗

手术治疗是非小细胞肺癌的主要治疗方法，鳞癌比腺癌和大细胞癌术后效果好。小细胞肺癌对化疗非常敏感，是治疗的基本方案。放疗对小细胞肺癌效果较好，其次为鳞癌和腺癌。

考点 20★★　慢性呼吸衰竭的分类

呼吸衰竭按血气分析分为两类：

1. Ⅰ型 缺氧而<u>无二氧化碳潴留</u>，即 $PaO_2 < 60mmHg$，$PaCO_2$ 正常或降低。

2. Ⅱ型 缺氧<u>伴二氧化碳潴留</u>，即 $PaO_2 < 60mmHg$，$PaCO_2 > 50mmHg$。

考点 21★★　慢性呼吸衰竭的临床表现

1. 原发病表现

2. 缺氧表现 ①呼吸困难是最早出现的症状。②发绀是缺氧<u>严重的表现</u>。③精神神经症状（肺性脑病是首要死因）。④心律失常。⑤上消化道出血、黄疸。⑥蛋白尿、氮质血症。

3. 二氧化碳潴留表现 ①睡眠习惯改变，严重时有二氧化碳麻痹的表现。②早期血压升高，严重者血压下降甚至休克。

考点 22★★　慢性呼吸衰竭的诊断要点

1. 有慢性支气管-肺疾患导致呼吸功能障碍的原发疾病史。

2. 有缺氧和/或二氧化碳潴留的临床表现。

3. 动脉血气分析 $PaO_2 < 60mmHg$，伴或不伴有 $PaCO_2 > 50mmHg$，即可确立诊断。

考点 23★★　慢性呼吸衰竭的治疗

1. 保持气道通畅 是治疗呼吸衰竭的<u>首要措施</u>：①祛痰药。②支气管扩张剂。③人工气道。

2. 氧疗 COPD 是导致慢性呼吸衰竭的最常见病因，以Ⅱ型呼吸衰竭为主。<u>氧疗原则为低浓度持续给氧，吸入氧浓度低于33%</u>。

3. 增加通气量 是解除二氧化碳潴留的主要治疗措施。包括：①呼吸兴奋剂。②机械通气。

4. 纠正酸碱失衡和电解质紊乱

5. 防治感染 <u>有效预防呼吸衰竭发生的关键措施是防治呼吸道感染</u>。

6. 治疗并发症 包括肺性脑病和上消化道出血。

第二单元 循环系统疾病

考点1★★ 慢性心力衰竭的NYHA心功能分级

Ⅰ级：活动不受限，日常体力活动不引起明显的气促、疲乏或心悸。

Ⅱ级：体力活动轻度受限，休息时无症状，日常活动可引起明显的气促、疲乏或心悸。

Ⅲ级：体力活动明显受限，休息时无症状，轻于日常活动即引起明显的气促、疲乏或心悸。

Ⅳ级：休息时也有症状，任何体力活动均会引起不适。

考点2★★★ 慢性心力衰竭的临床表现

1. 左心衰竭 以肺淤血及心排血量降低表现为主。

肺淤血的表现：①劳力性呼吸困难（最早症状）。②端坐呼吸。③夜间阵发性呼吸困难。④急性肺水肿（心源性哮喘）：是呼吸困难最严重的状态。

2. 右心衰竭 以体循环淤血的表现为主。

（1）颈静脉体征 颈静脉搏动增强、充盈、怒张，肝颈静脉回流征阳性。

（2）肝脏肿大 肝脏因淤血肿大伴压痛。

（3）水肿 身体低垂部位可有凹陷性水肿，多由脚踝部开始，逐渐向上进展，午后加重。

（4）心脏体征 可出现相对性三尖瓣关闭不全的反流性杂音。

（5）发绀

（6）胸腔或腹腔积液

考点3★★ 慢性心力衰竭的实验室及其他检查

1. 血浆脑钠肽（BNP）及 N 端前脑钠肽（NT-proBNP）检测 在急性呼吸困难患者中，BNP/NT-proBNP 正常基本可除外急性心衰。BNP<35ng/L 或 NT-proBNP<125ng/L 通常可用于排除慢性心衰，但其敏感度和特异度较急性心衰低。

2. X 线胸片 有助于心衰与肺部疾病的鉴别。可反映肺淤血，包括肺门血管影增强、上肺血管影增多、肺动脉增宽、间质性肺水肿、Kerley B 线、肺门呈蝴蝶状、胸腔积液等。

3. 超声心动图 是诊断心力衰竭最有价值的方法。

考点4★★★ 慢性心力衰竭的药物治疗

1. 利尿剂 无论何种心衰，只要存在体液潴留都应使用利尿剂。

2. RAAS 抑制剂

（1）血管紧张素转换酶抑制剂（ACEI） 所有 HFrEF 患者除非存在禁忌，均推荐使用。一般以小剂量起始，如能耐受则逐渐加量至靶剂量或最大耐受剂量，长期维持用药。血管性水肿和无尿型肾衰竭、妊娠期妇女及 ACEI 过敏者应禁用；低血压、双侧肾动脉狭窄、血肌酐明显升高（>265μmol/L）和高血钾（>5.5mmol/L）者慎用。

（2）血管紧张素受体阻滞剂（ARB） 对 ACEI 不能耐受者可改用 ARB。

（3）血管紧张素受体脑啡肽酶抑制剂（ARNI） 较 ACEI 进一步降低心衰住院和死亡风险，改善心衰症状和生活质量。推荐作为 HFrEF 患者的初始治疗。

3. β受体阻滞剂 保护心肌细胞，改善心室重塑。所有 HFrEF 和 HFmrEF 患者除非存在禁忌，均推荐使用。

4. 醛固酮受体拮抗剂（MRA） 阻断醛固酮效应，抑制心室重塑。常用螺内酯、依普利酮等。

5. 钠-葡萄糖共转运蛋白 2 抑制剂（SGLT-2i） 降低血糖，减轻容量负荷，改善能量代谢，改善内皮功能，抑制炎症反应和纤维化。常用达格列净或恩格列净。

注：LVEF≤40% 者称为射血分数降低型心衰（HFrEF）。

LVEF 41%~49% 者称为射血分数轻度降低型心衰（HFmrEF）。

考点 5★ 急性心力衰竭的临床表现

1. 急性左心衰竭

（1）**呼吸困难** 是急性左心衰竭最主要的临床表现。根据病情的严重程度可依次表现为劳力性呼吸困难、夜间阵发性呼吸困难、端坐呼吸等。

（2）**体格检查** 可发现心脏增大、舒张早期或中期奔马律、肺部湿啰音等。

（3）**急性肺水肿** 突发严重呼吸困难、端坐呼吸、烦躁不安，伴恐惧窒息感，呼吸频率可达 30~50 次/分，面色灰暗，口唇发绀，大汗淋漓，咳嗽，咳大量粉红色泡沫样痰，甚至出现意识障碍、大小便失禁。听诊心率快、心尖部常可闻及舒张早期奔马律，两肺满布湿啰音和哮鸣音。

（4）**心源性休克**

2. 急性右心衰竭 主要出现体循环淤血及心排血量降低的一些表现，如低血压、心动过速、少尿、肢端湿冷、颈静脉充盈、肝颈静脉回流征阳性、肝脾大、下肢和骶部水肿等。

考点 6★★★ 急性心力衰竭的治疗

1. 一般治疗 半卧位或坐位，双腿下垂，以减少静脉回流；吸氧。

2. 有效镇静 常用吗啡静脉注射镇静。

3. 容量管理 监测 24 小时出入液量。

4. 快速利尿，减轻心脏容量负荷 常用呋塞米静注，有利于肺水肿的缓解。

5. 应用血管扩张剂，减轻心脏负荷 收缩压>90mmHg 的患者可考虑使用，尤其适用于血压>110mmHg 的急性心衰患者。

（1）硝酸酯类 扩张小静脉，减少回心血量。常用硝酸甘油、硝酸异山梨酯静注。

（2）硝普钠 同时扩张动、静脉血管。

（3）重组人脑钠肽 具有扩管、利尿、抑制 RAAS 和交感活性的作用。

6. 应用正性肌力药物，增强心肌收缩力 适用于左心室收缩功能不全、低血压和心输出量低导致的组织器官低灌注的患者。

（1）β 受体激动剂 常用多巴酚丁胺、多巴胺。

（2）磷酸二酯酶抑制剂 常用米力农、奥普力农。

（3）左西孟旦 钙增敏剂。

（4）洋地黄类药物 <u>主要适应证是房颤伴快速心室率（>110次/分）者。常用毛花苷 C。急性心肌梗死 24 小时内应尽量避免使用</u>。低钾血症和低镁血症时易发生洋地黄中毒，应用时需监测血钾、镁水平。

7. 血管收缩剂 心源性休克时，首选去甲肾上腺素。

考点7★★ 过早搏动的心电图诊断

1. 房性过早搏动 ①提前出现的 P′波与窦性 P 波形态各异；P′R 间期≥0.12 秒。②提前出现的 QRS 波群形态通常正常。③代偿间歇常不完全。

2. 房室交界性过早搏动 ①提前出现的室上性 QRS 波群，其前面无相关的 P 波。②若有逆行 P′波，可在 QRS 波群之前、之中（可消失）或之后。③QRS 波群形态多正常。④代偿间歇多完全。

3. 室性过早搏动 ①提前出现的 QRS 波群前无相关 P 波。②提前出现的 QRS 波群宽大畸形，时限≥0.12 秒，T 波方向与 QRS 波群主波方向相反。③代偿间歇完全。

考点8★★　室性心动过速的心电图诊断

①出现3个或3个以上连续室性早搏。②心室率在100~250次/分，节律可略不规则。③QRS波群宽大畸形，时限>0.12秒，ST-T波方向与QRS波群主波方向相反。④P波、QRS波群间无固定关系，形成房室分离。⑤可出现心室夺获与室性融合波，为室性心动过速的特征性表现。

考点9★★★　心房颤动的心电图诊断

①P波消失，代之以大小不等、形状不同、节律完全不规则的房颤波（f波），频率为350~600次/分。②心室率绝对不规则，心室率通常在100~160次/分。③QRS波群形态正常，伴室内差异性传导时则增宽变形。

考点10★★★　房室传导阻滞的心电图诊断

1. 一度房室传导阻滞　PR间期延长，大于0.20秒。每个P波后均有QRS波群。

2. 二度房室传导阻滞

（1）*二度Ⅰ型房室传导阻滞（莫氏Ⅰ型）*　①PR间期进行性延长，直至一个P波后脱漏QRS波群。②相邻RR间期进行性缩短，直至P波不能下传心室，发生心室脱漏。③包含P波在内的RR间期小于正常窦性PP间期的两倍。最常见的房室传导比例为3：2或5：4。

（2）*二度Ⅱ型房室传导阻滞（莫氏Ⅱ型）*　PR间期恒定不变（可正常或延长），部分P波后无QRS波群。如每隔1个、2个或3个P波后有一次QRS波群脱漏，因而分别称之为2：1、3：2、4：3房室传导阻滞。

3. 三度房室传导阻滞　①PP与RR间隔各有其固定的规律，两者之间毫无关系。②心房率>心室率。③心室率慢而规则，心室起搏点如在房室束分叉以上，心室率40~60次/分，QRS波群正常；如在房室束分叉以下，心室率常在 40 次/分以下，QRS 波群增宽。

考点 11★★　病态窦房结综合征的心电图诊断

主要表现包括：①非药物引起的持续而显著的窦性心动过缓（50 次/分以下）；②窦性停搏或窦性静止、窦房传导阻滞；③窦房传导阻滞与房室传导阻滞并存；④心动过速-心动过速综合征，简称慢-快综合征，是指心动过缓与房性快速性心律失常（心房扑动、心房颤动或房性心动过速）交替发作。

其他心电图改变为：①未应用抗心律失常药物的情况下，心房颤动的心室率缓慢，或其发作前后有窦性心动过缓和（或）一度房室传导阻滞；②变时功能不全，表现为运动后心率提高不显著；③房室交界性逸搏心律等。

为确定症状与心电图改变的关系，可做单次或多次动态心电图或事件记录器检查，如晕厥等症状发作的同时记录到显著的心动过缓或心脏停搏，即可提供有力佐证。

考点 12★★　二尖瓣狭窄

风湿热为主要病因，好发于 20~40 岁青壮年女性。
二尖瓣狭窄的临床表现和并发症：

1. 症状　①呼吸困难，为最常见的早期症状。②咳嗽咳痰。③咯血。④声嘶、吞咽困难。

2. 体征　①视诊："二尖瓣面容"。②叩诊：心脏外形呈梨形，即"二尖瓣型心"。③听诊：心尖区可闻及低调的隆隆样舒张中晚期杂音，局限、不传导，是最重要的体征，具有诊断价值。④触诊：心尖区可触及舒张期震颤。

3. 并发症　①心房颤动。②急性肺水肿。③血栓栓塞。④右心衰竭，为主要的死亡原因。⑤感染性心内膜炎。⑥肺部感染。

考点 13★★　二尖瓣关闭不全

二尖瓣关闭不全的临床表现：

1. 症状 风心病所致的二尖瓣关闭不全无症状期常超过 20 年，一旦出现症状，多已有不可逆的心功能损害，表现为疲乏无力、呼吸困难等左心衰症状，且病情进行性恶化。

2. 体征 ①视诊：心尖搏动呈高动力型，并向左下移位。②触诊：可触及抬举样心尖搏动。③叩诊：心界向左下扩大。④听诊：风心病所致者心尖区可闻及 3/6 级以上粗糙的全收缩期吹风样杂音，常向左腋下、左肩胛下区传导，吸气时减弱、呼气时增强，可伴震颤；冠心病乳头肌功能失调者可有全收缩期杂音；腱索断裂时杂音似海鸥或乐音性。

考点 14★　主动脉瓣狭窄

主要病因有风湿热、先天性畸形及瓣膜退行性钙化等。

主动脉瓣狭窄的临床表现：

1. 症状 出现较晚，呼吸困难、心绞痛和晕厥为典型主动脉瓣狭窄常见的"三联征"。

2. 体征 ①视诊：心尖搏动增强、弥散。②触诊：左心室肥厚明显者可触及抬举样心尖搏动；严重狭窄时可发现颈动脉搏动明显延迟；胸骨右缘第二肋间可触及收缩期震颤。③叩诊：心浊音界向左下扩大。④听诊：主动脉瓣区可闻及 4~5/6 级喷射性收缩期杂音，粗糙、吹风样，呈递增-递减型，向颈部或胸骨左下缘传导。

考点 15★　主动脉瓣关闭不全

风湿性主动脉瓣关闭不全多与狭窄并存。

主动脉瓣关闭不全的临床表现：

1. 症状 轻、中度患者常无症状，严重反流时出现明显的主动脉瓣关闭不全及周围血管征的表现，常有头部搏动感、心悸及心前区不适。晚期发生左心衰，终末期可出现右心衰。

2. 体征 包括心脏体征及周围血管征阳性。

①视诊：心尖搏动呈高动力型，范围扩大并向左下移位。②触

诊：心尖搏动呈抬举样，范围扩大并向左下移位。③叩诊：心浊音界向左下扩大，呈靴形心。④听诊：胸骨左缘 2 ~ 3 肋间及主动脉瓣区闻及与 S$_2$ 同时开始的高调、递减型舒张早期叹气样杂音，向主动脉瓣区及心尖部传导，坐位前倾及深呼气时明显；严重主动脉瓣关闭不全时，可在心尖部闻及舒张中晚期隆隆样杂音，称为 Austin-Flint 杂音。⑤周围血管征：收缩压增高，舒张压减低，脉压差增大；随心脏搏动的点头征，颈动脉和桡动脉可触及水冲脉，可见毛细血管搏动征，股动脉可闻及枪击音和 Duroziez 双重杂音。

考点 16★ 原发性高血压的并发症

1. 靶器官损害并发症 高血压性心脏病，脑血管并发症（最常见），肾脏相关病变，视网膜动脉硬化，主动脉夹层。

2. 高血压急症 血压突然和显著升高，常超过 180/120mmHg，同时伴有进行性心、脑、肾等重要靶器官功能不全的表现。包括高血压脑病、高血压危象等。硝普钠作为治疗的首选药物。

3. 高血压亚急症 与高血压急症的主要区别是有无新近发生的急性进行性靶器官损害。

考点 17★★★ 原发性高血压的诊断

类别	收缩压（mmHg）		舒张压（mmHg）
正常血压	<120	和	<80
正常高值	120 ~ 139	和/或	80 ~ 89
高血压	≥140	和/或	≥90
1 级（轻度）	140 ~ 159	和/或	90 ~ 99
2 级（中度）	160 ~ 179	和/或	100 ~ 109
3 级（重度）	≥180	和/或	≥110
单纯收缩期高血压	≥140	和	<90

考点 18★★　原发性高血压的治疗

1. 降压目标　①心血管风险高危/很高危的高血压患者，以及有合并症的高血压患者，在可耐受的条件下，推荐诊室血压目标为<130/80mmHg。②无合并症的一般高血压患者，推荐降至<140/90mmHg，如能耐受，应进一步降至<130/80mmHg。③老年高血压患者，65~79 岁老年人推荐降压目标<140/90mmHg，如能耐受，可降至<130/80mmHg；80 岁及以上高龄老年人降压目标<150/90mmHg，如能耐受，可降至<140/90mmHg。

2. 常用降压药物分类

（1）利尿剂

（2）β受体阻滞剂　用于轻、中度高血压，尤其是静息心率较快（>80 次/分）或合并心绞痛及心肌梗死后患者。

（3）钙通道阻滞剂（CCB）　可用于各种程度高血压，尤其老年人高血压或合并稳定型心绞痛时。

（4）血管紧张素转换酶抑制剂（ACEI）　特别适用于伴有心力衰竭、心肌梗死后、糖耐量异常或糖尿病肾病的高血压患者。妊娠、肾动脉狭窄、肾功能衰竭（血肌酐>265μmol/L）者禁用。

（5）血管紧张素 II 受体拮抗剂（ARB）

（6）血管紧张素受体脑啡肽酶抑制剂（ARNI）　常用沙库巴曲缬沙坦。其适应证和禁忌证与 ACEI 相似。

<u>以上 6 种降压药物均可作为高血压起始和维持治疗的一线药物。</u>

3. 降压治疗方案

（1）无并发症患者可以单独或者联合使用噻嗪类利尿剂、β受体阻滞剂、CCB、ACEI 和 ARB，治疗应从小剂量开始，逐步递增剂量。

（2）2 级高血压在治疗开始时就应采用两种降压药物联合治疗。合理的降压药联合治疗方案：利尿剂与 ACEI 或 ARB；二氢吡啶类钙拮抗剂与β受体阻滞剂；钙拮抗剂与 ACEI 或 ARB 等。

（3）三种降压药合理的联合治疗方案，除有禁忌证外一般应包含利尿剂。

考点 19★★　冠状动脉性心脏病的危险因素

①年龄。②性别。③血脂异常：脂质代谢异常是最重要的危险因素，目前主要认为与 LDL-C 关系密切。④高血压：是冠心病独立的危险因素。⑤吸烟。⑥糖尿病和糖耐量异常。⑦其他：肥胖、缺乏体力活动、高热量高脂肪饮食、遗传及性格因素等。

考点 20★★　冠状动脉性心脏病的临床分型

近年来趋于将本病分为慢性冠脉综合征（CCS，也称慢性冠状动脉疾病）和急性冠脉综合征（ACS）两大类。

1. 慢性冠脉综合征　包括伴稳定心绞痛症状和（或）呼吸困难的疑似冠心病患者；新发心力衰竭或左心室功能障碍的疑似冠心病患者；ACS 后 1 年内或近期血运重建的无症状或症状稳定患者；初次诊断或血运重建 1 年以上的无症状或有症状患者；疑似血管痉挛或微血管疾病的心绞痛患者；筛查时发现的无症状 CAD 患者。

2. 急性冠脉综合征　包括不稳定型心绞痛、非 ST 段抬高型心肌梗死、ST 段抬高型心肌梗死及冠心病猝死。

考点 21★★　稳定型心绞痛的诊断

根据发作的特点和体征，含服硝酸甘油后可短时间内缓解，结合年龄和存在冠心病危险因素，除外其他因素所致心绞痛，一般可诊断。必要时选择冠脉造影以明确诊断。

典型心绞痛症状：①部位：在胸骨体上段或中段以后，可放射至肩、左臂内侧，甚至达无名指和小指。②性质：常为压迫感、紧缩感、压榨感，多伴有濒死感。③诱因：发作常由劳累、情绪激动所诱发。④持续时间：历时短暂，一般为 3~5 分钟，很少超过 15 分钟。⑤缓解方法：去除诱因和/或舌下含服硝酸甘油可迅速缓解。

考点 22★ 稳定型心绞痛的治疗

发作时立刻休息。治疗较重的发作，可使用作用较快的硝酸酯制剂，如<u>硝酸甘油</u>、<u>硝酸异山梨酯</u>。

考点 23★★ 不稳定型心绞痛的临床分型

不稳定型心绞痛根据临床表现，分为三种类型：

1. 静息型心绞痛 休息时发作，持续时间通常>20 分钟。

2. 初发型心绞痛 通常在首发症状 1~2 个月内、很轻的体力活动可诱发。

3. 恶化型心绞痛 在相对稳定的劳力性心绞痛基础上心绞痛逐渐增强（疼痛更剧烈、时间更长或更频繁）。

变异型心绞痛特征为静息心绞痛，表现为一过性 ST 段抬高的动态改变，是不稳定型心绞痛的一种特殊类型，其发病机制为冠脉痉挛。

考点 24★★ 非 ST 段抬高型急性冠脉综合征的诊断

不稳定型心绞痛和非 ST 段抬高型心肌梗死合称为非 ST 段抬高型急性冠脉综合征。

1. 症状 有如下临床表现者有助于诊断：诱发心绞痛的体力活动阈值突然或持久降低；心绞痛发生频率、严重程度和持续时间增加；出现静息或夜间心绞痛；胸痛放射至新的部位；发作时伴有新的相关症状，如出汗、恶心、呕吐、心悸或呼吸困难。常规休息或舌下含服硝酸甘油只能暂时甚至不能完全缓解。

2. 诊断要点 根据典型的心绞痛症状、<u>缺血性心电图改变（新发或一过性 ST 段压低≥0.1mV 或 T 波倒置≥0.2mV）以及心肌损伤标志物测定（心肌肌钙蛋白 cTnT 及 cTnI）</u>，可初步作出诊断。诊断未明确、症状不典型，但病情稳定者，在出院前可做负荷心电图或负荷超声心动图、心肌灌注显像、冠脉造影等检查。冠脉造影对决定治疗策略有重要意义。

考点 25★★　非 ST 段抬高型急性冠脉综合征的治疗

1. 硝酸酯类药物　目前建议<u>静脉应用硝酸甘油</u>，在症状消失 12~24 小时后改用口服制剂。常用的口服硝酸酯类药物包括硝酸异山梨酯和 5-单硝酸异山梨酯。

2. β 受体阻滞剂　艾司洛尔可静脉使用，安全而有效。

3. 钙通道阻滞剂　<u>对于血管痉挛性心绞痛的患者，可作为首选。</u>

4. 抗血小板治疗　常推荐阿司匹林和 ADP 受体拮抗剂双联抗血小板治疗。

5. 抗凝治疗　常用肝素、低分子肝素等。

6. 调脂　他汀类药物作为首选。

7. RAAS 抑制剂　如果不存在低血压或其他已知的禁忌证，应该在 24 小时内给予口服 ACEI、ARB 或 ARNI。

8. 经皮冠状动脉介入术

9. 冠状动脉旁路移植术

考点 26★★★　急性 ST 段抬高型心肌梗死的诊断

根据有冠心病危险因素的相关病史、典型的临床表现、典型的心电图改变以及血清肌钙蛋白和心肌酶的改变，一般可确立诊断。

1. 疼痛　<u>疼痛为最早出现和最突出的症状</u>。疼痛部位和性质与心绞痛相似，程度更剧烈，持续时间更长，多无明显诱因，休息和含服硝酸甘油多不能缓解。

2. 血心肌坏死标记物　①肌红蛋白：起病后 2 小时内升高，12 小时内达高峰，24~48 小时内恢复正常。②肌钙蛋白：起病 3~4 小时后升高，肌钙蛋白 I（cTnI）11~24 小时达高峰，7~10 天降至正常，肌钙蛋白 T（cTnT）于 24~48 小时达高峰，10~14 天降正常。③肌酸激酶同工酶 CK-MB：增高的程度能较准确地反映梗死的范围，其高峰出现时间是否提前有助于判断溶栓治疗是否成功。

3. 心电图检查

（1）特征性改变　面向梗死部位的导联上可出现：①宽而深的 Q 波（病理性 Q 波），反映心肌坏死。②ST 段抬高，反映心肌损伤。③T 波倒置，反映心肌缺血。

（2）心肌梗死的心电图定位诊断

梗死部位	特征性 ECG 改变导联	对应性改变导联
前间壁	V_1、V_2、V_3	
局限前壁	V_3、V_4、V_5	
前侧壁	Ⅰ、Ⅱ、aVL、V_5、V_6、V_7	
广泛前壁	$V_1 \sim V_6$	
下壁（膈面）	Ⅱ、Ⅲ、aVF	Ⅰ、aVL
下间壁	Ⅱ、Ⅲ、aVF	Ⅰ、aVL
下侧壁	Ⅱ、Ⅲ、aVF、V_5、V_6、V_7	Ⅰ、aVL
高侧壁	Ⅰ、aVL、"高" $V_4 \sim V_6$	Ⅱ、Ⅲ、aVF
正后壁	$V_7 \sim V_8$	$V_1 \sim V_3$ 导联 R 波增高
右室	$V_3 R \sim V_7 R$	（多伴下壁梗死）

考点 27★★★　急性 ST 段抬高型心肌梗死的治疗

1. 监护和一般治疗

2. 解除疼痛　哌替啶肌内注射或吗啡皮下注射；硝酸甘油或硝酸异山梨酯舌下服用或静脉滴注。

3. 抗血小板治疗　联合应用阿司匹林和 ADP 受体拮抗剂。

4. 抗凝治疗

5. 再灌注治疗　起病 3~6 小时最迟在 12 小时内，使闭塞的冠状动脉再通，心肌得到再灌注，濒死的心肌得以存活或使坏死范围缩小，减轻梗死后心肌重塑，改善预后，是一种积极的治疗措施。包括：①介入治疗；②溶栓治疗（接诊后 30 分钟内，常用药物有尿激酶、链激酶、重组组织型纤维蛋白溶酶原激活剂）；③紧急主动脉-冠状动脉旁路移植术。

6. 消除心律失常 室颤尽快电复律；室早或室速静脉注射利多卡因；室性心律失常反复发作可用胺碘酮。

7. 控制休克 补充血容量后血压仍不升，可用多巴酚丁胺或去甲肾上腺素。心排血量低或周围血管显著收缩以致四肢厥冷并有发绀时，可用血管扩张剂。常用硝普钠或硝酸甘油静脉滴注。

8. 治疗心力衰竭 主要是治疗急性左心衰竭，以吗啡（或哌替啶）和利尿剂为主。<u>梗死发生后 24 小时内宜尽量避免使用洋地黄制剂</u>。右心室梗死的患者应慎用利尿剂。

第三单元　消化系统疾病

考点1★★　慢性胃炎的诊断

<u>胃镜检查是诊断慢性胃炎最可靠的方法</u>。

慢性胃炎的常见胃镜表现为：①非萎缩性胃炎：黏膜红斑，粗糙不平，出血点/斑。②萎缩性胃炎：黏膜苍白或灰白色，呈颗粒状，可透见黏膜下血管，皱襞细小。

考点2★★　消化性溃疡的病因

幽门螺杆菌感染是<u>消化性溃疡的主要病因</u>。

考点3★★★　消化性溃疡的临床表现

<u>上腹部疼痛</u>是本病的主要症状。疼痛呈<u>慢性、反复周期性</u>发作，尤以 DU 明显。疼痛位于上腹部，呈<u>节律性</u>并与进食相关，DU 患者饥饿时疼痛，多在餐后 2~4 小时左右出现，进食后缓解，部分患者有午夜痛；GU 患者疼痛不甚规则，常在餐后 1 小时内发生，至下次餐前自行消失。腹痛的性质为钝痛、灼痛、胀痛。疼痛剧烈且突然发生或加重，由上腹部迅速向全腹弥漫，应疑诊为急性胃穿孔。

考点4★★★　消化性溃疡的并发症

①出血：消化性溃疡是上消化道出血最常见的原因。②穿孔。③幽门梗阻。④癌变。

考点5★★★　消化性溃疡的诊断

根据患者有慢性、周期性、节律性上腹痛病史，可初步诊断为消化性溃疡。但确诊需要依靠X线钡餐检查或胃镜检查。

1. 胃镜检查及黏膜活检　是诊断消化性溃疡最有价值的检查方法。

2. X线钡餐检查　龛影是直接征象，对溃疡有确诊意义。局部压痛、十二指肠球部激惹及变形、胃大弯侧痉挛性切迹均为间接征象。

考点6★★★　消化性溃疡的药物治疗

1. 根除HP的治疗　根除HP可降低溃疡的复发率，使溃疡痊愈。对HP相关性溃疡，均应抗HP治疗。根除HP方案有：①三联疗法：一种质子泵抑制剂（PPI）或一种胶体铋剂联合克拉霉素、阿莫西林、甲硝唑（或替硝唑）3种抗菌药物中的2种。②四联疗法：以铋剂为主的三联疗法加一种PPI组成。疗程为10~14天。三联疗法根治失败后，停用甲硝唑，改用呋喃唑酮或改用PPI、铋剂联合两种抗生素的四联疗法。

2. 抑制胃酸分泌　①H_2受体拮抗剂如西咪替丁等；②质子泵抑制剂如奥美拉唑等；③其他药物：抗胆碱能药物如山莨菪碱、阿托品等。

3. 保护胃黏膜药　硫糖铝、枸橼酸铋钾、米索前列醇。

考点7★★　胃癌的病理

1. 部位　胃癌最常见于胃窦。

2. 形态分型　根据病变形态可分为两型：①早期胃癌：病变

局限于黏膜及黏膜下层。②进展期胃癌：癌性病变侵及肌层及全层，常伴有转移。

3. 转移途径 ①直接蔓延。②<u>淋巴转移</u>。③血行播散，<u>最常转移到肝脏</u>。④种植转移。

考点8★ 胃癌的实验室检查及其他检查

1. 血液检查 呈低色素性贫血，血沉增快，血清癌胚抗原（CEA）阳性。

2. 粪便隐血试验 常持续阳性，可作为胃癌筛查的首选方法。

3. X线钡餐和CT检查 X线征象有充盈缺损、癌性龛影、皮革胃及胃潴留等表现。CT检查可用于肿瘤分期判断、指导制定治疗方案。

4. 胃镜检查 <u>是诊断早期胃癌最重要的手段</u>。

5. 超声内镜检查 能清晰观察肿瘤的浸润范围与深度，了解有无周围转移。

考点9★★★ 胃癌的诊断

主要依赖内镜及活组织检查。为提高诊断率，凡年龄在40岁以上，出现不明原因的上腹部不适、食欲不振、体重明显减轻者，应警惕胃癌的可能性；尤其是原有上腹痛而近期疼痛性质及节律发生改变者，或经积极治疗而病情继续发展者，宜及早进行检查，以便早期发现。

考点10★★ 溃疡性结肠炎的临床表现

1. 消化系统表现

（1）腹泻 <u>为最主要的症状。黏液血便是本病活动期重要表现</u>。

（2）腹痛 部位多在左下或下腹部，<u>有疼痛→便意→排便→缓解的规律</u>。

（3）体征 若有腹肌紧张、反跳痛、肠鸣音减弱，应警惕结肠扩张、肠穿孔等并发症。

2. 全身症状 急性期可有发热，重症常出现高热，尤易发生低血钾。

3. 肠外表现 关节炎、结节性红斑、虹膜炎、强直性脊柱炎、坏疽性脓皮病、复发性口腔溃疡、慢性肝炎等。

考点 11★ 溃疡性结肠炎的诊断

①慢性或反复发作性腹泻、脓血黏液便、腹痛，伴不同程度全身症状。②多次粪检无病原体发现。③内镜检查及 X 线钡剂灌肠显示结肠炎病变等。

考点 12★★ 溃疡性结肠炎的药物治疗

1. 氨基水杨酸制剂 常用柳氮磺吡啶（SASP），适用于轻、中型患者及重型经糖皮质激素治疗病情缓解者。

2. 糖皮质激素 适用于重型或暴发型，以及柳氮磺吡啶治疗无效的轻型、中型患者，常用泼尼松口服。

3. 免疫抑制剂 上述两类药物治疗无效者可试用环孢素，可取得暂时缓解而避免急症手术。

考点 13★★ 肝硬化的病因

我国由病毒性肝炎所致的肝硬化最常见，国外则以慢性酒精中毒多见。

考点 14★★ 肝硬化的临床表现

1. 代偿期 症状轻微，表现为乏力、食欲减退、腹部不适、恶心、上腹部隐痛、轻微腹泻等。上述症状多呈间歇性。肝轻度肿大，质地偏硬，无或轻度压痛，脾轻或中度肿大。肝功能检查多数正常或轻度异常。

2. 失代偿期 主要表现为肝功能减退和门静脉高压症两方面，同时可有全身多系统的症状。

（1）肝功能减退的临床表现　①全身症状：消瘦、纳减、乏力、精神萎靡、夜盲、浮肿、舌炎、不规则低热等。②消化道症状：上腹部饱胀不适、恶心呕吐、易腹泻。③出血倾向和贫血。④内分泌失调：肝掌，蜘蛛痣。

（2）门静脉高压症的表现　①脾脏肿大。②侧支循环建立和开放。

（3）腹水　是肝硬化失代偿期最突出的体征之一。

考点 15★★★　肝硬化的并发症

①急性上消化道出血，是肝硬化患者最常见的并发症和主要死因。②肝性脑病是晚期肝硬化最严重的并发症，也是最常见的死亡原因之一。③原发性肝癌。④感染。⑤肝肾综合征。⑥肝肺综合征。⑦其他，门脉高压性胃病、电解质和酸碱平衡紊乱、门静脉血栓形成等。

考点 16★★　肝硬化的实验室检查及其他检查

1. 腹水检查　一般为漏出液，如并发自发性腹膜炎，则透明度降低，比重增高，白细胞及中性粒细胞增多，利凡他试验阳性。腹水呈血性，应高度怀疑癌变，进行细胞学检查。

2. 肝穿刺活检　是确诊代偿期肝硬化的惟一方法。若见有假小叶形成，可确诊。

考点 17★★★　肝硬化的诊断

早期肝硬化的诊断较为困难，对于病毒性肝炎、长期饮酒等患者，必须严密随访观察，必要时进行肝活检以早期诊断。

失代偿期肝硬化诊断依据：①有病毒性肝炎、长期大量饮酒等可导致肝硬化的有关病史。②有肝功能减退和门静脉高压的临床表现。③有血清白蛋白下降、血清胆红素升高及凝血酶原时间延长等。④B超或CT提示肝硬化改变，内镜检查证实食管-胃底静脉曲张。⑤肝活组织检查见假小叶形成是诊断本病的金标准。

考点 18★★　原发性肝癌的病理

1. 大体形态分型　①块状型，最多见。②结节型。③弥漫型。④小癌型。

2. 组织学分型　①肝细胞型：占肝癌的90%。②胆管细胞型。③混合型。

3. 转移途径

（1）肝内转移　发生最早。

（2）肝外转移　①血行转移：最常见的部位为肺。②淋巴转移：转移至肝门淋巴结最为常见。③种植转移：少见。

考点 19★★　原发性肝癌的临床表现

1. 症状　①肝区疼痛：最常见，呈持续性胀痛或隐痛。②消化系统症状：食欲减退最常见。③转移病灶症状。④全身症状：进行性消瘦、乏力、发热。⑤伴癌综合征：主要表现为自发性低血糖症、红细胞增多症、高钙血症、高脂血症、类癌综合征等。

2. 体征　①进行性肝肿大是特征性体征之一。②晚期出现黄疸。③脾肿大多见于合并肝硬化与门静脉高压病例。④原有腹水者可表现为腹水迅速增加且具有难治性，腹水一般为漏出液。

考点 20★★　原发性肝癌的实验室检查及其他检查

1. 甲胎蛋白（AFP）　是当前诊断肝细胞癌最特异的标志物。检测血清AFP，有助于原发性肝癌的早期诊断。诊断标准为：①AFP>500μg/L持续4周。②AFP由低浓度逐渐升高。③AFP超过200μg/L持续8周。AFP浓度通常与肝癌大小呈正相关。

2. 超声检查　是目前肝癌筛查的首选方法。

3. 肝动脉造影　是目前诊断小肝癌的最佳方法。

4. 肝组织活检或细胞学检查　是目前获得2cm直径以下小肝癌确诊的有效方法。

考点 21★★★　　原发性肝癌的诊断

原发性肝癌及对普查发现的亚临床肝癌的诊断标准（非入侵性）：①具有两种典型影像学表现，病灶>2cm。②一项典型的影像学表现，病灶>2cm，AFP≥400μg/L。

组织学诊断标准：病灶≤2cm 时需进行肝穿刺活检以明确诊断。

考点 22★★　　原发性肝癌的治疗

肝切除术是治疗肝癌最有效的方法。

介入性治疗已成为肝癌治疗的主要方法。

考点 23★　　急性胰腺炎的病因

胆石症及胆道感染等是急性胰腺炎的主要病因。

考点 24★★　　急性胰腺炎的临床表现

根据病情严重程度，分为轻症（MAP）、中度重症（MSAP）和重症（SAP）急性胰腺炎。

症状：①腹痛，为本病主要和首发症状。②恶心、呕吐。③发热。④休克。⑤其他，可伴有肺不张、胸腔积液，部分患者血糖升高。

体征：SAP 上腹疼痛明显，伴腹肌紧张及反跳痛。可出现胸水、腹水征。若脐周皮肤出现青紫，称 Cullen 征；两腰部皮肤呈暗灰蓝色，称 Grey-Turner 征。

考点 25★　　急性胰腺炎的标志物检测

1. 血清淀粉酶　超过正常值上限 3 倍（>500 苏氏单位/L）即可确诊急性胰腺炎，但血清淀粉酶水平的高低与病情严重程度不一定平行。

2. 血清脂肪酶　对延迟就诊的患者有诊断价值，且特异性高。

考点 26★★　急性胰腺炎的诊断

作为急腹症之一，应在患者就诊后 48 小时内明确诊断。确诊应具备下列 3 条中的任意 2 条：①急性、持续性中上腹痛。②血淀粉酶或脂肪酶超过正常值上限 3 倍。③急性胰腺炎的典型影像学改变。

考点 27★★　急性胰腺炎的治疗

1. 监护与一般治疗　维持水、电解质平衡，加强营养支持治疗，加强监护。

2. 减少胰液分泌，抑制胰酶活性　①禁食。②抑制胃酸分泌：常用 H₂ 受体拮抗剂或质子泵抑制剂。③应用生长抑素：如奥曲肽等。④抑制胰酶活性：用于 SAP 的早期，如抑肽酶、加贝酯等。

3. 防治感染

4. 营养支持

5. 急诊内镜治疗　对胆源性急性胰腺炎应尽早行逆行胰胆管造影（ERCP）治疗。

6. 外科治疗　目前不主张过早手术治疗。

考点 28★★★　上消化道出血的病情评估

估计出血量：

1. 成人每天消化道出血量达 5~10mL，粪便隐血试验阳性。

2. 每天出血量>50mL，出现黑便。

3. 胃内积血量达 250~300mL，可引起呕血。

4. 一次性出血量>400mL，可引起全身症状，如烦躁、心悸、头晕、出汗等。

5. 数小时内出血量>1000mL（循环血容量的 20%），可出现周围循环衰竭表现。

6. 数小时内出血量>1500mL（循环血容量的 30%），发生失代偿性休克。

根据收缩压可估计失血量，血压降至 90~100mmHg 时，失血量约为总血量的 20%；血压降至 60~80mmHg 时，失血量约为总血量的 30%；血压降至 40~50mmHg 时，失血量大于总血量的 40%。提示严重大出血的征象是：收缩压<80mmHg 或较基础血压降低>30%；心率>120 次/分，血红蛋白<70g/L。

考点 29★★ 紧急输血指征

1. 患者改变体位时出现晕厥、血压下降和心率加快。

2. 收缩压<90mmHg（或较基础压下降>25%）。

3. 血红蛋白<70g/L，或红细胞比容<25%。

考点 30★★ 食管-胃静脉曲张破裂大出血的治疗

1. 药物止血 垂体后叶素、生长抑素。

2. 气囊压迫止血 适用于药物治疗失败或无手术指征者，患者痛苦大，并发症较多。

3. 内镜治疗 硬化栓塞疗法是控制出血的重要方法。食管静脉曲张套扎术是治疗的重要手段。

4. 经皮经颈静脉肝穿刺肝内门体分流术

5. 手术治疗

第四单元 泌尿系统疾病

考点 1★ 慢性肾小球肾炎的诊断

凡存在慢性肾炎的临床表现，如血尿、蛋白尿、水肿和高血压者，均应疑诊慢性肾炎。但确诊前需排除继发性肾小球疾病，如系统性红斑狼疮、糖尿病、高血压肾病等。诊断困难时，应进行肾穿刺行病理学检查。

考点 2★★★　慢性肾小球肾炎的治疗

控制高血压，减少蛋白尿。尿蛋白<1g/d 时，应控制血压<130/80mmHg。尿蛋白≥1g/d 者，应控制血压<125/75mmHg。首选 ACEI 或 ARB，一般需联合用药。

考点 3★★　尿路感染的病因和感染途径

1. 病因　最常见的是革兰阴性杆菌，其中大肠埃希菌占 80%~90%。

2. 感染途径　①上行感染，最主要。②血行感染。③淋巴道感染。④直接感染。

考点 4★★★　尿路感染的临床表现

1. 急性膀胱炎　属下尿路感染。常见于年轻女性，主要表现为膀胱刺激征，即尿频、尿急、尿痛，尿液常浑浊，并有异味，偶可有血尿。一般无明显的全身感染症状，但少数患者可有腰痛、低热。血白细胞计数常不增高。占尿路感染的 60%以上。

2. 急性肾盂肾炎　常发生于育龄妇女，临床表现有：

（1）泌尿系统症状　膀胱刺激征、腰痛和/或下腹部痛，多为钝痛、酸痛。查体可见肋脊角及输尿管点压痛、肾区压痛和叩击痛。

（2）全身感染症状　寒战、发热、头痛、恶心、呕吐、食欲不振等，常伴有血白细胞计数升高和血沉增快。

3. 慢性肾盂肾炎　全身及泌尿系统局部表现均可不典型，半数以上患者有急性肾盂肾炎病史，后出现程度不同的低热，间歇性尿频、排尿不适、腰部酸痛等，晚期肾小管功能受损表现为夜尿增多、低比重尿等。

考点 5★★★　尿路感染的实验室检查

1. 尿液检查　外观多浑浊，尿沉渣镜检白细胞>5/HP，诊断意义较大。部分患者可有红细胞，少数出现肉眼血尿。尿蛋白含

量多为（±）~（+）。<u>白细胞管型多提示肾盂肾炎。</u>

2. 尿细菌学检查　取清洁中段尿，必要时导尿或膀胱穿刺取标本。<u>如细菌定量培养菌落计数 ≥ 10^5/mL，可确诊；如菌落计数为 10^4 ~ 10^5/mL，结果可疑；如<10^4/mL，多为污染。</u>

考点6★★　慢性肾衰竭的诊断与病情评估

原有慢性肾脏病史，出现厌食、恶心、呕吐、腹泻、头痛、意识障碍，肾功能检查有不同程度的减退时，应考虑 CRF。对只因一些常见的内科症状，如乏力、厌食、恶心、贫血、高血压等就诊的患者，要排除本病的可能。

由于 GFR 较 Ccr 更能反映肾功能变化，故现按 GFR 进行分期，慢性肾衰竭是慢性肾脏病的中后期，包括 4~5 期。慢性肾脏病按 GRF 的分期：

分期	特征	GFR（mL/min · 1.73m^2）
1	GFR 正常或增加	≥90
2	GFR 轻度下降	60~89
3a	GFR 轻到中度下降	45~59
3b	GFR 中到重度下降	30~44
4	GFR 重度下降	15~29
5	肾衰竭	<15 或透析

考点7★　慢性肾衰竭的治疗

纠正贫血可用促红细胞生成素（EPO）。

一般经饮食疗法、药物治疗等无效，肾衰竭继续发展，每日尿量 < 1000mL 者，应进行透析治疗，指征是：①<u>血肌酐 ≥ 707.2μmol/L</u>。②<u>尿素氮 ≥28.6mmol/L</u>。③<u>高钾血症</u>。④<u>代谢性酸中毒</u>。⑤尿毒症症状。⑥<u>水潴留</u>（浮肿、血压升高、高容量性心力衰竭）。⑦并发贫血（红细胞比容<15%）、心包炎、高血压、消化道出血、肾性骨病、尿毒症脑病。

第五单元　血液系统疾病

考点1★★　贫血的形态学分类

类型	MCV (fL)	MCH (pg)	MCHC (g/L)	常见疾病
大细胞性贫血	>100	>34	320~360	巨幼细胞贫血、某些溶血性疾病、MDS、肝病
正常细胞性贫血	80~100	27~34	320~360	AA、纯红细胞再生障碍性贫血（PRCA）、某些溶血性贫血、急性失血性贫血、血液肿瘤
小细胞低色素性贫血	<80	<27	<320	IDA、珠蛋白生成障碍性贫血、铁粒幼细胞贫血

考点2★★　贫血的诊断思路

1. 首先从红细胞形态入手

（1）小细胞低色素性贫血　根据病史，如果存在铁缺乏病因，首先考虑缺铁性贫血，可以检查铁代谢指标；如果不缺铁，贫血自幼出现或伴有家族史，可检查血红蛋白电泳和地中海贫血基因，明确诊断地中海贫血及类型。

（2）大细胞性贫血　主要考虑巨幼细胞贫血、MDS。首先检查维生素 B_{12}、叶酸水平，骨髓形态学、活检和 MDS 基因检测。

（3）正细胞性贫血　检查网织红细胞，网织红细胞降低者属于低增生性贫血，主要考虑再障，应行骨髓穿刺与活检。如果网织红细胞不低，应考虑失血、血液肿瘤；如网织红细胞明显升高，应考虑急性溶血。

2. 从伴随症状及体征思考　如果患者有发热、消瘦、肝脾或淋巴结肿大，或贫血、出血症状，应考虑血液肿瘤。

如果有黄疸、酱油色或浓茶色尿，或血清非结合胆红素升高，应考虑溶血性贫血，可检查溶血相关指标，包括 Coombs 试验、酸化血清溶血试验、异丙醇试验和蔗糖溶血试验。Coombs 试验阳性提示自身免疫性溶血；酸化血清溶血试验阳性提示 PNH；异丙醇试验阳性提示异常血红蛋白病；进一步检查 CD55、CD59、FLAER 表达率可确诊 PNH；检查 G6PD 活性，可以确诊 G6PD 缺乏症。

如有呕血、黑便、便血或月经过多，应考虑失血或合并缺铁。

考点3★★ 贫血的治疗

1. 首先要消除病因

2. 补充造血要素 缺铁性贫血和巨幼细胞贫血等，应积极补充造血要素，如铁剂、维生素 B_{12} 或叶酸等。

3. 刺激红细胞生成 对 AA、PNH、MDS 可给予雄激素类药物。EPO 多用于骨髓衰竭性疾病贫血、癌性贫血、肾性贫血。

4. 免疫抑制 对于自身免疫性溶血性贫血、PNH、纯红细胞再生障碍性贫血患者可以应用糖皮质激素，再生障碍性贫血及某些类型的 MDS，可以选用环孢素 A、抗胸腺细胞免疫球蛋白、抗淋巴细胞球蛋白治疗。

5. 脾切除 治疗脾功能亢进所致的贫血和遗传性球形细胞增多症等。

6. 输血 急性大量失血引起的贫血应积极输血。难治性贫血如再生障碍性贫血、MDS、重型地中海贫血等需长期输注红细胞。

7. 造血干细胞移植 主要用于重型再生障碍性贫血及重型 β地中海贫血。

考点4★★ 缺铁性贫血的诊断

1. 贫血为小细胞低色素性贫血。

2. 判断组织缺铁与缺铁性贫血。

（1）组织缺铁 ①血清铁蛋白<14μg/L。②骨髓铁染色显示骨髓小粒可染铁消失，铁粒幼红细胞少于 15%。

（2）缺铁性贫血 ①血清铁 < 8.95μmol/L，总铁结合力 >

64.4μmol/L，转铁蛋白饱和度＜15%。②FEP/Hb＞4.5μg/gHb。③符合组织缺铁的诊断标准。

上述实验室指标中以骨髓可染铁及血清铁蛋白测定最有诊断意义。

3. 有明确的缺铁病因和临床表现。慢性失血是引起成年人缺铁性贫血的最常见原因。

4. 铁剂治疗试验也是确定本病的方法之一。缺铁性贫血患者服用铁剂后，短时期网织红细胞计数明显升高，常于5~10天到达高峰，平均0.06~0.08，以后又下降，随后血红蛋白上升。

考点5★★　缺铁性贫血的治疗

口服铁剂是治疗缺铁性贫血的首选方法。

常用药：硫酸亚铁片，一般2个月恢复正常，仍需继续用药3~6个月。

考点6★★　再生障碍性贫血的病因

约半数以上的再障患者原因不明，称为先天性（遗传性）再障。能查明原因者称为后天性（获得性）再障。其发病与下列因素有关：①药物及化学物质是获得性再障的首位病因。②电离辐射。③感染。

考点7★★　再生障碍性贫血的临床表现

1. 重型再障　起病急，进展快，病情重。

（1）贫血　苍白、乏力、头昏、心悸和气短等症状进行性加重。

（2）感染　多数患者有发热，发热可以是首发症状，以呼吸道感染为最常见的原因。

（3）出血　最常见于皮肤黏膜等。

2. 非重型再障　起病进展缓慢。贫血呈慢性过程，主要表现为皮肤黏膜苍白，活动后心悸、乏力等。贫血、感染和出血的程度较重型再障轻，也较易控制。

考点 8★★　再生障碍性贫血的诊断标准

典型再障的诊断标准：

1. 全血细胞减少，网织红细胞百分数<0.01，淋巴细胞比例增高（正细胞正色素性贫血）。

2. 一般无肝、脾肿大。

3. 骨髓多部位增生减低，造血细胞减少，非造血细胞比例增高，骨髓小粒空虚。骨髓活检可见造血组织均匀减少。

4. 能除外引起全血细胞减少的其他疾病。

5. 一般抗贫血治疗无效。

考点 9★★　再生障碍性贫血的治疗

雄激素为治疗非重型再障的首选药物。免疫抑制剂抗胸腺细胞球蛋白及抗淋巴细胞球蛋白是治疗重型再障的主要药物。

考点 10★★★　急性白血病的实验室检查及其他检查

1. 血象　贫血及血小板减少极常见。

2. 骨髓象　是确诊白血病的主要依据。多数病例骨髓增生明显活跃或极度活跃，原始细胞等于或超过全部骨髓有核细胞的20%。正常造血细胞严重受抑制，正常幼红细胞及巨核细胞减少。

3. 细胞化学染色　有助于急性白血病的分类鉴别。

4. 免疫学检查　细胞遗传学检查有助于白血病的诊断分型及治疗监测。

考点 11★★　急性白血病的诊断

临床有发热、感染（以咽峡炎、口腔炎最多见）、出血、贫血等症状，体检有淋巴结、肝脾肿大及胸骨压痛，外周血片有原始细胞，骨髓细胞形态学及细胞化学染色显示其某一系列原始细胞≥20%即可诊断。

考点 12★★　慢性髓系白血病的临床表现

起病缓慢，早期多无临床症状。可有低热、出汗及消瘦等代谢亢进表现，患者常伴有左上腹坠痛或食后饱胀感。<u>脾脏肿大是本病的主要体征。</u>约半数患者有肝大。部分患者有胸骨中下段压痛。

考点 13★★　慢性髓系白血病的实验室检查

1. 血液一般检查　<u>白细胞计数明显增多为 CML 特征</u>，可高达 $(100 \sim 800) \times 10^9/L$。白细胞分类可见到各发育阶段的粒系细胞。血象的多样化为 CML 的特点。

2. 骨髓象　骨髓中有核细胞显著增多，以粒系为主，主要为中、晚幼粒细胞及杆状核细胞。

3. 中性粒细胞碱性磷酸酶（NAP）测定　多数 CML 患者 NAP 缺如或降低。该指标有助于区别类白血病反应及其他骨髓增生性疾病。

4. 细胞遗传学检查　可检出 Ph 染色体、BCR-ABL 融合基因等。

考点 14★★　慢性髓系白血病的诊断

对于不明原因持续性外周血白细胞明显升高者，均应进行肝脾检查及骨髓检查。一般根据典型血象及骨髓象改变、脾肿大等不难作出诊断。对早期诊断困难或不典型的患者，应进行 Ph 染色体、BCR-ABL 融合基因检查。

考点 15★　白细胞减少症的诊断

必须反复定期检查，以确定是否白细胞持续低于 $4.0 \times 10^9/L$，必要时动态观察。<u>外周血中性粒细胞低于 $2 \times 10^9/L$，称粒细胞减少症；低于 $0.5 \times 10^9/L$，称粒细胞缺乏症。</u>

考点 16★★　原发免疫性血小板减少症的临床表现

1. 急性型　常见于儿童，男女发病率相近。<u>颅内出血是主要的死亡原因</u>。

（1）起病方式　通常在<u>发病前 1~2 周有上呼吸道感染史</u>，特别是病毒感染史。起病急骤，部分有畏寒、寒战、发热。

（2）出血　皮肤、黏膜出血以鼻出血、牙龈出血、口腔黏膜出血常见。当血小板 $<20\times10^9/L$ 时，可出现内脏出血。

（3）其他　出血量过大，可出现程度不等的贫血、血压降低，甚至失血性休克。

2. 慢性型　较常见，多见于青年女性。起病缓慢，出血症状较轻。

（1）起病方式　隐匿，多在常规查血时偶然发现。

（2）出血倾向　多数较轻而局限，但易反复发生。表现为皮肤、黏膜出血，严重内脏出血较少见，<u>女性患者多以月经过多为主要表现</u>。持续发作者，血小板往往多年持续减少；反复发作者，每次持续数周或数月。

（3）其他　长期月经过多可出现失血性贫血。病程半年以上者，可有轻度脾肿大。

考点 17★★★　原发免疫性血小板减少症的诊断

1. 广泛出血累及皮肤、黏膜及内脏。
2. 多次检查血小板计数减少。
3. 脾脏不肿大或轻度肿大。
4. 骨髓巨核细胞正常或增多，有成熟障碍。
5. 具备下列 5 项中任何 1 项。①泼尼松治疗有效。②切脾治疗有效。③PAIg 阳性。④PAC$_3$ 阳性。⑤血小板寿命测定缩短。
6. 排除继发性血小板减少症。

考点 18★★　原发免疫性血小板减少症的治疗

<u>糖皮质激素为治疗本病之首选药物</u>。适用于急性和慢性型发

作期。脾切除是慢性型患者治疗的重要方法。

考点 19★ 骨髓增生异常综合征的临床表现

几乎所有 MDS 患者均有贫血症状，表现为乏力、疲倦、活动后心悸气短，半数以上的患者有中性粒细胞减少，由于同时存在中性粒细胞功能低下，故患者容易发生各种感染，40%~60% 的患者有血小板减少，随着疾病进展可出现进行性血小板减少。

考点 20★★ 骨髓增生异常综合征的实验室检查

1. 血象和骨髓象检查 持续性全血细胞减少，一系减少少见。多为红细胞减少，Hb<100g/L，中性粒细胞<$1.8×10^9$/L，血小板<$100×10^9$/L。骨髓增生度多在活跃以上。多数患者出现两系以上病态造血。

2. 细胞遗传学检查 40%~70% 的患者有克隆性染色体核型异常，多为缺失性改变。

3. 病理检查 骨髓病理活检可了解骨髓内细胞增生程度、巨核细胞数量、骨髓纤维化程度等重要信息。

考点 21★★ 骨髓增生异常综合征的诊断

本病诊断尚无"金标准"，目前仍以排除法进行诊断。根据患者血细胞减少和相应的症状，以及病态造血、细胞遗传学异常、病理学改变等，诊断不难确立。虽然病态造血是本病的特征，但有病态造血不等于就是 MDS，应进行鉴别诊断。

第六单元 内分泌与代谢疾病

考点 1★★ 甲状腺功能亢进症的临床表现

1. 甲状腺毒症表现

（1）高代谢综合征 表现为怕热多汗、皮肤潮湿、低热、多食善饥、体重锐减和疲乏无力。

（2）精神、神经系统 神经过敏、多言好动、烦躁易怒、失眠不安等。

（3）心血管系统 ①心动过速。②第一心音亢进，心尖区常有2/6级以下收缩期杂音。③心律失常，以心房颤动、房性早搏等多见。④心脏肥大和心力衰竭。⑤收缩压上升，舒张压下降，脉压增大，可见周围血管征。

（4）消化系统 常有食欲亢进、稀便、排便次数增加。

（5）肌无力和肌萎缩

（6）其他 女性患者出现月经减少或闭经。男性患者出现阳痿。

2. 甲状腺肿大 双侧甲状腺呈弥漫、对称性肿大，多质软，随吞咽而上下移动，无压痛。甲状腺上下极可有震颤和血管杂音，为甲亢的特异性体征。

3. 眼征 25%~50%的患者伴有眼征，按病变程度可分为单纯性和浸润性突眼两类。

考点2★★★ 甲状腺功能亢进症的实验室及其他检查

1. 血清甲状腺激素测定

（1）TT_3和TT_4 TT_3较TT_4更能反映本病的程度与预后。

（2）FT_3和FT_4 是诊断甲亢的首选指标。

2. TSH测定 是反映甲状腺功能最敏感的指标，也是鉴别原发性与继发性甲亢的敏感指标。

3. 甲状腺自身抗体测定 确定甲亢病因、诊断GD的指标之一。

4. 甲状腺摄^{131}I率 主要用于甲状腺毒症病因鉴别。

考点3★★ 甲状腺功能亢进症的诊断

①高代谢症状和体征。②甲状腺肿大。③血清TT_3、FT_3、TT_4、FT_4增高，TSH减低。具备以上3项诊断即可成立。

患者无自觉症状，血 T_3、T_4 正常，但 TSH 显著降低，称为亚临床甲亢。

考点 4★★　甲状腺功能亢进症的药物治疗

1. 治疗药物　通常分为硫脲类和咪唑类两类。

适应证：①病情轻、中度患者。②甲状腺呈轻、中度肿大者。③年龄<20 岁。④孕妇、年迈体弱或合并严重心、肝、肾等疾病而不宜手术者。⑤术前准备和 ^{131}I 治疗前的准备。⑥术后复发而不宜用 ^{131}I 治疗者。

2. 甲状腺危象的治疗　首选丙硫氧嘧啶。

考点 5★★　甲状腺功能减退症的临床表现

1. 病史特点　有 ^{131}I 放射治疗史、甲状腺手术史、桥本甲状腺炎及 Graves 病等病史或甲状腺疾病家族史。

2. 症状　起病隐匿，进展缓慢，病程较长。以代谢率减低和交感神经兴奋性下降为主。典型症状有怕冷、少汗、乏力、手足肿胀感、嗜睡、记忆力减退、关节疼痛、体重增加、便秘、女性月经紊乱或月经过多、不孕等。

3. 体征　典型体征有面色苍白、表情呆滞、反应迟钝、颜面及眼睑水肿、唇厚、舌大常有齿痕（甲减面容），皮肤干燥粗糙，皮温低，毛发稀疏干燥，常有水肿，脉率缓慢等。

考点 6★★　甲状腺功能减退症的实验室检查

1. 甲状腺功能检查　原发性甲减者血清 TSH 增高，血清 TT_4、FT_4 均降低，三者升降的程度与病情严重程度相关。T_3 不作为诊断的必备指标。亚临床甲减仅有 TSH 增高，TT_4 和 FT_4 正常。

2. 自身抗体检查　甲状腺过氧化物酶抗体（TPOAb）和甲状腺球蛋白抗体（TgAb）是诊断自身免疫甲状腺炎（包括桥本甲状腺炎、萎缩性甲状腺炎）的主要指标。TPOAb 的诊断意义确切，TPOAb 升高伴血清 TSH 水平增高，提示甲状腺细胞已经发生损伤。

考点7★★　甲状腺功能减退症的诊断

有甲减的症状和体征，血清 TSH 增高，TT_4、FT_4 均降低，即可诊断原发性甲减，应进一步明确甲减的原因；血清 TSH 减低或者正常，TT_4、FT_4 降低，应考虑为中枢性甲减，需进一步进行下丘脑和垂体的相关检查，明确下丘脑和垂体病变。

考点8★★　甲状腺功能减退症的治疗

主要措施为甲状腺素补充或替代治疗，一般需要终生治疗。左甲状腺素（$L-T_4$）是目前最常用的药物。

考点9★★　糖尿病的并发症

1. 急性并发症　①糖尿病酮症酸中毒。②高渗高血糖综合征。③乳酸性酸中毒。

2. 慢性并发症

（1）大血管病变　动脉粥样硬化者患病率较高，引起冠心病、脑血管病等。

（2）微血管病变　是糖尿病的特异性并发症。①糖尿病肾病是 TIDM 的主要死因。②糖尿病性视网膜病变。③糖尿病心肌病。

（3）神经系统并发症　①中枢神经系统并发症，缺血性脑卒中、脑老化加速及老年性痴呆等。②周围神经病变，最常见为对称性，下肢重。③自主神经病变。

（4）糖尿病足

（5）其他　眼部及皮肤并发症。

考点10★★★　糖尿病的实验室检查

1. 血糖测定　是诊断的主要依据，也是长期监控病情和判断疗效的主要指标。

2. 糖化血红蛋白 A1（GHbA1）测定　可反映取血前8~12周的平均血糖状况，是监测糖尿病病情的重要指标。

3. 糖化血浆蛋白（GA） 主要为白蛋白，参考值为 1.7～2.8mmol/L。反映近 2～3 周总的血糖水平，为糖尿病患者近期病情监测的指标。

4. 血浆胰岛素、C 肽测定 反映基础和葡萄糖介导的胰岛素释放功能。

考点 11★★ 糖尿病的诊断

诊断：DM、IFG 和 IGT 的诊断标准（2019，WHO）［mmol/L（mg/dL）］

糖尿病（DM）	FPG≥7.0（≥126），或者 OGTT 2hPG 或随机血糖*≥11.1（≥200）或者 GHbA1c≥6.5%
空腹血糖受损（IFG）**	FPG≥6.1（≥110）且<7.0（<126）且 OGTT 2hPG<7.8（<140）
糖耐量减低（IGT）**	FPG<7.0（<126）且 OGTT 2hPG≥7.8（≥140）且<11.1（<200）

注：＊随机指餐后任何时间。

＊＊注意随机血糖不能用于诊断 IFG 和 IGT。

对无症状的患者而言，必须有两次血糖异常才能作出诊断。

IFG 或 IGT 的诊断应根据 3 个月内的 2 次 OGTT 结果，用其平均值来判断。

考点 12★★★ 口服降糖药物治疗

1. 促胰岛素分泌剂

（1）**磺脲类（SUs）** 常用格列吡嗪、格列齐特的控释片，早餐前半小时服用。

适应证：作为单药治疗主要用于新诊断的 T2DM 非肥胖患者、用饮食和运动治疗血糖控制不理想时。年龄超过 40 岁，病程短于 5 年，空腹血糖低于 10mmol/L 时效果较好。

不良反应：以低血糖反应为主。

（2）**格列奈类** 为快速作用的胰岛素促分泌剂，主要用于控制餐后高血糖。适合 2 型糖尿病早期餐后高血糖阶段或以餐后高血糖为主的老年患者。常用瑞格列奈或那格列奈。可单独使用或与二甲双胍、胰岛素增敏剂联用。

2. 双胍类（BG） 单独用药极少引起低血糖，常用二甲双胍，治疗 T2DM 伴有体重减轻、血脂谱改善、纤溶系统活性增加、血小板聚集性降低等，被认为可能有助于延缓或改善糖尿病血管并发症。

适应证：①2 型糖尿病患者，尤其是无明显消瘦以及伴血脂异常、高血压或高胰岛素血症的患者，作为一线用药。②1 型糖尿病，与胰岛素联合应用可能减少胰岛素用量和血糖波动。

3. α-葡萄糖苷酶抑制剂 降低餐后高血糖，应在进食第一口食物后服用。为 T2DM 第一线药物，尤其适用于空腹血糖正常而餐后血糖升高者。常用阿卡波糖或伏格列波糖。

4. 噻唑烷二酮 增强胰岛素在外周组织的敏感性，减轻胰岛素抵抗。对心血管系统和肾脏有潜在的保护作用。可单独或与其他降糖药物合用治疗 T2DM 患者，尤其是肥胖、胰岛素抵抗明显者。常用罗格列酮或吡格列酮。

5. 二肽基肽酶-4（DPP-4）抑制剂 抑制 DPP-4 而减少胰高血糖素样肽-1（GLP-1）在体内的失活，提高内源性 GLP-1 的水平。常用药物维格列汀、沙格列汀等。

6. 钠-葡萄糖共转运蛋白 2 抑制剂（SGLT-2I） 通过抑制肾小管钠-葡萄糖共转运蛋白 2，抑制糖重吸收，促进尿糖排泄而降糖。尤适合 T2DM 伴 ASCVD、HF、CKD 及肥胖患者使用。常用药物有达格列净、恩格列净等。

考点 13★★ 糖尿病酮症酸中毒的诊断

"三多一少"症状加重，有恶心、厌食、酸中毒、昏迷、脱水、休克，尤其是呼出气有酮味（烂苹果味）、血压低而尿量多者，不论有无糖尿病病史，均应考虑本症的可能。如血糖升高、尿糖强阳性、尿酮体阳性即可确诊糖尿病酮症，如兼有血 pH、CO_2 结合力下降及 BE 负值增大者即可诊断为糖尿病酮症酸中毒。早期诊断是决定治疗成败的关键，对疑诊患者立即行相关实验室检查以肯定或排除本病。

考点 14★★★　糖尿病酮症酸中毒的治疗

1. 静脉补液　是治疗的关键环节。

2. 应用胰岛素　目前采用持续小剂量（短效）胰岛素治疗方案。

3. 纠正电解质及酸碱平衡失调　主要包括纠正酸中毒以及纠正低血钾。

4. 去除诱因及防治并发症

考点 15★★　血脂异常的临床表现

主要表现为黄色瘤、早发性角膜环以及脂血症眼底改变，以黄色瘤较为常见。更多的临床表现是血脂异常导致的各种动脉粥样硬化性心血管疾病（ASCVD）的临床表现，也是患者就诊的主要原因。

考点 16★★　血脂异常的药物治疗

将控制 LDL-C 水平达标作为防控 ASCVD 危险的首要干预靶点，非 HDL-C 作为次要干预靶点。

1. 主要降低胆固醇的药物

（1）他汀类　是目前首选的降胆固醇药物。常用药物有阿托伐他汀、瑞舒伐他汀等。

（2）肠道胆固醇吸收抑制剂　常用依折麦布。

（3）胆酸螯合剂　常用考来烯胺。

（4）普罗布考

2. 主要降低甘油三酯的药物

（1）贝特类　常用药物有非诺贝特、吉非贝齐和苯扎贝特等。

（2）烟酸类　常用烟酸缓释片等。

（3）高纯度鱼油制剂

考点 17★★　高尿酸血症与痛风的临床表现

1. 无症状期　仅有一过性或持续性高尿酸血症。

2. 急性发作期　表现为急性关节炎，<u>多是首发症状</u>。多在午夜剧痛而惊醒，呈刀割样。<u>单侧第一跖趾关节疼痛最常见</u>。受累关节局部红肿、热痛，压痛明显，功能受限。发作多于数天或两周内自行缓解。

3. 痛风石　<u>是痛风的特征性表现，典型部位在耳郭</u>。

4. 肾脏病变　表现为痛风性肾病及尿酸性肾石病、急性肾衰等。

5. 眼部病变　睑缘炎、眼睑皮下组织痛风石等。

考点 18★★　高尿酸血症与痛风的诊断

1. 高尿酸血症　日常嘌呤饮食状态下，非同日 2 次空腹血尿酸水平<u>超过 420μmol/L</u>，即可诊断。

2. 痛风　在高尿酸血症基础上，出现特征性关节炎表现，尿路结石或肾绞痛发作，即应考虑痛风，如在滑囊液及痛风石中找到<u>尿酸盐结晶</u>即可确诊。

考点 19★　高尿酸血症与痛风的药物治疗

1. 高尿酸血症的治疗

（1）促尿酸排泄药　用于肾功能良好的患者。常用药物有苯溴马隆。

（2）抑制尿酸生成药物　①别嘌醇。②非布司他。

（3）碱性药物　常用碳酸氢钠片口服。

（4）新型降尿酸药

2. 痛风的治疗

（1）急性发作期的治疗　尽早（24h 以内）使用非甾体消炎药、秋水仙碱和糖皮质激素。

（2）发作间歇期和慢性期的治疗　从小剂量开始应用降尿酸

药，逐渐加量，调整至最小有效剂量长期甚至终身维持。应将血尿酸水平稳定控制在 360μmol/L 以下。

第七单元　结缔组织病

考点 1★★　类风湿关节炎的临床表现

1. 关节表现

（1）晨僵　一般持续 1 小时以上。晨僵持续时间和关节炎症的程度呈正比，常被作为观察本病活动指标之一。

（2）关节痛与压痛　关节痛是出现最早的表现。最常出现在小关节，多呈对称性、持续性。

（3）关节肿胀　呈对称性。

（4）关节畸形

（5）关节功能障碍

2. 关节外表现

（1）类风湿结节　常提示疾病处于活动阶段。

（2）类风湿血管炎

考点 2★★　类风湿关节炎的实验室检查

1. IgM 型类风湿因子（RF）滴度与疾病的活动性和严重性成正比。阳性者必须结合临床表现，方能诊断。

2. 抗环瓜氨酸肽（CCP）抗体对 RA 的诊断敏感性和特异性高，有助于早期诊断，尤其是 RF 阴性、临床症状不典型的患者。

考点 3★★★　类风湿关节炎的诊断

按美国风湿病学会 1987 年修订的分类标准，共 7 项：①晨僵持续至少 1 小时（≥6 周）。②3 个或 3 个以上关节肿（≥6 周）。③腕关节或掌指关节或近端指间关节肿（≥6 周）。④对称性关节肿（≥6 周）。⑤类风湿皮下结节。⑥手和腕关节的 X 线片有关节端骨质疏松和关节间隙狭窄。⑦类风湿因子阳性。上述 7 项中，符合 4 项即可诊断。

考点4★★ 类风湿关节炎的药物治疗

最为重要。分为五大类：

1. 非甾体抗炎药 有效改善关节炎症状，但不能控制病情进展，应与改变病情抗风湿药联合使用。常用的 NSAID：塞来昔布、美洛昔康、双氯芬酸。

2. 改变病情抗风湿药 发挥作用慢，但有改善和延缓病情进展的作用。确诊的 RA 患者均应使用 DMARD。一般首选甲氨蝶呤（MTX），并作为联合治疗的基本药物。

3. 生物抗风湿药 主要包括肿瘤坏死因子（TNF）-α 拮抗剂、白细胞介素（IL）-1 和 IL-6 拮抗剂、抗 CD20 单抗及 T 淋巴细胞共刺激信号抑制剂等。肿瘤坏死因子（TNF）-α 拮抗剂较其他传统的抗风湿药物，起效更快，可以更明显地抑制骨破坏，患者的耐受性更好，可以显著提高患者的生活质量。

4. 糖皮质激素 在急性发作时可给予短效激素治疗，迅速而明显地缓解关节炎症状，改善关节功能。但不能根治本病，停药后症状多复发。

5. 植物药制剂 雷公藤多苷、白芍总苷和青藤碱等。

考点5★★ 系统性红斑狼疮的自身抗体检查

1. 抗双链 DNA（dsDNA）抗体 是诊断 SLE 的特异性抗体。活动期患者阳性率可达 95%，特异性强，对确诊 SLE 和判断其活动性有较大参考价值。

2. 抗 Sm 抗体 可作为回顾性诊断的依据。

考点6★ 系统性红斑狼疮的诊断

普遍采用美国风湿病学会 1997 年推荐的 SLE 分类标准，共 11 项：①颊部红斑。②盘状红斑。③光过敏。④口腔溃疡。⑤关节炎。⑥浆膜炎：胸膜炎或心包炎。⑦肾脏病变。⑧神经病变。⑨血液学疾病。⑩免疫学异常。⑪抗核抗体。上述 11 项中，符合 4 项或 4 项以上者，在除外感染、肿瘤和其他结缔组织病后，即可诊断为 SLE。

考点7★★　系统性红斑狼疮的治疗

1. 轻型 SLE　可使用非甾体抗炎药、抗疟药、小剂量激素如泼尼松，也可短期局部应用激素治疗皮疹，权衡利弊，必要时可用硫唑嘌呤、甲氨蝶呤等免疫抑制剂。

2. 重型 SLE　糖皮质激素是治疗 SLE 的基础药物。

3. 狼疮危象　通常需要大剂量甲泼尼龙冲击治疗。

第八单元　神经系统疾病

考点1★★★　癫痫的分类与临床表现

发作性、短暂性、重复性和刻板性是癫痫发作的共性表现。

1. 全面性发作

（1）全面性强直-阵挛发作　即大发作。以意识丧失和全身对称性抽搐为特征。分为强直期、阵挛期和痉挛后期。

（2）失神发作　突然发生和突然终止的意识丧失是失神发作的特征。典型失神发作通常称小发作。多见于儿童或少年，突然短暂的意识丧失，停止当时的活动，呼之不应，两眼瞪视不动，持续 5~30 秒，无先兆和局部症状，可伴有简单的自动性动作，手中持物可坠落，事后对发作不能回忆。

2. 局灶性发作　分为单纯部分性发作（发作后能复述发作的细节）和复杂部分性发作（精神运动性发作），后者占成年人癫痫的 50% 以上且均有意识丧失。

考点2★★ 癫痫的诊断

1. 病史 详细而准确的痫性发作表现是诊断的主要依据。

2. 脑电图 是癫痫最重要的辅助诊断依据。

考点3★★ 癫痫持续状态

1. 癫痫持续状态（SE）的识别 癫痫持续状态简称为癫痫状态，传统定义为一次癫痫发作持续30分钟以上或反复多次发作持续超过30分钟，发作间期意识不能恢复到发作前的基线状态。更新定义为一次癫痫发作持续时间明显超过大多数患者发作时间，或反复发作，发作间期意识不能恢复到发作前的基线状态。临床上一般全面性惊厥发作持续超过5分钟，或非惊厥性发作或部分性发作超过15分钟，或5~30分钟内两次发作间期意识未完全恢复，均应判断为SE。

2. 治疗 苯二氮䓬类药物为首选，成人首选地西泮。

考点4★ 短暂性脑缺血发作的病因

主要为动脉粥样硬化。

考点5★ 短暂性脑缺血发作的临床表现

1. 椎基底动脉系统TIA 多见，且易反复发作，持续时间较短。

（1）跌倒发作 系下部脑干网状结构缺血所致。

（2）短暂性全面性遗忘症 是大脑后动脉颞支缺血累及边缘系统的颞叶海马、海马旁回和穹隆所致。

（3）双眼视力障碍发作 因双侧大脑后动脉距状沟支缺血而致枕叶视皮层受累，引起暂时性皮质盲。

2. 颈内动脉系统TIA 较少见，但易引起完全性脑卒中。

考点6★★ 短暂性脑缺血发作的诊断要点

因绝大多数患者就诊时发作已缓解，因此诊断主要依据病史，中老年患者突然出现一过性局限性神经功能缺失的症状和体征，持续时间短暂，24 小时内症状和体征消失，急诊 CT 或 MRI 检查未发现与症状相关的病灶，即可诊断 TIA。进一步全面检查，寻找可能的病因、潜在病理状态和卒中的危险因素。

考点 7★★★　脑梗死的临床表现

1. 一般表现

（1）动脉粥样硬化性脑梗死　常在安静或睡眠中发病，起病较缓，症状在数小时或 1~2 天内发展达高峰。多数患者无头痛、呕吐、昏迷等全脑症状，少数起病即有昏迷、抽搐，多为脑干梗死。

（2）脑栓塞　以青壮年多见，多在活动中发病，无明显前驱症状，病情可在数秒钟达高峰，且局灶性神经功能缺失症状与栓塞动脉的供血区的功能相对应，具有明显的症状和体征，呈完全性卒中。多数患者有获得栓子来源的基本原发病病史，如心脏瓣膜病、心房颤动、长骨骨折、感染性心内膜炎等。

2. 临床分型

（1）完全性卒中　发病后神经功能缺失症状较重、较完全，常有完全性瘫痪及昏迷，于数小时内（<6 小时）达到高峰。

（2）进展性卒中　发病后神经功能缺失症状在 48 小时内逐渐进展或呈阶梯式加重。

（3）可逆性缺血性神经功能缺失

考点 8★★★　脑梗死的诊断

1. 动脉粥样硬化性脑梗死　①中年以上，有动脉硬化、高血压、糖尿病等病史，常有短暂性脑缺血发作病史。②静息状态下或睡眠中发病，迅速出现局限性神经功能缺失症状，并持续 24 小时以上。神经系统症状和体征可用某一血管综合征解释。③意识常清楚或轻度障碍，多无脑膜刺激征。④脑部 CT、MRI 检查可显示梗死部位和范围，并可排除脑出血、肿瘤和炎症性疾病。

2. 脑栓塞 ①有冠心病心肌梗死、心脏瓣膜病、心房颤动等病史。②体力活动中骤然起病，迅速出现局限性神经功能缺失症状，症状在数秒钟到数分钟达到高峰，并持续 24 小时以上。神经系统症状和体征可用某一血管综合征解释。③④诊断要点同脑血栓形成。

考点 9★★　脑出血的临床表现

以 50 岁以上的高血压患者多见，男性发病多于女性，通常在情绪激动和过度用力时急性起病。发病时血压明显升高，突然出现剧烈头痛、头晕、呕吐、意识障碍和神经缺失症状，常在数分钟至数小时内达高峰。壳核出血（内囊外侧型）最常见，可出现典型的"三偏征"，即对侧偏瘫、对侧偏身感觉障碍和对侧同向偏盲。

考点 10★★★　脑出血的诊断

1. 50 岁以上，有长期高血压病史，尤其有血压控制不良的病史，在活动或情绪激动时突然发病。

2. 突然出现剧烈头痛、呕吐，快速出现意识障碍和偏瘫、失语等局灶性神经缺失症状，病程发展迅速。发病后血压显著升高。

3. CT 检查可见脑内高密度区。

考点 11★★　蛛网膜下腔出血的病因

最常见的病因是脑底囊性动脉瘤破裂。

考点 12★★　蛛网膜下腔出血的临床表现

以青壮年多见。起病前数天或数周有头痛、恶心症状，常在剧烈运动和活动中突然起病，剧烈头痛呈爆裂样发作，可放射至枕后或颈部，并伴喷射性呕吐；少数人有癫痫样发作和精神症状。查体脑膜刺激征阳性。

考点 13★★　蛛网膜下腔出血的诊断

诊断要点：①突发剧烈头痛伴脑膜刺激征阳性，查体无局灶性神经体征，眼底检查可见出血，尤其是玻璃体膜下出血。②颅脑 CT 检查见脑池和蛛网膜下腔高密度出血征象，脑脊液均匀血性伴压力升高。③有条件可选择 DSA、MRA、CTA 等脑动脉造影，有助于明确病因。

第九单元　常见急危重症

考点1★★　休克的病因与分类

原因	分类	常见原发病
低血容量	失血性休克	消化道大出血、异位妊娠破裂、产后大出血、动脉瘤及血管畸形破裂等
	失液性休克	严重烧伤、急性腹膜炎、肠梗阻、严重呕吐及腹泻等
	创伤性休克	严重骨折、挤压伤、大手术等
心泵功能障碍	心源性休克	急性心肌梗死、肺栓塞、急性重症心肌炎、严重二尖瓣狭窄伴心动过速、严重心律失常等
	心脏压塞性休克	大量心包积液、心包内出血、张力性气胸
血管功能失常	感染性休克	脓毒症、重症肺炎、中毒性菌痢、化脓性胆管炎、创面感染、流行性脑脊髓膜炎、流行性出血热等
	过敏性休克	药物、食物、异种蛋白等过敏
	神经源性休克	创伤、剧痛、脊髓损伤、麻醉、神经节阻滞剂、大量放胸腹水等
	细胞性休克	氰化物、杀虫剂、生物素中毒，缺氧、低血糖等

考点2★★　休克的诊断

1. 诊断要点　①有诱发休克的诱因。②意识障碍。③脉搏细速

>100 次/分或不能触及。④四肢湿冷，胸骨部位皮肤指压征，皮肤花纹，黏膜苍白或发绀，尿量<30mL/h。⑤收缩压<80mmHg。⑥脉压差<20mmHg。⑦高血压患者收缩压较基础血压下降30%以上。符合第①条及②③④条中的两项和⑤⑥⑦条中的1项即可诊断。

2. 分期诊断 临床上按照休克的发展经过及病情轻重，分为3期：

指标	休克早期	休克期	休克晚期
神志	清楚、烦躁	淡漠	不清、昏迷
口渴	有	较重	严重
肤色	苍白	苍白、发绀	花斑样、青紫
肢温	正常或湿冷	发凉	冰冷
血压	正常、脉压小	收缩压低、脉压更小	血压更低或测不出
脉搏	增快、有力	更快	细速或摸不清
呼吸	深快	浅快	表浅、不规则
压甲	1秒恢复	迟缓	更迟缓或不能恢复
颈静脉	充盈	塌陷	空虚
尿量	正常	少尿	少尿或无尿

3. 休克指数 <0.5表示无休克；1.0~1.5表示存在休克；>2表示休克严重。

考点3★★ 抗休克治疗

1. 补充血容量 除心源性休克外，补充血容量是提高心输出量和改善组织灌流的根本措施。输液强调及时和尽早。先晶体后胶体，晶体液与胶体液之比为3∶1。

补液量充分的指标为：①收缩压正常或接近正常，脉压>30mmHg。②CVP升高>12cmH$_2$O。③尿量≥30mL/h。④临床症状好转，如神志恢复，皮肤、黏膜红润温暖等。

2. 纠正电解质与酸碱平衡失调 严重酸中毒常用5%碳酸氢钠、11.2%乳酸钠等纠正。

3. 应用血管活性药

（1）拟肾上腺素类 ①多巴胺。②多巴酚丁胺：常用于心源性休克。③异丙肾上腺素。④肾上腺素：用于过敏性休克，禁用于心源性休克。⑤去甲肾上腺素：用于极度低血压或感染性休克。⑥间羟胺：常用于升压治疗。

（2）莨菪类（抗胆碱类） 包括阿托品、东莨菪碱和654-2（山莨菪碱）等，主要用于感染性休克。

4. 维护脏器功能 提高脏器灌注，改善细胞代谢。

考点4★★ 急性一氧化碳中毒的临床表现

依据临床表现及血碳氧血红蛋白浓度，将中毒分为轻、中、重3级。

1. 轻度中毒 血碳氧血红蛋白浓度为10%~20%。

2. 中度中毒 血碳氧血红蛋白浓度为30%~40%。

3. 重度中毒 进入昏迷状态，伴反复惊厥发作，大小便失禁，血压下降，呼吸不规则，瞳孔扩大，各种反射减弱甚至消失，体温升高，可并发肺水肿、脑水肿，以及心脏、肾脏损害。

4. 迟发性脑病 急性一氧化碳中毒患者经治疗病情好转、意识恢复后，于发病数天至数十天后，出现一系列神经系统功能异常表现。

考点5★★ 急性一氧化碳中毒的诊断

有导致急性一氧化碳中毒的情况存在，结合临床表现以及血碳氧血红蛋白测定>10%，可以确定诊断。应注意排除急性脑血管病、其他急性中毒等导致中枢神经功能障碍的疾患与情况。

考点6★★★ 急性一氧化碳中毒的治疗

1. 吸氧 高压氧舱为最有效的治疗方法。

2. 防治脑水肿 应用25%甘露醇或/和糖皮质激素、利尿剂治疗。

考点7★★　急性有机磷杀虫药中毒的临床表现

1. 毒蕈碱样症状（M样症状） 为最早的表现。

（1）腺体分泌增加 表现为流泪、流涎、大汗、呼吸道分泌物增多，严重时导致发绀、呼吸困难、肺水肿。

（2）平滑肌痉挛 表现为恶心、呕吐、腹痛、腹泻、大小便失禁等。

（3）心脏抑制 表现为心动过缓。

（4）瞳孔括约肌收缩 表现为瞳孔缩小呈针尖样。

2. 烟碱样症状（N样症状） 见于中、重度中毒。面部、四肢甚至全身肌肉颤动，严重时出现肌肉强直性痉挛、抽搐，表现为牙关紧闭、颈项强直，伴有脉搏加速、血压升高、心律失常等，随后出现肌力减退、瘫痪，严重时因呼吸肌麻痹而出现周围性呼吸衰竭，部分患者出现意识障碍。

3. 中枢神经系统症状 头痛、头昏、行走不稳、共济失调等，病情严重者可出现烦躁、抽搐，甚至发生脑水肿，进入昏迷状态。

考点8★★★　急性有机磷杀虫药中毒的诊断

1. 病史 有机磷杀虫药接触史，多在接触后0.5~12小时内出现中毒症状，多不超过24小时。

2. 临床特点 呼出气、呕吐物有刺激性蒜臭味，以出现毒蕈碱样症状、烟碱样症状及中枢神经系统症状为临床特点。

3. 辅助检查 测定全血胆碱酯酶活力<70%，为诊断有机磷杀虫药中毒的特异性指标，常作为判断中毒程度、估计预后、评价疗效的重要依据。

考点9★★　急性有机磷杀虫药中毒的治疗

1. 清除毒物 敌百虫中毒禁用2%碳酸氢钠洗胃；内吸磷、对硫磷、甲拌磷、乐果等中毒禁用高锰酸钾溶液洗胃。洗胃后给予硫酸镁或硫酸钠经胃管或口服导泻。深昏迷患者禁用硫酸镁导泻。

禁用油类导泻剂。

2. 应用特效解毒药物 ①抗胆碱能药物：可缓解毒蕈碱样症状及中枢神经系统症状，对烟碱样症状无效，不能恢复胆碱酯酶活力，常用阿托品。②胆碱酯酶复能剂：可恢复被抑制的胆碱酯酶的活性，并可缓解烟碱样症状。常用药物有碘解磷定、氯磷定、双复磷等。目前临床上已广泛应用复方解毒剂，常用解磷注射液。

考点 10★★　急性酒精中毒的临床表现

1. 兴奋期 早期出现头痛、乏力、欣快、兴奋、言语增多、喜怒无常等，面色潮红或苍白，呼出气带酒味。

2. 共济失调期 出现动作不协调，步态不稳，动作笨拙，言语含糊不清，可伴有眼球震颤、复视、躁动、精神错乱等表现，伴恶心、呕吐、肝区疼痛等。

3. 昏迷期 病情进一步加重，表现为昏睡，面色苍白，皮肤湿冷，口唇紫绀，瞳孔散大，体温下降，脉搏细弱，严重者发生呼吸、循环功能衰竭而死亡。患者呼出气及呕吐物有浓烈酒味。酒精因抑制肝脏糖原异生，引起低血糖，可加重昏迷。

考点 11★★　急性酒精中毒的诊断

有一次性大量饮酒或含酒精饮料史，患者呼出气及呕吐物有浓烈酒味，结合临床表现与血清酒精浓度测定，诊断并不困难。<u>血清中有乙醇且含量明显增加，为诊断的重要依据。</u>动脉血气分析显示代谢性酸中毒，血生化检测出现血糖降低、低血钾、低血镁、低血钙等有助于诊断。应注意与其他急性中毒、糖尿病酮症酸中毒等相鉴别。

考点 12★　急性酒精中毒的治疗

1. 兴奋期及共济失调期 多无须特殊处理。

2. 昏迷期

（1）一般处理　防止发生窒息。

（2）促进酒精排出体外　可予以催吐（禁用阿扑吗啡），必要时用1%碳酸氢钠洗胃。

（3）促进酒精氧化　50%葡萄糖加普通胰岛素静脉注射，静脉注射维生素 B_1、维生素 B_6 及烟酸。可同时给予大剂量维生素 C。

（4）应用纳洛酮　对意识障碍有催醒作用，并能降低血中酒精浓度。

（5）对症治疗

考点 13★★　中暑的临床表现

1. 热射病　典型临床表现为高热，体温常大于 41℃，无汗和意识障碍（中暑高热三联征）。

2. 热痉挛　常发生在高温环境中强体力劳动后，患者常先有大量出汗，随后四肢肌肉、腹壁肌肉甚至胃肠道平滑肌发生阵发性痉挛和疼痛。实验室检查多有血钠和血氯降低，血及尿肌酸增高。

3. 热衰竭　先有头痛、头晕、恶心，继之口渴、胸闷、面色苍白、冷汗淋漓、脉搏细弱或缓慢、血压偏低。可有晕厥、手足抽搐。

传染病学

第一单元　传染病学总论

考点1★★★　感染过程的表现形式

1. 病原体被清除　病原体在入侵部位即被消灭，或从鼻咽部、肠道、尿道及汗腺等通道排出体外，不出现病理损害和疾病的临床表现。

2. 隐性感染　又称亚临床感染，指病原体只引起特异性免疫应答，不引起或只引起轻微的组织损伤，无临床症状，只有通过免疫学检查发现。

3. 显性感染　又称临床感染，感染后不但引起机体免疫应答，还导致组织损伤，引起病理改变和临床表现。

4. 病原携带状态　病原体侵入机体后，存在于机体的一定部位，并生长、繁殖，虽可有轻度的病理损害，但不出现疾病的临床症状，能排出病原体。包括带病毒者、带菌者和带虫者。

5. 潜伏性感染　指病原体侵入人体某些部位后，机体免疫系统将病原体局限化，但又不能清除病原体，机体免疫功能下降时潜伏的病原体才引起显性感染。

一般来说，隐性感染最多见，病原携带状态次之，显性感染比率最低，但最易识别。

考点2★★　感染过程中病原体的作用

病原体侵入人体后能否引起疾病，取决于病原体的致病作用、宿主的免疫功能和外环境三个因素。病原体的致病作用包括以下四个方面：<u>侵袭力</u>；<u>毒力</u>；<u>数量</u>；<u>变异性</u>。

考点3★★★　流行过程的基本条件

1. 传染源　是指体内有病原体生长、繁殖并能排出体外的人和动物。

包括：①患者。②隐性感染者。③病原携带者。④受感染的动物。

2. 传播途径　病原体离开传染源，到达另一个易感者所经过的途径称为传播途径。

包括：①<u>消化道传播</u>。②<u>呼吸道传播</u>。③<u>虫媒传播</u>。④<u>接触传播</u>。⑤<u>血液和体液传播</u>。⑥<u>母婴传播</u>。⑦<u>医源性感染</u>。

3. 易感人群　人群易感性是指人群对某种传染病病原体的易感程度或免疫水平。对某一传染病<u>缺乏特异性免疫力</u>的人称为<u>易感者</u>。

考点4★★★　传染病的基本特征

1. 病原体　每一种传染病都是由特异性病原体所引起的。<u>病原体的直接检出或分离培养是传染病病原学诊断的"金指标"</u>。

2. 传染性　<u>传染性是传染病与非传染性疾病的最主要区别</u>。传染病患者有传染性的时期称为传染期。每种传染病都有相对固定的传染期，是确定传染病患者隔离期的主要依据。

3. 流行病学特征　主要指传染病的<u>流行性、季节性和地方性</u>，还包括在不同人群（年龄、性别、职业等）中的分布特点。

4. 感染后免疫

考点5★　流行病学资料

包括：①<u>地区分布</u>：如某些传染病有地区局限性。②<u>时间分布</u>：不少传染病有较强的季节性和周期性。③<u>人群分布</u>：许多传染病的发生与年龄、性别、职业有密切关系。此外，了解传染病的接触史、预防接种史，也有助于建立诊断。

考点 6★　传染病的综合治疗原则

即治疗、护理与隔离、消毒并重，一般治疗、对症治疗与特效治疗结合。

考点 7★★★　管理传染源

要求对患者做到早发现，早诊断，早报告，早隔离，早治疗。《中华人民共和国传染病防治法》将传染病分为甲、乙、丙三类，实行分类管理。甲类为强制管理传染病，包括鼠疫和霍乱，乙类为严格管理传染病，丙类属监测管理传染病。对乙类传染病中的传染性非典型肺炎、肺炭疽按甲类传染病报告和管理。甲类传染病要求发现后 2 小时内通过传染病疫情监测信息系统上报。乙类传染病要求诊断后 24 小时内通过传染病疫情监测信息系统上报。

考点 8★　切断传播途径

对于各种传染病，尤其是消化道传染病、虫媒传染病和寄生虫病，切断传播途径通常是起主导作用的预防措施。其主要措施包括隔离和消毒。

考点 9★　保护易感人群

1. 提高非特异性免疫力　改善营养、锻炼身体等。在流行期间应避免与患者接触，必要时可进行潜伏期预防性服药。

2. 提高特异性免疫力　接种疫苗、菌苗、类毒素等可提高人群的主动性特异性免疫，接种抗毒素、丙种球蛋白或高效价免疫球蛋白可使机体获得被动性特异性免疫。儿童计划免疫对传染病预防起关键性的作用。

第二单元　病毒感染

考点1★★　病毒性肝炎的病原学

病毒性肝炎按病原学分类，目前有甲型、乙型、丙型、丁型和戊型肝炎。乙型肝炎病毒（HBV）为 DNA 病毒（亦称 Dane 颗粒），其他四种都为 RNA 病毒。

考点2★★★　病毒性肝炎的流行病学

	传染源	传播途径	流行特征
甲型肝炎	急性期患者和亚临床感染者	粪-口途径	冬春季为发病高峰，在托幼机构、小学及部队中发病率较高
乙型肝炎	急、慢性患者及病毒携带者	①输血及血制品以及使用污染的注射器或针刺器具等传播。②母婴传播。③性接触传播。④日常生活密切接触传播	男性多于女性，有家庭聚集现象，婴幼儿感染多见
丙型肝炎			多见于成人，尤以输血与使用血制品者、静脉药瘾者、血液透析者、肾移植者、同性恋者等为多见
丁型肝炎			我国属 HDV 低流行区
戊型肝炎	急性期患者和亚临床感染者	粪-口途径	青壮年为主，男性多于女性

考点3★　病毒性肝炎的潜伏期

各型肝炎潜伏期不同，甲型肝炎为 2~6 周（平均为 4 周），乙型肝炎为 4~24 周（平均为 3 个月），丙型肝炎为 2~26 周（平均为 7.4 周），丁型肝炎为 4~20 周，戊型肝炎为 2~9 周（平均为 6 周）。

考点4★★★　病毒性肝炎的临床表现

1. 急性肝炎

（1）急性黄疸型肝炎

1）黄疸前期：突出症状为全身乏力及食欲不振、恶心、呕吐、腹胀、便溏等消化系统症状。本期末尿色逐渐加深，似浓茶色；肝生化检查示 ALT、AST 升高；体征可有右上腹叩击痛。本期持续数日至 2 周，平均 1 周。

2）黄疸期：首先出现巩膜黄染，尚有肝大、触痛及肝区叩击痛，脾可轻度肿大。本期持续2~6周。

3）恢复期：黄疸消退，症状消失，本期约需数周至 4 个月，平均 1 个月。

（2）急性无黄疸型肝炎　主要表现为乏力，食欲不振，腹胀，肝区疼痛，有的患者可有恶心、呕吐、便溏或低热。体征可有肝大、压痛、脾也可轻度肿大。

2. 慢性肝炎

（1）轻度　临床症状、体征轻微或缺如，肝生化指标仅 1 或 2 项轻度异常。

（2）中度　症状、体征、实验室检查居于轻度和重度之间。

（3）重度　有明显或持续的肝炎症状，如乏力、食欲不振、腹胀、尿黄、便溏等，有肝病面容、肝掌、蜘蛛痣、脾大等体征，且无门脉高压表现者。

3. 重型肝炎（肝衰竭）　重型肝炎表现为一系列肝衰竭症候群：极度乏力，严重消化道症状，神经、精神症状，有明显出血现象，凝血酶原时间显著延长（INR>1.5）及 PTA<40%。黄疸进行性加深，胆红素大于正常值 10 倍，可见扑翼样震颤及病理反射阳性，肝浊音界进行性缩小，胆酶分离，血氨升高等。

（1）急性重型肝炎（急性肝衰竭）　又称暴发型肝炎，特征是起病急，发病 2 周内出现以 Ⅱ度以上肝性脑病为特征的肝衰竭症候群。病死率高，病程不超过 3 周。

（2）**亚急性重型肝炎（亚急性肝衰竭）**　起病较急，发病15日~26周内出现肝衰竭症候群。首先出现Ⅱ度以上肝性脑病者，称脑病型；首先出现腹水及其相关症候（包括胸水等）者，称为腹水型。本型病程较长，常超过3周至数月。容易转化为慢性肝炎或肝硬化。

（3）**慢性重型肝炎**　在慢性肝病基础上短期内出现急性肝功能失代偿的临床表现，又称慢加急性（亚急性）肝衰竭。

（4）**慢性肝衰竭**　是在肝硬化基础上，肝功能进行性减退导致的以门脉高压、腹水、凝血功能障碍或肝性脑病等为主要表现的慢性肝功能失代偿。

考点5★★★　病毒性肝炎的病原学检查

1. 甲型肝炎（HAV）　抗-HAV IgM，出现较早，是新近感染的证据，为HAV早期诊断最常用而简便的可靠指标。

2. 乙型肝炎（HBV）　HBsAg/抗-HBs，HBeAg/抗-HBe，HBcAg/抗-HBc，HBV DNA。

（1）HBsAg　是感染HBV后最早出现的血清学标志，也是现症感染指标之一。

（2）抗-HBs　是感染HBV后产生的惟一保护性抗体。

（3）HBcAg　血液中一般无游离的HBcAg，若血清HBcAg阳性表示血液内含有HBV，传染性强，HBV复制活跃。

（4）抗-HBc　为感染HBV后最早出现的抗体，是HBV感染的标志。可能为现症感染或既往感染。高滴度的抗-HBc IgM阳性或抗-HBc IgM阳性而抗-HBc IgG阴性为HBV急性或近期感染的标志。

（5）HBeAg和抗-HBe　HBeAg是病毒复制活跃、传染性强的标志，而抗-HBe的出现预示着病毒复制减少或终止，传染性减弱。

（6）HBV DNA　是HBV存在和复制最可靠的直接证据。

3. 丙型肝炎（HCV）

（1）抗-HCV　阳性可诊断为 HCV 感染，包括既往感染和现症感染。

（2）HCV RNA　阳性表示 HCV 现症感染，HCV 复制，有传染性。可用于早期诊断和抗病毒治疗指征及疗效评估。

考点 6★　病毒性肝炎的诊断

1. 淤胆型肝炎　起病类似急性黄疸型肝炎，黄疸持续时间长，症状轻，有肝内梗阻的表现。如皮肤瘙痒，大便灰白。

2. 肝炎肝硬化　多有慢性肝炎病史。有乏力、腹胀、尿少、肝掌、蜘蛛痣、脾大、腹水、双下肢水肿、胃底-食管下段静脉曲张、白蛋白下降、A/G 倒置等肝功能受损和门脉高压表现。

考点 7★★★　慢性肝炎的抗病毒治疗

1. 慢性乙型肝炎　目前常用抗 HBV 药物为干扰素（Peg-IFN-α）和核苷类似物（NAs）。

2. 丙型肝炎

（1）最新发布的中国指南将泛基因型 DAA 作为治疗丙肝的首选方案。

类别	NS5A 抑制剂	NS5B 聚合酶核苷类似物抑制剂	NS5B 聚合酶核苷类似物抑制剂/NS5A 抑制剂	NS3/4A 蛋白酶抑制剂/NS5A 抑制剂
药品	达拉他韦	索磷布韦	索磷布韦+维帕他韦	格卡瑞韦+哌仑他韦

（2）干扰素+利巴韦林（PR）。

考点 8★★　病毒性肝炎的预防

1. 甲型肝炎　甲肝减毒活疫苗及灭活疫苗均有较好的预防效果。

2. 乙型肝炎

（1）乙肝免疫球蛋白（HBIG） 主要用于阻断 HBV 的母婴传播及意外暴露的被动免疫，应在出生后 12 小时内或暴露后立即（时间越早越好）注射。

（2）乙肝疫苗 主要用于新生儿和高危人群的乙肝预防，对 HBsAg 阳性产妇所生婴儿，与乙肝免疫球蛋白联合使用可提高保护率。

考点 9★ 流行性感冒的病原学

根据病毒 NP 和 M1 抗原性的不同，流感病毒分为甲（A）、乙（B）、丙（C）、丁（D）四型。甲型流感病毒根据 HA 和 NA 的抗原性不同分为若干亚型，人类流感病毒主要与 H1、H2、H3 和 N1、N2 亚型有关。

考点 10★★ 流行性感冒的流行病学

1. 传染源 主要为流感患者和隐性感染者。潜伏期即有传染性，发病 3 日内传染性最强。

2. 传播途径 经呼吸道（飞沫和气溶胶）传播，也可通过被病毒污染物品间接接触传播。

3. 易感人群 普遍易感，感染后获得对同亚型病毒免疫力，但维持时间短，各型及亚型之间无交叉免疫。

4. 流行特征 流感在流行病学上最显著的特点为：突然暴发，迅速蔓延，波及面广，具有一定的季节性，一般流行 6~8 周后会自然停止，流行过后人群获得一定的免疫力。季节性流感多发于冬春季。

甲型流感常引起大流行；乙型流感呈局部流行或散发，亦可大流行；丙型以散发为主。

考点 11★★ 流行性感冒的临床表现

潜伏期通常为 1~3 日。起病多急骤，主要以全身中毒症状为主，呼吸道症状轻微或不明显。发热通常持续3~4日。

1. 单纯型 最常见，骤起畏寒、发热，体温可达 39~40℃，头痛、全身酸痛、咽干、乏力及食欲减退等全身症状明显；咳嗽、流涕、鼻塞、咽痛等呼吸道症状较轻；少数患者有恶心、呕吐、腹痛、腹泻等消化道症状。

2. 肺炎型 较少见，多发生在 2 岁以下的小儿、老人、孕妇或原有慢性基础疾病者。

特点是在发病后 24 小时内出现高热、烦躁、呼吸困难、咳血痰和明显发绀，可进行性加重，抗菌治疗无效，可因呼吸循环衰竭在 5~10 日内死亡。

考点 12★★ 流行性感冒的治疗

1. 治疗原则

（1）隔离患者 流行期间对公共场所加强通风和空气消毒。

（2）早期治疗 起病 1~2 日内应用抗流感病毒药物治疗。

（3）加强支持治疗和防治并发症 密切观察和监测并发症，抗菌药物仅在有继发细菌感染时才考虑应用。

（4）合理应用对症治疗药物 儿童忌用阿司匹林制剂，以免诱发致命的雷耶（Reye）综合征。

2. 抗流感病毒药物治疗

（1）神经氨酸酶抑制剂 能阻止病毒由被感染细胞释放和入侵邻近细胞，减少病毒的播散及在体内的复制，对甲、乙型流感病毒均有作用。目前有奥司他韦、扎那米韦、帕那米韦等。

（2）血凝素抑制剂 能够抑制病毒脂膜与宿主细胞的融合而阻断病毒的复制，可用于成人甲、乙型流感的治疗。如阿比多尔。

（3）M2 离子通道阻滞剂 包括金刚烷胺和金刚乙胺，只对甲型流感病毒有效，但目前流行的流感病毒株多耐药，不建议使用。

考点 13★　流行性感冒的预防

1. 控制传染源　早发现、早报告、早隔离、早治疗，隔离时间为1周或热退后2日。

2. 切断传播途径

3. 保护易感人群

（1）接种流感疫苗　在流感好发季节，给易感的高危人群和医务人员接种疫苗。

（2）应用抗流感病毒药物预防　可作为未接种疫苗的并发症高风险人群的紧急临时预防措施。奥司他韦可用于甲型和乙型流感的预防。

考点 14★★　人禽流感的病原学

目前已发现 H5N1、H7N9、H9N2、H7N7、H7N2、H7N3、H7N4、H5N6、H10N8 等亚型毒株可导致人类疾病，大多病情轻微，但有的如 H5N1、H7N9 和 H10N8 等亚型毒株感染人后可引起重症肺炎等疾病，病死率高。

考点 15★★★　人禽流感的流行病学

1. 传染源　被甲型禽流感病毒感染的禽类动物是主要传染源，包括鸡、鸭、鹅及野禽与候鸟等。尚无持续人际间传播的证据，患者不是主要传染源。

2. 传播途径　主要经呼吸道传播，也可通过密切接触感染的禽类及其分泌物、排泄物或病毒污染的环境而被感染。

3. 易感人群　目前人对禽流感病毒并不易感。高危人群主要有禽类及其排泄物接触者、实验室禽流感病毒感染材料接触者，以及与人禽流感患者密切接触者等。

4. 流行特征　本病全年均可散发，无明显季节性。

考点 16★★　人禽流感的临床表现

潜伏期通常 3 天左右（1~7 天）。

感染 H7N7 和 H9N2 亚型通常病情较轻或是亚临床型。感染 H5N1 亚型还可出现恶心、呕吐和腹泻等消化道症状。感染 H7 亚型还可出现结膜炎。

重症患者多数为 H5N1 和 H7N9 等禽流感病毒亚型毒株感染。患者急性起病，早期表现类似流感，出现发热、咳嗽等，伴有头痛、肌肉酸痛和周身不适。重症患者病情进展迅速，多在发病 3~7 天出现重症肺炎，表现为高热、咳嗽、咳血性痰、呼吸困难等，常快速进展为 ARDS、肺出血、脓毒症休克、继发细菌和真菌感染，甚至多器官功能衰竭。

考点 17★★　人禽流感的实验室检查

1. 血清学检测　动态检测急性期和恢复期双份血清禽流感病毒抗体，如抗体滴度呈 4 倍或以上升高有诊断意义。

2. 核酸检测　应用实时反转录 PCR（RT-PCR）对所采集的呼吸道标本进行禽流感病毒核酸检测，是目前最常用的实验室确诊依据。

3. 病毒分离　对患者呼吸道标本进行禽流感病毒的分离培养。

考点 18★★　艾滋病的病原学

引起艾滋病（AIDS）的病原体是人免疫缺陷病毒（HIV），为单链 RNA 病毒，主要感染 CD_4^+T 淋巴细胞。

考点 19★★　艾滋病的流行病学

1. 传染源　艾滋病患者和无症状 HIV 感染者都是传染源，尤其后者。

2. 传播途径　①性接触传播是主要传播途径。②血源传播。③母婴传播。

3. 易感人群 普遍易感。男男性行为者、静脉注射毒品者、与 HIV/AIDS 患者有性接触者、多性伴人群、性传播感染（STI）者是 HIV 感染的高危人群。

考点 20★★★　艾滋病的临床表现

1. 急性期 6 个月内部分感染者有临床表现，<u>以发热最为常见，可伴有头痛、咽痛、恶心、呕吐、腹泻、皮疹、关节痛、淋巴结肿大以及神经系统症状</u>。

2. 无症状期 临床无明显症状，此期 HIV 在体内不断复制，<u>有传染性</u>。持续时间一般为 <u>4~8 年</u>。

3. 艾滋病期 为感染 HIV 后的最终阶段。此期主要表现为持续 1 个月以上的发热、盗汗、腹泻，体重减轻10%以上，部分患者可表现为精神神经症状，还可出现<u>持续性全身淋巴结肿大</u>。此期可并发各种机会性感染（<u>如肺孢子菌肺炎</u>）和恶性肿瘤（<u>如卡波西肉瘤</u>）。

考点 21★★★　艾滋病的诊断

1. 急性期 成人及 15 岁（含 15 岁）以上青少年 HIV 感染者，符合下列一项即可诊断：①3~6 个月内有流行病学史或急性 HIV 感染综合征或有持续性全身性淋巴腺病（PGL）；②抗体筛查试验无反应，两次核酸检测均为阳性；③一年内出现 HIV 血清抗体阳转。15 岁以下儿童 HIV 感染者急性期的诊断须根据 $CD4^+T$ 淋巴细胞数和相关临床表现来进行。

2. 无症状期 成人及 15 岁（含 15 岁）以上青少年 HIV 感染者，符合下列一项即可诊断：①$CD4^+T$ 淋巴细胞计数为 200~500 个/μL；②无症状或符合无症状期相关临床表现。15 岁以下儿童无症状期的诊断须根据 $CD4^+T$ 淋巴细胞数和相关临床表现来进行。

3. 艾滋病期 也称为 AIDS 期。成人及 15 岁（含 15 岁）以上青少年，HIV 感染加下述各项中的任何一项，即可确诊为艾滋病期；或者确诊 HIV 感染，且 $CD4^+T$ 淋巴细胞数<200 个/μL，可诊

断为艾滋病期。①不明原因的持续不规则发热 38℃ 以上，>1 个月；②腹泻（大便次数多于 3 次/日），>1 个月；③6 个月之内体重下降 10% 以上；④反复发作的口腔真菌感染；⑤反复发作的单纯疱疹病毒感染或带状疱疹病毒感染；⑥肺孢子菌肺炎（PCP）；⑦反复发生的细菌性肺炎；⑧活动性结核病或非结核分枝杆菌病；⑨深部真菌感染；⑩中枢神经系统占位性病变；⑪中青年人出现痴呆；⑫活动性巨细胞病毒（CMV）感染；⑬弓形虫脑病；⑭马尔尼菲篮状菌病；⑮反复发生的败血症；⑯卡波西肉瘤、淋巴瘤。

考点 22★★　艾滋病的抗病毒治疗方案

目前国际上有六大类 30 多种药物，分别为<u>核苷类反转录酶抑制剂（NRTIs）、非核苷类反转录酶抑制剂（NNRTIs）、蛋白酶抑制剂（PIs）、整合酶抑制剂（INSTIs）、融合抑制剂（FIs）及 CCR5 抑制剂</u>。国内的抗反转录病毒治疗药物有 NRTIs、NNRTIs、PIs、INSTIs 以及 FIs 五大类（包括复合制剂）。

初治患者推荐方案为两种 NRTIs 类骨干药物联合第三类药物治疗。第三类药物可以为 NNRTIs、增强型 PIs（含利托那韦或考比司他）或者 INSTIs；也可以选用复方单片制剂（STR）。

考点 23★　肾综合征出血热的病原学

肾综合征出血热（HFRS）病毒属汉坦病毒属（HV），为 RNA 病毒。

考点 24★★★　肾综合征出血热的流行病学

1. 传染源　<u>鼠类（黑线姬鼠、褐家鼠等）为主要的传染源</u>。

2. 传播途径　病毒能通过宿主动物的血及唾液、尿、便等排出体外。其传播途径有：①呼吸道传播。②消化道传播。③接触传播。④母婴传播。⑤虫媒传播。

3. 易感人群　<u>人群普遍易感</u>，感染后可获持久免疫。

4. 流行特征　①<u>地区性</u>。我国疫情最重，好发于海拔 500 米以下的农业区。②季节性。为全年散发，但有**明显季节高峰**。野鼠型以秋冬为多，家鼠型以春夏为多。③**人群分布**。各年龄组均可发病，以**青壮年为主**。

考点 25★★★　肾综合征出血热的临床表现

潜伏期为 4~46 天，一般为 1~2 周。

典型五期经过：发热期、低血压休克期、少尿期、多尿期与恢复期。非典型和轻型病例可出现越期或不典型表现，而重症患者则可出现发热期、休克期和少尿期之间的重叠。

发热期：起病急骤，发热可达39~40℃，稽留热和弛张热多见；热程多为3~7日	全身中毒症状	头痛、腰痛和眼眶痛，称为"三痛"
	毛细血管损害	颜面、颈、胸等部位潮红称为"三红"，呈酒醉貌。
		黏膜充血见于眼结膜、口腔软腭。
		两腋下、上胸部和颈肩部可见条索状、抓痕样出血点
	肾脏损害	蛋白尿、血尿和少尿倾向

考点 26★★★　肾综合征出血热的治疗

以综合疗法为主。其原则是"三早一少"，即早发现、早休息、早治疗及少搬动，把好休克、出血、肾衰竭和继发感染四关。

1. 发热期

（1）抗病毒　3 日内可予**利巴韦林**。

（2）减轻外渗

（3）改善中毒症状　高热以物理降温为主，**慎用发汗退热药**；中毒症状重者可予地塞米松，静脉注射。

（4）预防 DIC　给予低分子右旋糖酐静滴，以**降低血黏度**。

2. 低血压休克期　**主要是抗休克，力争稳定血压，预防重要脏器衰竭**。

（1）补充血容量　宜**早期、快速和适量**。争取 4 小时内血压稳定。常用低分子右旋糖酐、甘露醇、血浆和白蛋白。

（2）纠正酸中毒　主要用5%碳酸氢钠。

（3）使用血管活性药　经补液、纠酸后，<u>血压仍不稳定者</u>，可应用血管活性药物，如多巴胺等。

（4）应用糖皮质激素　地塞米松。

（5）强心

3. 少尿期　<u>治疗以稳定机体内环境，促进利尿，导泻和透析治疗为主。</u>

（1）稳定机体内环境　维持水、电解质、酸碱平衡；减少蛋白分解，控制氮质血症。

（2）促进利尿　少尿初期可酌用20%甘露醇，用后利尿效果明显可重复应用1次。常用利尿剂如呋塞米。

（3）导泻和放血疗法　<u>常用甘露醇。</u>出现高血容量综合征者可紧急放血。

（4）透析疗法　常用腹膜透析和血液透析。

4. 多尿期

（1）维持水与电解质平衡（首要）　补充水分以口服为主，给予半流质和富含钾的食物。

（2）防治继发感染

考点27★　狂犬病的流行病学

1. 传染源　带狂犬病毒的动物是主要传染源，<u>主要是狗</u>，其次为猫、猪、牛、马等家畜和狼。

2. 传播途径　本病主要通过被患病动物咬伤传播。<u>黏膜和皮肤也是病毒的重要侵入门户。</u>

考点28★★　狂犬病的发病机制与病理

1. 发病机制　狂犬病病毒经皮肤或黏膜破损处进入机体后，对<u>神经组织</u>有很强的亲和力，沿末梢神经和神经周围间隙的体液进入与咬伤部位相当的背根节和脊髓段，然后沿脊髓上行至脑，并在脑组织中繁殖。

2. 病理变化　主要为急性弥漫性脑脊髓炎，镜下可见到嗜酸性包涵体，即内基小体（Negri body），是本病特异且具有诊断价值的病变。

考点 29★★　狂犬病的临床表现

潜伏期长短不一，短的 5 日，最长可达 10 年以上，一般 1~3 个月。

（1）前驱期　咽喉紧缩感。本期持续 2~4 日。

（2）兴奋期　恐水是本病的特殊症状，典型表现在饮水、见水、听流水声或谈及饮水时，可引起严重咽喉肌痉挛。患者渴极而怕饮水，饮而不能下咽，常伴有声嘶和脱水。怕风亦是本病常见的症状。多在发作中死于呼吸或循环衰竭。本期持续 1~3 日。

（3）麻痹期　出现弛缓性瘫痪，尤以肢体软瘫为多见。多因呼吸麻痹和循环衰竭而死亡。本期持续 6~18 小时。

考点 30★★　狂犬病的预防

1. 伤口处理　在咬伤的当时，先局部挤压、针刺使其尽量出血，再用 20% 肥皂水充分冲洗伤口，后用 5% 碘酊反复涂拭。伤口一般不予缝合或包扎，以便排血引流。如有抗狂犬病免疫球蛋白或免疫血清，则在伤口底部和周围行局部浸润注射。此外，要注意预防破伤风及细菌感染。

2. 疫苗接种　可用于暴露后预防，也可用于暴露前预防。国内主要采用 VERO 细胞疫苗和地鼠肾细胞疫苗。

考点 31★★　流行性乙型脑炎的流行病学

1. 传染源　猪为本病主要传染源。检测猪的乙脑病毒感染率可预测当年在人群中的流行趋势。

2. 传播途径　乙脑主要通过蚊虫叮咬而传播，国内主要为三带喙库蚊。

3. 易感人群 普遍易感。多为隐性感染，感染后可获得持久的免疫力。母亲传递的抗体对婴儿有保护作用。

4. 流行特征 东南亚和西太平洋地区是乙脑的主要流行区。发病人群以 10 岁以下儿童为主，尤以 2~6 岁儿童发病率为高。呈高度散发性，家庭成员中多人同时发病少见。

考点 32★★★　流行性乙型脑炎的临床表现

1. 初期 头痛是乙脑最常见和最早出现的症状。

2. 极期 高热、抽搐和呼吸衰竭是乙脑极期的严重表现。

3. 恢复期 经积极治疗后大多数患者可于 6 个月内恢复。

4. 后遗症期 癫痫后遗症可持续终生。

5. 临床分型 流行期间以轻型和普通型多见。

（1）轻型　体温 39℃ 以下，神志始终清楚。

（2）普通型　体温 39~40℃，嗜睡或浅昏迷。

（3）重型　体温 40℃ 以上，昏迷，反复或持续性抽搐。

（4）极重型（暴发型）　起病急骤，体温于 1~2 日内升至 40℃ 以上，常反复或持续性抽搐，深度昏迷，迅速出现脑疝及中枢性呼吸衰竭等。多于 3~5 日内死亡，幸存者多有严重后遗症。

考点 33★★　流行性乙型脑炎的诊断

1. 流行病学资料 严格的季节性（7~9 月），10 岁以下儿童多见，近年来成人病例有增加趋势。

2. 临床特征 起病急、高热、头痛、呕吐、意识障碍、抽搐、病理征及脑膜刺激征阳性等。

3. 实验室检查 外周血白细胞及中性粒细胞均增高；脑脊液压力高，细胞数轻度增高，蛋白稍高，糖及氯化物正常；血清特异性 IgM 或脑脊液抗原检测阳性可作出早期诊断。

第三单元 细菌感染

考点1★★ 流行性脑脊髓膜炎的病原学

脑膜炎奈瑟菌又称脑膜炎球菌，属奈瑟菌属，是革兰染色阴性双球菌。

考点2★★ 流行性脑脊髓膜炎的流行病学

1. 传染源 带菌者和患者为传染源。

2. 传播途径 主要经呼吸道（飞沫）传播。

3. 易感人群 人群普遍易感，6个月至2岁婴幼儿发病率最高。

4. 流行特征 冬春季发病较多。

考点3★★★ 流行性脑脊髓膜炎的临床表现

1. 普通型 约占全部病例的90%。

（1）前驱期（上呼吸道感染期） 此期传染性最强。

（2）败血症期 此期重要的体征是皮疹，约70%的患者可有皮肤黏膜的瘀点、瘀斑。常于1~2天内发展为脑膜炎期。

（3）脑膜炎期 此期高热及毒血症持续，中枢神经系统症状加重，患者头痛欲裂，喷射性呕吐，血压增高，脉搏减慢，烦躁或谵妄，脑膜刺激征阳性。严重者可出现呼吸或循环衰竭。持续2~5日。

（4）恢复期 体温下降至正常，症状好转。

2. 暴发型 多见于儿童，病情凶险，如抢救不及时常于24小时内危及生命。分为：

（1）休克型

（2）脑膜脑炎型

（3）混合型

3. 轻型

4. 慢性型

考点4★★★ 流行性脑脊髓膜炎的实验室检查

1. 血象 白细胞计数多在（10~20）×10⁹/L，中性粒细胞比例80%~90%。

2. 脑脊液检查 诊断的重要方法。初起或休克型患者脑脊液可无改变。其他型可见脑脊液外观浑浊，压力升高，白细胞明显增高，蛋白质增高，糖和氯化物明显降低。

3. 细菌学检查

（1）涂片 脑脊液沉淀物或皮肤瘀点涂片染色，可见革兰染色阴性双球菌。此为早期诊断本病的重要方法。

（2）细菌培养 取脑脊液、血液、瘀斑组织液等进行病原菌培养，阳性可确诊。应在使用抗菌药物前采集标本。

4. 血清学检查 检测特异性抗原及抗体，较细菌培养阳性率高，特异性强。其中特异性抗原检测主要用于早期诊断，阳性率90%以上。

5. 分子生物学检查

考点5★★ 流行性脑脊髓膜炎的诊断

1. 流行病学资料 冬春季发病。

2. 临床表现 突起高热，头痛，呕吐，皮肤黏膜瘀点或瘀斑，脑膜刺激征阳性等。

3. 实验室检查 白细胞及中性粒细胞明显升高，脑脊液呈化脓性改变，尤其是细菌培养阳性或流脑特异性血清免疫检测阳性为确诊的主要依据。

考点6★★ 流行性脑脊髓膜炎的治疗

青霉素为首选药物。一旦高度怀疑流脑应在30分钟内给予抗菌治疗。

考点7★★★　伤寒的病原学

伤寒杆菌，属于沙门菌属 D 组，革兰染色阴性。含有<u>菌体</u><u>"O"、鞭毛"H"、表面 Vi 抗原</u>。<u>检测血清"O"抗原和"H"抗</u><u>原相应的抗体即肥达反应，有助于诊断</u>。Vi 抗原主要用于慢性带菌者的调查及疗效评价。伤寒杆菌释放<u>内毒素</u>，起重要致病作用。伤寒杆菌在自然环境中生命力较强，对光、热、干燥抵抗力较弱。

考点8★★　伤寒的流行病学

1. 传染源　患者和带菌者为唯一传染源。

2. 传播途径　经粪−口途径传播。

考点9★★★　伤寒的临床表现

1. 典型伤寒

（1）初期（侵袭期）　病程<u>第 1 周，起病缓慢</u>。发热是最早出现的症状。

（2）极期　病程<u>第 2~3 周</u>。<u>持续性高热</u>，体温 39~40℃，呈<u>稽留热型</u>；特殊的中毒面容；<u>相对缓脉或重脉</u>；<u>玫瑰疹（7~14 日</u><u>出现）</u>；<u>肝脾大</u>。此期易并发肠出血及肠穿孔。

（3）缓解期

（4）恢复期

2. 不典型伤寒

（1）轻型　一般症状较轻，病程短。

（2）暴发型　起病急，中毒症状重，预后凶险。

（3）迁延型　发热持续不退，热程可达 5 周以上。

（4）逍遥型　毒血症状轻微，部分患者可因肠出血或肠穿孔而就医始被发现。

3. 复发与再燃

<u>复发</u>：进入恢复期后，体温正常 1~3 周后，发热等临床症状再度出现。

再燃：病程进入缓解期，体温开始下降，但未达到正常时，又再度升高。

4. 并发症 常见的并发症有肠出血、肠穿孔等。

考点 10★★ 伤寒的实验室检查

1. 肥达反应（伤寒血清凝集试验） 测定患者血清中相应抗体的凝集效价，对伤寒和副伤寒有辅助诊断价值。常在病程第 1 周末出现阳性，第 3~4 周阳性率可达 90%，其效价随病程的演变而递增，第 4~5 周达高峰，至恢复期应有 4 倍以上升高。

2. 病原学检查 细菌培养是确诊伤寒的主要手段。

（1）血培养 病程第 1 周阳性率最高，可达 80%~90%，以后逐渐下降。

（2）骨髓培养 较血培养阳性率更高，可达 90%，其阳性率受病程及使用抗菌药物的影响较小，已开始抗菌治疗者仍可获阳性结果。

（3）粪便培养 整个病程中均可阳性，第 3~4 周阳性率最高。粪便培养阳性表示大便排菌，有传染性，除外慢性胆囊带菌者，对伤寒有诊断意义。

（4）尿培养 病程第 3~4 周阳性率约 25%。

考点 11★★★ 伤寒的诊断

1. 临床依据 持续性发热 1 周以上、特殊中毒面容、相对缓脉、玫瑰疹、肝脾大等典型表现，出现肠出血和肠穿孔等并发症，均可高度提示伤寒的可能。

2. 实验室依据 血或骨髓培养阳性有确诊意义。肥达反应阳性有辅助诊断意义。外周血白细胞减少，嗜酸性粒细胞减少或消失。

考点 12★★ 伤寒的病原治疗

1. 氟喹诺酮类 首选。

2. 头孢菌素类 第三代头孢菌素在体外对伤寒杆菌有强大抗菌活性，体内分布广，胆汁浓度高，不良反应少，<u>适用于孕妇、儿童等</u>。

考点 13★ 伤寒的预防

1. 控制传染源 患者应及早按肠道传染病隔离治疗至<u>体温正常后两周，或症状消失后 5 日和 10 日，尿、粪便培养连续两次阴性</u>，可解除隔离。密切接触者医学观察 15 日。

2. 切断传播途径 <u>是预防伤寒的关键</u>。搞好"三管一灭"（管理饮食、水源、粪便，消灭苍蝇），养成良好的个人卫生习惯。

3. 保护易感人群 对高危人群可进行预防接种。

考点 14★★ 细菌性痢疾的病原学

痢疾杆菌属肠杆菌科<u>志贺菌属</u>，为革兰阴性杆菌，有菌毛。痢疾杆菌分为四群：A 群（痢疾志贺菌群）、B 群（福氏志贺菌群）、C 群（鲍氏志贺菌群）和 D 群（宋内志贺菌群）。<u>痢疾志贺菌感染病情较重，福氏志贺菌感染易转为慢性，宋内志贺菌和鲍氏志贺菌感染病情较轻。</u>

<u>宋内志贺菌抵抗力最强，福氏志贺菌次之，痢疾志贺菌最弱。</u>
<u>痢疾志贺菌产生外毒素的能力最强。</u>

考点 15★★ 细菌性痢疾的流行病学

1. 传染源 主要是急、慢性菌痢患者及带菌者。

2. 传播途径 <u>粪-口途径传播。</u>

3. 人群易感性 人群普遍易感，病后可获得一定的免疫力，持续时间短，且不同菌群及血清型之间无交叉免疫，故易反复或重复感染。

考点 16★★ 细菌性痢疾的发病机制与病理

志贺菌经口进入体内，在结肠黏膜上皮细胞和固有层中繁殖、释放毒素，引起炎症反应和小血管循环障碍。主要致病物质是<u>内毒素</u>。主要病变部位为<u>乙状结肠和直肠</u>。

考点 17★★★　细菌性痢疾的临床表现

1. 典型菌痢　<u>黏液或脓血样便，伴里急后重。</u>

2. 中毒型菌痢

（1）多见于<u>2~7 岁儿童</u>。

（2）<u>特点</u>为起病急骤、突起畏寒、高热，病势凶险，全身中毒症状重，可有烦躁或嗜睡、昏迷等，数小时内迅速出现<u>循环衰竭或呼吸衰竭</u>。肠道症状常不明显或缺如。

（3）可分以下 3 型：①<u>休克型（周围循环衰竭型）</u>，以感染性休克为主。②<u>脑型（呼吸衰竭型）</u>，以中枢神经系统表现为主。③<u>混合型</u>。

3. 重型菌痢

（1）多见于<u>年老、体弱和营养不良的患者</u>。

（2）<u>特点</u>为急起发热，腹泻每天 30 次以上，为稀水脓血便，偶尔排出片状假膜，甚至大便失禁，腹痛、里急后重明显。后期可出现严重腹胀及中毒性肠麻痹，常伴呕吐，严重失水可引起外周循环衰竭。

考点 18★★★　细菌性痢疾的诊断

1. 流行病学资料　夏秋季进食不洁食物或与菌痢患者有接触史。

2. 临床表现

（1）急性期有发热、腹痛、腹泻、里急后重及黏液或脓血便。

（2）慢性菌痢患者有急性菌痢史，病程超过 2 个月。

（3）中毒型菌痢以儿童多见。起病时肠道症状轻微或无，常需盐水灌肠或肛拭子取便行粪便检查方可诊断。

3. 实验室检查　粪便镜检有大量白细胞或脓细胞（≥15 个/高倍视野），可见红细胞；<u>确诊需粪便培养志贺菌阳性</u>。

考点 19★★★　细菌性痢疾的治疗

1. 急性细菌性痢疾　病因治疗首选氟喹诺酮类。

2. 中毒型细菌性痢疾

（1）对症治疗　降温止惊，采取物理降温，惊厥者地西泮肌注。脑型要减轻脑水肿，给予甘露醇。

（2）抗菌治疗　宜采用静脉给药。可选氟喹诺酮或三代头孢。

考点 20★★　霍乱的病原学

霍乱是由霍乱弧菌引起的烈性肠道传染病。为我国甲类传染病，属国际检疫传染病。霍乱弧菌属弧菌科弧菌属，革兰染色阴性，无芽孢，菌体有一较长之鞭毛，运动极活跃。目前我国流行的霍乱弧菌以埃尔托生物型、小川型为主。埃尔托型所致者多为轻型或无症状者。O_{139}群所致者常有发热和腹痛。

考点 21★　霍乱的流行病学

1. 传染源　患者和带菌者是传染源。

2. 传播途径　经粪-口途径传播。

3. 易感人群　普遍易感。

4. 流行特征　以沿海地带为主；夏秋季高发。

考点 22★★　霍乱的发病机制与病理

1. 发病机制

（1）霍乱弧菌进入肠道，产生外毒素——霍乱肠毒素，是霍乱的主要致病物质。

（2）霍乱肠毒素与宿主肠黏膜上皮细胞受体结合，刺激细胞过度分泌水、氯化物和碳酸盐等，形成霍乱特征性的剧烈水样腹泻。腹泻导致的失水使胆汁分泌减少，所以腹泻物呈"米泔水"样。

2. 病理　本病病理特点主要是严重脱水导致的一系列功能性

改变，而组织器官器质性损害轻微。

考点 23★★★　霍乱的临床表现

1. 泻吐期　<u>多以剧烈腹泻开始</u>，迅速成为黄色水样便或米泔水样便或洗肉水样血便。呕吐多在腹泻数次后出现，呈喷射状。

2. 脱水期　由于频繁的泻吐，大量水及电解质丧失，患者可迅速出现<u>脱水、循环衰竭</u>。表现为烦躁不安，表情淡漠，声音嘶哑，眼窝下陷，口唇干燥，皮肤弹性差或消失，脉搏细速等。低血钠可出现肌肉痉挛，以<u>腹直肌、腓肠肌</u>最为明显。低血钾可致肌张力减弱或消失，肠胀气、心律失常等。

3. 恢复期　脱水纠正后，多数症状迅速消失。少数患者有反应性发热，一般持续 1~3 天后自行消退。

考点 24★★　霍乱的诊断

1. 疑似病例　具有霍乱临床表现，符合以下任一项者：

（1）发病 5 天内有霍乱流行地区旅居史、不洁饮水或饮食史、与疑似霍乱患者或带菌者有共同暴露史或密切接触史。

（2）粪便、呕吐物或肛拭子标本霍乱弧菌抗原检测或动力-制动试验阳性。

（3）粪便、呕吐物或肛拭子标本培养到 O_1 群或 O_{139} 群霍乱弧菌但未进行 CT 毒素基因检测。

2. 临床诊断病例　疑似病例日常生活用品或家居环境中培养到 O_1 群或 O_{139} 群霍乱弧菌产毒株。

3. 确诊病例　疑似或临床诊断病例符合以下任一项者：

（1）粪便、呕吐物或肛拭子培养到 O_1 群或 O_{139} 群霍乱弧菌产毒株。

（2）粪便、呕吐物或肛拭子霍乱弧菌 CT 基因、种特异性基因、O_1 群或 O_{139} 群脂多糖特异性基因核酸检测阳性。

4. 带菌者　无霍乱临床表现，但细菌培养到 O_1 群或 O_{139} 群霍乱弧菌产毒株。

考点 25★★★　霍乱的治疗

1. 补液疗法　及时足量补液是治疗的关键。补液原则是早期、快速、足量，先盐后糖，先快后慢，纠酸补钙，见尿补钾，最初24 小时总入量按临床分型的轻、中、重分别给 3000～4000mL、4000～8000mL、8000～12000mL。

2. 抗菌治疗　常用药物为氟喹诺酮类，如多西环素、环丙沙星等，连服 3 日，也可采用四环素、氨苄西林、红霉素或阿奇霉素、复方磺胺甲噁唑等。

考点 26★★★　霍乱的预防

按甲类传染病报告并隔离治疗至症状消失，停用抗菌药物后大便培养隔日 1 次，连续两次阴性，方可解除隔离。密切接触者应严密检疫 5 日。

考点 27★★　结核病的病原学

人结核分枝杆菌为人类结核病的主要病原体，而免疫接种常用的卡介苗则来源于牛结核分枝杆菌。

考点 28★★　结核病的流行病学

1. 传染源　开放性肺结核患者是主要的传染源。

2. 传播途径　①呼吸道传播，主要为患者与健康人之间经空气传播。②消化道传播。③垂直传播。④其他，经皮肤伤口感染和上呼吸道直接接种。②③④均罕见。

3. 易感人群　社会经济落后地区高发。婴幼儿、青春后期少年及老年人发病率较高。免疫抑制状态患者尤其好发结核病。

考点 29★　结核病的发病机制和病理

由 T 细胞介导的细胞免疫对结核病发病、演变及转归产生决定性影响。迟发性变态反应则是宿主对结核分枝杆菌形成免疫应答的标志。

基本病变包括：①渗出型病变。②增生型病变。当病灶内菌量少而致敏淋巴细胞数量多，则形成结核病的特征性病变——结核结节。③干酪样坏死。为病变进展的表现。上述三种病变可相互转化、交错存在，很少独立存在。

考点30★★★　结核病的临床表现

1. 肺结核的症状和体征

（1）全身症状　发热为肺结核最常见的全身中毒性症状，多数为长期低热。

（2）呼吸系统症状　咳嗽轻微，干咳或仅有少量黏液痰。有空洞形成时痰量增加，若伴继发感染，则痰呈脓性。1/3～1/2患者可有咯血。严重者可并发肺心病和心肺功能不全。

（3）体征　取决于病变性质、部位、范围或程度。

2. 肺外结核的临床类型和表现　结核病是一个全身性疾病，肺结核是结核病的主要类型。肾结核起病隐匿，不易发现，多见于成年人，儿童少见。女性生殖系统结核则可在出现不明原因的月经异常、不孕等情况下发现。结核性脑膜炎则可表现为头痛、喷射性呕吐、意识障碍等中枢神经系统感染症状。

考点31★★　结核病的实验室检查与其他检查

1. 细菌学检查　痰结核分枝杆菌检查是确诊肺结核的主要方法。

（1）涂片抗酸染色镜检　快速简便。抗酸杆菌阳性则肺结核诊断基本成立。

（2）细菌培养　敏感性和特异性均高于涂片检查，涂片阴性或诊断有疑时培养尤其重要，是诊断结核病的金标准。

（3）分子生物学检测

2. 影像学检查

（1）原发型肺结核　典型表现为肺内原发灶、淋巴管炎和肿大的肺门或纵隔淋巴结组成的哑铃状病灶。

（2）急性血行播散型肺结核 散布于两肺野、分布较均匀、密度和大小相近的粟粒状阴影。

胸部 CT 有助于发现隐蔽区病灶和孤性结节的鉴别诊断。X 线检查对于诊断肠道、泌尿系统、生殖系统、骨关节结核亦具重要价值。

3. 免疫学检查

（1）结核菌素试验（TST） 在接种卡介苗的人群中无结核感染亦可出现 PPD 皮试阳性，特异性低。

（2）特异性结核抗原 比结核菌素试验有更高的敏感性与特异性，可以反映机体是否存在结核感染，辅助诊断潜伏性结核感染或活动性结核感染，也可区别自然感染与卡介苗接种和大部分的非结核分枝杆菌感染。

考点 32★★ 结核病的诊断

确诊病例包括干酪样坏死、仅培养阳性肺结核和仅病理学提示为结核病变者三类。

其中涂阳肺结核病例需符合下列三项之一：①2 份痰标本直接涂片抗酸杆菌镜检阳性。②1 份痰标本直接涂片抗酸杆菌镜检阳性加肺部影像学检查符合活动性肺结核影像学表现。③1 份痰标本直接涂片抗酸杆菌镜检阳性加 1 份痰标本结核分枝杆菌培养阳性。

培养阳性肺结核需同时符合下列两项：①痰涂片阴性。②肺部影像学检查符合活动性肺结核影像学表现加 1 份痰标本结核分枝杆菌培养阳性。

考点 33★★ 布鲁菌病的病原学

布鲁菌为一组革兰染色阴性微小的球状、球杆状、短杆状细菌。共有 12 个种，其中羊种、牛种、猪种和犬种布鲁菌可造成人感染。其致病性主要与活菌及内毒素有关。

考点 34★★　布鲁菌病的流行病学

1. 传染源　与人类有关的传染源<u>主要是羊、牛及猪</u>，其次是犬、鹿、马、骆驼等。布鲁菌病首先在染菌动物间传播，造成带菌或发病，然后波及人类。

2. 传播途径　<u>①皮肤及黏膜接触传播。②消化道传播。③呼吸道传播</u>。④其他，如苍蝇携带、蜱虫叮咬也可传播本病。<u>人与人之间罕有传播</u>。

3. 易感人群　人群普遍易感。疫区居民可因隐性感染而获免疫。

4. 流行特征　本病发病率牧区高于农区，农区高于城市。年龄以青壮年为主，男性多于女性。一年四季均可发病，羊种布鲁菌主要集中在春末夏初。农牧民、兽医、皮毛加工及屠宰工的感染率较高。

考点 35★　布鲁菌病的病理

布鲁菌病病理变化广泛，几乎所有组织器官均可受累，急性期主要病理改变为单核巨噬细胞系统弥漫性增生，器官受累时出现细胞变性及坏死；慢性期主要表现为肉芽组织增生。

考点 36★★　布鲁菌病的临床表现

潜伏期一般为 1~4 周（平均 2 周）。病程在 3 个月以内为急性期，3~6 个月为亚急性期，超过 6 个月为慢性期。<u>以寒战、发热、多汗、乏力、肌肉关节疼痛等为主要表现</u>。

牛种常为慢性，羊种和猪种病情常较重且并发症较多。<u>脑脊髓膜炎和心内膜炎是造成死亡的主要原因</u>。

考点 37★　布鲁菌病的实验室检查

1. 病原学检查　取血液、骨髓、组织、脑脊液、乳汁、脓性分泌物、关节液、尿液等做细菌培养或核酸检测，急性期培养阳性率高。

2. 血清学检查 ①虎红平板凝集试验（RBT）或平板试验（PAT）阳性；②胶体金免疫层析试验（GICA）阳性；③酶联免疫吸附试验（ELISA）阳性；④试管凝集试验（SAT）滴度为1：100及以上，或病程持续一年以上仍有临床症状者且滴度为1：50及以上为阳性；⑤补体结合试验（CFT）滴度为1：10及以上为阳性；⑥抗人免疫球蛋白试验（Coomb's）滴度为1：400及以上为阳性。前3种试验可用于初筛试验，后3种试验可用于确证试验。

考点38★★ 布鲁菌病的诊断

急性感染可通过流行病学史、临床表现和实验室检查诊断：

1. 疑似病例 具备该病临床表现，且有相关流行病学史。

2. 临床诊断病例 疑似病例，血清学初筛试验任一项阳性者。

3. 确诊病例 疑似或临床诊断病例，病原学或血清学确证试验中任一项阳性者。

4. 隐性感染 有流行病学史，符合确诊病例病原学和血清学检查标准，但无临床表现。

考点39★★★ 布鲁菌病的治疗

1. 病原治疗 原则为<u>早期、联合、规律、适量、全程</u>，必要时延长疗程，防止复发和慢性化，减少并发症的发生。

（1）成人及8岁以上儿童 <u>首选多西环素联合利福平</u>，或<u>多西环素联合链霉素。</u>

（2）8岁以下儿童 利福平联合复方新诺明或利福平联合氨基糖苷类药物。

（3）孕妇 利福平联合复方新诺明。妊娠12周内选用三代头孢菌素类药物联合复方新诺明治疗。含潜在风险，需权衡利弊。

（4）并发症 一般可考虑应用三联或三联以上药物治疗，并需适当延长疗程。

2. 脱敏治疗 多在慢性感染时选用。

考点 40★★　鼠疫的病原学

鼠疫耶尔森菌，为革兰染色阴性、两端深染短小杆菌。主要抗原成分有荚膜 F1 抗原、毒力 V/W 抗原。还可产生外毒素和内毒素（脂多糖），内毒素可引起发热、DIC 和休克等。

考点 41★★　鼠疫的流行病学

1. 传染源　主要是鼠类和其他啮齿动物。褐家鼠、黄胸鼠是人群之间鼠疫的主要传染源，各型鼠疫患者均是传染源，以肺鼠疫患者最为多见。

2. 传播途径

（1）媒介传播　蚤叮咬是鼠疫最主要的传播途径。

（2）直接接触传播　直接接触染疫动物造成感染。

（3）呼吸道传播　经呼吸道飞沫和气溶胶感染，引起原发性肺鼠疫。

（4）消化道传播　进食被鼠疫菌污染的食品或生食染疫动物，引发肠鼠疫。

3. 易感人群　普遍易感，有一定数量的隐性感染。病后可获持久免疫力。预防接种可获一定免疫力。

4. 流行特征　我国以滇西黄胸鼠疫源地和青藏高原喜马拉雅旱獭疫源地病例最多。人群间鼠疫流行均发生于动物间鼠疫流行之后，人群间鼠疫多在 6~9 月，肺鼠疫多在 10 月以后流行。

考点 42★★　鼠疫的临床表现

潜伏期一般为 1~6 天，多为 2~3 天。

1. 腺鼠疫　最为常见，患者突发寒战、高热、头痛等全身中毒症状，受侵部位淋巴结炎为主要特点。好发于腹股沟淋巴结。表现为淋巴结肿大，伴显著的红、肿、热、痛，病情发展迅速。

2. 肺鼠疫　急起高热、寒战，全身中毒症状明显，发病数小时后即可出现剧烈胸痛、咳嗽、咳大量粉红色泡沫样痰或鲜红色血痰、呼吸困难、发绀等<u>严重呼吸道症状</u>，肺部可闻及少量散在湿啰音或轻微的胸膜摩擦音。<u>肺部体征与全身症状严重程度不一致是其特点</u>。患者可于 2~3 日内死于休克或呼吸衰竭。

3. 败血症型鼠疫 <u>最凶险</u>，患者高热、寒战，迅速出现谵妄或昏迷，面色苍白、血压下降、皮肤黏膜广泛出血等休克和 DIC 表现。患者常于 1~3 天内死亡，死后尸体呈黑紫色，故俗称"<u>黑死病</u>"。

考点 43★★　鼠疫的诊断

1. 疑似病例 具有鼠疫的临床表现，且存在可能的鼠疫流行病学史。流行病学史包括：患者在发病前 10 天内到过动物鼠疫流行区；在发病前 10 天内接触过来自鼠疫疫区的疫源动物、动物制品，进入过鼠疫实验室或接触过鼠疫实验用品；在发病前 10 天内接触过具有鼠疫临床表现或明确诊断为鼠疫的患者。

2. 临床诊断病例 疑似病例具有以下任一项者：①临床样本镜下可见革兰染色阴性、两极浓染的短小杆菌。②鼠疫杆菌 F1 抗原阳性（胶体金、RIHA 或 ELISA 法）。③单份血清鼠疫杆菌 F1 抗体阳性，且排除既往罹患鼠疫或接种过鼠疫疫苗。

3. 确诊病例 疑似病例或临床诊断病例，具有以下任一项者：①培养到鼠疫菌。②鼠疫菌特异性基因 caf1 与 pla PCR 扩增均为阳性。③血清鼠疫菌 F1 抗体阳转，或恢复期较急性期滴度呈 4 倍及以上升高。

考点 44★★　鼠疫的病原治疗

治疗原则是早期、联合、足量应用敏感的抗菌药物。<u>以链霉素为首选</u>，常联合其他类型抗菌药物，如喹诺酮、多西环素、β-内酰胺类或磺胺等。因过敏等原因不能使用链霉素者，可考虑选用庆大霉素、氯霉素、四环素、多西环素、环丙沙星等。

考点 45★★　鼠疫的预防

鼠疫属国际检疫传染病，我国法定的甲类传染病。应灭鼠、灭蚤，加强鼠间鼠疫监控。加强疫情报告。严格隔离患者，患者和疑似患者应分别隔离。

1. 腺鼠疫　隔离至肿大的淋巴结仅残留小块能够移动的硬结，或完全触碰不到，全身症状消失后，观察 3~5 日，病情无复发。

2. 肺鼠疫　隔离至体温恢复正常，一般症状消失，血、痰及咽部分泌物连续 3 次以上鼠疫菌检验阴性（每隔 3 日做鼠疫菌检验 1 次）。

3. 败血症型和其他类型鼠疫　隔离至体温恢复正常，一般症状消失，血液连续 3 次以上鼠疫菌检验阴性（每隔 3 日做鼠疫菌检验 1 次）。

4. 接触者　医学观察 9 日，曾接受预防接种者应检疫 12 日。

第四单元　消毒与隔离

考点 1★★　消毒的种类

1. 疫源地消毒　指对目前或曾经存在传染源的地区进行消毒。

（1）随时消毒　对传染源的排泄物、分泌物及其污染过的物品进行及时性消毒处理。

（2）终末消毒　传染源离开疫源地，对其原居地点进行的最后一次彻底消毒，以期完全杀灭和清除患者所播散遗留的病原体。

2. 预防性消毒　在未发现传染源情况下，对可能被病原体污染的物品、场所和人体进行的消毒措施。如公共场所消毒、运输工具消毒、饮水及餐具消毒、饭前便后洗手均属之。医护人员手的消毒及手术室消毒，免疫缺陷患者如骨髓移植患者层流病房亦为预防性消毒。

考点 2★★　隔离的概念

把传染期内的患者或病原携带者置于不能传染给他人的条件之下，防止病原体向外扩散，便于管理、消毒和治疗。

考点 3★★★　隔离的种类

1. 接触传播的隔离与预防　接触传播是指病原体通过手、媒介物直接或间接接触导致的传播。接触经接触传播的疾病如肠道及呼吸道感染、多重耐药菌感染、皮肤感染等患者，在标准预防的基础上，还应采用接触传播的隔离与预防。

2. 空气传播的隔离与预防　空气传播是指带有病原微生物的微粒子（≤5μm）通过空气流动导致的疾病传播。接触经空气传播的疾病，如麻疹、水痘、肺鼠疫、SARS 等，在标准预防的基础上，还需采用空气传播的隔离和预防措施。

3. 飞沫传播的隔离与预防　飞沫传播是指带有病原微生物的飞沫核（>5μm），在空气中短距离（1m 内）移动到易感人群的口、鼻黏膜或眼结膜等导致的传播。接触经飞沫传播的疾病，如肺结核、百日咳、白喉、流行性感冒、病毒性腮腺炎、流行性脑脊髓膜炎等，在标准预防的基础上，还应采用飞沫传播的隔离和预防措施。

4. 其他传播途径疾病的隔离与预防　根据疾病的特性，应采取相应的隔离与防护措施。

考点 4★★　隔离的期限

传染病患者的隔离期限是根据传染病的最长传染期而确定的，同时尚应根据临床表现和微生物检验结果来决定是否可以解除隔离。

考点 5★　医院感染的概念

1. 广义概念　是指任何人员在医院活动期间遭受病原体侵袭

而引起的感染。

2. 狭义概念 医院感染的对象主要是住院患者和医院工作人员。

考点6★★ 临床常见的医院感染

严重影响患者医疗安全，有措施可以控制的常见医院感染主要包括四种：①中心导管相关血流感染。②呼吸机相关肺炎。③尿管相关尿路感染。④手术部位感染。

医学人文

医学伦理学

第一单元 医学伦理学与 医学目的、医学模式

考点1★★ 医学道德

1. 道德是人们在<u>社会生活实践</u>中形成，<u>由经济基础决定</u>，用善恶标准评价，以社会舆论、内心信念和传统习俗来调节人与人、人与社会、人与自然之间关系的原则和规范的总和。

2. 医学伦理学是应用伦理学的理论、方法研究医学活动中的道德的科学。医学伦理学的主要目的是为医疗实践及其相关领域的活动<u>提供价值标准和行为规范。</u>

3. 医务人员的道德品质对人民健康和医疗质量具有保障作用，对医疗卫生事业具有促进作用，对社会文明具有推动作用。

考点2★★ 医学道德的社会作用

1. 对医学人际关系的协调作用。

2. 对医疗质量的保障作用。

3. 对医学学科的促进作用。

4. 对社会文明的推动作用。

考点3★★ 医学模式的演变

<u>①神灵主义医学模式。②自然哲学医学模式。③机械论医学</u>模式。<u>④生物医学模式。⑤生物-心理-社会医学模式：</u>既要考虑<u>生物学因素，又要重视心理、社会因素的影响。</u>

考点 4★★　医学目的

"救死扶伤""克服疾病""延长生命""避免死亡"。

第二单元　中国医学的道德传统

考点 1★★　中国医学道德优良传统的主要内容

1. 以德为先，无德不可做医

2. 仁者爱人，博施济众　历代医家皆以"医乃仁术"为行医宗旨和基本准则。

3. 重义轻利，义医为上

4. 博学多识，自强不息

5. 尽职尽责，竭诚敬业

考点 2★　中国古代医学家的道德境界

张仲景　救治患者不分贵贱贫富，"上以疗君亲之疾，下以救贫贱之厄"。

孙思邈　在《备急千金要方》中设专篇论述医德与医术的关系，"论大医习业""论大医精诚"提出的医德原则和医德规范成为中国传统医德的重要内容。

考点 3★　中国现代医学家的道德境界

张孝骞　教导学生："我们诊治病人就要有'如临深渊，如履薄冰'的态度，一定要认真仔细，避免误诊漏诊、延误病情。病人以性命相托，我们怎能不诚惶诚恐？"

林巧稚　不论患者是高级干部还是贫苦农民，都同样认真，同样负责，一丝不苟。她将一件件善事，做在一位位患者身上。她一生没有结婚，却亲自接生了 50000 多个婴儿，被尊称为"万婴之母"。

考点 4★ 中国当代医学家的道德境界

屠呦呦 共和国勋章、诺贝尔生理学或医学奖、联合国教科文组织生命科学研究金奖等许多殊荣获得者，为人类健康事业作出了巨大贡献。

钟南山 我国"公共卫生事件应急体系建设的重要推动者"。

第三单元 医学道德的规范体系

考点 1★★ 公正原则的内容

在医疗服务中一视同仁，公平地对待每一位患者，公正分配医疗卫生资源，公正对待患者，有利于患者心理平衡，有利于医患关系和谐，有利于提高医疗效果，有利于维护社会公正环境。

考点 2★★ 尊重原则的内容

尊重患者的人格；尊重患者的自主决定权；尊重患者的隐私，尊重患者家属。

考点 3★★★ 有利

在诊疗活动中，医务人员要一切从患者利益出发，把有利于患者的生命健康放在第一位，要以保护患者的利益、促进患者的健康、增进患者的幸福为目的。

考点 4★★ 医学道德规范的特点

是医务人员在各种医学活动中应遵守的行为准则，是医学道德基本原则的具体体现。其特点表现在：理想性与实践性的统一；稳定性与动态变动性的统一；一般性与特殊性的统一。

考点5★★★　医学道德规范的内容

①救死扶伤，忠于医业。②钻研医术，精益求精。③一视同仁，平等待患。④慎言守密，礼貌待人。⑤廉洁奉公，遵纪守法。⑥爱岗敬业，团结协作。

考点6★★★　医学道德范畴的含义

主要包括权利与义务、情感与良心、审慎与保密、荣誉与幸福等。

考点7★★　患者的权利

患者权利包括：平等享有医疗的权利，获得自己所患疾病真实情况、共同参与诊断和医疗方案的制定和实施等知情同意的权利，监督医疗过程的权利，对个人隐私保密的权利，拒绝治疗、拒绝参加临床试验的权利。

考点8★★　医务人员的权利

医务人员的权利是以履行义务为前提的，在有利于患者疾病诊治的前提下，医务人员的权利具有一定的自主性。自主性包括：有权对患者的疾病作出判断，采取必要的治疗措施，有权根据病情的需要开具诊断证明，有权要求患者或患者家属配合诊治。在特殊情况下，医师享有干涉权，如患者的自主选择意向违背社会利益、他人利益、自身根本利益时，医师可干涉患者的权利，使患者的自主选择无效。

考点9★★　医务人员的义务

医务人员的义务和责任是一致的，包括：为患者诊治疾病，尽最大的努力为患者服务，为患者解除躯体痛苦和精神上的痛苦，向患者、患者家属说明病情、诊断、治疗和预后，面对疫情和重大自然灾害，进入疫区、灾区抢救伤员，保护群众健康。

考点 10★★　医学道德情感的含义、内容

1. 含义　医学道德情感是医务人员对患者、对医疗卫生工作的职业态度和内心体验，是建立在对患者的生命和健康高度负责基础上的。特点：医学职业的特殊性、理智性、纯洁性。

2. 内容　①同情感。②责任感。③事业感。

考点 11★★★　医学道德良心的含义及作用

1. 含义　医学道德良心是医务人员在履行义务的过程中形成的道德责任感和自我评价能力。

2. 作用　①良心在行为前的选择作用。②良心在行为中的监督作用。③良心在行为后的评价作用。

考点 12★★　医学道德审慎的含义、道德要求

1. 含义　是指医务人员在行为之前的周密思考和在医疗过程中的谨慎认真。

2. 道德要求　医务人员在医疗实践的各个环节，应自觉地做到认真负责、谨慎小心、兢兢业业、一丝不苟，不断提高业务水平，在技术上做到精益求精。

考点 13★★　医学道德保密的道德要求

保密的道德要求　询问病史、查体从诊断疾病的需要出发，不有意询问患者的隐私，对在诊疗中知晓的患者隐私，为患者保守秘密，对于某些可能给患者带来沉重精神打击的诊断和预后，积极与患者家属、亲友配合，避免泄露患者的危重病情。

第四单元　处理与患者关系的道德要求

考点1★★★　医患关系的模式

1. 主动-被动型　医生处于完全主动地位，患者处于完全被动地位，医生为患者做决策，适用于昏迷、麻醉、严重创伤、不能表达主观意识的患者。

2. 指导-合作型　患者主动寻求医生帮助，医生具有权威性，指导患者并期待患者服从，处于主导地位，患者具有一定的主动性，但以配合医生为主，适用于急性感染的患者。

3. 共同参与型　医生与患者有近似相等的权利和地位，医生帮助患者，患者主动参与，适用于慢性病、有一定医学知识的患者和心理治疗。

考点2★　影响医患关系的主要因素

影响医患关系的因素主要存在于<u>医务人员</u>、<u>患者及其家属</u>、<u>管理</u>和<u>社会</u>等方面。

考点3★★　与患者沟通的原则、方法

1. 与患者沟通的原则　尊重原则、自律原则、科学原则。

2. 与患者沟通的方法　①认真、仔细地倾听。对<u>门诊初诊</u>患者，要通过<u>全面沟通</u>，对患者病情作出准确判断、制定治疗方案；对<u>复诊患者</u>要<u>重点沟通</u>治疗效果，掌握病情变化，及时调整治疗方案；对<u>住院患者</u>要在系统检查中<u>深入沟通</u>；患者出院，要以叮嘱的方式沟通；回访患者，要以关切的问候方式沟通；对<u>重症患者</u>更要<u>细致沟通</u>，及时对患者家属讲清危险，研究、协商救治方案；对<u>急症患者</u>要<u>快沟通</u>，忙而不乱，快速把握疾病的症状和性质。②有针对性地说明。③在沟通中深入分析、及时判断。

考点4★★　医患冲突的防范

1. 理解患者、患者家属的紧张焦虑心情，避免误解。
2. 发现矛盾，及时沟通化解。
3. 出现纠纷，尽快向上级和有关部门报告，有效处置。

第五单元　处理医务人员之间
关系的道德要求

考点1★　正确处理医务人员之间关系的意义

1. 有利于提高医疗服务水平　现代医疗服务是一个系统，各个岗位上的医务人员互相配合、共同努力才能完成诊断、治疗等工作。良好的医务人员之间关系可以提高诊断、治疗水平，医务人员之间关系不和谐会贻误患者疾病的诊治，甚至造成不可挽回的后果。

2. 有利于医务人员成长成才　青年医务人员职业素养、知识技能的提高离不开高年资医务人员的悉心指导，传帮带。

考点2★★　处理医务人员之间关系的道德原则

互相尊重、互相支持、互相监督、互相学习。

第六单元　临床诊疗道德的要求

考点1★★★　临床诊疗的道德原则

1. 最优化原则　是指在诊治过程中以最小的代价获得最大效果的决策原则。内容为：安全最有保障，痛苦最小、耗费最少、疗效最佳。最优化原则是最普通、最基本的治疗原则。

2. 知情同意原则　知情同意是指患者或者家属有权知晓患者

的病情，有权对医务人员采取的诊治措施决定取舍，知情同意原则是临床诊疗工作中基本的伦理准则之一。

3. 保密原则 是指医务人员在防病治病中应当保守医疗秘密，不得随意泄露患者的疾病情况等个人隐私，以防对患者造成伤害。

4. 生命价值原则 尊重人的生命，注重人的生命质量。生命价值原则是诊疗行为选择的重要伦理依据。

考点 2★　中医四诊的道德要求

1. 安神定志 为了排除医生主观因素的干扰，中医诊断疾病强调安神定志。

2. 实事求是 忠实反映症状的客观真实性，四诊所获得的症状是否客观将直接影响到辨病、辨证的正确与否，进而影响到治法的正确与否。

考点 3★　体格检查的道德要求

1. 全面系统，认真细致。

2. 关心体贴，减少痛苦。

3. 尊重患者，心正无私。

考点 4★　辅助检查的道德要求

1. 目的明确，诊治需要。

2. 知情同意，尽职尽责。

3. 综合分析，切忌片面。

4. 密切联系，加强协作。

考点 5★　诊治急症患者的道德要求

1. 争分夺秒，果敢坚定 抓住诊治患者的黄金时间，保持沉着冷静，当机立断。

2. 团结协作，全力抢救 多科室通力合作，密切配合，竭尽全力抢救。

考点 6★　中医治疗的道德要求

1. 帮助患者认知。
2. 尊重患者的隐私。
3. 尽量减轻患者痛苦。
4. 确保患者安全。

考点 7★★★　药物治疗中的道德要求

①对症下药，剂量安全。②节约费用，公正分配。③合理配伍，细致观察。

考点 8★　手术治疗的道德要求

1. 手术前严格掌握手术指征，征得患者知情同意，认真做好术前准备。
2. 手术中要关心患者，体贴入微，态度严肃，作风严谨，精诚团结，密切协作。
3. 手术后要严密观察，精心护理，减轻患者痛苦，加速患者康复。

考点 9★★　心理治疗的道德要求

1. 真诚相待，取信患者　心理治疗最重要的是患者对医务人员的充分信任，要以健康、稳定的心理状态去影响和帮助患者。

2. 专业过硬，灵活施治　熟练掌握和运用心理治疗的知识、技巧，灵活应用某一种或几种心理治疗方法，避免千篇一律。

3. 注重修养，隐私保密　因心理治疗的特殊性，医务人员要特别注重"慎独"修养，同时，对患者隐私要严格保密。

考点 10★★　康复治疗的道德要求

1. 理解患者，热爱康复工作。
2. 躯体康复与心理健康并重。

3. 密切合作，多方协作。

考点 11★　临终关怀的道德要求

1. 尊重患者的人格、权利。

2. 照护为主，缓解患者的疼痛。

3. 给患者以心理支持。

4. 给患者家属以安慰。

考点 12★★　实施人类辅助生殖技术的伦理原则

1. 有利于患者的原则。

2. 夫妻双方自愿和知情同意的原则。

3. 确保后代健康的原则。

4. 维护社会公益的原则。

5. 互盲和保密的原则。

6. 严防精子、卵子商品化的原则。

7. 伦理监督原则。

考点 13★★　人体器官移植的伦理原则

1. 知情同意原则。

2. 尊重原则。

3. 效用原则。

4. 禁止商业化原则。

5. 保密原则。

6. 公正原则。

第七单元　医学研究的道德要求

考点 1★★　医学研究的基本道德要求

1. 道德准则　实事求是，真诚协作。

2. 工作作风 严肃的治学态度，严格的工作作风，严密的科学手段。

考点2★★★ 人体试验的道德原则

①知情同意原则。②维护受试者利益的原则。③医学目的原则。④特殊保护原则。⑤伦理审查与科学审查统一原则。

第八单元 医学道德评价 与良好医德的养成

考点1★★★ 医学道德评价的标准、依据和方式

1. 医学道德评价的标准

（1）疗效标准 指医疗行为是否有利于患者疾病的缓解、痊愈和保障生命的安全。这是评价和衡量医务人员医疗行为是否符合道德及道德水平高低的重要标志。

（2）社会标准 指医疗行为是否有利于人类生存环境的保护和改善。

（3）科学标准 指医疗行为是否有利于促进医学科学的发展和社会的进步。

2. 医学道德评价的原则 ①动机与效果的统一。②目的和手段的统一。

3. 医学道德评价的方式 ①社会舆论。②内心信念。③传统习俗。

考点2★ 医学道德教育的方法

1. 提高医德认识。

2. 培养医德情感。

3. 养成医德行为和习惯。

考点 3★　医学道德修养的意义

医德修养是指医务人员在医德品质、情感、意志、习惯等方面按照一定的医德原则和规范进行自我学习、自我锻炼、自我培养的过程和要达到的医德境界。医德修养通过医务人员的情操、举止、语言、品行表现。

考点 4★　医学道德修养的途径

医德修养是在学习医学和医疗活动中确立、巩固、提高的。

1. 以历史上的现实医疗活动优秀医师为榜样，确立医德修养。

2. 在医疗活动中不断反思自己的言行，巩固医德修养。

3. 伴随着医学的发展，在提高医疗水平的过程中提高医德修养。

第九单元　医学伦理学文献

考点 1★★★　医学伦理学国外文献

1.《赫尔辛基宣言》（涉及人类受试者医学研究的伦理准则）（2000 年修订）。

2. 生命伦理学《吉汉宣言》（2000 年）。主张科技必须考虑公共利益。

3.《国际性研究中的伦理与政策问题：发展中国家的临床试验》（2001 年）。

4. 国际人类基因组组织（HUGO）伦理委员会关于人类基因组数据库的声明（2002 年）。

5. 国际医学科学组织委员会《人体生物医学研究国际道德指南》（2002 年 8 月修订）。

考点 2★★　医学伦理学国内文献

1.《突发公共卫生事件应急条例》（2003 年 5 月 9 日国务院 375 号令）。

2. 中华人民共和国卫生部《人类辅助生殖技术和人类精子库伦理原则》（2003 年）。

3. 中华人民共和国科技部、卫生部《人胚胎干细胞研究伦理指导原则》（2003 年）。

4. 中华人民共和国国家中医药管理局《中医药临床研究伦理审查管理规范》（2010）。

5. 中华人民共和国卫生与计划生育委员会《涉及人的生物医学研究伦理审查办法》（2016）。

卫生法规

第一单元　卫生法概述

考点1★★　卫生法的渊源

卫生法的渊源是指卫生法的各种具体表现形式。

我国卫生法的渊源主要是<u>《宪法》、法律、卫生行政法规、地方性卫生法规、卫生规章、卫生标准、卫生国际条约</u>。

<u>《宪法》</u>是国家的根本大法，是所有立法的依据，也是卫生法律法规的立法依据，在卫生法律体系中具有最高的法律效力。

法律　法律作为卫生法的渊源，包括由<u>全国人民代表大会制</u>定的基本法律和由全国人民代表大会常务委员会制定的非基本法律，其法律效力仅次于《宪法》。

现行的由全国人民代表大会常务委员会制定的卫生法律有十多部：<u>《食品安全法》《药品管理法》《医师法》《国境卫生检疫法》《传染病防治法》《红十字会法》《母婴保健法》《献血法》《职业病防治法》《人口与计划生育法》《基本医疗卫生与健康促进法》《中国药法》</u>等。

卫生行政法规　国务院根据宪法和法律制定行政法规，由总理签署国务院令发布。如<u>《医疗机构管理条例》《麻醉药品和精神药品管理条例》</u>等。

考点2★★★　卫生法的基本原则

1. 卫生保护原则

2. 预防为主原则

3. 公平原则

4. 保护社会健康原则

5. 患者自主原则 是指患者经过深思熟虑就有关自己疾病的医疗问题作出合理的、理智的并负责的自我决定权，维护患者权利、尊重患者自主意识也是卫生法的基本原则之一。

第二单元 卫生法律责任

考点1★★★ 卫生民事责任的概念及其特征

1. 卫生民事责任的概念 主要是指医疗机构、卫生工作人员或从事与卫生事业有关的机构，违反法律规定，侵害公民的健康权利时，应对受害人承担损害赔偿责任。

2. 卫生民事责任的特征 ①主要是财产责任。②是一方当事人对另一方的责任。③是补偿当事人的损失。④在法律允许的条件下，民事责任可以由当事人协商解决。

考点2★★★ 卫生民事责任的承担方式

《民法典》规定承担民事责任的方式有：停止侵害；排除妨碍；消除危险；返还财产；恢复原状；修理、重作、更换；继续履行；赔偿损失；支付违约金；消除影响、恢复名誉；赔礼道歉。以赔偿损失为主要形式。

考点3★ 卫生行政责任的概念

卫生行政责任是指卫生行政法律关系主体违反卫生行政法律规范，尚未构成犯罪所应承担的法律后果。包括行政处罚和行政处分两种。

考点4★★★ 卫生行政处罚的种类

行政处罚的种类有警告、罚款、没收非法财物、没收违法所得、责令停产停业、暂扣或吊销有关许可证等。

考点5★★★ 卫生行政处分的种类

行政处分的种类主要有警告、记过、记大过、降级、撤职、开除等形式。

考点6★ 卫生刑事责任的概念

卫生刑事责任是指违反卫生法的行为侵害了《刑法》所保护的社会关系，构成犯罪所应承担的法律后果。

考点7★★ 实现刑事责任的方式

实现刑事责任的方式是刑罚。刑罚分主刑和附加刑。

1. 主刑有管制；拘役；有期徒刑；无期徒刑；死刑。它们只能单独适用。

2. 附加刑有罚金；剥夺政治权利；没收财产。既可独立适用，也可附加适用。

第三单元 《中华人民共和国医师法》

考点1★★ 医师的概念和职责

1. **概念** 医师是指依法取得医师资格，经注册在医疗卫生机构中执业的专业医务人员，包括执业医师和执业助理医师。

2. **职责** 医师应当坚持人民至上、生命至上，发扬人道主义精神，弘扬敬佑生命、救死扶伤、甘于奉献、大爱无疆的崇高职业精神，恪守职业道德，遵守执业规范，提高执业水平，履行防病治病、保护人民健康的神圣职责。

考点2★★★ 执业医师资格考试的条件

具有下列条件之一的，可以参加执业医师资格考试：

1. 具有高等学校相关医学专业**本科以上学历**，在执业医师指导下，在医疗卫生机构中参加**医学专业工作实践满一年**；

2. 具有高等学校相关**医学专业专科学历**，取得执业助理医师执业证书后，在医疗卫生机构中**执业满二年**。

考点3★★★　执业助理医师资格考试的条件

1. 具有高等学校相关医学专业专科以上学历，在执业医师指导下，在医疗卫生机构中参加医学专业工作实践满一年的，可以参加执业助理医师资格考试。

2. 以师承方式学习中医满三年，或者经多年实践医术确有专长的，经县级以上人民政府卫生健康主管部门委托的中医药专业组织或者医疗卫生机构考核合格并推荐，可以参加中医医师资格考试。

3. 以师承方式学习中医或者经多年实践，医术确有专长的，由至少二名中医医师推荐，经省级人民政府中医药主管部门组织实践技能和效果考核合格后，即可取得中医医师资格及相应的资格证书。

考点4★★★　医师注册的条件及办理

取得医师资格的，可以向所在地县级以上地方人民政府卫生健康主管部门申请注册。

除《医师法》规定不予注册的情形外，受理申请的卫生健康主管部门应当**自受理申请之日起二十个工作日内准予注册**，将注册信息录入国家信息平台，并发给医师执业证书。

医疗卫生机构可以为本机构中的申请人集体办理注册手续。

医师经注册后，可以在医疗卫生机构中按照注册的执业地点、执业类别、执业范围执业，从事相应的医疗卫生服务。

未注册取得医师执业证书，不得从事医师执业活动。

有下列情形之一的，不予注册：

1. 无民事行为能力或者限制民事行为能力；

2. 受刑事处罚,刑罚执行完毕不满二年或者被依法禁止从事医生职业的期限未满;

3. 被吊销医师执业证书不满二年;

4. 因医师定期考核不合格被注销注册不满一年;

5. 法律、行政法规规定不得从事医疗卫生服务的其他情形。

受理申请的卫生健康主管部门对不予注册的,应当自受理申请之日起二十个工作日内书面通知申请人和其所在医疗卫生机构,并说明理由。

考点5★★　医师的权利

1. 在注册的执业范围内,按照有关规范进行医学诊查、疾病调查、医学处置、出具相应的医学证明文件,选择合理的医疗、预防、保健方案;

2. 获取劳动报酬,享受国家规定的福利待遇,按照规定参加社会保险并享受相应待遇;

3. 获得符合国家规定标准的执业基本条件和职业防护装备;

4. 从事医学教育、研究、学术交流;

5. 参加专业培训,接受继续医学教育;

6. 对所在医疗卫生机构和卫生健康主管部门的工作提出意见和建议,依法参与所在机构的民主管理;

7. 法律、法规规定的其他权利。

考点6★★　医师的义务

1. 树立敬业精神,恪守职业道德,履行医师职责,尽职尽责救治患者,执行疫情防控等公共卫生措施;

2. 遵循临床诊疗指南,遵守临床技术操作规范和医学伦理规范等;

3. 尊重、关心、爱护患者,依法保护患者隐私和个人信息;

4. 努力钻研业务,更新知识,提高医学专业技术能力和水平,提升医疗卫生服务质量;

5. 宣传推广与岗位相适应的健康科普知识，对患者及公众进行健康教育和健康指导；

6. 法律、法规规定的其他义务。

考点7★★　《医师法》规定的法律责任

1. 民事责任　违反《医师法》规定造成人身、财产损害的，依法承担民事责任。

2. 行政责任

（1）在医师资格考试中有违反考试纪律等行为，情节严重的，一年至三年内禁止参加医师资格考试。以不正当手段取得医师资格证书或者医师执业证书的，由发给证书的卫生健康主管部门予以撤销，三年内不受理其相应申请。伪造、变造、买卖、出租、出借医师执业证书的，由县级以上人民政府卫生健康主管部门责令改正，没收违法所得，并处违法所得二倍以上五倍以下的罚款，违法所得不足一万元的，按一万元计算；情节严重的，吊销医师执业证书。

（2）违反《医师法》规定，医师在执业活动中有下列行为之一的，由县级以上人民政府卫生健康主管部门责令改正，给予警告；情节严重的，责令暂停六个月以上一年以下执业活动直至吊销医师执业证书：

①在提供医疗卫生服务或者开展医学临床研究中，未按照规定履行告知义务或者取得知情同意；

②对需要紧急救治的患者，拒绝急救处置，或者由于不负责任延误诊治；

③遇有自然灾害、事故灾难、公共卫生事件和社会安全事件等严重威胁人民生命健康的突发事件时，不服从卫生健康主管部门调遣；

④未按照规定报告有关情形；

⑤违反法律、法规、规章或者执业规范，造成医疗事故或者其他严重后果。

（3）违反《医师法》规定，医师在执业活动中有下列行为之一的，由县级以上人民政府卫生健康主管部门责令改正，给予警告，没收违法所得，并处一万元以上三万元以下的罚款；情节严重的，责令暂停六个月以上一年以下执业活动直至吊销医师执业证书：

①泄露患者隐私或者个人信息；

②出具虚假医学证明文件，或者未经亲自诊查、调查，签署诊断、治疗、流行病学等证明文件或者有关出生、死亡等证明文件；

③隐匿、伪造、篡改或者擅自销毁病历等医学文书及有关资料；

④未按照规定使用麻醉药品、医疗用毒性药品、精神药品、放射性药品等；

⑤利用职务之便，索要、非法收受财物或者牟取其他不正当利益，或者违反诊疗规范，对患者实施不必要的检查、治疗造成不良后果；

⑥开展禁止类医疗技术临床应用。

（4）违反《医师法》规定，医师未按照注册的执业地点、执业类别、执业范围执业的，由县级以上人民政府卫生健康主管部门或者中医药主管部门责令改正，给予警告，没收违法所得，并处一万元以上三万元以下的罚款；情节严重的，责令暂停六个月以上一年以下执业活动直至吊销医师执业证书。

（5）严重违反医师职业道德、医学伦理规范，造成恶劣社会影响的，由省级以上人民政府卫生健康主管部门吊销医师执业证书或者责令停止非法执业活动，五年直至终身禁止从事医疗卫生服务或者医学临床研究。

（6）违反《医师法》规定，非医师行医的，由县级以上人民政府卫生健康主管部门责令停止非法执业活动，没收违法所得和药品、医疗器械，并处违法所得二倍以上十倍以下的罚款，违法所得不足一万元的，按一万元计算。

（7）违反《医师法》规定，医疗卫生机构未履行报告职责，造成严重后果的，由县级以上人民政府卫生健康主管部门给予警告，对直接负责的主管人员和其他直接责任人员依法给予处分。卫生健康主管部门和其他有关部门工作人员或者医疗卫生机构工作人员弄虚作假、滥用职权、玩忽职守、徇私舞弊的，依法给予处分。

3. 刑事责任　违反《医师法》规定，构成犯罪的，依法追究刑事责任。

第四单元　《中华人民共和国药品管理法》

考点1★★　药品的法定含义

<u>药品指用于预防、治疗、诊断人的疾病，有目的地调节人的生理机能并规定有适应证或者功能主治、用法和用量的物质。包括中药、化学药和生物制品等。</u>

考点2★★　药品必须符合法定要求

1. 必须是<u>《中华人民共和国药品管理法》</u>（以下简称为《药品管理法》）明确规定的药品含义中所包括的内容。

2. 必须符合<u>《药品管理法》</u>有关规定要求。

（1）药品生产、经营的主体具有合法资质，从事药品生产活动，应当经所在地省、自治区、直辖市人民政府药品监督管理部门批准，取得《药品生产许可证》。无《药品生产许可证》的，不得生产药品，从事药品批发活动，应当经所在地省、自治区、直辖市人民政府药品监督管理部门批准，取得《药品经营许可证》。从事药品零售活动，应当经所在地县级以上地方人民政府药品监督管理部门批准，取得《药品经营许可证》。无《药品经营许可证》的，不得经营药品。

（2）在中国境内上市的药品，应当经国务院药品监督管理部门批准，取得药品注册证书。

（3）药品必须符合国家药品标准。国务院药品监督管理部门颁布的《中华人民共和国药典》和药品标准为国家药品标准。

考点3★★★　禁止生产（包括配制）、销售假药

有下列情形之一的为假药

（1）药品所含成分与国家药品标准规定的成分不符的。

（2）以非药品冒充药品或者以他种药品冒充此种药品的。

（3）变质的药品。

（4）药品所标明的适应证或者功能主治超出规定范围。

考点4★★★　禁止生产（包括配制）、销售劣药

有下列情形之一的药品为劣药

（1）未标明或者更改有效期的。

（2）未注明或者更改产品批号的。

（3）超过有效期的。

（4）被污染的。

（5）擅自添加防腐剂、辅料的。

（6）药品成分的含量不符合国家药品标准。

（7）其他不符合药品标准规定的。

考点5★★　特殊药品的分类

特殊药品包括麻醉药品、精神药品、医疗用毒性药品、放射性药品等，国家对其实行特殊管理。

考点6★★★　特殊药品的处方量

1. 麻醉药品　注射剂每张处方为一次常用量；控缓释制剂，每张处方不得超过7日常用量；其他剂型，每张处方不得超过3日常用量。

2. 第一类精神药品　注射剂，每张处方为一次常用量；控缓

释制剂，每张处方不得超过 7 日常用量；其他剂型，每张处方不得超过 3 日常用量。

3. 第二类精神药品 一般每张处方不得超过 7 日常用量。

为门（急）诊癌症疼痛患者和中、重度慢性疼痛患者开具的麻醉药品、第一类精神药品注射剂，每张处方不得超过 3 日常用量；控缓释制剂，每张处方不得超过 15 日常用量；其他剂型，每张处方不得超过 7 日常用量。

普通处方、急诊处方、儿科处方保存期限为 1 年，医疗用毒性药品、第二类精神药品处方保存期限为 2 年，麻醉药品和第一类精神药品处方保存期限为 3 年。

医疗单位供应和调配毒性药品，凭医师签名的正式处方，每次处方剂量不得超过 2 日极量。

考点7★★ 医疗机构配制制剂的相关规定

医疗机构配制的制剂，应当是本单位临床需要而市场上没有供应的品种，并应当经所在地省、自治区、直辖市人民政府药品监督管理部门批准。医疗机构配制的制剂不得在市场销售。

考点8★★★ 处方的管理规定

1. 处方是指由注册的执业医师和执业助理医师（以下简称医师）在诊疗活动中为患者开具的、由取得药学专业技术职务任职资格的药学专业技术人员（以下简称药师）审核、调配、核对，并作为患者用药凭证的医疗文书。

2. 医师开具处方和药师调剂处方应当遵循安全、有效、经济的原则。处方药应当凭医师处方销售、调剂和使用。

3. 处方一般不得超过 7 日用量；急诊处方一般不得超过 3 日用量。

4. 药师调剂处方时必须做到"四查十对"：查处方，对科别、姓名、年龄；查药品，对药名、剂型、规格、数量；查配伍禁忌，对药品性状、用法用量；查用药合理性，对临床诊断。

第五单元 《中华人民共和国传染病防治法》

考点1★★★ 我国对传染病防治实行的方针

<u>国家对传染病防治实行预防为主的方针，防治结合、分类管理、依靠科学、依靠群众。</u>

考点2★★★ 法定传染病的分类

《中华人民共和国传染病防治法》根据传染病的传播方式、速度及对人类危害程度的不同，将其分为<u>甲类、乙类和丙类三类。</u>

1. 甲类传染病 是指<u>鼠疫、霍乱。</u>

2. 乙类传染病 是指传染性非典型肺炎、艾滋病、病毒性肝炎、脊髓灰质炎、人感染高致病性禽流感、麻疹、流行性出血热、狂犬病、流行性乙型脑炎、登革热、炭疽、细菌性和阿米巴性痢疾、肺结核、伤寒和副伤寒、流行性脑脊髓膜炎、百日咳、白喉、新生儿破伤风、猩红热、布鲁菌病、淋病、梅毒、钩端螺旋体病、血吸虫病、疟疾。

3. 丙类传染病 是指流行性感冒、流行性腮腺炎、风疹、急性出血性结膜炎、麻风病、流行性和地方性斑疹伤寒、黑热病、包虫病、丝虫病、除霍乱、细菌性和阿米巴性痢疾、伤寒和副伤寒以外的感染性腹泻病。

国务院卫生行政部门已将人感染 H7N9 禽流感列入乙类传染病管理，将手足口病列入丙类传染病进行管理。

对乙类传染病中<u>传染性非典型肺炎、炭疽中的肺炭疽</u>，采取本法所称甲类传染病的预防、控制措施。

考点3★★ 国家建立传染病菌种、毒种库

对可能导致甲类传染病传播的，以及国务院卫生行政部门规

定的菌种、毒种和传染病检测样本，确需采集、保藏、携带、运输和使用的，须经省级以上人民政府卫生行政部门批准。

考点4★★　医疗机构发现传染病时应采取的措施

1. 医疗机构发现甲类传染病时，应当及时采取下列措施：

（1）对患者、病原携带者，予以隔离治疗，隔离期限根据医学检查结果确定。

（2）对疑似患者，确诊前在指定场所单独隔离治疗。

（3）对医疗机构内的患者、病原携带者、疑似患者的密切接触者，在指定场所进行医学观察和采取其他必要的预防措施。

拒绝隔离治疗或者隔离期未满擅自脱离隔离治疗的，可以由公安机关协助医疗机构采取强制隔离治疗措施。

2. 医疗机构发现乙类或者丙类传染病患者，应当根据病情采取必要的治疗和控制传播措施。

3. 医疗机构对本单位内被传染病病原体污染的场所、物品及医疗废物，必须依照法律、法规的规定实施消毒和无害化处置。

第六单元　《突发公共
卫生事件应急条例》

考点1★★★　突发公共卫生事件的概念

突发公共卫生事件（以下简称突发事件）指突然发生，造成或者可能造成社会公众健康严重损害的重大传染病疫情、群体性不明原因疾病、重大食物和职业中毒，以及其他严重影响公众健康的事件。

考点2★★★　突发公共卫生事件应急工作的方针与原则

突发事件应急工作，应当遵循预防为主、常备不懈的方针，贯彻统一领导、分级负责、反应及时、措施果断、依靠科学、加强合作的原则。

考点 3★★　突发公共卫生事件应急报告制度与报告情形

1. 国家建立突发事件应急报告制度　国务院卫生行政主管部门制定突发事件应急报告规范，建立重大、紧急疫情信息报告系统。

2. 突发事件的报告情形和报告时限要求　突发事件监测机构、医疗卫生机构和有关单位发现有下列情形之一的，应当在 2 小时内向所在地县级人民政府卫生行政主管部门报告，接到报告的卫生行政主管部门应当在 2 小时内向本级人民政府报告，并同时向上级人民政府卫生行政主管部门和国务院卫生行政主管部门报告；县级人民政府应当在接到报告后 2 小时内向设区的市级人民政府或者上一级人民政府报告；设区的市级人民政府应当在接到报告后 2 小时内向省、自治区、直辖市人民政府报告；省、自治区、直辖市人民政府应当在接到报告 1 小时内，向国务院卫生行政主管部门报告：①发生或者可能发生传染病暴发、流行的。②发生或者发现不明原因的群体性疾病的。③发生传染病菌种、毒种丢失的。④发生或者可能发生重大食物和职业中毒事件的。

任何单位和个人对突发事件不得隐瞒、缓报、谎报或者授意他人隐瞒、缓报、谎报。

第七单元　《医疗纠纷预防和处理条例》

考点 1★　医疗纠纷的概念

本条例所称医疗纠纷，是指医患双方因诊疗活动引发的争议。

考点 2★★　医疗纠纷的处理原则

处理医疗纠纷，应当遵循公平、公正、及时的原则，实事求是，依法处理。

考点3★★★　医疗纠纷的合作共治中的部门责任

县级以上人民政府应当加强对医疗纠纷预防和处理工作的领导、协调，将其纳入社会治安综合治理体系，建立部门分工协作机制，督促部门依法履行职责。

卫生主管部门负责指导、监督医疗机构做好医疗纠纷的预防和处理工作，引导医患双方依法解决医疗纠纷。

司法行政部门负责指导医疗纠纷人民调解工作。

公安机关依法维护医疗机构治安秩序，查处、打击侵害患者和医务人员合法权益及扰乱医疗秩序等违法犯罪行为。

财政、民政、保险监督管理等部门和机构按照各自职责做好医疗纠纷预防和处理的有关工作。

考点4★★　预防医疗纠纷的原则

国家建立医疗质量安全管理体系，深化医药卫生体制改革，规范诊疗活动，改善医疗服务，提高医疗质量，预防、减少医疗纠纷。在诊疗活动中，医患双方应当互相尊重，维护自身权益，应当遵守有关法律、法规的规定。

医疗机构及其医务人员在诊疗活动中应当以患者为中心，加强人文关怀，严格遵守医疗卫生法律、法规、规章和诊疗相关规范、常规，恪守职业道德。

考点5★★　医疗纠纷的处理途径

发生医疗纠纷，医患双方可以通过下列途径解决：

1. 双方自愿协商。
2. 申请人民调解。
3. 申请行政调解。
4. 向人民法院提起诉讼。
5. 法律、法规规定的其他途径。

考点6★　医疗纠纷中患者的权利

发生医疗纠纷，医疗机构应当告知患者或者其近亲属下列事项：

1. 解决医疗纠纷的合法途径。
2. 有关病历资料、现场实物封存和启封的规定。
3. 有关病历资料查阅、复制的规定。

患者死亡的，还应当告知其近亲属有关尸检的规定。

考点7★★　医务人员的责任

医务人员在诊疗活动中应当向患者说明病情和医疗措施。医疗机构及其医务人员应当按照国务院卫生主管部门的规定，填写并妥善保管病历资料。因紧急抢救未能及时填写病历的，医务人员应当在抢救结束后6小时内据实补记，并加以注明。任何单位和个人不得篡改、伪造、隐匿、毁灭或者抢夺病历资料。

考点8★★　病历资料、现场实物等的封存与处理

发生医疗纠纷需要封存、启封病历资料的，应当在医患双方在场的情况下进行。病历资料封存后医疗纠纷已经解决，或者患者在病历资料封存满3年未再提出解决医疗纠纷要求的，医疗机构可以自行启封。

患者死亡，医患双方对死因有异议的，应当在患者死亡后48小时内进行尸检；具备尸体冻存条件的，可以延长至7日。

考点9★　医疗纠纷的人民调解

申请医疗纠纷人民调解的，由医患双方共同向医疗纠纷人民调解委员会提出申请；一方申请调解的，医疗纠纷人民调解委员会在征得另一方同意后进行调解。

医疗纠纷人民调解委员会应当自受理之日起30个工作日内完成调解。

考点 10★★　　医疗纠纷的行政调解

医患双方申请医疗纠纷行政调解的，应当参照人民调解的规定向医疗纠纷发生地县级人民政府卫生主管部门提出申请。

卫生主管部门应当自收到申请之日起 5 个工作日内作出是否受理的决定。卫生主管部门应当自受理之日起 30 个工作日内完成调解。

考点 11★★　　医疗机构的法律责任

医疗机构篡改、伪造、隐匿、毁灭病历资料的，对直接负责的主管人员和其他直接责任人员，由县级以上人民政府卫生主管部门给予或者责令给予降低岗位等级或者撤职的处分，对有关医务人员责令暂停 6 个月以上 1 年以下执业活动；造成严重后果的，对直接负责的主管人员和其他直接责任人员给予或者责令给予开除的处分，对有关医务人员由原发证部门吊销执业证书；构成犯罪的，依法追究刑事责任。

医疗机构及其医务人员有下列情形之一的，由县级以上人民政府卫生主管部门责令改正，给予警告，并处 1 万元以上 5 万元以下罚款；情节严重的，对直接负责的主管人员和其他直接责任人员给予或者责令给予降低岗位等级或者撤职的处分，对有关医务人员可以责令暂停 1 个月以上 6 个月以下执业活动；构成犯罪的，依法追究刑事责任：

1. 未按规定制定和实施医疗质量安全管理制度。

2. 未按规定告知患者病情、医疗措施、医疗风险、替代医疗方案等。

3. 开展具有较高医疗风险的诊疗活动，未提前预备应对方案防范突发风险。

4. 未按规定填写、保管病历资料，或者未按规定补记抢救病历。

5. 拒绝为患者提供查阅、复制病历资料服务。

6. 未建立投诉接待制度、设置统一投诉管理部门或者配备专（兼）职人员。

7. 未按规定封存、保管、启封病历资料和现场实物。

8. 未按规定向卫生主管部门报告重大医疗纠纷。

9. 其他未履行本条例规定义务的情形。

第八单元 医疗损害责任

考点1★ 医疗损害责任的概念

医疗损害责任指医疗机构或其医务人员在诊疗活动中因过错或规定的情况导致患者受到损害，应当承担的侵权责任。

侵权主体是医疗机构或其医务人员，损害后果在诊疗活动中产生，损害由侵权主体的过错造成，损害结果与医疗行为构成因果关系。

考点2★ 医疗损害责任的赔偿主体

患者在诊疗活动中受到损害，医疗机构或者其医务人员有过错的，由医疗机构承担赔偿责任。

医疗机构邀请本单位以外的医务人员对患者进行诊疗，因受邀医务人员的过错造成患者损害的，由邀请医疗机构承担赔偿责任。

考点3★★ 推定医疗机构有过错的情形

患者在诊疗活动中受到损害，有下列情形之一的，推定医疗机构有过错：①违反法律、行政法规、规章以及其他有关诊疗规范的规定；②隐匿或者拒绝提供与纠纷有关的病历资料；③遗失、伪造、篡改或者违法销毁病历资料。

考点4★★　医疗机构承担赔偿责任的情形

（1）未尽到说明义务。

（2）泄露患者隐私或个人信息。

（3）未尽到与当时医疗水平相应的诊疗义务。

考点5★★　医疗机构不承担赔偿责任的情形

（1）患方不配合实施符合诊疗规范的诊疗。

（2）紧急情况下已尽到合理诊疗义务。

（3）当时的医疗水平难以诊疗。

考点6★★　紧急情况下的医疗措施

因抢救生命垂危的患者等紧急情况，不能取得患者或者其近亲属意见的，经医疗机构负责人或者授权的负责人批准，可以立即实施相应的医疗措施。

下列情形可以认定为法律规定的不能取得患者近亲属意见：①近亲属不明的；②不能及时联系到近亲属的；③近亲属拒绝发表意见的；④近亲属达不成一致意见的；⑤法律、法规规定的其他情形。

第九单元　《中华人民共和国中医药法》

考点1★★　《中医药法》制定目的、适用范围

1. 制定目的　继承和弘扬中医药，保障和促进中医药事业发展，保护人民健康。

2. 适用范围　适用的对象范围：本法所称中医药，是包括汉族和少数民族医药在内的我国各民族医药的统称，是反映中华民族对生命、健康和疾病的认识，具有悠久历史传统和独特理论及技术方法的医药学体系。适用的时间范围：自 2017 年 7 月 1 日起

施行。

考点2★★　中医医疗机构的法律责任

违反《中医药法》规定，中医诊所超出备案范围开展医疗活动的，由所在地县级人民政府中医药主管部门责令改正，没收违法所得，并处一万元以上三万元以下罚款，情节严重的，责令停止执业活动。

中医诊所被责令停止执业活动的，其直接负责的主管人员自处罚决定作出之日起五年内不得在医疗机构内从事管理工作。医疗机构聘用上述不得从事管理工作的人员从事管理工作的，由原发证部门吊销执业许可证或者由原备案部门责令停止执业活动。

考点3★★　中医医师（考核取得）的法律责任

违反《中医药法》规定，经考核取得医师资格的中医医师超出注册的执业范围从事医疗活动的，由县级以上人民政府中医药主管部门责令暂停六个月以上一年以下执业活动，并处一万元以上三万元以下罚款，情节严重的，吊销执业证书。

第十单元　《医疗机构从业人员行为规范》

考点1★★　《医疗机构从业人员行为规范》的适用范围

本规范适用于各级各类医疗机构内所有从业人员，包括：管理人员、医师、护士、医技人员、药学技术人员、其他人员。

考点2★　医疗机构从业人员基本行为规范

①以人为本，践行宗旨。坚持救死扶伤、防病治病的宗旨，以患者为中心，全心全意为人民健康服务。②遵纪守法，依法执

业。③尊重患者，关爱生命。④优质服务，医患和谐。⑤廉洁自律，恪守医德。⑥严谨求实，精益求精。⑦爱岗敬业，团结协作。⑧乐于奉献，热心公益。

第十一单元 《中华人民共和国基本医疗卫生与健康促进法》

考点1★★ 《基本医疗卫生与健康促进法》立法目的、适用范围

1. 立法目的 为了发展医疗卫生与健康事业，保障公民享有基本医疗卫生服务，提高公民健康水平，推进健康中国建设。

2. 适用范围 从事医疗卫生、健康促进及其监督管理活动，适用本法。本法自2020年6月1日起施行。

考点2★ 发展医疗卫生与健康事业的原则、方针

医疗卫生与健康事业应当坚持<u>以人民为中心，为人民健康服务</u>。医疗卫生事业应当坚持<u>公益性</u>原则。

考点3★★ 举办医疗机构的条件

举办医疗机构，应当具备下列条件，按照国家有关规定办理审批或者备案手续：

1. 有符合规定的名称、组织机构和场所。

2. 有与其开展的业务相适应的经费、设施、设备和医疗卫生人员。

3. 有相应的规章制度。

4. 能够独立承担民事责任。

5. 法律、行政法规规定的其他条件。

医疗机构依法取得执业许可证。禁止伪造、变造、买卖、出租、出借医疗机构执业许可证。

各级各类医疗卫生机构的具体条件和配置应当符合国务院卫生健康主管部门制定的医疗卫生机构标准。

考点4★　医疗卫生机构的法律责任

违反《基本医疗卫生与健康促进法》规定，未取得医疗机构执业许可证擅自执业的，由县级以上人民政府卫生健康主管部门责令停止执业活动，没收违法所得和药品、医疗器械，<u>并处违法所得五倍以上二十倍以下的罚款，违法所得不足一万元的，按一万元计算。</u>

违反本法规定，伪造、变造、买卖、出租、出借医疗机构执业许可证的，由县级以上人民政府卫生健康主管部门责令改正，没收违法所得，<u>并处违法所得五倍以上十五倍以下的罚款，违法所得不足一万元的，按一万元计算；</u>情节严重的，吊销医疗机构执业许可证。

违反本法规定，有下列行为之一的，由县级以上人民政府卫生健康主管部门责令改正，没收违法所得，<u>并处违法所得二倍以上十倍以下的罚款，违法所得不足一万元的，按一万元计算；</u>对直接负责的主管人员和其他直接责任人员依法给予处分：

1. 政府举办的医疗卫生机构与其他组织投资设立非独立法人资格的医疗卫生机构。

2. 医疗卫生机构对外出租、承包医疗科室。

3. 非营利性医疗卫生机构向出资人、举办者分配或者变相分配收益。

违反本法规定，医疗卫生机构等的医疗信息安全制度、保障措施不健全，导致医疗信息泄露，或者医疗质量管理和医疗技术管理制度、安全措施不健全的，由县级以上人民政府卫生健康等主管部门责令改正，给予警告，并处一万元以上五万元以下的罚款；情节严重的，可以责令停止相应执业活动，对直接负责的主管人员和其他直接责任人员依法追究法律责任。

考点 5★　医疗卫生人员的法律责任

违反《基本医疗卫生与健康促进法》规定，医疗卫生人员有下列行为之一的，由县级以上人民政府卫生健康主管部门依照有关执业医师、护士管理和医疗纠纷预防处理等法律、行政法规的规定给予行政处罚：

1. 利用职务之便索要、非法收受财物或者牟取其他不正当利益。

2. 泄露公民个人健康信息。

3. 在开展医学研究或提供医疗卫生服务过程中未按照规定履行告知义务或者违反医学伦理规范。

前款规定的人员属于政府举办的医疗卫生机构中的人员的，依法给予处分。